Thieme

Fehler in der Allgemein- und Viszeralchirurgie

Fallbeispiele und deren rechtliche Konsequenzen

Herausgegeben von
Hans Lippert

Unter Mitarbeit von

Walter Asperger
Robert Bendavid
Joachim Böttger
Jörg Bunse
Jörg Fahlke
René Fahrner
Ingo Gastinger
Klaus Gellert
Zuhir Halloul
Andreas Heinig
Olof Jannasch
Andreas Koch
Axel Kramer
Lars Lippert
Thomas Manger
Paweł Mroczkowski
Matthias Pross
Anja Rappe
Maik Sahm
Daniel Schubert
Utz Settmacher
Christine Stroh
Günter Weiß

141 Abbildungen

Georg Thieme Verlag
Stuttgart · New York

Bibliografische Information der Deutschen Nationalbibliothek
Die Deutsche Nationalbibliothek verzeichnet diese Publikation in der Deutschen Nationalbibliografie; detaillierte bibliografische Daten sind im Internet über http://dnb.d-nb.de abrufbar.

Ihre Meinung ist uns wichtig! Bitte schreiben Sie uns unter

www.thieme.de/service/feedback.html

Rüdigerstr. 14
70469 Stuttgart
Deutschland
www.thieme.de

Printed in Germany

Zeichnungen: Gay & Rothenburger, Sternenfels
Mit Übernahmen aus: Schünke M, Schulte E, Schumacher U. Prometheus. LernAtlas der Anatomie. Illustrationen von M. Voll und K. Wesker. Stuttgart: Thieme.
Umschlaggestaltung: Thieme Verlagsgruppe
Umschlaggrafik: Martina Berge, Stadtbergen
Umschlagfoto: © megaflopp Fotolia.com
Redaktion: Thomas Koch-Albrecht, Münchwald/Hunsrück
Satz: Ziegler und Müller, Kirchentellinsfurt
Druck: Aprinta Druck GmbH, Wemding

DOI 10.1055/b-004-140 671

ISBN 978-3-13-199481-3 1 2 3 4 5 6

Auch erhältlich als E-Book:
eISBN (PDF) 978-3-13-199491-2
eISBN (epub) 978-3-13-199511-7

Vorwort

Menschen machen Fehler aus unterschiedlichen Konstellationen heraus und meist ohne Absicht. In Relation zu der Gesamtzahl aller medizinischen Behandlungen ist die Zahl von Fehlern scheinbar gering. Die Wahrnehmung in der Öffentlichkeit hingegen ergibt einen anderen Eindruck.

Veränderte gesellschaftliche Situationen, wie ein höherer Anteil älterer Patienten, Patienten mit Multimorbidität, neue Operationstechniken, neue Arzneimittel und multimodale Therapiekonzepte bedürfen einer ständigen Aufmerksamkeit, um Fehler zu vermeiden. Wer aus Fehlern lernt und die Konsequenzen zieht, trägt zur Reduktion der Fehlerhäufigkeit bei.

Ärzte sind verpflichtet, möglichst fehlerfrei zu arbeiten. Die Wahrnehmung eines Schadensereignisses reduziert sich oft nur auf die Feststellung menschlichen Versagens. Dieses subjektive Empfinden trifft chirurgische Fachrichtungen häufiger als andere Medizinbereiche. Die Operation als medizinische Heilbehandlung mit einer eindeutigen Zuordnung von Zeitpunkt, Ort und Ergebnis wird daher häufiger mit einem Fehlervorwurf belastet als beispielsweise die Arzneimitteltherapie. Die unerwünschten Arzneimittelereignisse als schädliche, unbeabsichtigte Reaktion, falsche Dosierungen und Arzneimittelinteraktionen haben meist erst dann juristische oder forensische Relevanz, wenn sie besonders auffällig oder sogar tödlich verlaufen sind.

Die Vielfalt von Fehlern in der Medizin lässt keine komplette Auflistung zu. Das Spektrum der Fehlervorwürfe erstreckt sich auf Komplikationen, Fehldiagnosen, unzureichende Diagnostik, ungenaue Aufklärung, fehlende Dokumentation, mangelnde Sorgfalt und falsche Behandlung.

Komplikationen sind im medizinischen Sinne keine Fehler, sondern Folgen einer entsprechenden Prädisposition des Patienten und/oder von Fehlern, auch wenn z. B. eine nicht konsequente Hygiene, eine zu traumatisierende Gewebemanipulation bei der Operation, eine unpräzise Naht- und Ligaturtechnik als Fehler selten feststellbar sind. Sie können jedoch Ausgangspunkt eines komplizierten Krankheitsverlaufs sein. Komplikationen bedürfen deshalb einer ständigen Qualitätskontrolle.

Ein ärztlicher Behandlungsfehler liegt dann vor, wenn die Behandlung nicht indiziert war, gegen die Regeln der ärztlichen Kunst verstoßen wurde, Aufklärung und Einwilligung fehlen oder indizierte ärztliche Maßnahmen unterlassen bzw. viel zu spät erfolgen. Die häufigen Routinefehler entstehen durch Ablenkung, Arbeitsüberlastung, Unterbrechung der Arbeitsabläufe oder eine oberflächliche Routine. Eine der häufigsten Gründe, die medizinische Fehlleistungen auslösen, ist die mangelnde oder fehlerhafte Informationsübermittlung. Die regelbasierten Fehler entstehen, wenn ein Abgehen von Regeln oder Leitlinien erfolgt. Auf übliche Arbeitsschritte wird in einer Eile verzichtet und wichtige Regeln, wie Patientenidentifikation, Seitenmarkierung, Würdigung aller Labor- und Bildgebungsbefunde, werden nicht eingehalten. Wissensbasierte Fehler entstehen, wenn mangelndes Wissen oder Fähigkeiten vorliegen. Weiterbildungsdefizite, fehlendes Notfalltraining oder eine mangelnde Supervision begünstigen diese Fehlerart. In Kombination mit schwierigen Begleitumständen, wie Zeitdruck, hohe Arbeitslast, Versagensangst und einem schlechtem Arbeitsklima steigt die Fehlerwahrscheinlichkeit.

Ein Fehlerereignis beeinflusst in jedem Einzelfall das Leben von Patienten, Angehörigen und Ärzten. Jeder Fehler ist eine unnötige Belastung für den Patienten, den Arzt die Pflegekräfte und die Gesellschaft. Der Vertrauensverlust gegenüber einer medizinischen Einrichtung und den behandelnden Ärzten kann darüber hinaus zu umfangreichen juristischen Konsequenzen führen.

Um Fehler zu verhindern, gilt es grundsätzlich für jede ärztliche und pflegerische Handlung die Qualität der Arbeit einer Kontrolle zu unterziehen und bei Komplikationen und bei aufgetretenen Fehlern eine Vermeidungsstrategie zu etablieren. Grundsätzlich gilt es zu bedenken, dass der menschliche aktive Fehler oft die Folge eines latenten Systemfehlers im Vorfeld der Behandlung ist. Deshalb sollten neben den persönlichen Vorwürfen an den behandelnden Arzt die Begleitumstände einer Fehlerentstehung untersucht werden. Präventiv zur Fehlervermeidung sind Teamfaktoren, eine offene kollegiale Kommunikation und Arbeitsbedingungen, die eine sicherheitsrelevante Verhaltensweise ermöglichen. Hierzu gehören eine strukturierte Kommunikation, eine gute Fehlerkultur, eine flache Hierarchie und die Komplikationskonferenz. Eine Darstellung von Beispielen und die Berichte über Fehler in der Medizin schärfen die Aufmerksamkeit, dienen zur Vorbeugung von Fehlern und verringern das Schadensrisiko.

Ein aktives Fehlermanagement dient der Aufarbeitung aller kritischen Vorfälle. Lernen aus Fehlern stärkt das Bewusstsein für fehlerhafte Situationen. Es sollte bedeuten, nicht erst eigene negative „Erfahrung“ als Fehler zu erleben, sondern auch aus Fehlern anderer zu lernen und daraus eine Vermeidungsstrategie zu entwickeln.

In den letzten Jahren ist durch Aktivitäten der Fachgesellschaften, das Aktionsbündnis Patientensicherheit, die Schlichtungsstellen und durch die Ärztekammern viel getan worden, um eine hilfreiche Fehlerkultur in diesem Land zu gestalten. Ein zentrales Register, das für die Weiterbildung zugänglich ist, wäre hilfreich.

Unser Anliegen mit diesem Buch ist es, aus fehlerhaften Einzelfällen, auch mit beabsichtigten Wiederholungen häufiger Fehler, eine höhere Aufmerksamkeit im Sinne von Qualität und Patientensicherheit zu erreichen. Dem Thieme-Verlag danke ich, dass dieses Buchprojekt verwirklicht werden konnte. Ich danke allen Mitautoren dafür, dass sie mit ihren Beiträgen eine Vielfalt von Fehlern dargestellt haben.

Magdeburg, im Mai 2017 Hans Lippert

Inhaltsverzeichnis

Anschriften

Herausgeber

Prof. Dr. med. h. c. Hans **Lippert**
Universitätsklinikum der Otto-von-Guericke-Universität
Leipziger Str. 44
39120 Magdeburg

Mitarbeiter

Dr. med. Walter **Asperger**
Krankenhaus St. Elisabeth u. St. Barbara
Klinik für Allgemein- und Viszeralchirurgie
Mauerstr. 5
06110 Halle

Dr. Robert **Bendavid**
Shouldice Hospital
Bayview Avenue 7 750
L3T4A3 Thornhill, Ontario
Kanada

Dr. med. Joachim **Böttger**
HELIOS Klinikum Bad Saarow
Klinik für Allgemein-, Viszeral- und Thoraxchirurgie
Pieskower Str. 33
15526 Bad Saarow

Dr. med. Jörg **Bunse**
Klinik für Allgemein- und Visceralchirurgie
des Sana-Kinikums Berlin Lichtenberg
Fanningerstr. 32
10365 Berlin

Prof. Dr. med. Jörg **Fahlke**
Johanniter Krankenhaus Genthin-Stendal GmbH
Allgemein- und Viszeralchirurgie
Wendstr. 31
39576 Stendal

Dr. med. René **Fahrner**
Universitätsklinikum Jena
Allgemein-, Viszeral- und Gefäßchirurgie
Am Klinikum 1
07747 Jena
Deutschland

Prof. Dr. med. Ingo **Gastinger**
Illmersdorfer Dorfstr. 8
03116 Drebkau

Prof. Dr. med. Klaus **Gellert**
Sana Klinikum Lichtenberg
Allgemein- und Viszeralchirurgie
Fanningerstr. 32
10365 Berlin

Prof. Dr. med. Zuhir **Halloul**
Universitätsklinikum Magdeburg
Allgemein-, Viszeral-, Gefäß-
und Transplantationschirurgie
Leipziger Str. 44
39120 Magdeburg

Dr. med. Andreas **Heinig**
HELIOS Klinikum Bad Saarow
Klinik für Allgemein-, Viszeral- und Thoraxchirurgie
Pieskower Str. 33
15526 Bad Saarow

PD Dr. med. Olof **Jannasch**
Elisabeth-Krankenhaus Kassel
Allgemein- und Viszeralchirurgie
Weinbergstr. 7
34117 Kassel

Dr. med. Andreas **Koch**
Ärztehaus Nord am TKC
Praxis für Viszeral- und Hernienchirurgie
Gerhart-Hauptmann-Str. 15
03044 Cottbus

Prof. Dr. med. Axel **Kramer**
Universitätsmedizin Greifswald
Institut für Hygiene und Umweltmedizin
Walther-Rathenau-Str. 49a
17489 Greifswald

Dr. jur. Lars **Lippert**
An-Institut für Qualitätssicherung
in der operativen Medizin an der
Otto-von-Guericke-Universität Magdeburg
Leipziger Str. 44
39120 Magdeburg

Prof. Dr. med. Thomas **Manger**
SRH Wald-Klinikum Gera gGmbH
Allgemein-, Viszeral- und Kinderchirurgie
Straße des Friedens 122
07548 Gera

Prof. Dr. med. Paweł **Mroczkowski**
Elisabeth-Krankenhaus Kassel
Allgemein- und Viszeralchirurgie
Weinbergstr. 7
34117 Kassel

Prof. Dr. med. Matthias **Pross**
DRK Kliniken Berlin Köpenick
Klinik für Chirurgie
Salvador-Allende-Str. 2-8
12559 Berlin

Dr. med. Anja **Rappe**
Universitätsklinikum Magdeburg
Allgemein-, Viszeral-, Gefäß-
und Transplantationschirurgie
Leipziger Str. 44
39120 Magdeburg

PD Dr. med. Maik **Sahm**
DRK-Kliniken Berlin Köpenick
Klinik für Chirurgie
Salvador-Allende-Str. 2-8
12559 Berlin

PD Dr. med. Daniel **Schubert**
Klinikum Saarbrücken gGmbH
Allgemein-, Viszeral- und Thoraxchirurgie
Winterberg 1
66119 Saarbrücken

Prof. Dr. med. Utz **Settmacher**
Universitätsklinikum Jena
Allgemein-, Viszeral- und Gefäßchirurgie
Am Klinikum 1
07747 Jena

Prof. Dr. med. Christine **Stroh**
SRH Wald-Klinikum Gera gGmbH
Allgemein-, Viszeral- und Kinderchirurgie
Straße des Friedens 122
07548 Gera

PD Dr. med. habil. Günter **Weiß**
Klinik für Anästhesiologie, Intensivmedizin,
Notfallmedizin und Schmerzmedizin
Klinikum Magdeburg gGmbH
Birkenallee 34
39130 Magdeburg

Kapitel 1

Allgemeine Aspekte der Thematik Fehler in der Medizin

1 Allgemeine Aspekte der Thematik Fehler in der Medizin

Lars Lippert, Hans Lippert

Die ärztliche Fehlleistung unterliegt vielen Interpretationen. So werden die Begriffe „Kunstfehler", „grobe Fahrlässigkeit", „Ärztepfusch", „Verstoß gegen elementare Regeln der ärztlichen Kunst" und „Behandlungsfehler" verwendet. Fehlleistungen sind meist durch komplexe Systemstörungen begünstigt. Diese oft strukturellen und systemischen Probleme werden bei der Bewertung chirurgischer Fehlleistungen meist vernachlässigt.

In einer weitverbreiteten Sichtweise werden oft der Behandlungsmisserfolg oder die Komplikationen als Behandlungsfehler interpretiert. Dabei wird nicht anerkannt, dass trotz Sorgfalt und aller Fähigkeiten eines Arztes ein Eingriff misslingen kann oder nicht die Erwartungen des Patienten erfüllt. Es gibt bei allen Eingriffen immanente Risiken, die sich nicht vollständig vermeiden lassen. Richtlinien, Leitlinien, der an den aktuellen Stand der Medizin angepasste Facharztstandard und Handlungsempfehlungen geben Kriterien vor, die das Fehlerrisiko erheblich reduzieren. Dennoch sind der Irrtum und der Fehler Bestandteil jeder beruflichen Tätigkeit.

Glücklicherweise hat die Fehlerdiskussion der letzten Jahre viele Problembereiche aufgezeigt. Sie ist permanenter Bestandteil der Analysen in allen Bereichen des täglichen Lebens und aus unserer Sicht besonders intensiv in der Chirurgie. Für die operative Medizin ergibt sich ja auch eine scheinbar einfache Betrachtung: Es gibt einen Täter (Operateur), eine Tatzeit (Operation), einen Tatort (Operationssaal) und ein Opfer (Patient). Dies führt auch zu den wahrgenommenen häufigeren juristischen Auseinandersetzungen und Fehlervorwürfen in den operativen Fächern.

Die möglichen Konsequenzen eines Behandlungsfehlervorwurfs können – neben dem Schaden für den Patienten und der erheblichen persönlichen Belastung für den Arzt – Gerichtsverfahren, staatsanwaltliche Ermittlungen, außergerichtliche Verfahren, wie die Untersuchung durch Gutachter der Schlichtungsstelle der zuständigen Ärztekammer, oder Vergleich und Regulierung durch die Haftpflichtversicherung sein.

Eine berufsrechtliche Konsequenz kann die Anordnung des Ruhens der ärztlichen Approbation sein. Dies kann bereits dann der Fall sein, wenn das gerichtliche Verfahren zum Vorwurf eines Behandlungsfehlers noch nicht abgeschlossen ist.

> **Zusatzinfo**
>
> **Ruhen der Approbation**
>
> Wird gegen einen Arzt als Folge eines vorgeworfenen Behandlungsfehlers ein gerichtliches Strafverfahren wegen fahrlässiger Tötung eingeleitet, so kann das Ruhen der Approbation nach § 6 Abs. 1 Nr. 1 der Bundesärzteordnung angeordnet werden, wenn sich aus der zur Last gelegten Straftat die Unwürdigkeit oder die Unzuverlässigkeit des Arztes zur Ausübung des ärztlichen Berufs herleiten lässt (vgl. VG Leipzig, MedR 2000, S. 336 ff.). Ob sich aus dem Tatvorwurf Unwürdigkeit oder Unzuverlässigkeit zur Berufsausübung herleiten lassen, prüft die zuständige Approbationsbehörde im Einzelfall.

Weitere Konsequenzen könnten Disziplinarverfahren, arbeitsrechtliche Folgen mit Kündigung oder Honorarrückforderungen sein. Dies ist ein Grund, sich intensiv mit der Fehleraufarbeitung und -vermeidung zu beschäftigen.

Hierzu gehört das zeitnahe, persönliche Gespräch mit dem Patienten und den Angehörigen, eine Entschuldigung ohne Schuldanerkennung, aber mit dem Ausdruck des Bedauerns. Der Patient sollte über den Sachverhalt und die möglichen Folgen für ihn informiert werden.

Das medizinische Personal ist bei einem unerwünschten Ereignis nach dem Patienten das zweite Opfer. Die emotionale Unterstützung gerade für die Aufarbeitung eines Fehlers und die Bewältigung der Stress-Symptome sind dann eine wesentliche Hilfe für das weitere Berufsleben. Die negativen Folgen sind langwierig. Die Angst vor weiteren Fehlern, reduzierte Arbeitszufriedenheit und Motivation, reduzierte Selbstsicherheit und Störungen im seelischen und körperlichen Befinden bedürfen einer kollegialen Hilfe.

Das Patientenrechtegesetz ist seit Februar 2013 in Kraft. Es hat das Ziel, Transparenz und Rechtssicherheit für den Pateinten herzustellen und somit auch für eine Verbesserung der Rechte und für den Schutz des Patienten im Sinne einer verbesserten Gesundheitsversorgung zu sorgen sowie die Unterstützung im Falle eines Behandlungsfehlers zu gewährleisten.

Zusatzinfo

Patientenrechtegesetz

Mit dem Patientenrechtegesetz wurden in das Bürgerliche Gesetzbuch die Vorschriften der §§ 630a–630 h eingefügt, die Regelungen zum Behandlungsvertrag beinhalten. Darin sind nunmehr gesetzlich folgende Punkte geregelt:

- der Behandlungsvertrag,
- der fachliche Standard,
- die Dokumentationspflicht,
- die Problematik der Beweislastumkehr,
- die Aufklärung einschließlich der wirtschaftlichen Aufklärungspflicht,
- die Einwilligung,
- die Einsichtnahme in die Patientenakte und das Recht auf Datenkopie für Patienten und Angehörige,
- die Informationspflicht des Arztes im Falle einer Komplikation oder eines Fehlers.

Jeder Arzt sollte die Regelungen zum Behandlungsvertrag im Bürgerlichen Gesetzbuch kennen.

1.1 Behandlungsfehler

Exakte Daten zur Häufigkeit letaler Behandlungsfehler in Deutschland liegen nicht vor. Gerade dies würde die Chance zu einer wirklichen Aufarbeitung von Fehlern geben. Bisher gibt es Daten von Gutachterkommissionen, Schlichtungsstellen und dem medizinischen Dienst der Krankenkassen, die einem Medizinschadensregister entsprechen. Bei den Gutachterkommissionen sind jährlich ca. 15 000 Fälle anhängig, 2,5 % davon wegen angeblicher letaler Behandlungsfehler. In 25 % aller Fälle wurden Behandlungsfehler anerkannt. Die in Medien angeführten ca. 19 000 Todesfälle in deutschen Kliniken pro Jahr durch Fehler lassen sich anhand der Daten der Schlichtungsstellen, der Gutachterkommissonen, des MDK und anhand einer Analyse der Juris-Datei zu Gerichtsurteilen nicht nachvollziehen. Metaanalysen und Schätzungen beschreiben allerdings, dass bei etwa 5–10 % aller hospitalisierten Patienten unerwünschte Ereignisse auftreten. 2–4 % wären vermeidbar, 1 % der Fälle entstehen durch Fahrlässigkeit und 0,1 % führen zum Tod des Patienten [2].

Hier fehlt es auch an einer genauen Terminologie, die zwischen Behandlungsfehler, unerwünschtem Ereignis, Komplikationen und Fehlervorwürfen unterscheidet. Eine Analyse mit Differenzierung von Fehlern in stationären, ambulanten oder Pflegeeinrichtungen liegt nicht vor.

Zusatzinfo

Definition: Behandlungsfehler

Unter einem Behandlungsfehler ist eine nicht ordnungsgemäße, d. h. nicht den zum Zeitpunkt der Behandlung bestehenden allgemein anerkannten medizinischen Standards entsprechende Behandlung durch einen Arzt oder auch einen Angehörigen anderer Heilberufe zu verstehen. Ein Behandlungsfehler kann alle Bereiche ärztlicher Tätigkeit betreffen. Dabei kann der Fehler rein medizinischen Charakters sein, sich auf organisatorische Abläufe, Befundkontrollfehler oder Überwachungsfehler beziehen oder es kann sich um einen Fehler nachgeordneter oder zuarbeitender Personen handeln.

Die fehlende, unrichtige, unverständliche oder unvollständige Aufklärung über medizinische Eingriffe und ihre Risiken und Folgen stellt eine Verletzung von Pflichten aus dem Behandlungsvertrag dar (vgl. Palandt, § 630a, Randnummer 25 [8]). Diese Pflichtverletzung kann ebenso wie Behandlungsfehler unter Umständen Schadenersatzansprüche des Patienten gegen den Behandelnden zur Folge haben.

Da der Patient im Regelfall erst nach der Aufklärung in die Behandlung einwilligt, hat auch die Aufklärung Einfluss auf die Wirksamkeit der Einwilligung. Die Einwilligung ist unwirksam, wenn der Patient nicht vollständig oder nicht richtig aufgeklärt wurde (siehe hierzu § 630 d Abs. 2, 630 e Abs. 1 bis 4 Bürgerliches Gesetzbuch). Dies ist eine Pflichtverletzung des Behandlungsvertrags und außerdem eine Verletzung des Selbstbestimmungsrechts des Patienten (vgl. Palandt, § 630 d Randnummer 5 [8]). Beides kann unter Umständen zu Schadensersatzforderungen führen.

Die Fehlermöglichkeiten in der operativen Medizin haben unterschiedliche Ursachen. Immer sind Fehler Verstöße gegen die Regeln eines Behandlungsstandards, der sich mit dem medizinischen Fortschritt weiterentwickelt. Sicher sind Unterschiede zu machen zwischen Fehlern, die trotz Bemühungen nicht immer vermeidbar sind, und Fehlern, die einem sorgfältig arbeitenden Arzt nicht unterlaufen dürfen.

- Ein **grober Behandlungsfehler** liegt vor, wenn der Arzt eindeutig gegen bewährte Behandlungsregeln und gesicherte medizinische Erkenntnisse verstößt und das Handeln aus objektiver Sicht nicht mehr verständlich erscheint, weil es einem Arzt nicht unterlaufen darf (vgl. BGH, MedR 2012, S. 454, 455).
- Als **Fehler bzw. Sorgfaltspflichtverletzung** zu werten sind Dokumentationsmängel und Nichteinhaltung der Aufbewahrungspflicht der Patientenunterlagen. Patientenunterlagen sind mindestens 10 Jahre nach Abschluss der Behandlung aufzubewahren. Sofern für bestimmte Unterlagen, z. B. für Röntgenunterlagen,

gesetzlich längere Fristen vorgesehen sind, gelten diese Fristen.
- **Organisationsfehler:** Der Klinikbetreiber hat für eine ausreichende Ausstattung an Sachen und Personal zu sorgen. Kann er dies nicht gewährleisten, geht dies zu seinen Lasten, wenn dadurch Patienten zu Schaden kommen.
- **Übernahmeverschulden:** Darunter versteht man die Übernahme von Patienten mit Krankheiten, für die keine sächliche oder keine personelle Ausstattung (z. B. fehlender Facharztstandard) vorhanden ist.
- Der Begriff **Komplikation** hingegen ist den unerwünschten Ereignissen zuzuordnen. Sie können auftreten, obwohl mit der gebotenen Sorgfalt gehandelt wurde.

In der Gastroenterologie wurden z. B., bezogen auf die Verdauungsorgane, 139 Fälle bestätigt, bei denen Kolon-/Rektumkarzinome, Magen-, Ösophagus- oder Leberzellkarzinome nicht erkannt wurden [11]. Fehldeutungen von Anämie, Dysphagie oder einem positiven Hämokkultest wurden registriert. Die übersehene Appendizitis bei unklaren Bauchschmerzen ist ein häufiger Fehler. Die iatrogenen Schäden im Zusammenhang mit einer Endoskopie (Koloskopie, ERCP) sind oft Gegenstand von Begutachtungen.

Häufige Behandlungsfehlervorwürfe ergaben sich – verteilt über alle Fachgebiete – in folgender Weise:
- unzureichende Diagnostik
- Diagnosefehler
- fehlerhafte Medikation
- verspätete Krankenhauseinweisung
- fehlerhafte Injektionen oder Infusionen
- falsche Indikationsstellung oder sogar fahrlässige Indikationsmanipulation

Weitere Vorwürfe betrafen:
- mangelnde Dekubitusprophylaxe
- unzureichende Thromboseprophylaxe
- Übersehen einer postoperativen Komplikation anlässlich einer Nachkontrolle
- unzureichende Informationsweitergabe an den nachbehandelnde Arzt bzw. Konsiliar bezüglich wichtiger Begleiterkrankungen

Ein Behandlungsfehler liegt z. B. auch vor, wenn einem Assistenzarzt eine Operation zur selbstständigen Durchführung übertragen wird, für die er noch nicht ausreichend qualifiziert ist. Erst wenn er ausreichend unterwiesen und eingearbeitet ist, bei den bisherigen Operation sachkundig überwacht wurde und seine Zuverlässigkeit belegt ist, kann er Eingriffe selbstständig ausführen. Im anderen Fall lägen ein Übernahmeverschulden des Assistenzarztes und eine Sorgfaltspflichtverletzung des Vorgesetzten vor.

1.1.1 Fehler in der Viszeralchirurgie

Nicht jede medizinische Problematik in der Viszeralmedizin lässt sich einem Organ oder einer Fachrichtung zuordnen. Es sind oft Symptome, die auf einen Krankheitskomplex hinweisen. Dies bedarf zwar der interdisziplinären Arbeitsteilung, dennoch muss die Diagnostik und Therapie von einem Arzt koordiniert werden. Im Behandlungsablauf sollte jede Fachrichtung die Möglichkeit eines Fehlers durch die mit- oder vorbehandelnden Ärzte kritisch bedenken. Es geht immer um den kranken Menschen, nicht um ein krankes Organ.

Cave

Es ist ein Fehler, ohne Anamnese und klinische Untersuchung eine Diagnose nur mit apparativer Feststellung zu stellen.

Häufiger Grund von Fehldiagnosen sind Mängel bei der körperlichen Untersuchung [10]. Einer Auswertung der Stanford-Universität zufolge wären 63 % der übersehenen Befunde durch eine klinische Untersuchung bemerkt worden. Die Auswertung ergab in Einzelfällen:
- Schmerzen im rechten unteren Quadranten des Abdomens: übersehene Hüftfraktur
- übersehene Peritonitis bei perforierter Gallenblase
- älterer Patient mit mehrfachem Erbrechen: übersehene inkarzerierte Leistenhernie
- Schmerzen in der Leistengegend: übersehene Orchitis
- keine rektale Untersuchung: übersehenes prolabiertes Rektumkarzinom
- übersehene endokrine Fehlfunktion bei nicht ansprechbarem Patient
- Bauchschmerzen: übersehene Gürtelrose
- Rückenschmerzen: übersehenes Dekubitalgeschwür
- bei mental eingeschränkten Patienten: übersehener rektaler Prolaps, Ogilvie-Syndrom, Aerophagie mit Ausdehnung von Magen und Darm, Hiatushernie, Ileussymptomatik

Bei Demenzpatienten sind die Symptome oft nur gering ausgeprägt. Die Anamneseerhebung ist schwieriger [1].

Cave

Die Indikationsqualität für eine Therapie ist abhängig von der klinischen Untersuchung, der apparativen Diagnostik und Labordiagnostik sowie der Kenntnisnahme von Voroperationen (OP-Berichten) und Begleiterkrankungen.

Gute Qualifikation des Arztes in Bezug auf diese Feststellungen und die eigenen Fachkenntnisse für die spezielle Therapie sind Voraussetzung für die Fehlervermeidung.

1.1.2 Beispiele für Fehler durch anatomische Unkenntnis

Cave

Wer invasive medizinische Maßnahmen durchführt, muss die dafür erforderlichen anatomischen Kenntnisse besitzen.

Gutachtenfall

Beispiele für Fehler durch anatomische Unkenntnis
(nach Liquids et al. [7]).

Fallbeispiel 1

- **Sachverhalt:** Bei einer 20-jährigen Frau wird wegen einer rezidivierenden Schwellung der linken Halsseite eine Lymphknotenentfernung in Lokalanästhesie durchgeführt. Ein kirschgroßer Tumor wird festgestellt. Es wird der Chefarzt konsultiert, der den „Tumor" mit dem Gefäß reseziert. Das Gefäß wird nicht genauer identifiziert. Eine Stunde nach der Resektion kommt es zur Nachblutung. Eine erneute Gefäßligatur wird vorgenommen. Es kommt zum Todeseintritt nach längerer Bewusstlosigkeit. Die Histologie ergab einen Glomustumor, der typisch um die A.-carotis-Teilungsstelle gewachsen war. Die gerichtsmedizinische Obduktion ergab eine ischämische Nekrose der linken Großhirnhälfte.
- **gutachterliche Feststellung:** vollständige anatomische Unkenntnis über den Verlauf der großen Halsgefäße. Verurteilung wegen fahrlässiger Tötung.

Fallbeispiel 2

- **Sachverhalt:** Bei einer 48-jährigen Frau wird eine benigne Struma ohne intrathorakale Ausdehnung reseziert. Nach der eigentlichen Strumaentfernung wird auf Anraten des Chefarztes ein strangförmiges blasses Gebilde, das in den Thorax hineinzog, reseziert. Postoperativ kommt es zur Verschlechterung des Zustands mit Auftreten eines Hautemphysems. Die Röntgenkontrastuntersuchung ergibt eine Ösophagusverletzung. Die sofortige Nachoperation in einer anderen Klinik ergab das vollständige Fehlen des Ösophagus über die Distanz von 4,8 cm. Die Patientin verstarb an einer Mediastinitis.
- **gutachterliche Feststellung:** grobe anatomische Unkenntnis.

Fallbeispiel 3

- **Sachverhalt:** Eine 78-jährige Patientin wird unter klinischem Verdacht einer malignen Struma operiert. Das Ergebnis des intraoperativen Schnellschnitts wurde nicht abgewartet. Die radikale Operation mit Resektion von Teilen des Truncus brachiocephalicus mit der Karotisgabel wird fortgeführt. Es kommt zur Nachblutung mit Todesfolge.
- **gutachterliche Feststellung:** ungenügende Klärung des Krankheitsbildes. Der Eingriff erfolgte bei unklarem anatomischem Gefäßverhältnis ohne gefäßchirurgische Absicherung. Die Schnellschnittuntersuchung wurde durch Weiterführung der Operation sinnlos.

Fallbeispiel 4

- **Sachverhalt:** Bei einer Rektumexstirpation bei einem älteren Mann wegen eines Adenokarzinoms wird die Entfernung eines apfelgroßen „Tumors" (es war die Prostata) bei der Präparation des Rektumstumpfs vorgenommen. Es kommt zu einer Blutung nach Entfernung des Rektums, der versehentlichen Entfernung der Prostata und eines Teils der Harnblasenwand. Der Patient verstirbt bei der Operation. Bei der Sektion wird festgestellt: iatrogene Verletzung beider Harnleiter, Abriss des rechten Harnleiters, Eröffnung der Harnblase am Blasenhals, Abtragung der Harnröhre mit großer Diskontinuität zwischen Blase und Urethra.
- **gutachterliche Feststellung:** anatomische Unkenntnis, Verwechslung der Prostata mit einem Tumor, Verlust der Orientierung im Operationssitus.

Fallbeispiel 5

- **Sachverhalt:** Anlässlich einer laparoskopischen Sterilisation bei einer 36-jährigen Frau werden eine Hypotonie und Gesichtsblässe festgestellt. Die Eröffnung der Bauchhöhle wird vorgenommen. Die rechte A. iliaca war verletzt. Die Patientin verstirbt trotz Massivtransfusion und Blutstillung. Die Sektion ergab eine vollständige Durchtrennung der A. iliaca communis und einen schlitzartigen Defekt der Beckenvene. Weiterhin fanden sich stichkanalartige Defekte von 1 cm Tiefe in der Zwischenwirbelscheibe zwischen dem 4. und 5. LWK.
- **gutachterliche Feststellung:** anatomische Unkenntnis über die Anatomie des weiblichen Beckens, kombiniert mit offensichtlich brachialer Vorgehensweise.

Die aufgeführten Beispiele zeigen, dass anatomische Unkenntnis einer der schwersten Fehler ist – und die eigentliche Ursache dieser ärztlich verursachten Schäden.

Die Häufigkeit des Todeseintritts durch iatrogene Fehler aus anatomischer Unkenntnis ist mit 0,1 % gering. Die Folgen sind jedoch so fatal, dass es zur Vermeidungsstrategie von Fehlern gehört, sich über die anatomischen Verhältnisse bei einer Operation Klarheit zu schaffen. Dies gilt insbesondere auch dann, wenn durch Voroperationen Veränderungen vorgenommen wurden.

Cave

Bei einer Reoperation ist mit verändertem anatomischem Situs zu rechnen.

Ein nationales Fehlerregister würde die Sensibilität für Fehler deutlich erhöhen. Es ist das Verdienst von Gerichtsmedizinern, die Problematik deutlich gemacht zu haben [7].

1.1.3 Ursachen für festgestellte Behandlungsfehler

(▸ Tab. 1.1).

Tab. 1.1 Ursachen und Häufigkeit von Fehlern bzw. Sorgfaltspflichtverletzungen.

Feststellung	in ... % der Fälle
ungenügende Koordination und Absprache	23 %
Dokumentationsmangel	20 %
Übernahmeverschulden	13 %
Mangel im Komplikationsmanagement	10 %
Aufklärungsmangel	7 %
Hygienemangel	1 %
letale Behandlungsfehler (rechtsmedizinische Obduktionen)	4,2 %
Behandlungsfehler ohne Kausalität für den Tod	5,8 %

1.1.4 Übersehene Krankheiten bei akutem Abdomen

- Herzinfarkt
- Aortenruptur
- Mesenterialischämie
- Extrauteringravidität
- Stoffwechselerkrankungen

1.1.5 Verwechslungen

Zu den schwerwiegenden Fehlern (Never-Events), die nicht passieren dürfen, gehören die Seiten- oder Patientenverwechslungen.

Die Ursachen hierfür sind
- erhebliche Kommunikationsstörungen im ärztlichen Bereich und im Pflegebereich,
- Fehler in der Diagnostik und in der Markierung bzw. Identifikation von Patienten und Feststellung der Operationsindikation.

Die Fehlerursachen sind multifaktoriell und weisen auf gravierende Probleme in der Prozess- und Strukturqualität einer Einrichtung hin. In der Viszeralchirurgie sind Patientenverwechslungen (Darmoperationen statt Cholezystektomie) und Seitenverwechslungen (insbesondere in der Hernienchirurgie) vorgekommen.

Spezielle Risiken für Verwechslungen sind:
- Anamnese nicht bekannt
- Krankenakte nicht eingesehen
- unzureichende Prüfung vor Operationsbeginn (keine Team-Time-out-Regel)
- fehlende Markierung der Operationsregion
- Operateur kennt den Patienten nicht
- fehlende Sprachverständigung
- Schwerhörigkeit des Patienten
- Demenz des Patienten

Abzugrenzen sind die Probleme durch falsche Höhenangaben bei der Koloskopie. Fehlinformationen aus Sonografie- und radiologischen Befunden sind weitere Probleme.

Fehlerbegünstigend sind Gegebenheiten wie
- der mental eingeschränkte Patient,
- eine verminderte Hörfähigkeit des Patienten,
- der bereits narkotisierte Patient,
- Patienten, die die deutsche Sprache nicht verstehen.

Insbesondere bei Kleinkindern besteht eine Verwechslungsgefahr.

Fallbeispiele

- Zwei ausländische Patientinnen mit ähnlichen oder schwer aussprechbaren Namen: Eine Patientin soll zur radiologischen Untersuchung, die andere zur Cholezystektomie. Erst bei der Übergabe an der OP-Schleuse fällt auf, dass das Markierungsarmband einen anderen Namen aufweist als die mitgegebene Krankenakte. Die Verwechslung wird noch rechtzeitig bemerkt.
- Ein Patient soll zur Anlage eines Peritonealdialysekatheters in den OP. In dem 2-Bettzimmer liegen 2 Patienten. Der OP-Transportdienst spricht den Patienten an und informiert ihn, dass er jetzt zur Anlage des Katheters in den OP gebracht wird. Der Patient ist einverstanden. Die Krankenakte und der Patient werden an der OP-Schleuse übergeben. Nach der OP wird der Patient wieder in das 2-Bettzimmer gebracht. Der Pfleger spricht den Patienten mit Namen an und wünscht ihm gute Besserung. Daraufhin sagt der Nachbarpatient: „Das ist nicht Herr …, das bin ich“. Trotz Namensnennung hat der falsche Patient einen Katheter bekommen. Die Identität ist für den Transport und für die Operation nicht überprüft worden.

Cave

Verwechslungen können durch Prävention mit Patientenidentifikation, präoperativer Markierung, Team-Time-out-Regel und eine besondere Sorgfalt von Operateur und Pflege vermieden werden.

1.1.6 Abdominales Kompartmentsyndrom

Wenn durch eine Operation bei einer intraabdominalen Blutung eine Gewebeschwellung (Ödem) oder Flüssigkeitsansammlungen im Abdomen auftreten und der intraabdominale Druck zunimmt, kann es zu Organdysfunktionen und zu einem Multiorganversagen kommen.

Klinisch auffällig wird ein abdominales Kompartment durch eine Zunahme des Bauchumfangs mit gespannter Bauchdecke und einer Darmatonie.

Im Zusammenhang mit retro- oder intraperitonealen posttraumatischen Blutungen kann es innerhalb von Minuten bis Stunden zu einer extremen Druckerhöhung kommen. In der Folge kommt es zu einer Reduktion des intraabdominalen Perfusionsdrucks.

- Die Minderperfusion viszeraler und retroperitonealer Organe führt zu Organschäden.
- Die Nierenfunktion nimmt ab.
- Darm und Leber sind schlechter durchblutet.
- Das Herzzeitvolumen nimmt ab.

Bei Erkrankungen und Operationen, die zu einer Erhöhung des intraabdominalen Drucks führen, ist die intraabdominale Druckmessung (indirekte Messung des Drucks in der Harnblase) angezeigt. Ein Druck bis 12 mmHg ist ohne Schäden zu tolerieren. Steigt der intraabdominale Druck über 20 mmHg an, so liegt ein abdominales Kompartmentsyndrom vor. Eine kontinuierliche Messung ist notwendig, um rechtzeitig eine Druckentlastung (Laparotomie) vorzunehmen.

Gefahr für die Entwicklung eines abdominalen Hochdrucks besteht bei:

- intraabdominalen Infektionen (Peritonitis),
- Ileus,
- schwerem Bauch- oder Polytrauma,
- intra- oder retroperitonealen Tumoren,
- Leberfunktionsstörung mit Aszites,
- Massivtransfusionen,
- massiver Flüssigkeitssubstitution,
- Koagulopathie,
- Bauchdeckenverschluss unter Spannung,
- Bauchlage,
- Beatmung und Pneumonie,
- akuter Pankreatitis,
- Peritonealdialyse.

Steckbrief

Vorwurf des Patienten

Übersehenes abdominales Kompartment und zu späte dekompressive Behandlung

Sachverhalt

Bei einer Patientin kam es nach einem Trauma zu einer retroperitonealen Blutung aus der A. renalis. Die Sonografie zeigte eine retroperitoneale Flüssigkeitsansammlung. Es erfolgten Transfusionen (12 EK) und Infusionen. Die Kreislaufsituation war auf niedrigem Niveau stabil. Es kam innerhalb von 4 Stunden zur Anurie und zu einem Anstieg des Bilirubinwerts. Die Bauchdecke war gespannt und erheblich vorgewölbt. Es entwickelte sich eine Leberinsuffizienz. Die Beatmung war nur mit hohem Druck möglich. Wegen eines Leberversagens und dem Verdacht auf eine Darmischämie erfolgte die Verlegung in eine andere Klinik.

Die Messung bei der Aufnahme in der Intensivtherapie ergab einen Blasendruck von 45 mmHg.

Es erfolgte die sofortige Laparotomie unter der Diagnose abdominales Kompartment und die Nierenarterienrekonstruktion.

Der Bauchdeckenverschluss erfolgte sukzessiv mittels Vakuumversiegelung. Die Patientin konnte nach 5 Wochen entlassen werden.

Folgen für den Patienten

Als Spätfolge war die Nierenfunktion um über 50 % reduziert.

Cave

Es ist ein Fehler, bei Risiken für die Entwicklung eines abdominalen Hochdrucks keine Messung des intraabdominalen Drucks durchzuführen.

1.1.7 Postoperatives Fieber

Etwa 70 % der Patienten entwickeln postoperativ Fieber, das meist nur 1–2 Tage anhält. Dies ist meist auf ein Gewebetrauma und nicht auf infektiöse Ursachen zurückzuführen. Hämatome und sterile Ergüsse können ebenfalls Fieber verursachen. Besondere Beachtung ist gegeben bei Fieber im Zusammenhang mit einer Schädel-Hirn-Verletzung, einem Polytrauma, nach Bluttransfusionen, bei medikamentenbedingtem Fieber oder unmittelbar nach einer Narkose als maligne Hyperthermie. Bei länger anhaltendem Fieber einer Höhe von über 39 °C ist von einer begleitenden Morbidität auszugehen.

Tab. 1.2 Ursachen des postoperativen Fiebers.

Ursachen	Diagnostik
infektiöse Ursachen	
Wund- und Weichteilinfektion	Wundexploration, Abstriche
abdominale Sepsis	Labor, CT
Zystitis/Harnwegsinfektion	Urinstatus, Urinkultur
Pneumonie	klinischer Befund, Auskultation, CT
Emphysem	CT
Kathetersepsis	klinischer Befund, Blutkultur, Katheterentfernung
Endokarditis	Blutkultur, Herzecho, Auskultation
nicht infektiöse Ursachen	
Venenthrombose/Phlebitis	Sonografie
Lungenembolie	Klinik, Spiral-CT
Bluttransfusion	Antikörpersuche, Urin-Hb, Anamnese
maligne Hyperthermie	Klinik, Myoglobin, Elektrolyte, CK, GOT, GPT, LDH, Blutgasanalyse
Hämatom, Serom, Pleuraerguss	Klinik, CT, Sonografie
Cholezystitis ohne Steinnachweis bei Intensivtherapiepatienten	Sonografie
medikamenteninduzierter Messfehler	

Die Auswirkungen einer hohen Körpertemperatur auf den Flüssigkeitshaushalt und den Sauerstoffbedarf sind oft unzureichend bekannt.

Eine schwere Hyperthermie hat erhebliche Auswirkungen auf den Elektrolythaushalt, die Blutgerinnung und den Kreislauf.

Ursachen für das postoperative Fieber sind multifaktoriell (► Tab. 1.2). Infektiöse Ursachen verursachen oft erst nach dem 2. postoperativen Tag Fieber. Bei alten Patienten kann diese Reaktion fehlen. Wundinfektionen und eine Anastomoseninsuffizienz entwickeln meist erst nach 3–4 Tagen eine erhöhte Körpertemperatur (Ausnahme Streptokokken- oder Clostridieninfektionen).

Cave

Bei postoperativem Fieber ist eine besondere Sorgfalt zur Ermittlung der Ursachen erforderlich. Die klinische Untersuchung kann hier den entscheidenden Hinweis geben, bevor umfangreiche apparative Maßnahmen zur Diagnostik eingeleitet werden.

Häufig übersehen werden:

- Thrombophlebitis,
- Harnwegsinfektion,
- beginnende Pneumonie,
- Pleuraerguss.

Fieber bedarf der mehrfachen Kontrolle und der Ursachenanalyse.

Gutachtenfall

Fehler bei der Bewertung von Fieber

Sachverhalt

Eine 28-jährige, gehbehinderte Frau wird cholezystektomiert. Am 2. postoperativen Tag entwickelt die Patientin Fieber bis 39 °C und Schmerzen wie „Muskelkater", danach erfolgt eine Gabe von Antipyretika. Am 3. und 4. Tag besteht weiter Fieber, darum erfolgt eine Antibiotikagabe. Die Oberbauchsonografie ergibt keinen intraabdominalen Befund. Am 5. Tag bestehen Luftnot und eine Tachykardie. Spiral-CT der Lunge ergibt: Lungenembolie.

Jetzt klinische Feststellung einer Schwellung des linken Beins, die offenbar seit Tagen bestand. Eine klinische Untersuchung war nicht erfolgt. Eine Doppler-Sonografie zeigt: tiefe Beinvenenthrombose, trotz perioperativer Gabe von niedermolekularem Heparin.

Gutachterliche Beurteilung

Fehlende klinische Untersuchung zur Ermittlung der Fieberursache.

1.1.8 Lungenembolie

In rechtsmedizinischen Untersuchungen wird die todesverursachende Lungenembolie in 3 % der Sektionsfälle angegeben [4]. Angaben über die Häufigkeit der Lungenembolie als Todesursache schwanken zwischen 3 % und 14 %. 80 % der Todesfälle ereignen sich in den ersten 2 h nach der Krankenhausaufnahme.

Die Symptomatik ähnelt der des Myokardinfarkts, des Spannungspneumothorax, der Aortendissektion, aber auch der einer Pleuritis oder Pneumonie.

Das Vorgehen bei der Symptomatik ist in den Leitlinien der AWMF angegeben. Es richtet sich nach der Risikosituation des Patienten.

Wird die Diagnose Lungenembolie trotz der Symptomkonstellation Dyspnoe, Tachypnoe mit plötzlichem Beginn, hypertensiver thorakaler Schmerz, Hämoptyse, Fieber, Zyanose nicht erwogen, ist dies ein Diagnosefehler. Der Vorwurf läuft auf fahrlässiges Unterlassen einer gebotenen medikamentösen Behandlung hinaus.

Gutachtenfall

Vorwürfe des Patienten

Nichterkennen einer Lungenembolie und fehlende Risikoevaluierung.

Sachverhalt

Die 38-jährige Frau klagt nach ambulanter Entfernung eines kleinen Hauttumors über Schmerzen in der Brust und über Husten. Es werden Einreibungen und Hustentropfen verordnet. Die Patientin nimmt seit 20 Jahren Kontrazeptiva, es gibt eine Risikokonstellation für Gerinnungsstörung in der Familie.

Zwei Stunden später erfolgt die Einweisung durch den Notarzt, aufgrund von Luftnot und Brustschmerzen. Die Verdachtsdiagnose lautet Herzinfarkt.

Die Untersuchungen (EKG, CT und Labor) ergeben eine Lungenembolie. Eine Intensivtherapie folgt.

Gutachterliche Beurteilung

Da offenbar nur eine geringe klinische Symptomatik bei der Erstuntersuchung bestand und die Patientin darüber aufgeklärt wurde, bei jeglicher Verschlechterung die Klinik aufzusuchen, bestand keine Sorgfaltspflichtverletzung.

1.1.9 Belassene Fremdkörper

Angeblich kommt es im Durchschnitt jährlich in etwa 3 000 Fällen vor, dass unbeabsichtigt Fremdkörper im Patienten verbleiben [9].

Cave

Nach einer Operation sind alle Instrumente und Textilien (Bauchtücher, Kompressen, Tupfer) zu entfernen. Ein Belassen dieser Materialien kann zu erheblichen gesundheitlichen Schäden für den Patienten führen.

Ursachen und Risiken sind:

- große intraabdominale Blutungen und Notfallsituationen → Tamponaden werden oft ungezählt eingelegt
- hoher Body-Mass-Index → schlechte Übersicht
- Erweiterung oder Wechsel des Operationsausmaßes
- Beteiligung mehrerer Operationsteams
- Wechsel des OP-Teams und der OP-Schwestern/-Pfleger
- Unterlassung von Präventionsmaßnahmen (Zählkontrollen)

Fallbeispiel

Nach einer offenen großen Narbenhernienoperation mit Netzimplantation kam es 4 Wochen nach der Operation zu Fieber und einer Fistel im Narbenbereich. Zunächst erfolgten Spülungen der Fistelregion mit antiseptischer Lösung. Der Patient wurde dann entlassen. 1 Woche später traten wieder Fieber und Bauchschmerz auf. Die CT-Untersuchung ergab einen Fremdkörper intraperitoneal, der einem Bauchtuch entsprach. Es folgte die Revision und die Entfernung des Bauchtuchs.

Bei der Auswertung dieses Verlaufs ließ sich feststellen, dass die Zählung durch die Operationsschwester die Vollzähligkeit der Materialien zum Beginn der Netzfixation ergab. Zur Vermeidung eines Darmvorfalls während der Naht wurde noch einmal ein Tuch auf den Darm gelegt. Dieses wurde vergessen. Eine erneute Zählung war nicht erfolgt.

Cave

Liegen keine speziellen Risiken vor und wurde keine exakte Kontrolle vorgenommen, ist das ungeplante, versehentliche Zurücklassen eines Fremdkörpers ein Fehler.

1.1.10 Lagerungsbedingte Läsionen

Lagerungsbedingte Nervenläsionen treten mit einer geschätzten Häufigkeit von 0,5 % auf. Risikofaktoren können neben der langen Operationsdauer und einem hohen BMI des Patienten auch notwendige extreme Lagerungszustände sein.

Die Verantwortung für eine gewissenhafte Lagerung tragen der Anästhesist und der Operateur gemeinsam. Der Anästhesist ist für die Lagerung zur Einleitung der Narkose und für alle Lagerungszustände, die für die Anästhesie notwendig sind, verantwortlich. Der Operateur ist für die weitere Patientenlagerung und eventuelle intraoperative Umlagerung verantwortlich.

Die Fehler, die zu einer Nervenläsion führen, sind

- mechanische Einwirkungen (Druckbelastung durch ungepolsterte Lagerung oder Instrumente, Verbände),

- Ischämie oder ischämische Fernschäden nach intraarteriellen Injektionen,
- Nadelschäden,
- toxische Einwirkungen (paravenöse Injektionen oder Infusionen),
- thermische Einwirkungen,
- Elektrotrauma oder Strahlenschäden.

Besondere Beachtung gilt der Möglichkeit eines neurologischen Schadens durch ein Kompartmentsyndrom. Lang andauernde Druckeinwirkung bei Bewusstlosigkeit und Nachblutungen begünstigen dies.

> **Cave**
>
> Bei Feststellung eines Nervenschadens ist unverzüglich das Ausmaß des Schadens festzustellen und die entsprechende Therapie einzuleiten.

Zu den iatrogen verursachten Schäden kann ein Dekubitus, eine Hautverbrennung, ein toxischer Hautschaden durch lange Einwirkung von Desinfektionsmitteln (z. B. durch in die Rücken- oder Gesäßregion ablaufendes Mittel) zählen.

Der Vorwurf bezieht sich auf die ungenügende Vorsorge gegen einen Lagerungsschadens bzw. auf ungenügende Sorgfalt, um eine Hautschädigung zu vermeiden.

1.1.11 Fehlinjektionen und -infusionen

Zu den Folgen von Fehlinjektionen und -infusionen zählen

- Muskelnekrosen,
- Abszesse,
- Empyeme, Phlegmonen,
- Gewebedefekte,
- toxische Zytostatikaparavasate,
- Sepsis,
- nekrotisierende Fasziitis,
- Amputationen.

Der Vorwurf ist häufig die zweifelhafte Indikation einer i. m.-Injektion oder eine zu späte Revision.

Fallbeispiele

- Eine junge Frau erhält nach einer Entbindung wegen ischialgieformer Schmerzen gluteal mehrfach eine i. m.-Injektion links. In den folgenden Tagen entwickelt sich eine zunehmende Schmerzsymptomatik und Fieber. Nach Applikation von Tramal und Novalgin wurde die Patientin reanimationspflichtig. In der linken Glutealregion entwickelt sich eine zunehmende Nekrotisierung (nekrotisierende Fasziitis). Die operative Revision ergibt eine ausgedehnte, faszienübergreifende Nekrotisierung der Weichteile und der Muskulatur. Es werden mehrere Wundrevisionen bis in den Oberschenkel und Genitalbereich notwendig. Es erfolgt eine Defektheilung nach mehreren Hauttransplantaten. Die Begleitdiagnose ist eine schwere reaktive Depression. (vgl. [6]).
- Eine fehlerhafte postoperative Infusion einer 40 %igen Glukoselösung führte bei einem 4-jährigen Jungen nach einer Phimosenoperation zum Tode. Wegen Erbrechen und Fieber nach der Operation sollten 10 ml einer 40 %igen Glukoselösung verabreicht werden. Die Ampulle war nicht vorrätig. Es wird eine Infusion mit 500 ml 40 %iger Glukoselösung angeordnet. Trotz Rückfrage des Pflegepersonals wird die Anordnung aufrechterhalten und im Krankenblatt dokumentiert. Das Kind erleidet Krampfanfälle und hohes Fieber. Die Blutzuckerwerte erweisen sich als extrem erhöht. Es erfolgt die Verlegung in eine Kinderklinik. Die Information über die 40 %ige Glukoselösungsinfusion wird nicht weitergegeben. Das Kind entwickelt ein schweres Hirnödem und verstirbt 4 Tage nach dem Eingriff. Der Arzt wurde wegen fahrlässiger Tötung zu einer Haftstrafe verurteilt.

> **Cave**
>
> Fehlerhafte Infusionen (hochprozentige Kochsalzlösung, hochprozentige Kaliumlösung), falsche Etikettierung von Spritzen, Verwechslung von Infusionslösungen und Medikamentenverwechslung sind grobe Behandlungsfehler [5].

1.1.12 Fehlplatzierung von Kathetern und Drainagen

Hagemeier beschrieb 7 Todesfälle nach Harnblasenperforation im Zusammenhang mit der Anlage eines suprapubischen Harnblasenkatheters [3].

Begünstigend für Fehlplatzierungen von Kathetern und Drainagen sind eine Schrumpfblase, vorausgegangene Operationen im Unterbauch und eine unzureichende präinterventionelle Blasenfüllung. Aufgrund der anatomischen Beziehung zur peritonealen Umschlagfalte muss die Harnblase vor der Punktion ausreichend gefüllt sein.

Die Häufigkeit von Komplikationen liegt bei über 5 %. Eine Hämaturie, Blasentamponade, Urinfistel, Infektionen der Bauchdecke, Bauchwandhämatome, Verletzungen von Peritoneum, Darmwand, Blutgefäßen oder Prostata sind möglich.

Eine Sonografie vor oder – bei Symptomen – nach der Anlage des Katheters ist zu empfehlen.

Fallbeispiele

- Letale Komplikation nach Anlage eines suprapubischen Harnblasenkatheters: Bei der Anlage des Katheters wegen eines Harnverhalts wurde die Harnblasenhinterwand durchstochen und der Dünndarm verletzt. Der Patient gab nach der Anlage starke Schmerzen an. Es bestand eine peritoneale Reizung. Tage später erfolgte die Wiederaufnahme in der Klinik mit einem mechanischen Ileus. Bei der Operation wurden eine Darmperforation, eine jauchige Peritonitis und der intraperitoneal liegende Schlauch gefunden. Der Patient verstarb 5 Tage nach der Operation an einer Peritonitis bei einer gleichzeitig bestehenden Herzinsuffizienz.
- Beim Transport eines beatmeten Patienten mit einer liegenden Thoraxdrainage zu einer Untersuchung wird der Patient kreislaufmäßig instabil und ateminsuffizient. Er erhält Noradrenalin durch den begleitenden Arzt, das zu einer kurzzeitigen Besserung führt. Eine Überprüfung des Beatmungsgeräts erfolgt. Erst bei der klinischen Untersuchung fällt auf, dass die Saugung an der Thoraxdrainage abgeklemmt war und sich ein Spannungspneumothorax entwickelte. Nach Öffnen der Klemme und erneuter Saugung kommt es zu sofortiger Besserung des Zustands.
- Mehrfache Fehlpunktion der V. jugularis mit Fehlpunktion der A. carotis. Nach Wechsel der Seite gelingt die Punktion. Erhebliche Beatmungsprobleme treten auf. Es bildet sich ein großes Hämatom an der rechten Halsseite. Die Untersuchung ergibt einen Hämatopneumothorax, der drainiert wird.
- Vorschieben eines Venenkatheters (Infusionsschlauch) in die V. jugularis wird vorgenommen. Stunden später tritt erhebliche Tachykardie auf. Es kommt zum Herzversagen. Die Obduktion ergibt: Perforation des Herzens und Herzbeuteltamponade, die nicht erkannt wurden.
- Bei Punktion der V. subclavia nach bereits erfolgter Narkose kommt es zunächst zur Fehlpunktion der Arterie, dann gelingt die richtige Platzierung des Venenkatheters. Die Infusion wird ausgeführt. Beatmungsprobleme treten auf, bei der Laparotomie wird eine erhebliche Vorwölbung des Zwerchfells rechts bemerkt: Ein Pneumothorax liegt vor. Es erfolgt das Einlegen einer Saugdrainage.

> **Cave**
>
> Grundsätzlich hat sich der Arzt von der korrekten Lage und der korrekten Funktion einer eingelegten Drainage oder eines Katheters zu überzeugen. Jede Katheter- oder Drainageeinlage hat ein Gefährdungspotenzial (▶ Tab. 1.3).

Tab. 1.3 Komplikationen und Fehler bei invasiven Prozeduren und bei Überwachungsprozeduren.

Prozedur	Komplikation/Problem/Fehler (% der Fälle)
Intubation	• Traumatisierung des Pharynx • Intubation des Ösophagus • Auslösen von Erbrechen und Aspiration • Unmöglichkeit der Intubation → Hypoxie • Intubation des rechten Hauptbronchus • Arrhythmie, Bronchospasmus, Laryngospasmus • Tubusdislokation (s. Lehrbücher Anästhesiologie)
Anlage des zentralvenösen Zugangs	• Fehlplatzierung (14 %) • arterielle Punktion (2–6 %) • Pneumothorax (2–5 %) • Hämatothorax (2 %) • Hämatome (5 %) • Arrhythmie und Herzstillstand (2–5 %)
arterielle Katheteranlage (ulnar, brachial, femoral)	• Thrombus (1–30 %) • partieller Gefäßverschluss durch den Katheter • distale Thrombose, Luftembolie, Blutung • Diskonnektion und Blutung, Nachblutung nach Entfernung
jugulare Katheteranlage	• Fehlpunktion A. carotis (12 %) • Fehlplatzierung (23 %) • Jugularvenenthrombose (4 %) • Lymphbahnpunktion (< 1 %) • kardiale Probleme (< 5 %)
Tracheotomie	• Dekannulierung, lokale Blutung • schwere Arrosionsblutung • tracheoösophageale Fistel • Tubusverschluss • Halsweichteilinfektion
nasoorale Magensonde	• Blutung im Rachen- oder Nasenraum • Umschlagen der Sonde im Ösophagus • Aspirationspneumonie • Sinusitis
perkutane Enterogastrostomie (PEG)	• lokale Blutung • obstruktive inkomplette Abdichtung zur Bauchwand → Peritonitis! • lokale Infektion • Dislokation
Drainagen	• Druckschäden mit Perforation oder Blutungen an Hohlorganen • Fistelbildung • vermehrte Adhäsionen • Darmobstruktion • aszendierende Infektion • Tumorverschleppung am Drainkanal • Extraktion von Netz- oder Darmschlingen • Verstopfung • Gefühl der unberechtigten Sicherheit • Abrutschen von Drainanteilen in die Wunde oder Körperhöhle

1.1.13 Kollateralschaden

Cave

Die Verwendung von monopolarem Strom, die Verwendung von Ultraschallmessern oder hohe Wärmeanwendung birgt die Gefahr von Schäden an Nachbarorganen.

Fallbeispiele

- Eine monopolare Präparation des Mesorektums wurde ausgeführt. Bei der abschließenden Inspektion des Dünndarms vor dem Bauchdeckenverschluss bemerkte der Assistent eine kleine Nekrose im Ileum. Es handelte sich offenbar um eine fortgeleitete Hitzeschädigung (Kontakt zum Bauchdeckenhaken?), die Dünndarmperforation wäre ohne eine abschließende Inspektion nicht bemerkt worden.
- Es wurde eine Nebennierenentfernung rechts und links wegen eines Morbus Cushing in Laparoskopietechnik begonnen. Wegen einer Blutung bereits kurz nach Beginn der Präparation im Fettgewebe rechts besteht keine Übersicht. Es erfolgt die Blutstillung mittels Koagulation, ohne sichere Blutungsquelle. Der Blutverlust wird nicht angegeben. Es folgt Umstieg und weitere Koagulation im Fettgewebe mittels Strom. Die Blutung sei aber durch einen kleinen Einriss an der Leber bedingt, die nach Klebung stand. Hb-Wert und Hk-Wert-Abfall deuten auf einen nicht geringen Blutverlust. Es erfolgt keine Transfusion, da der Hk noch über 25 % lag. Es folgte die Fortsetzung der Operation rechts und links. Am Abend des OP-Tages wurde ein Kreatininwertanstieg auf 1,5 mg/dl gemessen, am nächsten Tag 2,3 mg/dl, dann wieder Abfall auf 1,5 mg/dl. Die Urinausscheidung war kurzzeitig verringert, dann wieder normal. Es wurde keine besondere Schmerzsymptomatik beobachtet. An einen Schaden am Nachbarorgan, der Niere, wurde nicht gedacht. In den folgenden Tagen lag immer leichte Kreatininwerterhöhung vor. Eine Ultraschalluntersuchung habe keine Auffälligkeiten ergeben. Nach der Entlassung des Patienten wurde eine Routinesonografie mit Doppler-Untersuchung durchgeführt: Es bestand kein arterieller Fluss zur rechten Niere. Angiografie folgte: Defekt der A. renalis über ca. 2 cm wurde festgestellt. Ein gefäßchirurgischer Erhaltungsversuch blieb erfolglos, aber der Gefäßdefekt durch Koagulation bestätigte sich.

Literatur

[1] Doberenz E et al. 2012

[2] Geraedts M. Das Krankenhaus als Risikofaktor. In: Klauber J, Geraedts M, Friedrich J, Wasem J, Hrsg. Krankenhaus-Report 2014. Schwerpunkt: Patientensicherheit. Stuttgart: Schattauer; 2014: 3–11

[3] Hagemeier L, Madea B, Klintschar M et al. Letale Komplikationen nach Anlage suprapubischer Harnblasenkatheter. Rechtsmedizin 2013; 23: 454–459

[4] Kettner M, Ramsthaler F, Schmidt P et al. Akute Lungenthrombembolie. Begutachtung von Diagnose- und Behandlungsfehlervorwürfen. Rechtsmedizin 2013; 23: 255–262, DOI:10.1007/s00 194-013-0897-2

[5] von Knobelsdorf G, Püschel K, Hohner M. Tod durch Infusion hochprozentiger Glukoselösung. Rechtsmedizin 2011; 21: 469–474

[6] Lehnhardt M, Vu P, Kuhnen C. Fatale Folgen von Injektionen. Zentralbl Chir 2005; 130: 162–169

[7] Liquids E, Madea B, Preuß-Wössner J. Komplikationen durch anatomische Unkenntnis. Rechtsmedizin 2015; 25: 185–193

[8] Palandt O. Bürgerliches Gesetzbuch. Kommentar. 76. Aufl. München: C.H. Beck; 2017

[9] Siebert H. Unbeabsichtigt vergessene Fremdkörper im Operationsgebiet. Rechtsmedizin 2015; 194–200

[10] Verghese A, Charlton B, Kassirer JP et al. Inadequacies of physical examination as a cause of medical and adverse events collection of vignettes. Am J Med 2015; 128: 1322–1324

[11] Weber B, Becker K, Strohmeyer G. Gastroenterologie – Vorwürfe und Fehler bei der Behandlung. Gastroenterol 2008; 46: 766–770

Kapitel 2

Hals

2 Hals

2.1 Schilddrüse

Maik Sahm

Zusatzinfo

Ursachen von Stimmbandnervenläsionen (N. laryngeus recurrens)

Stimmbandnervenläsionen stehen im direkten Zusammenhang zur Schilddrüsenerkrankung und dem Resektionsausmaß sowie individuellen Lagevarianten. Während in spezialisierten Kliniken Pareseraten von unter 1 % erzielt werden, sind sie deutschlandweit in Abhängigkeit von der Operationsausdehnung signifikant höher.

Schädigungsarten

Nervenschädigungen können mechanisch, thermisch, ischämisch oder selten durch akzidentelle Nervendurchtrennung auftreten. Bei den mechanischen Schädigungsarten stehen Läsionen durch Traktion (▶ Abb. 2.1) (Zug beim Vorluxieren des Schilddrüsenlappens), Druck oder Quetschung (durch Instrumente) im Vordergrund. Thermische Läsionen entstehen bei der Anwendung der Elektrokoagulation und der Nutzung von Vessel-Sealern. Ischämische Läsionen sind die Folge einer Präparation mit Skelettierung des Nervs und damit dem Verlust der Durchblutung des Nervs [12].

Risikofaktoren

Die Verletzungen des N. laryngeus recurrens (NLR) korrelieren mit analysierten Faktoren, die einen Einfluss auf die Schädigungsrate haben. Die chirurgische Expertise in der Darstellung und Schonung des NLR beeinflusst die Schädigungsrate. Recurrenspareseraten von unter 1 % sind studienbelegt gebunden an eine Operationsfrequenz mit 60 und mehr Nervendarstellungen (nerv and risk) pro Operateur/Jahr.

Risikosituationen entstehen intraoperativ durch Varianten des Nervenverlaufs:

- ventraler Verlauf des NLR über einen dorsal gelegenen Schilddrüsenknoten,
- ventraler Verlauf des NLR über ein Tuberkulum Zuckerkandl,
- extralaryngeale Aufzweigung des NLR,
- seltener nonrekurrenter Verlauf des Nervs bei Anlage einer A. lusoria (▶ Abb. 2.2).

Bereits präoperativ besteht ein erhöhtes Risiko für eine Stimmbandnervenläsion in Abhängigkeit zur Schilddrüsenerkrankung. Dies ist belegt für:

- lokal fortgeschrittene Schilddrüsenmalignome,
- Rezidivstrumen (individuelle Verlagerung des Nervenverlaufs),
- retrosternale Strumen (individuelle Verlagerung des Nervenverlaufs),
- Operationen bei Morbus Basedow oder Thyreoiditis.

Eine besondere Situation stellt die präoperativ vorbestehende einseitige Parese mit Notwendigkeit der beidseitigen Operation dar. Hier unterliegt die Entscheidung zur Operation der nicht rekurrensparetischen Seite einer besonders kritischen Prüfung [6] [12].

2.1.1 Verletzung der Stimmbandnerven

Ursachen von Stimmbandnervenläsionen (N. laryngeus superior)

Stimmbandnervenläsionen des N. laryngeus superior stehen im Zusammenhang mit der Präparation am oberen Schilddrüsenpol. Der R. externus überkreuzt, hinterkreuzt oder durchkreuzt die oberen Polgefäße der Schilddrüse [5]. Der R. externus des N. laryngeus superior innerviert den M. cricothyreoideus. Resultierend daraus ist eine Stimmbandspannung. Gespannte Stimmbänder sind die Voraussetzung für hohe Töne, die beim Singen und Schreien benötigt werden. Sprachberufe sind auf den vollen Stimmumfang angewiesen. Der Nachweis fehlender Stimmfrequenzen erfolgt durch Phoniatrie. Beim normalen Sprechen fällt ein Defekt zunächst nicht auf.

Schädigungsarten

Läsionen können entstehen durch Anwendung thermischer Instrumente im Bereich der oberen Polgefäße. Mechanische Schädigungen können entstehen durch kapselferne („zentrale“) Ligaturen der oberen Polgefäße.

Risikofaktoren

Die Darstellung des Nervenastes gehört nicht zur Routine und wird laut Datenlage auch nicht in der Leitlinie gefordert.

Risikosituationen entstehen durch die Lagevariationen (Kreuzung zu den oberen Polgefäßen, Abstand des Nervenverlaufs zum oberen Schilddrüsenpol).

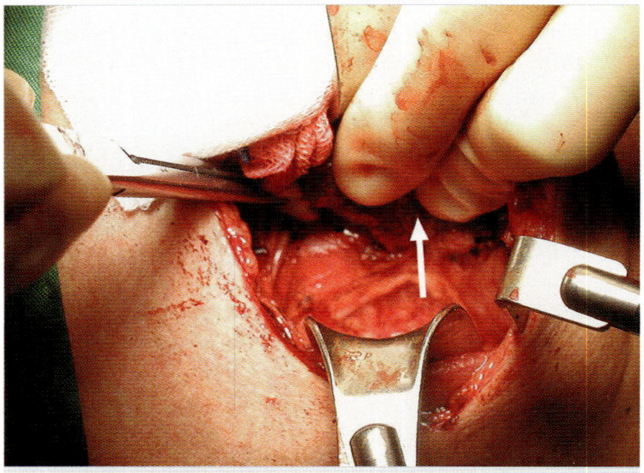

Abb. 2.1 Mechanische Schädigung. Traktion auf N. laryngeus recurrens. Traktionskraftwirkung auf NLR (Pfeil).

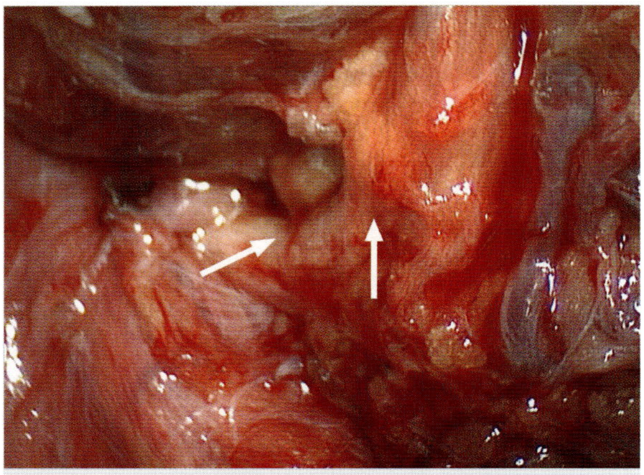

Abb. 2.2 Variante des Nervenverlaufs. Nonrekurrenter N. laryngeus inferior. Verlauf des non-recurrenten N. laryngeus inferior (Pfeile).

Steckbrief

Vorwürfe des Patienten

Deutliche subjektive und objektive Beeinträchtigung der Lebensqualität nach Recurrensparese. Gefährdung der weiteren Berufstätigkeit bei Sprachberuf.

Aktenlage

Patientenaufklärung zu allgemein; Gefahr der Nervenschädigung erklärt, jedoch mögliches Schädigungsprofil (neben Heiserkeit auch Schluckstörungen, Verminderung des Stimmumfangs und schnelle Ermüdung der Stimme) unzureichend erläutert. Keine Berücksichtigung der Sozialanamnese (Sprachberuf).

Schonende (nicht skelettierende und durchblutungserhaltende) Nervendarstellung nicht im OP-Bericht beschrieben.

Folgen für Patienten

Einseitige Recurrensparesen führen zu einem unvollständigen Stimmlippenschluss der geschädigten Seite. Die Heiserkeit ist eine Einschränkung der Lebensqualität und hat deutliche Konsequenzen für Patienten mit Sprachberufen bis hin zur Berufsunfähigkeit. Weiterhin kann es zur Kurzatmigkeit bei längerem Sprechen und zum Verschlucken kommen. Erheblich schwerer sind die Folgen einer beidseitigen Recurrensparese mit drastischer Verschmälerung der Stimmritze und nachfolgendem Stridor. Bei Atemwegsinfekten kann die Schwellung zur lebensbedrohlichen Verlegung der Stimmritze führen. Weitere Folge ist eine lange Arbeitsunfähigkeit.

Folgen für Arzt und Krankenhaus

- Schadensklagen bei Stimmlippenparese
- Ansehensverlust des Krankenhauses. Schilddrüsenoperationen sind Elektivoperationen. In Regionen mit mehreren Anbietern wählt der Patient aufgrund der Erhebungen aus Presse und Internet, häufig nach persönlicher Empfehlung eines bereits operierten Patienten

Sachverhalt

Indikation

Bei Struma nodosa beidseits wird bei einem suspekten kalten lappenfüllenden Knoten rechts und kaudalem indifferenten Knoten links die Indikation zur beidseitigen Schilddrüsenoperation mit Hemithyreoidektomie rechts und subtotaler Resektion links bei oberer Polerhaltung gestellt.

Präoperative Diagnostik

Präoperativ erfolgt eine ambulante Schilddrüsensonografie mit Schallarmut und unregelmäßigem Randsaum des Knotens rechts und eine Szintigrafie.

Aufklärung

Hier sind alle Aspekte der Komplikationen bei Schilddrüsenoperationen zu erläutern. Nervenschäden und ihr Schadensmuster, Hypoparathyreoidismus, Nachblutungen und Wundinfektionen müssen mitgeteilt werden.

Planung der Operation

Die morphologie- und funktionsgerechte Resektionsstrategie sollte für jede Seite dargestellt und dokumentiert werden. Hilfreich sind Skizzierungen in den grafischen Darstellungen der Aufklärungsbögen.

Cave

Der Operationsbericht gibt keine Auskunft über die sorgfaltsgerechte schonende Darstellung des NLR bei der Visualisierung. Dies betrifft insbesondere die Darstellung auf der erstresezierten Seite bei geplanter beidseitiger Operation. Die Dokumentation der alleinigen Darstellung ist unzureichend. Bei Nutzung des Neuromonitorings ist die funktionelle Integrität des NLR der operierten Seite durch Monitoring des N. vagus vor Beginn der Präparation der Gegenseite zu belegen [2].

Zusatzinfo

Empfohlene Maßnahmen zur Fehlervermeidung (N. laryngeus inferior)

Es besteht die grundsätzliche Empfehlung zur schonenden Darstellung des NLR. Dies beinhaltet die nicht skelettierende, durchblutungserhaltende Präparation des NLR. Im Einzelfall kann auf die Nervendarstellung verzichtet werden, wenn sich die Resektionsebene weit ventral der lateralen Grenzlamelle und damit des potenziellen Nervenverlaufs befindet. Die Nichtdarstellung sollte begründet und dokumentiert werden.

Das intraoperative Monitoring ersetzt nicht die visuelle Darstellung des NLR, sondern stellt eine Ergänzung bei der Bestätigung der Identität dar und erlaubt bereits mit hoher Wahrscheinlichkeit intraoperativ bei regelrechtem Signal die postoperativ intakte Stimmlippenfunktion vorherzusagen.

Empfohlene Maßnahmen zur Fehlervermeidung:

- präoperative Laryngoskopie (Ausschluss einer vorbestehenden NLR-Parese)
- subtile Operationstechnik (Mikrodissektion unter Nutzung der Lupenbrille)
- visuelle Darstellung des NLR durch nicht skelettierende, nervendurchblutungserhaltende Präparation
- Nutzung des intraoperativen Neuromonitorings, insbesondere zur Strategieprüfung (ein- oder zweizeitiges Vorgehen) bei beidseitiger Operation
- sorgfaltsgerechtes Vorgehen zur Vermeidung mechanischer und thermischer Läsionen (durch Berücksichtigung der thermischen Eindringtiefe in die Umgebung bei der Nutzung von Elektrokoagulation und Vessel-Saelern in Nervennähe)
- gute Assistenz mit Vermeidung von Traktionskräften auf den Nerven durch zu starken Zug am Schilddrüsenlappen [2] [5]

Begründete Nichtdarstellung des N. laryngeus inferior:

Eine Nichtdarstellung des Nervs ist leitlinienkonform, wenn sich die Resektionsebene in sicherem Abstand oberhalb der vorderen Grenzlamelle befindet. Es sollte sich hierbei um Ausnahmen handeln und im OP-Bericht begründet dokumentiert werden [5]. Hieraus resultiert, dass eine Hemithyreoidektomie auch eine Sichtdarstellung des Nervs erfordert. Gutachterlich erlangt der Sachverhalt an Bedeutung, wenn nach Nichtdarstellung des Nervs und Hemithyreoidektomie auch eine Operation der zweiten Seite erfolgt. Es besteht dann das Risiko einer bilateralen Recurrensparese, womit eine solche Vorgehensweise als fehlerhaft gilt. Bei der erfolgten Nichtdarstellung des Nervs der ersten Seite und benignem Befund ist daher intraoperativ das Risiko neu zu bewerten und eine beidseitige Operation zu unterlassen [7].

Empfohlene Maßnahmen zur Fehlervermeidung (N. laryngeus superior)

- streng kapselnahe subtile Präparation am oberen Schilddrüsenpol (► Abb. 2.3),
- periphere Ligatur der Gefäße in Schilddrüsenkapselniveau,
- Vermeidung der ungezielten Anwendung von thermischen Instrumenten bei Blutungen im Polbereich,
- das Neuromonitoring kann die Identifikation unterstützen,
- normales knotenfreies Schilddrüsengewebe ist eher in den oberen Polbereichen als basal anzutreffen. Bei der Prüfung der morphologie- und funktionsgerechten Resektionsstrategie anhand des vorliegenden Sonografiebildes sollte geprüft werden, ob der obere Schilddrüsenpol erhalten werden kann und nicht unkritisch die Indikation zur Thyreoidektomie gestellt werden.

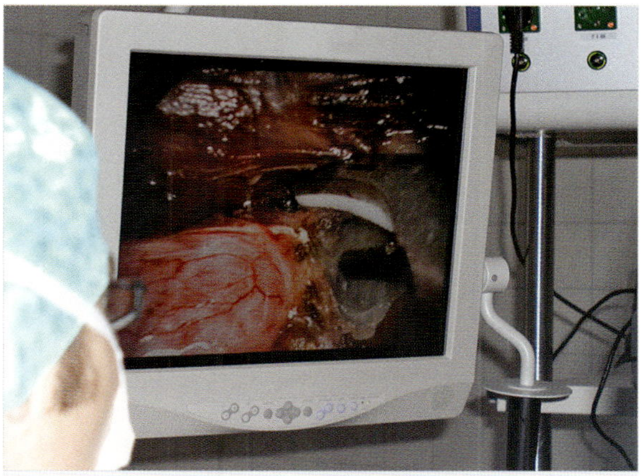

Abb. 2.3 Schutz des N. laryngeus superior. Kapselnahe Präparation (hier bei minimalinvasiver videoassistierter Thyreoidektomie).

Zusatzinfo

Intraoperatives Neuromonitoring

Das intraoperative Neuromonitoring ersetzt nicht die schonende visuelle Darstellung des NLR. Es erlaubt jedoch mit sehr hoher Wahrscheinlichkeit bei unverändert positivem Signal am Operationsende, die intakte postoperative Stimmlippenfunktion (> 98 %) vorherzusagen. Bei Signalverlust ist eine postoperativ gestörte Stimmlippenfunktion (> 70 %) vorhersagbar. Letzterer Wert wird beeinflusst von der Art des Signalverlustes (Typ 1 = lokalisierter Nervenschaden und Typ 2 = globaler Nervenschaden). Die Wiedererholungsrate des Stimmbandnervs korreliert mit dem Schädigungsmuster, d. h. ob es sich um eine nicht strukturelle oder eine strukturelle Schädigung handelt. Die nicht strukturelle Schädigung (Schädigung nur der äußeren Myelinschicht mit konsekutiver Beeinträchtigung der Nervenleitung) hat eine Wiedererholungsrate bis 90 %. Die strukturelle Schädigung geht mit einer permanenten Stimmlippenparese einher.

Die bisherige Literatur zeigt keine signifikante Senkung der Recurrenspareserate bei Nutzung des Neuromonitorings. Daher ist auch in der aktuellen Leitlinie keine Forderung zur routinemäßigen Nutzung vorgegeben. Aufgrund des hohen prädiktiven Wertes in Bezug auf die postoperative Stimmlippenfunktion ist das Ergebnis jedoch in die Strategieplanung bei geplanter beidseitiger Operation einzubeziehen, z. B. dass bei postresektionellem Signalverlust auf der ersten Seite ein zweizeitiges Vorgehen zur Reduktion der Gefahr einer beidseitigen Parese erwogen wird. Entscheidend ist das postresektionelle Vagussignal der operierten Seite bei vorher intakter präresektioneller Vagusstimulation. Sollte präresektionell ein Vagussignal nicht messbar sein, erfolgt die Stimulation des kontralateralen N. vagus, um einen technischen Fehler (Dislokation der Neutralelektrode oder Tubuselektrode) oder eine muskelrelaxierende Narkose auszuschließen. Die präresektionelle Recurrensstimulation dient der zweifelsfreien Nervenidentifikation, insbesondere bei atypischen Verläufen. Bei extralaryngealer Aufzweigung des NLR ist der vordere Ast rein selektiv-motorischer Funktion, was für die Recurrensstimulation im kehlkopfnahen Bereich berücksichtigt werden muss. Die Anwendungsstandards zum Neuromonitoring und zur korrekten Interpretation der intraoperativen Monitoringsignale beinhalten eine präoperative Laryngoskopie, da auch bei vorbestehender Stimmlippenparese in 10 % ein intaktes Signal besteht [6] [12].

Postoperativer Verlauf

Zusatzinfo

Empfohlene Maßnahmen im postoperativen Verlauf

- bei der klinischen Verdachtsdiagnose: Dokumentation in der Akte
- Durchführung einer Laryngoskopie bzw. Vorstellung bei einem HNO-Arzt
- Dokumentation des Schadensausmaßes bei ein- bzw. beidseitiger Recurrensläsion
- Abklärung und Ausschluss vitaler Bedrohung bei beidseitiger Recurrensparese bzw. fachübergreifende Zusammenarbeit

Weiteres Vorgehen, Therapie

- Auch ohne generelle Empfehlung wird die Sofortrekonstruktion (Mikrochirurgie-Technik) bevorzugt.
- Der HNO-Arzt veranlasst entsprechend des Schädigungsmusters (einseitige Recurrensparese) die weitere logopädische Betreuung.
- Bei beidseitiger Parese ist die Sicherung der Atemwege vordergründig. Dies kann die Anlage einer Trachealkanüle erfordern. Weitere Verfahren zur Behandlung durch den HNO-Arzt sind die Stimmlippenmedialisierung oder die Stimmlippenaugmentation.

Zusatzinfo

Optionen bei Verdacht bzw. Nachweis einer Schädigung des N. laryngeus recurrens

Funktionelle Schädigung

Sollte trotz erhaltener Kontinuität des NLR kein Vagussignal mehr messbar sein, wird die Überprüfung des Nervs in seinem gesamten Verlauf empfohlen. Ziel ist die Detektion der Stelle des Signalabbruchs zur Unterscheidung eines lokalen (Typ 1) vom globalen (Typ 2) Schaden. Bei lokalen Schäden mit Signal über dem kehlkopfnahen NLR und Signalverlust über dem N. vagus sollte nach einem nicht strukturellen oder strukturellen Schaden gesucht werden. Sollte die Kontinuität des NLR intakt sein, besteht eine höhere Wahrscheinlichkeit für eine Erholung der Stimmbandlähmung. Dennoch ist das Ergebnis bei geplanter zweiseitiger Resektion zu berücksichtigen und ein Strategiewechsel mit zweizeitigem Operieren der Gegenseite zur Vermeidung einer beidseitigen Recurrensparese zu prüfen [12].

Entsprechend den Erkenntnissen der Internationalen Neuromonitoringstudiengruppe ist die Prädiktion der postoperativen Stimmlippenfunktion bei einem Signalausfall am N. vagus bzw. einem Amplitudenabfall unter 100 µV in 70–95 % der Fälle mit einer gestörten Stimmlippenfunktion verbunden. Neu in dieser Bewertung wird der relative Abfall der Amplitude um weniger oder mehr als 50 % zur Ausgangsamplitude hinzugezogen. Kommt es intraoperativ zur Erholung der Amplitude von über 50 % zur Ausgangsamplitude, so ist mit großer Sicherheit eine intakte Stimmlippenfunktion zu erwarten [6].

Visuelle Schädigungen

Es gibt keine generelle Empfehlung zur Nervenrekonstruktion nach sichtbarer Durchtrennung. Dennoch sollte der Nerv spannungsfrei End-zu-End mikrochirurgisch genäht werden. Eine geordnete Stimmbandfunktion ist aufgrund der Fasern im NLR für die Abduktor- und Adduktorfunktion nicht zu erwarten. Der Einfluss auf die Verbesserung der Funktionsstörung bzw. die Atrophie des Stimmbandes ist nicht belegt [12].

Late-Onset-Recurrensparese

Es gibt nur sehr wenige Daten zur späten postoperativen Recurrensparese. Eine aktuelle Publikation belegt das sehr seltene Phänomen der späten postoperativen Recurrensparese trotz intakter intraoperativer Signale und unauffälliger postoperativer Laryngoskopie. Die Rückbildungstendenz ist deutlich schlechter als die der Frühparese [3].

Kritische Feststellung

- Eine nervenschonende durchblutungserhaltende Präparation des N. laryngeus recurrens ist beidseits nicht angegeben.
- Im Falle der Patientenschädigung durch eine doppelseitige Recurrensparese fehlt die Erhebung des N.-vagus-Monitoringsignals nach Resektion der ersten Seite. Bei deutlichem Signalverlust oder fehlendem Signal hätte dies Einfluss auf die Operationsstrategie (Abbruch nach erster Seite und Entschluss zum ggf. zweizeitigen Vorgehen).

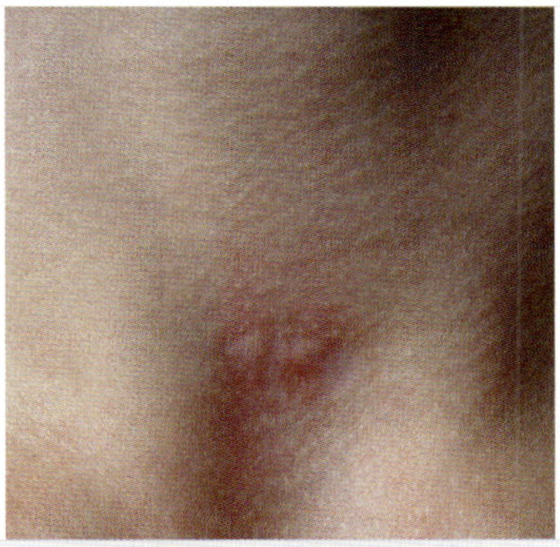

Abb. 2.4 Operationsfolge. Störende Narbe bei Narbenkeloid.

Zusatzinfo

Allgemeine juristische Wertung

Während in chirurgischen Komplikationsanalysen die häufigsten Komplikationen (Stimmlippenparese, Hypoparathyreoidismus, Nachblutung, Infektion) in vergleichbarer Häufigkeit von 1–3 % angegeben werden, so dominieren in Schadensfallstudien aufgrund der subjektiven und objektiven Beeinträchtigung der Lebensqualität die Klagen zu Stimmlippenparesen (ca. 50 %), vor Hypokalzämien (ca. 15 %) und Nachblutungen sowie Infektionen (je ca. 5 %). Nur einzelne Angaben existieren zu Operationsfolgen wie Tracheotomie, Hypoxie, Letalität, störenden Narben u. a. (▸ Abb. 2.4).

Die juristische Wertung ist nicht einheitlich.

Die Forderung nach einer Darstellung des N. laryngeus recurrens in jedem Fall ist nicht angemessen. Siehe dazu die Ausführungen zur begründeten Nichtdarstellung (S. 27).

Auch bei sorgfältiger Darstellung eines Nervs ist eine Verletzung nicht immer zu vermeiden.

Gutachterliche Feststellung

Die gutachterliche Beurteilung im Einzelfall prüft aufgrund der Aktenlage die Dokumentation und Nachvollziehbarkeit der risikoorientierten individuellen Indikationsstellung zur Operation und der daraus resultierenden Verfahrenswahl. Bei bilateraler benigner Struma ist eine Festlegung der befunddominanten Seite als operationsbeginnende Seite anzugeben. Dabei wird der Malignitätsverdacht eines Schilddrüsenknotens dem Lappenvolumen übergeordnet.

Im Operationsbericht wird der Beschreibung der Darstellungsweise des Recurrensnervens großer Wert beigemessen. Bei Einsatz des Neuromonitorings und Signalverlust ist die Änderung der Operationsstrategie anzugeben. Bei OP-Fortführung ist dies zu begründen.

Bei postoperativer Stimmlippenparese ist der Feststellungszeitpunkt sowie die Diagnostik und weitere Therapie zu dokumentieren [6].

Da für die chirurgische Begutachtung von Schadensfällen keine transparenten oder definierten Kompetenzkriterien für die beauftragten Gutachter existieren, ist z. T. in der chirurgischen Begutachtung, in Abhängigkeit des ausgewählten Gutachters, ein nicht unbeträchtlicher Ermessungsspielraum nachzuweisen. Weiterhin ist nachweisbar, dass in der Analyse des einzelnen Schadensfalles die Sorgfalt der operativen Prozedur und die Kausalität zwischen Behandlung und eingetretenem Schaden im Mittelpunkt stehen. Damit hat die evidenzbasierte Leitlinie in der Einzelfallentscheidung als Argumentationsbeleg nur eine mittelbare Bedeutung. Die niedrigwertigen Evidenzgrade zu Studien der Schilddrüsenchirurgie resultieren in relativ breiten Behandlungskorridoren. Im Gutachten wird für den Einzelfall die sorgfaltsgerechte Vorgehensweise und Entscheidungsbeeinflussung geprüft. Daher ist auch die Nichteinhaltung der Leitlinie im Einzelfall nicht gleichzusetzen mit einem sorgfaltswidrigen Vorgehen [2].

2.1.2 Nebenschilddrüsenschädigungen

Zusatzinfo

Ursachen des postoperativen Hypoparathyreoidismus

Der permanente postoperative Hypoparathyreoidismus ist definiert mit einer Fortführung der Kalzium- bzw. Vitamin-D-Substitution für 6 Monate postoperativ und länger sowie ausbleibender Normalisierung des intakten Parathormonspiegels. Beim temporären Hypoparathyreoidismus kommt es innerhalb der ersten 6 Monate zu einer Normalisierung des intakten Parathormonspiegels mit normalem Kalziumspiegel ohne Substitution.

Risikofaktoren sind:

- Korrelation zum Ausmaß der Schilddrüsenresektion bei Gefahr der Durchblutungsminderung der Nebenschilddrüsen
- Korrelation zur Ausdehnung des operativen Eingriffs, z. B. zervikozentrale Lymphadenektomie
- Abhängigkeit zur Schilddrüsenerkrankung (Rezidivstruma, Thyreoiditis)
- Präparationstechnik; thermische Schädigung im Rahmen von Koagulationen
- versehentliche Entfernung einer oder mehrerer Nebenschilddrüsen mit dem Schilddrüsenresektat bzw. bei intrathyreoidaler Lage einer Nebenschilddrüse [2]

Zusatzinfo

Empfohlene Maßnahmen zur Fehlervermeidung

- subtile operative Technik mit kapselnaher Präparation und subtiler Präparation im Bereich der A. thyroidea inferior und superior als Stammgefäße für die Blutversorgung der Nebenschilddrüsen
- Nutzung der Lupenbrille zur Unterstützung bei der Mikrodissektion
- visueller Nebenschilddrüsenerhalt (erschwert bei z. T. großer Lagevariation, insbesondere der unteren Nebenschilddrüsen)
- Autotransplantation von Nebenschilddrüsen bei Verlust der Gefäßanbindung (bei eindeutiger makroskopischer Identifizierung oder nach histologischer Bestätigung/Identifikation von Nebenschilddrüsengewebe)

Folgen für den Patienten

Postoperative Hypokalzämien stellen eine erhebliche Beeinträchtigung der Lebensqualität dar.

Symptome sind:

- Parästhesien in Gesicht, Beinen, Armen
- Chvostek-Zeichen
- Muskelkrämpfe in Händen und Füßen
- „Pfötchenstellung" der Hände
- Angstgefühle, Unruhe
- selten: Kopfschmerzen; Bronchialkrämpfe, QT-Verlängerung

Die Behandlung des postoperativen Hypoparathyreoidismus ist nicht immer zufriedenstellend. Langzeitfolgen des permanenten Hypoparathyreoidismus sind ein gestörter Kalzium/Phosphat-Haushalt mit Nierenfunktionsstörungen, wie Nierensteinen. Es kann zu Weichteilverkalkungen und Osteoporose kommen.

Postoperativer Verlauf

Bei postoperativer Hypokalzämie tritt eines der o. g. Symptome auf. Dies kann innerhalb der ersten 24 h beginnen. Häufiger ist dies ab dem 2. bis 3. postoperativen Tag festzustellen.

Zusatzinfo

Empfohlene Maßnahmen im postoperativen Verlauf

Eine Funktionsanalyse der Nebenschilddrüsen ist über eine Kalziumbestimmung im Zeitfenster des 2. bis 3. postoperativen Tages möglich. Die Serumkalziumwerte des 1. postoperativen Tages sind prognostisch nicht sehr aussagekräftig. Eine schnellere Aussage zur Nebenschilddrüsenfunktion, insbesondere unter Berücksichtigung stationärer Kurzaufenthalte, bietet die Bestimmung des intakten Parathormons. Untersuchungen zeigten, dass die beste Voraussage zur Nebenschilddrüsenfunktion bei Parathormonbestimmungen 4 h postoperativ und später möglich ist. Als optimaler Zeitpunkt im klinischen Alltag zeigte sich der Morgen des 1. postoperativen Tages. Damit kann man in einem Zeitfenster von 12–24 h postoperativ die Nebenschilddrüsenfunktion prüfen und erreicht eine Sensitivität und Spezifität von 99 %. Dies wird als Voraussetzung für das Management in der Routineversorgung von Patienten mit ausgedehnten Schilddrüsenresektionen gesehen. Der Cut-off-Wert des Parathormons wird dabei bei 15 pg/ml angegeben. Patienten mit einem Parathormonwert unter 15 pg/ml werden mit Kalzium und Vitamin-D substituiert, bis der Wert über 15 pg/ml ansteigt. Die Laborkontrolle wird 2 Wochen postoperativ empfohlen [11]. Eine Korrelation besteht auch zwischen dem Zeitpunkt des Auftretens einer postoperativen Hypokalzämiesymptomatik sowie der Dauer bis zur substitutionsfreien Erholung. Je früher der Zeitpunkt des Auftretens war, desto intensiver und langwieriger gestalteten sich die Substitutionsmaßnahmen [8].

Weiteres Vorgehen, Therapie

Sofortige Kalziumsubstitution intravenös bei ausgeprägter klinischer Symptomatik, sonst orale Medikation von Kalzium. Internistische Empfehlungen sehen aus Gründen der Nebenwirkungen die Maximaldosis von 2000 mg/d. Chirurgische Publikationen geben den Maximalwert meist bei 3 000 mg/d an. Gegebenenfalls ist eine Vitamin-D-Substitution (Kalzitriol 2-mal 0,25 µg) erforderlich.

Zusatzinfo

Optionen bei Verdacht bzw. Nachweis eines Hypoparathyreoidismus

Der Hypoparathyreoidismus mit und ohne Symptomatik erfordert eine Substitution. Die Substitution beinhaltet die Gabe von Kalziumkarbonat und Cholecalciferol. Kalzitriol potenziert die Substitution durch eine Verbesserung der Kalziumresorption im Darm. Bei Substitutionsmaßnahmen mit Kalzium und Vitamin D sind engmaschige (1- bis 2-mal wöchentliche) Laborkontrollen zur Vermeidung einer iatrogenen Hypokalzämie erforderlich.

Der Kalziumserum-Zielwert in der Substitutionsphase liegt bei 2,1–2,3 mmol/l.

Neue Forschungsergebnisse suchen nach praxisorientierten Definitionen und Therapierichtlinien für die postoperative Hypokalzämie. Dabei steht der postoperative Parathormonspiegel (12–24 h nach OP) wegen seiner hohen Aussagekraft zur postoperativen Nebenschilddrüsenfunktion und der potenziellen Möglichkeit der Erstellung eines Behandlungsregimes im Vordergrund. Dabei ist dieses Vorgehen unabhängig vom Serumkalziumwert und der klinischen Symptomatik. Ziel ist die Sicherheit bei Patientenentlassung auch nach stationärem Kurzzeitaufenthalt. Ein Parathormonwert von unter 15 pg/ml deutet auf eine Hypokalzämie hin und erfordert eine Substitution. Dabei wird zwischen den Patienten der Gruppe eines Parathormonwerts von 10–15 pg/ml und der Gruppe eines Parathormonwerts unter 10 pg/ml unterschieden, was einen Einfluss auf die Dauer und Intensität der Substitution hat [11].

Zusatzinfo

Allgemeine juristische Wertung

Der temporäre und persistierende postoperative Hyperparathyreoidismus ist die häufigste Komplikation in den Operationsstatistiken. In den Schadensfallanalysen liegt sie mit 15 % jedoch weit hinter den Klagen bei postoperativer Stimmlippenparese (ca. 50 %). Die patientenseitige Aussicht auf juristischen Erfolg und Entschädigung ist gering, falls nicht ein Sorgfaltsmangel im Operationsbericht erkennbar ist.

2

Gutachterliche Feststellung

Die gutachterliche Klärung der Kausalitätsfrage ist aufgrund der multiplen Risikofaktoren und z. T. fehlender Objektivierbarkeit (Durchblutung der Nebenschilddrüsen kann nicht gemessen werden) sehr schwer.

Bei der Beurteilung der Sorgfaltspflicht wird die Dokumentation der Nebenschilddrüsendarstellung und Schonung im Operationsbericht geprüft. Weiterhin beinhaltet dies die Angabe der Lage der Nebenschilddrüsen in situ sowie Angaben zur Autotransplantation von Nebenschilddrüsen [2].

2.1.3 Nachblutung

Zusatzinfo

Ursachen der postoperativen Nachblutung

Nachblutungen nach Schilddrüsenoperation sind in 0–4 % der Fälle nachzuweisen. Ergebnisse der klinischen Versorgungsforschung aus Deutschland und international geben Werte von 1–2 % an. Insgesamt wird dieser zeitlich stabile Wert unter Berücksichtigung der heute radikaleren Schilddrüsenoperationen und der häufigeren Medikation mit gerinnungsbeeinflussenden Medikamenten als Qualitätsverbesserung angesehen. In den Kriterien der Zertifizierung in Deutschland ist die Nachblutung ein Qualitätsparameter und fordert einen Wert von unter 2 % [9].

Es existieren keine spezifischen **Risikofaktoren,** die eine Prognose für diese Komplikation erlauben. Dennoch gibt es allgemeine und zeitliche Faktoren, die sich wiederholt in Studien nachweisen ließen.

- Patientenkorrelierende Faktoren sind das höhere Alter und das männliche Geschlecht.
- Eingriffskorrelierende Faktoren sind die derzeit führenden Operationen, wie ausgedehnte bilaterale Resektionen und Komplettierungsoperationen.
- Die meisten Nachblutungen treten innerhalb der ersten 24 h nach Operation auf. Das meist betroffene Zeitfenster der postoperativen Nachblutung liegt in den Analysen zwischen 4–6 h postoperativ.
- Der Stellenwert der Schilddrüsenerkrankung wird unterschiedlich betrachtet, jedoch werden Morbus Basedow, die Thyreoiditis und Schilddrüsenmalignome vermehrt mit postoperativen Nachblutungen in Zusammenhang gebracht.
- Eine weitere Rolle spielen lange Operationsdauer und ein hoher postoperativer systolischer Blutdruck von über 150 mmHg.
- Als Risikofaktor wird die anamnestische Angabe einer Blutung in einer Voroperation angesehen.

Die Erfahrung des Chirurgen und dessen Einfluss auf diese Komplikationen werden in der Literatur kontrovers betrachtet. Ebenfalls gibt es keinen Nachweis, dass gerinnungsrelevante Medikamente, unter denen heute deutlich öfter operiert wird, die Nachblutungsrate erhöht haben. Demgegenüber ist jedoch auch nicht der präventive Wert für die prophylaktische Nutzung eines Hämostyptikums belegt. Hier greift sicher das individuelle Management des Chirurgen, geprägt von eigenen Erfahrungen [9].

Zusatzinfo

Empfohlene Maßnahmen zur Fehlervermeidung

Da es keine beweisenden beeinflussbaren Faktoren zur Verhinderung einer Nachblutung gibt und aktuell trotz der steigenden operativen Radikalität und dem erhöhten Risikoprofil der Patienten die Komplikationsrate nicht progredient ist, gilt es die aktuellen Empfehlungen der subtilen Präparation mit sorgfältiger Ligatur und bipolarer Koagulation bzw. Vessel-Saelern unter Lupenbrillensicht einzuhalten.

Das Vasalva-Manöver am Resektionsende mit Anhebung des PEEP (positive endexpiratory pressure) durch den Anästhesisten hilft, venöse Blutungen zu detektieren. In der weiteren interdisziplinären Zusammenarbeit mit den Anästhesisten gilt es einen adäquaten Blutdruck am OP-Ende sowie eine Extubationsphase ohne massiven Würge- und Hustenreiz anzustreben.

Die derzeitig wichtigste Maßnahme im postoperativen Management bildet die Schaffung entsprechender Strukturen und Schulung des ärztlichen und pflegerischen Personals, um im Zeitraum des Hauptrisikos (4–6 h postoperativ) eine sichere Patientenüberwachung zu gewährleisten.

Folgen für den Patienten

Die frühe Detektion der Nachblutung gestaltet sich aufgrund der mannigfaltigen Symptommöglichkeiten mit unterschiedlicher Aussagekraft nicht immer einfach. Eine rasche Halsschwellung, ein durchbluteter Verband oder sich rasch füllende Drainagen sind deutliche Zeichen für eine Nachblutung. Allerdings kann die Halsschwellung auch bei einer Blutung im Platysmabereich auftreten und eine Blutung kann ebenso bei fehlender Drainagefüllung (koagelverstopfte Drainage) vorliegen.

Frühe Zeichen einer Nachblutung, die gesteigerte Aufmerksamkeit erfordern, sind:

- zervikales Engegefühl, Schluckbeschwerden
- Unruhe
- Änderung des Stimmbildes

Zeichen, die eine sofortige Reintervention erfordern, sind:

- Luftnot/Stridor
- Tachykardie/Hypotonie
- Schweißausbruch

Komplikationen der Nachblutung sind geprägt von schwerem Schädigungsprofil für den Patienten. Im Vordergrund stehen die Hypoxie mit Gefahr der zerebralen Schädigung sowie die Letalität (doppelt erhöhtes Risiko). Die Revisionsoperation birgt aufgrund der schwierigen unterbluteten Situation im Situs die Gefahr der Recurrensparese und des Hypoparathyreoidismus. Die Tracheotomierate steigt deutlich gegenüber dem Risikoprofil einer OP ohne Nachblutung [9].

Zusatzinfo

Optionen bei Verdacht bzw. Nachweis einer Nachblutung

Die Sicherung des Atemweges hat absolute Priorität und bestimmt das Ausmaß des Schädigungsgrades. Es gilt durch ein entschlossenes und zeitnahes Management, die Hypoxie mit zerebralem Dauerschaden und/oder Letalität zu vermeiden.

Optimal ist die Reintubation und Revision unter sterilen Kautelen im Operationssaal. Im Akutfall muss interdisziplinär die Entscheidung zur Intubation im Patientenbett auf Station, gegebenenfalls nach vorheriger Wunderöffnung zur Entlastung, geprüft werden.

Eine diagnostische Sicherung bei Blutungsverdacht ordnet sich der Akuität des Geschehens unter. Bei unsicheren Frühzeichen kann eine zervikale Sonografie durch den Chirurgen am Patientenbett hilfreich in der Entscheidungsfindung sein.

Zusatzinfo

Allgemeine juristische Wertung

In Schadensfallstudien gehören Nachblutungen mit unter 5 % zu den selteneren Klagen von Patienten. Für Komplikationen infolge von Nachblutungen, wie Hypoxie mit zerebraler Dauerschädigung und Letalität, liegen nur vereinzelte Angaben vor. Diese Komplikationen sind jedoch geprägt von einer besonderen Schwere im Schadensfall [2].

Gutachterliche Feststellung

Die gutachterliche Bewertung bei postoperativen Nachblutungen beinhaltet die Prüfung der Sorgfaltspflicht, die in dieser Fragestellung geprägt ist von der Überwachungsorganisation des Patienten mit einer strukturellen Verzahnung der ärztlichen und pflegerischen Routinekontrolle. Dies gilt insbesondere im Hauptrisikozeitraum 4–6 h nach Operation. Damit greift die Versorgungsstruktur in das Zeitfenster der postoperativen Kontrolle im Aufwachraum bis hin in den normal stationären Bereich und ihren Schnittstellen. Ärzte im Dienstsystem und Pflegepersonal müssen in der Lage sein, die Blutungskomplikation zu erkennen und die nachfolgende Kaskade sofort zu aktivieren. In der Prüfung der Kausalität liegen die Schwerpunkte in der Dokumentation der Erstzeichen der Komplikation bis hin zur zeitbezogenen Dokumentation der erforderlichen Behandlungsmaßnahmen [2].

2.1.4 Wundheilungsstörung

Zusatzinfo

Ursachen von Wundinfektionen

Wundinfektionen nach Schilddrüsenoperationen treten in 0,5–3 % der Fälle auf. Der häufigste Erreger ist der Staphylococcus aureus. Sehr selten ist die tiefe Infektausbreitung mit Mediastinitis. Diese ist bedingt durch β-hämolysierende Streptokokken. Hier gilt die Empfehlung des Nasen-Rachen-Abstrichs beim Patienten. Sollte der Patient nicht selbst Träger des Erregers sein, ist das beteiligte OP-Personal zu untersuchen.

Risikofaktoren für Wundinfektionen sind erhöhte Komorbidität (Diabetes mellitus, Immunsuppression, morbide Adipositas) und eine Operationsdauer über 2 h.

Zusatzinfo

Empfohlene Maßnahmen zur Fehlervermeidung

Die strikte Einhaltung der Hygienestandards ist zur Vermeidung von Staphylococcus-aureus-Infektionen notwendig.

Bei Risikopatienten wird eine Antibiotikaprophylaxe empfohlen.

Folgen für den Patienten

Wundinfektionen führen zu einer Verlängerung des stationären Aufenthalts und stellen aufgrund der zervikalen Infektion für den Patienten eine deutliche Belastung dar.

Tief greifende Infektionen können lebensbedrohlich sein und Intensivpflichtigkeit bedingen.

Zusatzinfo

Optionen bei Nachweis einer Wundheilungsstörung
Die Mehrheit der Wundinfektionen ist oberflächlich und konservativ therapierbar.

Tief greifende Infektionen erfordern ein konsequentes Vorgehen mit Exploration der Wundlogen und Erweiterung der Wundöffnung zur Lavage. Eine gezielte Antibiotikatherapie ist erforderlich. Die Infektionsausbreitung sollte durch eine CT-Bildgebung dargestellt und kontrolliert werden. Bei tiefen Wundinfektionen besteht die Gefahr der absteigenden Infektion bis ins Mediastinum.

Bei β-hämolysierenden Streptokokken gilt die Empfehlung des Nasen-Rachen-Abstrichs beim Patienten. Prädisponiert für Infektionen mit β-hämolysierenden Streptokokken sind bestimmte Berufsgruppen (z. B. Kindergärtner mit Scharlach in der Einrichtung). Sollte der Patient nicht selbst Träger des Erregers sein, ist das beteiligte OP-Personal zu untersuchen. Lebensbedrohliche Infektionen nach Thyreoidektomie korrelieren in der Literatur mit einer mehr als 50 %igen Letalitätsrate. Patienten sterben häufig an den Folgen eines „streptococcal toxic shock syndrome" (STSS). Dabei zeigte sich, dass die Symptome meist am 1. und 2. postoperativen Tag auftraten. Eine Erkennung der Symptome in der Klinik würde eine 48-stündige postoperative Beobachtung erfordern [4].

Zusatzinfo

Allgemeine juristische Wertung
Infektionen nach Schilddrüsenoperationen gehören in der Schadensanalyse nach Schilddrüsenoperationen zu den seltenen Gründen für eine Klage (unter 5 % der Fälle).

Gutachterliche Feststellung

Die Begutachtung umfasst die Prüfung der Hygienestandards im operativen Bereich und in der postoperativen Betreuung auf Station.

Der Sorgfaltsprüfung unterliegt die Dokumentation der Diagnostik und Behandlung der Komplikation. Dazu ist die ärztliche Eintragung der Wundkontrolle und der im Komplikationsfall erforderlichen mikrobiologischen Befunderhebung und ggf. Bildgebung Augenmerk zu schenken. Die zeitnahe Einleitung der Therapie (antibiotische Therapie, Wundrevision) wird geprüft.

2.1.5 Fehler bei Rezidivstruma oder retrosternaler Struma

Rezidivstruma

Rezidivstrumen sind statistisch gesehen mit einem erhöhten Komplikationsrisiko für Recurrensparesen und Hypokalzämien verbunden. Es bedarf daher einer besonders kritischen Operationsindikationsstellung, insbesondere bei vorbestehender Schädigung.

Risikosituationen entstehen intraoperativ durch
- ventralen Verlauf des NLR über einen dorsal gelegenen Schilddrüsenknoten,
- veränderten Verlauf des NLR durch narbige Fixation mit erschwerter Identifikation,
- narbige Fixation der Nebenschilddrüsen mit erschwerter Identifikation.

Erfahrungsgemäß korreliert der Schweregrad der Operation mit dem Zeitfenster zur Erstoperation. Mit dem Strategiewandel in der benignen Schilddrüsenchirurgie zur Erweiterung des Resektionsausmaßes und der regelhaften Nervendarstellung hat sich der Schweregrad der Rezidivoperationen erhöht. Bei Erstoperationen aus den frühen 1990er-Jahren und davor trifft man z. T. auf eine nicht präparierte Region hinter der Grenzlamelle.

Zusatzinfo

Empfohlene Maßnahmen zur Fehlervermeidung
- Indikationsstellung für jede Schilddrüsenseite mit Dokumentation
- OP-Beginn mit der befunddominanten Seite
- präoperative Laryngoskopie zur Identifikation vorbestehender Paresen und Berücksichtigung dieser für die Operationsindikation und Vorgehensweise
- Erhaltung der Recurrens- und Nebenschilddrüsenfunktion steht im Vordergrund; OP-Aufklärung für ggf. zweizeitiges Vorgehen
- bei schwieriger Nebenschilddrüsenidentifikation ggf. auf Probeexzision (PE) zur histologischen Sicherung und Möglichkeit der Autotransplantation zurückgreifen

Retrosternale Struma

Die retrosternale/mediastinale Struma korreliert mit einer erhöhten Gefahr für den N. laryngeus recurrens aufgrund von Traktion auf den Nerven bei der Mobilisierung retrosternaler Anteile sowie der Lageveränderung des Nervs (▶ Abb. 2.5).

Die Struma pseudoendothoracica erhält ihre Gefäßversorgung von zervikal. Dies unterscheidet sie von der selteneren Struma endothoracica vera, die daher öfter eine

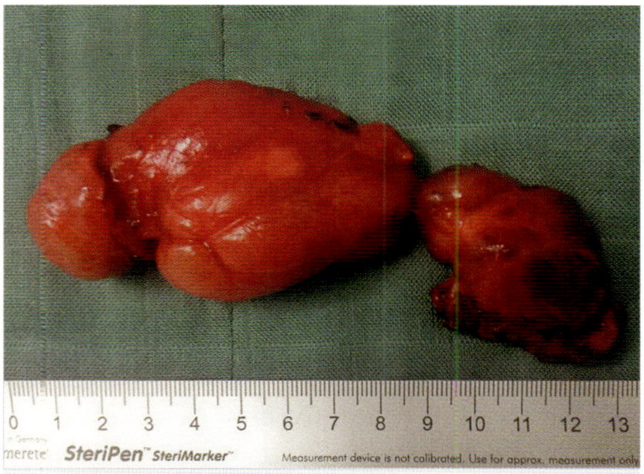

Abb. 2.5 Retrosternales Strumaresektat.

Sternotomie (partiell oder total) erfordert. Orientierungspunkte für die Planung einer eventuellen Sternotomie sind in der Bildgebung der Aortenbogen oder der rechte Vorhof [2].

Gutachtenfall

Nicht rechtzeitig behandelte Nachblutung nach Strumaoperation

Sachverhalt

Nach einer komplikationslosen Strumaresektion beidseits wurde die wache und ansprechbare 30-jährige Patientin auf die Normalstation verlegt.

Auf telefonische Rückfrage am Abend durch den Operateur, der Rufbereitschaft hatte, wurde geantwortet, dass alles in Ordnung sei. Eine Stunde später erfolgte eine Blutabsonderung aus der Redondrainage (ca. 200 ml).

Der diensthabende Assistenzarzt legte zusätzlich einen venösen Zugang. Es erfolgte keine Hb-Messung und keine Atmungs- und Blutdrucküberwachung.

Der Rufbereitschaftsdienst wurde nicht informiert. Es erfolgte keine Verlegung auf die Überwachungsstation.

Eine Stunde später trat eine erhebliche Kreislaufverschlechterung und Atemnot ein. Es bestand außerdem eine massive Schwellung (Hämatom) am Hals. Daraufhin erfolgte die Intubation durch den Assistenzarzt auf der Station. Es kam zu keiner Besserung, da der Tubus in der Speiseröhre lag. Die Patientin wurde reanimationspflichtig.

Der hinzugezogene Anästhesist intubierte erneut. Es gab weitere Reanimationsversuche. Die Herztätigkeit setzte nach ca. 15 min. wieder ein.

Eine Notoperation durch den Oberarzt wurde durchgeführt. Es erfolgte eine Hämatomausräumung. Ursache war eine Blutung an der Arterie am rechten oberen Schilddrüsenpol. Die Patientin wurde ein Vollpflegefall, bedingt durch einen hypoxischen Hirnschaden.

Gutacherliche Beurteilung

Der Arzt (Assistenzarzt) wurde aufgrund folgenden Vorwurfs verurteilt: Der Blutverlust hätte die sofortige Überwachung erfordert. Es hätte eine fachkundige Unterstützung informiert oder gerufen werden müssen. Die Fehlintubation war nicht rechtzeitig festgestellt worden, obwohl starke Blähungen des Bauches nach der Luftinsufflation über den falsch liegenden Tubus auftraten.

Der Chefarzt wurde wegen der fachlich unzureichenden Dienstgestaltung zur Verantwortung gezogen.

2.2 Lymphknotenentfernung am Hals

Hans Lippert

2.2.1 Iatrogene Nervenschädigung

Zusatzinfo

Ursachen iatrogener Nervenschädigungen

Iatrogene Nervenschädigungen können entstehen durch Druck, fehlerhafte Lagerung bei Operationen in Narkose, durch Fehlinjektionen in den Nerven, durch Kompressionen (Hämatom, Verband, Gips) und durch direkte Schädigung bei einer Operation.

Operationen, bei denen Nervenläsionen häufig sind:

- Osteosynthesen
- Lymphknotenexstirpationen im hinteren Halsdreieck
- Leistenhernienoperationen
- Varizenoperationen
- Entfernung einer Baker-Zyste
- Karpaltunneloperation

Ursache sind fehlende Darstellung bzw. das Nichterkennen der Struktur als Nerv und Verwechslung mit einer Sehne oder einem Gefäß. Verwachsungen durch Voroperationen und Entzündungen begünstigen das „Nichterkennen" des Nerven.

In Studien erwiesen sich 25 % der zu behandelnden N.-ischiadicus-Schäden, 60 % der N.-femoralis-Läsionen und 94 % der N.-accessorius-Verletzungen als iatrogen [1].

Lymphknotenentfernung am Hals mit Schädigung des N. accessorius

Die Lymphknotenentfernung am Hals kann zu diagnostischen Zwecken indiziert sein. Die Freilegung und Entfernung eines Lymphknotens am Hals hat unter Respektierung der Nachbarstrukturen (A. carotis, V. jugularis, Ductus thoracicus) und der regionalen Nerven zu erfolgen. Der operative Zugang erfolgt meist über dem tastbaren Lymphknoten.

Steckbrief

Vorwürfe des Patienten

Keine Aufklärung über Operationserweiterung. Ignorieren der postoperativen Schmerzsymptomatik, der Armschwäche und des leichten Taubheitsgefühl.

Aktenlage

Zu allgemeine Aufklärung, zwar mit Hinweis auf Nervenschäden und Nachblutung; mögliche Lymphknotenentnahme auf der anderen Halsseite wurde jedoch nicht erwähnt. Keine genaue Ortung vergrößerter Lymphknoten. Im OP-Bericht keine Dokumentation zur Respektierung anatomischer Strukturen oder einer Nervenschonung.

Sorgfältige Präparation und technische Hilfsmittel sind aus dem OP-Bericht nicht ablesbar.

Keine ärztliche Untersuchung und Dokumentation bei der Entlassung.

Nur der Verbandswechsel wurde durch die Pflegekraft dokumentiert. Im Pflegebericht gibt es Hinweise auf mehrfache Anforderung von Schmerzmitteln und Angabe einer Armschwäche.

Folgen für den Patienten

Hohe N.-accessorius-Schädigung mit Betroffensein des M. sternomastoideus, Ausfall des M. trapezius und Läsion des Hautnervs im Operationsgebiet. Erhebliche Behinderung (Armhebung nur bis 40° möglich) und Schmerzen in der linken Schulter.

Spätere Folgen sind:

- dauernde Bewegungseinschränkungen des linken Arms und der Schulter
- abnorme Stellung der Skapula (Schaukelstellung)
- Beschwerden bei der Kopfdrehung
- Beeinträchtigung der Lebensqualität durch Ausfälle von M. sternocleidomastoideus und Anteilen des M. trapezius

Folgen für den Arzt oder das Krankenhaus

- Schadenersatzklage, Entschädigung (Schmerzensgeld) für den Patienten (> 100 000 Euro) und zusätzliche Kosten für die monatliche Haushaltsführung
- erheblicher Ansehensverlust (kleiner Eingriff großer Schaden)
- Erhöhung der Versicherungssumme durch die Haftpflichtversicherung

Sachverhalt

Indikation

Bei einer Lymphadenopathie wird unter dem Verdacht auf ein malignes Lymphom die Indikation zur Entfernung eines Lymphknotens an der linken Halsseite zur histologischen Sicherung gestellt.

Präoperative Diagnostik

Die Sonografie der Halsregion ergab nur eine echoarme Struktur von 1,6 cm als Ausdruck eines vergrößerten Lymphknotens rechts.

Vorbestehende Befunde: Arthrose am Handgelenk rechts, Colitis ulcerosa.

Aufklärung

Hier sind alle Aspekte der möglichen Komplikationen speziell dieser Region zu erläutern. Nervenschäden, Lymphfisteln, Wundheilungsstörung und Nachblutung als mögliche Folgen des Eingriffs müssen mitgeteilt werden.

Planung der Operation

Die vorgesehene Operationsregion wird markiert. Eventuell ist die Ortung mittels Sonografie auf dem OP-Tisch hilfreich.

Operation

- Die Lagerung erfolgt so, dass die OP-Region gut zugänglich ist.
- Intubationsnarkose
- 2,5 cm lange Hautinzision links
- Entfernung von 2 Lymphknoten aus dem „tiefen“ Subkutangewebe
- Zur Sicherung wird rechts auch ein Lymphknoten entfernt.
- OP-Zeit 110 min

Cave

Der Operationsbericht gibt keine Auskunft über die Beachtung des N. accessorius und die Präparationstechnik.

Laut Dokumentation der Operationsschwester wurden monopolarer Strom und scharfe Haken verwendet.

Es gab keine chirurgische Assistenz.

Zusatzinfo

Empfohlene Maßnahmen zur Fehlervermeidung

Der N. accessorius kann nicht immer dargestellt werden, aber Maßnahmen zur Schonung sollten eingeleitet werden:

- ausreichend großer Zugang
- exakte Stillung auch kleiner Blutungen
- gute Assistenz
- Präparation dicht am Lymphknoten
- keine Verwendung von monopolarem Strom
- Schonung der Muskulatur

Histologischer Befund

- linke Seite: 12 mm großer Lymphknoten, unspezifische Lymphopathie
- rechte Seite: Fettgewebe und Anteile von Skelettmuskulatur, kein Lymphknoten

Postoperativer Verlauf

3 Tage nach der Operation wird eine Taubheit im Gebiet des linken Ohrs und der linken Halsseite dokumentiert.

Am **4. postoperativen Tag** Bewegungseinschränkungen des linken Arms bei Hyperextension, Ausbildung einer Lymphfistel im Wundbereich.

Die Funktionsminderung des linken Arms nimmt zu. Ein Anheben über die Horizontale ist nicht möglich. Es werden Parästhesien der Hand angegeben. Die Röntgenuntersuchung der Halswirbelsäule ergab spondylotische Anbauten mit Betonung im Grundplattenbereich HWK 3 und HWK 6. Keine deutliche Einengung des knöchernen Spinalkanals.

Die Schmerzsymptomatik nimmt zu. Es wird ein Schweregefühl im linken Arm angegeben.

Neurologische Untersuchung **einen Monat postoperativ** wegen zunehmender Schmerzen links und einer Muskelatrophie und Parese rechts im Schulterbereich:

- Scapula alata
- Armhebung nur bis 40° möglich
- Atrophie des M. trapezius, deltoideus und suprascapularis links

Die elektromyografische Untersuchung **2 Monate postoperativ** ergab eine schwerstgradige Myopathie des M. trapezius links, keine pathologische Spontanaktivität. Postoperativer Folgezustand nach Lymphknotenentfernung im linken Halsdreieck. Hohe N.-accessorius-Schädigung mit Betroffensein des M. sternocleidomastoideus, Ausfall des M. trapezius und Läsion des Hautnervs im Operationsgebiet. Erhebliche Behinderung und Schmerzen in der linken Schulter.

Zusatzinfo

Empfohlene Maßnahmen im postoperativen Verlauf

Merke: Die klinische Symptomatik ist bei der Durchtrennung des N. accessorius verzögert.

Der vermeintliche Wundschmerz darf nicht als Ursache der Bewegungseinschränkung in der Schulter fehlgedeutet werden!

- Bei der klinischen Verdachtsdiagnose ist die Art der Schädigung (Durchtrennung, Hakendruck, Dehnung) festzustellen.
- Die grobneurologische Untersuchung und ergänzende elektrophysiologische Untersuchung gibt Hinweise auf die Lokalisationshöhe.
- Die fachneurologische Untersuchung ist zu veranlassen.
- Das Schadensausmaß ist zu dokumentieren.
- Befundbesprechung mit dem Patienten über die vermutete Läsion hat zu erfolgen.
- Therapievorschläge zur Schadensminderung sind zu machen.
- Haftpflichtversicherung ist zu informieren.

Weiteres Vorgehen, Therapie

- Sofortrekonstruktion (Mikrochirurgie-Technik), wenn möglich bei der Erstoperation
- sekundäre Rekonstruktion (evtl. Nerveninterposition) innerhalb von 6 Wochen, um die irreversible Muskelatrophie zu vermeiden [10]
- Ersatzoperationen haben keinen großen Stellenwert.

Zusatzinfo

Therapeutische Optionen nach Schädigung des N. accessorius

Spezialkenntnisse in der Nervenchirurgie sind für die Reparation erforderlich.

Intraoperatives Neuromonitoring und ein Operationsmikroskop sollten vorhanden sein.

Als Therapie kommt in Betracht (je nach Ausmaß und Zeitpunkt der Revision):

- Naht des Nervs (End-zu End-Naht)
- autologe Nerveninterposition (z. B. N. suralis)
- Neurolyse (bei erhaltener Kontinuität, z. B. bei Einbeziehung in die Narbenregion)
- evtl. Verbesserung der Schulterfunktion durch Sehnentransfer

Kritische Feststellungen

Es wurde ohne chirurgische Assistenz operiert.

Eine Würdigung des in der Region verlaufenden N. accessorius wird nicht dokumentiert.

Es besteht eine Diskrepanz der Lymphknotenzahl und der Qualität des entnommenen Gewebes zum Befund der Pathologie. Nur links wurde sonografisch eine Lymphknotenvergrößerung festgestellt. Die Ausweitung des Eingriffs auf die andere Seite ist nicht im Aufklärungsbogen vermerkt.

Zusatzinfo

Allgemeine juristische Wertung

Eine Auswertung von Begutachtungen wegen einer Verletzung des N. accessorius ergab

- in 46 % der Fälle technische Fehler bei der Operation,
- in 27 % einen fehlenden Facharztstandard und
- in 27 % Aufklärungsfehler.

Die juristische (gerichtliche) Wertung ist nicht einheitlich.

Die Forderung nach einer Darstellung des Nervs in jedem Fall sei unangemessen.

Die Erweiterung des Eingriffs zur unbedingten Darstellung des N. accessorius sei unangemessen. Auch bei einer sorgfältigen Darstellung des Nervs sei eine Nervenverletzung nicht vermeidbar.

Entzündungen im Operationsgebiet begünstigen die Verletzung.

Es wird festgestellt, dass das Bewusstsein über die Problematik einer Verletzung des N. accessorius bei Operationen im lateralen Halsbereich zu gering ausgeprägt sei. Auch die Weiterbildungsordnung für die Facharztausbildung für die Allgemein- und Viszeralchirurgie berücksichtigt unter dem Begriff Halsoperationen diesen Sachverhalt nicht.

Gutachterliche Feststellung

- Die topografische Anatomie und die Operationsrisiken müssen dem Operateur vor dem Eingriff bekannt sein.
- Die Aufklärung hat alle Komplikationsmuster und die Behandlungsalternativen zu erläutern.
- Bei der Indikationsstellung zur Lymphknotenexstirpation im Halsbereich sollten weniger invasive Verfahren zur Gewebegewinnung (bildgestützte Nadelbiopsie) erwogen werden.
- Es ist kein Fehler, wenn in Lokalanästhesie operiert wird (Analogie zur Operation an der A. carotis)
- Eine chirurgische Assistenz ist erforderlich, um die Übersicht im Operationsgebiet zu gewährleisten.
- Die Darstellung des Nervs ist mit einem größeren Hautschnitt möglich und bedeutet eine Ausweitung des Eingriffs.
- Die Nervensuche und Darstellung hat auch ein Risiko der Nervenschädigung.
- Die Präparation hat schonend für das Gewebe (Muskulatur!) zu erfolgen.
- Im Operationsbericht ist auf die Problematik der N.-accessorius-Schonung einzugehen.
- Die Nichtverwendung eines Nervenstimulators sollte keine gutachterliche Konsequenz haben.

Literatur

[1] Antoniadis G, Kretschmer T, Pedro MT et al. Iatrogene Nervenläsionen. Prävalenz, Diagnostik und Therapie. Dtsch Ärztebl Int 2014; 111: 273–279

[2] Arbeitsgemeinschaft der Wissenschaftlichen Medizinischen Fachgesellschaften. S 2k-Leitlinie: Operative Therapie benigner Schilddrüsenerkrankungen (03.10.2015). Im Internet: http://www.awmf.org/uploads/tx_szleitlinien/088-007 l_S 2k_operative_Therapie_benigner_Schilddr%C 3 %BCsenerkrankungen_2015-10.pdf; Stand: 18.10.2016

[3] Bures C, Bobak-Wieser R, Koppitsch C et al. Late-onset palsy of the recurrent laryngeal nerve after thyroid surgery. Br J Surg 2014; 101: 1556–1559

[4] Bures C, Zielinski V, Klatte T et al. Streptokokkenmediastinitis nach Thyreoidektomie. Chirurg 2015; 86: 1145–1150

[5] Dralle H. Chirurgische Begutachtung von Komplikationen nach Schilddrüsenoperationen. Chirurg 2015; 86: 70–77

[6] Dralle H, Schneider R, Lorenz K et al. Stimmbandparesen nach Schilddrüsenoperationen. Chirurg 2015; 86: 689–706

[7] Dralle H, Neu J, Musholt TJ et al. Bilaterale Stimmlippenparese nach totaler Thyreoidektomie. Chirurg 2016; 87: 65–68

[8] Lorenz K, Elwerr M, Dralle H. Postthyreoidektomie-Hypokalzämie. Chirurg 2015; 86: 286

[9] Lorenz K, Sekulla C, Kern J et al. Management von Nachblutungen nach Schilddrüsenoperationen. Chirurg 2015; 86: 17–23

[10] Mumenthaler M, Schliack H, Stöhr M, Hrsg. Läsionen peripherer Nerven und radikuläre Syndrome. 9. Aufl. Stuttgart: Thieme; 2007

[11] Selberherr A, Niederle B. Vermeidung und Management des Hypoparathyreoidismus nach Schilddrüsenoperationen. Chirurg 2015; 86: 13–16

[12] Simon D, Boucher M, Schmidt-Wilcke P. Intraoperative Vermeidung und Erkennung von Rekurrensparesen in der Schilddrüsenchirurgie. Chirurg 2015; 86: 6–12

Kapitel 3

Thorax

3

3 Thorax

3.1 Übersehene Brustwandphlegmone

Andreas Heinig, Joachim Böttger

Die Brustwandphlegmone ist ein in der Viszeralchirurgie relativ seltenes Krankheitsbild. Sie ist definiert als eine meist diffuse, teils purulent-putride Entzündung des Bindegewebes durch eine bakterielle Infektion. In der Regel tritt die Brustwandphlegmone akut, in Einzelfällen auch subakut auf. Je nach Lokalisation kann sich die Phlegmone sowohl kutan, subkutan, intramuskulär oder mediastinal ausbreiten.

Die gefürchtetste Komplikation der Brustwandphlegmone ist eine Infiltration der Brustmuskulatur sowie des Sehnengewebes, i. S. einer nekrotisierenden Fasziitis mit konsekutiver Ausbildung von multiplen disseminierten Abszessen bis in das vordere Mediastinum und Retroperitoneum. Dies führt zu einer ausgedehnten Flächengewebsnekrose und in der Regel zu einer schweren, lebensbedrohlichen Sepsis, welche nicht selten letal endet.

Zusatzinfo

Ursachen der Brustwandphlegmone

- postoperative Komplikation nach Thorax- oder Mammachirurgie
- traumatische Brustkorbverletzungen (siehe Kap. 3.3)
- Pleuraempyem
- Empyema necessitatis
- infizierte Hautmetastasen an der Thoraxwand verschiedenster Tumorentitäten, z. B. malignes Melanom, Bronchialkarzinom, Mammakarzinom etc.
- nach Bagatellverletzungen bei immunsupprimierten Patienten, z. B. Diabetes mellitus, chronischer Alkoholismus, HIV-Infektion, Hepatitis-Infektion etc.
- traumatologische Erkrankungen wie Sternumklavikulararthritis (sehr selten)
- odontogene Infektionen (Einzelfallberichte)
- schwere Verläufe einer Mumps-Virus-Infektion (Einzelfallberichte)

Symptome

- reduzierter Allgemeinzustand mit ausgeprägtem Krankheitsgefühl
- Temperaturerhöhung (Fieber bis über 39 °C)
- schmerzhafte, rötlich livide, überwärmte Inflammation der Thoraxwand, die sich im Vergleich zur Umgebung nur unscharf abgrenzen lässt
- deutlich erhöhte Infektparameter (Leukozyten, CRP, BSG)

Differenzialdiagnosen

Erysipel
Eine wichtige Differenzialdiagnose zur Brustwandphlegmone ist das Erysipel. Im Gegensatz zur Phlegmone grenzt sich dieses deutlicher zur Umgebung ab und ist ebenfalls rötlich livide überwärmt, jedoch in der Regel ohne Schwellung. Ein Erysipel kann jederzeit in eine Phlegmone übergehen.

Hautabszess
Dies ist eine lokalisierte Ansammlung von Pus in einer nicht präformierten Körperhöhle durch eine entzündliche Gewebeeinschmelzung. Im Gegensatz zur Brustwandphlegmone ist diese jedoch lokalisiert und auf eine sehr enge Region der Thoraxwand begrenzt. Klinisch besteht ebenfalls eine deutliche Druckschmerzhaftigkeit, Schwellung und Rötung. Fieber und Schüttelfrost treten nur in Einzelfällen auf. Paraklinisch zeigen sich ebenfalls erhöhte Entzündungswerte.

Zur Differenzialdiagnose empfiehlt sich hier eine bildgebende Diagnostik mittels Ultraschall, ggf. Computertomografie oder Magnetresonanztomografie, um die Ausbreitung genau verifizieren zu können.

Hauttumore
Diese können unterschiedlicher Genese, primär benigne oder maligne, primär an der Brustwand angesiedelt oder sekundär metastasiert sein. Im Gegensatz zur Brustwandphlegmone bzw. zum Hautabszess stellen Hauttumore jedoch lediglich eine isolierte Gewebevermehrung ohne Rötung und lokale Überwärmung dar und lassen sich somit klinisch einfach von dem akuten infektionsbedingten Krankheitsgeschehen einer Brustwandphlegmone differenzieren.

Fremdkörper
z. B. im Rahmen von Bagatell-, Stich- oder Schussverletzungen.

Diverse dermatologische Erkrankungen
ggf. mit Verschiebung der Hautpigmentierung.

3.1.1 Diagnostik

Die Diagnostik der Brustwandphlegmone zeigt sich anhand der klinischen Untersuchung mit dem o. g. Erscheinungsbild. Im Labor findet sich eine ausgeprägte Leukozytose, ein erhöhtes CRP sowie eine beschleunigte BSG.

Zur Ausbreitungsdiagnostik empfiehlt sich ein bildgebendes Verfahren. In den Händen eines erfahrenen Untersuchers stellt hier die Sonografie das Mittel der Wahl dar, ggf. kann dies durch eine Computertomografie des Thorax/Abdomens ergänzt werden.

Hier sei insbesondere darauf hingewiesen, dass das CT-Abdomen zur primären Diagnostik hinzugezogen werden sollte, um somit eine etwaige retroperitoneale Ausbreitung sicher ausschließen oder nachweisen zu können.

Bei bestehender Brustwandphlegmone sind ferner ein mikrobiologischer Wundabstrich zur Keimidentifikation sowie die Abnahme von Blutkulturen primär zu fordern.

3.1.2 Therapie

In Anbetracht des akuten Krankheitsbildes mit der konsekutiven Gefahr einer sich rasch ausbreitenden Infektion bis hin zur lebensbedrohlichen Sepsis erfordert die Brustwandphlegmone eine sofortige Therapie.

1. systemische Gabe von Antibiotika (intravenös) in hohen Dosen (Anmerkung: in Anbetracht der bestehenden ödematösen Schwellung infolge der Infektion kann der Perfusionsdruck der zuführenden Gefäße in diesem Bereich so herabgesetzt sein, dass die Wirkkonzentration der Antibiotika herabgesetzt ist)
2. im Verlauf ggf. Anpassung der Antibiose nach Antibiogramm
3. chirurgisches Wunddebridement mit Nekrosektomie, radikal ausgedehnter Exzision der nekrotischen und entzündlich veränderten Gewebeanteile über eine großräumige Eröffnung. Anschließend lokale antiseptische Verbände, tägliche Wundspülung. Bewährt hat sich auch – bei oberflächlich gelegenen Phlegmonen – die Anlage eines epifaszialen Vacuseal-Verbands mit anschließend regelmäßigen Wechseln zur Wundkonditionierung.
4. Bei dem Sonderfall einer Brustwandphlegmone aufgrund eines Empyema necessitatis bleibt letztlich oftmals nur die Anlage eines Thoraxfensters.

Zusatzinfo

Mögliche Komplikationen der Brustwandphlegmone

Die bakterielle Superinfektion mit konsekutiver Ausbreitung der Entzündung nach mediastinal und retroperitoneal stellt eine der gefürchtetsten Komplikationen der Brustwandphlegmone dar. So beträgt beispielsweise die Letalität der postoperativen Mediastinitis 25–52 %, bei der deszendierenden, nekrotisierenden Mediastinitis 19–47 %. Diese Zahlen verdeutlichen eindeutig die dringende Notwendigkeit einer sofortigen und chirurgisch radikalen Therapie der Brustwandphlegmone, um eben diese Komplikation zu vermeiden. Unbehandelt hat die Brustwandphlegmone bzw. die konsekutive Sepsis eine sehr hohe Letalität, besonders bei ausgedehnten Formen kommt es bei unzureichend chirurgischer Therapie in etwa 30 % der Fälle zu Rezidiven. Es ist daher insbesondere auf eine ausreichend weite Entlastung der Abszessformation bzw. Phlegmone zu achten.

Sonderform Empyema necessitatis

Diese schwere Form eines Pleuraempyems stellt eine Sonderform der Brustwandphlegmone dar. Diese zieht chirurgisch oftmals die Ultima Ratio der Anlage eines Thoraxwandfensters nach sich.

Anlage eines Thoraxwandfensters

1. Durchtrennung des Periosts über der die untere Begrenzung der Thorakotomie bildenden Rippe (elektrisches Messer, Koagulationsmodus 3–4)
2. Umfahren der Rippe mittels Doyen-Raspatorium
3. Auslösen der Rippe mittels Doyen-Raspatorium auf einer Strecke von 10 cm
4. Durchtrennung der ausgetrennten Rippe ventral und dorsal mittels Rippenschere
5. Entfernung des ausgelösten Rippenteils
6. Auslösung und Resektion von korrespondierenden Teilen der darüber und darunter gelegenen Rippe in gleicher Art und Weise
7. Glätten der Resektionsränder mittels Luer-Zange
8. Mobilisation der Pleura parietalis/Fascia endothoracica um das durch die Rippenresektion gebildete Fenster
9. Annähen der Fascia endothoracica an die Haut mit Einzelknopfnähten
10. Spülen der Thoraxhöhle
11. Tamponade der Thoraxhöhle mittels taurolingetränkten Bauchtüchern

Steckbrief

Aktenlage

Die Inzidenz einer Brustwandphlegmone ist insgesamt sehr selten. Sie tritt eher im Rahmen von zu spät erkannten lokalen Infektionen auf, die dann konsekutiv zu einer Ausbreitung der Entzündung im Bereich der Brustwand führen. Insbesondere Kinder und ältere Erwachsene mit bestehender Immundepression (Diabetes, Alkoholismus, chronische Virusinfektionen, z. B. HIV, Hepatitis) sind prädestiniert. Über kleine Eintrittspforten kommt es zunächst zur Ausbildung eines Erysipels, i. S. einer flachen intrakutanen Phlegmone. Unerkannt breitet diese sich in der Tiefe aus, verursacht schmerzhaft rote indurierte Hautläsionen mit schneller Fortschreitung in alle Richtungen, so auch eine Ausbreitung nach intramuskulär mit der Gefahr der Sepsis und oben erwähnter hohen Letalitätsrate.

Erregerspektrum

Die Infektionen wurden früher ausschließlich durch A-Streptokokken (Streptococcus pyogenes), selten durch B-, C- oder G-Streptokokken verursacht. Der Erregernachweis gelingt nur ausnahmsweise aus Eintrittspforten oder Hautblasen, in etwa 5 % der Fälle lassen sich diese Erreger auch in Blutkulturen nachweisen. Dieses Erregerspektrum bezieht sich nur auf die bakterielle Infektion bei einem Erysipel.

Mögliche Folgen für den Patienten

- ausgeprägte, die Lebensqualität massiv einschränkende Schmerzsymptomatik
- Sepsis mit konsekutiver hoher Letalität
- Pleuraempyem mit Anlage eines Thoraxwandfensters, dies wiederum führt zu einer stark eingeschränkten Lebensqualität durch eröffneten Brustkorb
- Geruchsbelästigung
- eingeschränkte respiratorische Leistungsfähigkeit

Folgen für den Arzt oder das Krankenhaus

- Schadensersatzklage
- Entschädigung in Form von Schmerzensgeld für den Patienten
- Erhöhung der Versicherungssumme durch die Haftpflichtversicherung

3.2 Übersehener Pneumothorax, Hämatothorax nach Venenpunktion

Andreas Heinig, Joachim Böttger

3.2.1 Zentrale Venenpunktion

Sachverhalt

Indikation

Die Indikation für eine zentrale Venenpunktion im allgemein- und viszeralchirurgischen Krankheitsgut ist vielfältig. Sie wird insbesondere bei der Anlage eines zentralen Venenkatheters (ZVK) bei größeren allgemein- und viszeralchirurgischen Eingriffen notwendig, um eine optimierte peri- und postoperative Betreuung des Patienten zu ermöglichen. Jedoch auch im Rahmen der venösen Portimplantation zur onkologischen Therapie (Chemotherapie, parenterale Ernährungstherapie etc.) sind zentrale Venenpunktionen durchzuführen.

Präoperative Diagnostik

Zur präinterventionellen Diagnostik im Vorfeld auf eine Venenpunktion der zentralen Venen ist die Bestimmung der Blutgerinnung notwendig. Außerdem ist eine Sonografie der Halsgefäße zu fordern, um etwaige Gefäßanomalien oder Thrombosen u. Ä. der zu punktierenden Gefäße zu detektieren.

Aufklärung

Im Rahmen der Aufklärung ist über mögliche Komplikationen, insbesondere die Gefahr eines Hämatothorax und Pneumothorax, aufzuklären. Lagedislokation des Kathetersystems sowie Ablagerung von thrombotischen Materialien mit konsekutiv entstehenden Komplikationen sind zu erörtern. Auch über Wundinfektionen und Nachblutungen als mögliche Folgen des Eingriffs muss aufgeklärt werden. Dies ist schriftlich 24 h vor Intervention zu dokumentieren.

Planung der Operation

Die zu punktierende Seite ist im Vorfeld zu markieren, um Seitenverwechslungen vorzubeugen. Gegebenenfalls kann die Rasur des zu punktierenden Gebiets hilfreich sein. Ein Sonografiegerät mit Linearschallkopf (10 MHz) ist bereitzuhalten. Um ein höchstmögliches Maß an Sterilität zu gewährleisten ist eine Assistenz hilfreich.

Operation

Die Lagerung des Patienten erfolgt so, dass das OP-Gebiet gut zugänglich ist. In der Regel wird beispielsweise bei der V.-jugularis-Punktion rechts der Kopf leicht nach links geneigt. Die Schulter sollte flach auf dem OP-Tisch aufliegen. Dies ist insbesondere bei der V.-subclavia-Punktion hilfreich. Gegebenenfalls kann durch eine leichte dorsale Überstreckung die Punktion erleichtert werden.

Der Eingriff erfolgt in Lokalanästhesie, beispielsweise mit Xylonest 1 %.

Cave

Allergien auf das Lokalanästhetikum sind im Vorfeld auszuschließen.

Operation (Zeit: 10–15 min):

- Zunächst wird die Desinfektion des OP-Gebiets, beispielsweise mit Cutasept G, vorgenommen.
- Anschließend folgt das sterile Abdecken des OP-Gebiets.
- Mit steriler Sonografie mittels 10-MHz-Schallkopf wird die zu punktierende Vene dargestellt und unter sonografischer Führung mittels Punktionskanüle unter Sicht punktiert. Durch Verwendung der Sonografie intrainterventionell kann die Rate erfolgreicher Venenpunktionen signifikant erhöht, die Anzahl an Fehlpunktionen sowie die Eingriffszeit reduziert werden [15].
- Anschließend wird über die Punktionskanüle ein sog. Seldinger-Draht eingeführt.
- Die lokale Schnitterweiterung an der Haut wird ausgeführt.

- Es folgt das Einführen des Dilatators, über den dann der zentrale Venenkatheter eingeführt wird.
- Der Seldinger-Draht wird nach vorheriger Prüfung der Lageposition vor dem rechten Vorhof über EKG-Ableitung entfernt. Alternativ ist dies auch über eine röntgenologische Bildwandlerkontrolle [16] möglich.
- Es folgt die Fixierung des zentralen Venenkatheters und Kleben mittels durchsichtigem Pflaster. Auf den Pflasterverband ist das Anlagedatum zu notieren.

Zusatzinfo

Empfohlene Maßnahmen zur Fehlervermeidung

- Markierung der zu punktierenden Seite
- Sonografie der Halsgefäße zur Darstellung des Venenverlaufs und Ausschluss von Gefäßanomalien
- Punktion unter sonografischer Lagekontrolle
- Lagekontrolle des zentralen Venenkatheters über EKG-Ableitung, ggf. röntgenologisch unter Bildwandlerkontrolle
- insbesondere nach V.-subclavia-Punktion sowie komplizierter V.-jugularis-Punktion: postinterventionelle Röntgenkontrolle zum Ausschluss eines Pneumothorax/Hämatothorax
- Allergien auf Medikamente/Desinfektionsmittel im Vorfeld ausschließen
- Anlagedatum auf dem Pflasterverband mit wasserfestem Stift notieren

Postoperativer Verlauf

Insbesondere nach V.-subclavia-Punktion, aber auch nach komplizierter V.-jugularis-interna-Punktion (beispielsweise mehrfache frustrane Punktionsversuche bzw. arterielle Fehlpunktionen) bzw. bilateraler Punktion ist eine Röntgen-Thoraxaufnahme zum Ausschluss eines Hämato- oder Pneumothorax im Rahmen der Anlage eines zentralen Venenkatheters oder Portanlage notwendig (► Abb. 3.1). Bei komplikationsloser V.-jugularis-Punktion kann auf eine routinemäßige Röntgenkontrolle durchaus verzichtet werden [9] [12] [13].

So wird in den aktuellen Leitlinien (Stand 2014) der Swedish Society of Anaesthesiology and Intensive Care Medicine eine routinemäßige Röntgen-Thoraxkontrolle nur bei Verdacht auf einen Pneumothorax empfohlen [5].

Tägliche Wundkontrollen der Punktionsstelle sind zu fordern. Dies wird durch Verwendung von transparenten Pflasterverbänden deutlich erleichtert. Durch Markierung des Anlagedatums auf dem Pflasterverband wird die Liegedauer des Katheters schnell prüfbar. Zeitnahe Entferungen der zentralen Zugangswege zur Vermeidung von lokalen Wundinfektionen sind zu empfehlen. Die Katheterspitze sollte nach Entfernung grundsätzlich zur mikro-

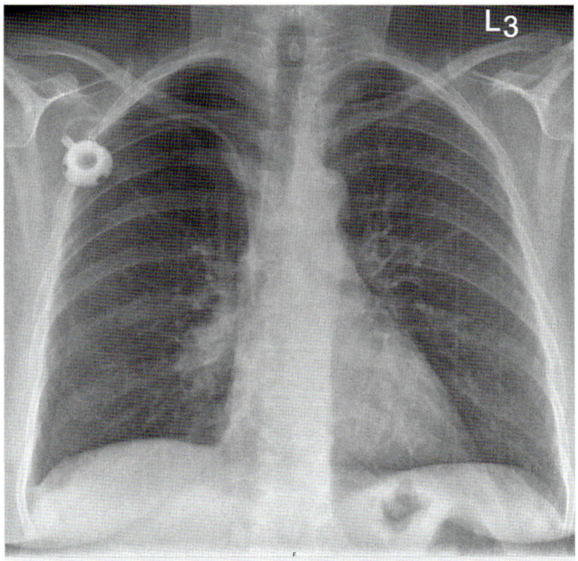

Abb. 3.1 Pneumothorax. Pneumothorax nach V.-subclavia-Punktion während einer Portanlage.

biologischen Begutachtung routinemäßig eingesandt werden.

Bei lokal auftretenden Hämatomen im Punktionsgebiet ist eine klinische Verlaufskontrolle, ggf. in Ergänzung mit einer Sonografie, in seltenen schweren Fällen ggf. auch eine CT-Hals/Thorax indiziert. Bei plötzlich auftretender Dyspnoe/Tachypnoe sowie Sättigungsabfall ist umgehend ein Röntgen-Thorax anzufertigen. Bei Nachweis eines Hämato- oder Pneumothorax erfolgt eine entsprechende Thoraxdrainage via Minithorakotomie der betroffenen Seite. Auch an eine Lungenarterienembolie muss bei plötzlich einsetzender Dyspnoe gedacht werden. Zur Diagnostik stehen hier standardmäßig das CT-Thorax sowie, mit eingeschränkter Verwertbarkeit bei frisch operierten Patienten, der Laborparameter D-Dimer zur Verfügung.

Pneumothorax

Die typischen Symptome eines Pneumothorax sind
- Schmerzen in der betroffenen Thoraxhälfte,
- Dysdpnoe, Tachypnoe,
- Hustenreiz, trockener Husten,
- „Nachhängen“ der betroffenden Thoraxhälfte bei der Atmung.

Bei klinischem und röntgenologischem Nachweis eines Pneumothorax besteht in der Regel umgehend die Indikation zur Anlage einer Thoraxdrainage via Minithorakotomie der betroffenen Seite, um einen Lungenkollaps bis hin zum Spannungspneumothorax, bei dem beide Lungen und die Herz-Kreislauf-Funktion drastisch eingeschränkt sein können, zu verhindern. Lediglich bei kleinen Spitzenpneumothoraces (< 1 cm) **und** klinischer Beschwerdefreiheit kann ein konservatives Therapievorgehen erwogen werden. Hier sind dann jedoch engmaschige klinische und röntgenologische Verlaufskontrollen notwendig. Bei Progredienz des bestehenden Pneumothorax ist auch hier eine umgehende Anlage einer Thoraxdrainage via Minithorakotomie indiziert.

Cave

Bei einem Spannungspneumothorax besteht eine akute vitale Bedrohung und somit sofortiger Therapiebedarf.

Anlage einer Thoraxdrainage nach Bülau

- Lagerung des Patienten in Seitenlage, sodass die betroffene Seite nach oben zeigt
- Desinfektion und steriles Abdecken des OP-Gebiets
- Setzen einer Lokalanästhesie nach vorherigem Ausschluss von Allergien
- Hautinzision von 2 cm direkt auf Höhe der Rippe zwischen dem Unterrand des M. pectoralis major, dem Vorderrand des M. latissimus dorsi und der Mamillarlinie (sog. „safe triangle")
- Nach dem Hautschnitt wird zunächst stumpf mit der Schere auf die Rippe vorpräpariert. Die weitere Präparation erfolgt dann nach kranial am Oberrand der Rippe. Dadurch entsteht ein sog. Kulissenphänomen, das für einen luftdichten Tunnel sorgt.
- Minithorakotomie am Oberrand der Rippe durch Spreizen der Muskulatur mit der Schere. Die Pleura parietalis wird stumpf entweder mit dem Finger oder der Scherenspitze eröffnet. Der Pleuraspalt wird mit dem Finger ausgetastet.

Cave

Pleuraverwachsungen! – Fisteln, Blutungen.

- Einführen und Positionieren der Drainage. Die Drainage wird **ohne** Führungsstab, aber mit einer Kornzange gefasst und unter Führung des Zeigefingers ca. 20 cm in die Thoraxhöhle vorgeschoben (apikal für Luft, dorsobasal für Flüssigkeit).
- Fixierung der Drainage, Anschluss an die Thoraxpumpe (Sog mit 20 mmHg), Röntgenkontrolle (▶ Abb. 3.2) zur Beurteilung der kompletten Entfaltung der Lunge.

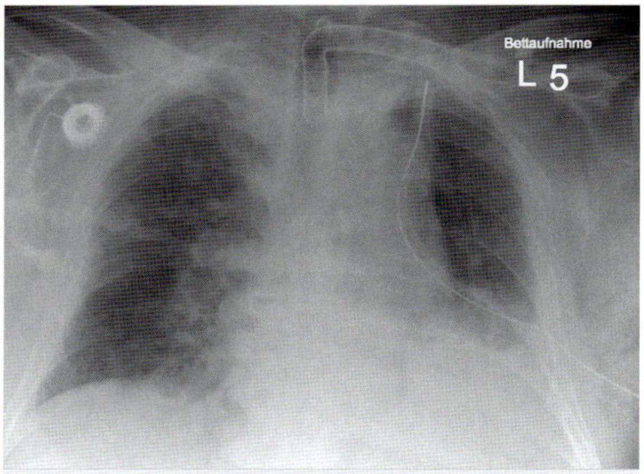

Abb. 3.2 Röntgenkontrolle. Röntgen-Thorax nach Drainagelage.

Hämatothorax

Bei röntgenologischem Nachweis eines Hämatothorax besteht ebenfalls die Notwendigkeit der Anlage einer Thoraxdrainage via Minithorakotomie (s. o.). Bei Sekretionsmengen von mehr als 500 ml pro 24 h bzw. röntgenologisch fehlender vollständiger Entfaltbarkeit der Lunge besteht die Indikation zur Thorakoskopie respektive Thorakotomie zur Hämatomausspülung und Blutstillung.

Zusatzinfo

Mögliche Komplikationen eines Hämatothorax/ Pneumothorax

- bakterielle Superinfektion
- Pleuraempyem
- Pneumonie
- respiratorische Insuffizienz
- Verletzung intraabdominaler parenchymatöser Organe (z. B. Leber und Milz) durch Via falsa

Insbesondere nach Anlage einer Thoraxdrainage ist auf eine suffiziente analgetische Medikation zu achten. Empfehlenswert sind nicht steroidale Antirheumatika in Kombination mit Protonenpumpeninhibitoren, ggf. in Ergänzung von Morphinderivaten, beispielsweise Ibuprofen 600 mg 3 × 1 plus Pantozol 40 mg 1 × 1, plus Oxygesic 10 mg bei Bedarf.

Es sei noch einmal explizit auf die dringende **Notwendigkeit einer exakten anatomischen Kenntnis** vor Anlage einer Thoraxdrainage hingewiesen. Nur so lässt sich die Gefahr für schwerwiegende Komplikationen vermindern. Rechtsmedizinische Gutachterfälle zeigen immer wieder eine mangelnde topografische Kenntnis des thorakoabdominalen Übergangs mit der konsekutiven Gefahr einer Via falsa bei Anlage einer Bülau-Drainage [10].

Eine **sonografische Lagekontrolle** vor Anlage einer Thoraxdrainage ist daher obligat. So kann der thorakoabdominale Übergang klar erkannt werden und die Höhe der Drainageanlage entsprechend festgelegt werden. Auch lässt sich beispielsweise ein Zwerchfellhochstand komplikationslos detektieren und die Anlagehöhe der Bülau-Drainage kann entsprechend angepasst werden.

Nach Anlage einer Thoraxdrainage, insbesondere bei einer rein blutigen Sekretion, muss immer an die **Komplikation** einer Verletzung eines intraabdominal-parenchymatösen Organs wie Leber und Milz gedacht werden. Bei diesem Verdacht ist umgehend eine abdominale Sonografie durchzuführen, bei fehlender Aussagekraft ggf. eine CT-Thorax/Abdomen. Engmaschige Hb- und Kreislaufkontrollen, ggf. unter intensivmedizinischer Überwachung, sind zu fordern.

Wird eine solche Komplikation übersehen, drohen dem Patienten
- ein hämatogener Schock,
- ein ischämisch bedingter akuter Myokardinfarkt,
- eine Verbrauchskoagulopathie oder
- im schlimmsten Fall ein Exitus letalis.

Daher darf im Rahmen der Diagnostik kein Zeitverzug toleriert werden, da eine zeitnahe operative Versorgung das Outcome dieser schwerwiegenden Komplikation maßgeblich mitbestimmt.

Auch rechtlich hat das Übersehen und somit Nichtbehandeln einer solchen Major-Komplikation für den behandelnden Arzt Folgen. Es drohen Schadenersatzklagen bis hin zur Verurteilung wegen fahrlässiger Tötung.

Steckbrief

Aktenlage
Pneumothoraces im Rahmen einer zentralen Venenpunktion sind insgesamt selten. Das Risiko für einen Pneumothorax ist nach V.-subclavia-Punktion im Vergleich zur V.-jugularis-Punktion erhöht. Ebenfalls besteht ein erhöhtes Risiko eines Pneumothorax nach initialer Fehlpunktion der betreffenden Vene sowie bei Verwendung eines positiven Ventilationsdrucks [8].

Vorwürfe des Patienten
Mangelnde Aufklärung, insbesondere über mögliche Komplikationen wie Blutungen und Pneumothorax sowie Thrombosierung nach Venenpunktion.

Folgen für den Patienten
- Einschränkung der respiratorischen Leistungsfähigkeit bis zur kardiopulmonalen Dekompensation beim Spannungspneumothorax
- Pleuraempyem
- Pneumonie
- längerfristige Einschränkung der Arbeitsfähigkeit
- orale Antikoagulation im Rahmen einer Antithrombosetherapie mit entsprechenden Einschränkungen der Lebensqualität
- lokale Alteration durch Hautnervenverletzung

Folgen für den Arzt oder das Krankenhaus
- Schadenersatzklage
- Entschädigung in Form von Schmerzensgeld für den Patienten
- Erhöhung der Versicherungssumme durch die Haftpflichtversicherung

Maßnahmen
- Die Aufklärung hat alle o. g. Komplikationsmöglichkeiten zu enthalten, ist zeitgerecht (24 h prae interventionem) durchzuführen und schriftlich zu dokumentieren.
- Präinterventionell ist die zu punktierende Seite zu markieren.
- Die zentrale Venenpunktion muss über ein bildgebendes Verfahren (Mittel der Wahl: Sonografie) unter Sicht durchgeführt und kontrolliert werden.
- Postinterventionell ist umgehend ein Röntgenbild zur Lagekontrolle sowie Ausschluss einer etwaigen Komplikation (Hämatothorax/Pneumothorax) indiziert.
- Bei lokalen Auffälligkeiten i. S. eines Hämatoms hat umgehend eine Sonografie zum Ausschluss einer Einblutung zu erfolgen, ggf. Erweiterung des bildgebenden Verfahrens um eine CT.
- Postoperativ hat engmaschige klinische Wundbeurteilung bei lokaler Rötung zu erfolgen, ggf. desinfizierende Verbände bzw. Entfernung des einliegenden Kathetersystems. Bei Entfernung ist die Katheterspitze zur mikrobiologischen Begutachtung einzusenden.

3.3 Übersehene Brustkorbverletzung

Andreas Heinig, Joachim Böttger

Die Genese der übersehenen Brustkorbverletzung ist mannigfaltig und erstreckt sich von oberflächlichen Bagatellverletzungen bis hin zu übersehenen schwerwiegenden Thoraxverletzungen im Rahmen polytraumatisierter Patienten. Sie entstehen meist durch stumpfe, seltener auch durch spitze Gewalteinwirkung (in Deutschland max. 10 % aller Thoraxverletzungen).

Insgesamt ist der Einsatz bei einem Polytrauma mit 0,5–1 % aller Notarzteinsätze im Notarztdienst in Deutschland eher selten. Jedoch etwa 50 % der durch ein Trauma bedingten Todesfälle treten unmittelbar als Folge extremer Gewalteinwirkung auf. Weitere 30 % sterben am Schock infolge schwerer Blutungen innerhalb der ersten Stunden oder im Verlauf am Multiorganversagen (20 %).

Der Anteil der Brustkorbverletzung bei polytraumatisierten Patienten beträgt 10–30 %, wobei der Anteil an Brustkorbverletzungen mit der Schwere der Verletzung signifikant ansteigt. Jeder zweite Verkehrstote in

Deutschland verstirbt an den Folgen eines Thoraxtraumas. Dies zeigt, dass eine Brustkorbverletzung durchaus eine primär lebensbedrohliche Situation darstellen oder sich im Verlauf schnell zu einer solchen entwickeln kann. Umso wichtiger ist eine effiziente und korrekte Versorgung dieser Patienten während der Polytraumaversorgung.

Zusatzinfo

Ursache für Brustkorbverletzungen

- stumpfe Gewalteinwirkung:
  - Schlagverletzung durch direkte Gewalteinwirkung
  - Hochrasanztraumata bei Unfällen
  - sonstige Unfälle mit direkter oder indirekter Gewalteinwirkung
- spitze Gewalteinwirkung (in der Regel penetrierende Verletzungen)
  - Stichverletzung (▶ Abb. 3.3)
  - Schussverletzung
  - Pfählungsverletzung

Art der Verletzung am Brustkorb

- Verletzung des knöchernen Thorax:
  - Rippenfraktur
  - Sternumfraktur
- Verletzung der Thoraxhöhle:
  - Lungenkontusion oder Lungenparenchymverletzung
  - Hämatothorax (▶ Abb. 3.4)
  - Pneumothorax
  - Chylothorax (selten)
  - Trachealverletzung/Bronchusverletzung
  - Ösophagusrupturen
  - Gefäßeinrisse/-abrisse
  - Zwerchfellrupturen
  - Perikardtamponade durch Herzverletzungen

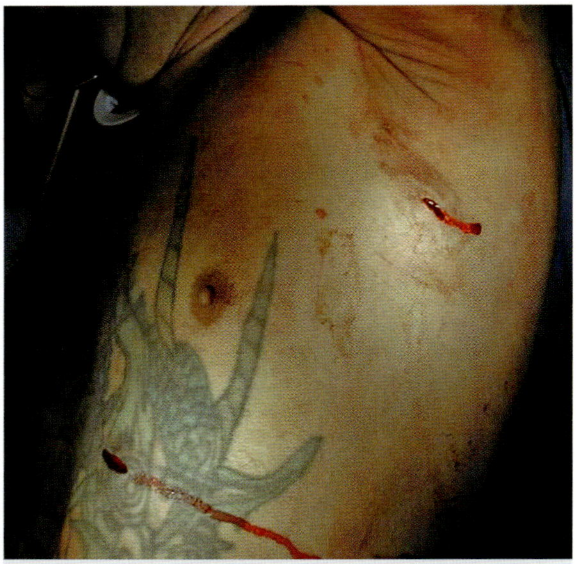

Abb. 3.3 Messerstichverletzung.

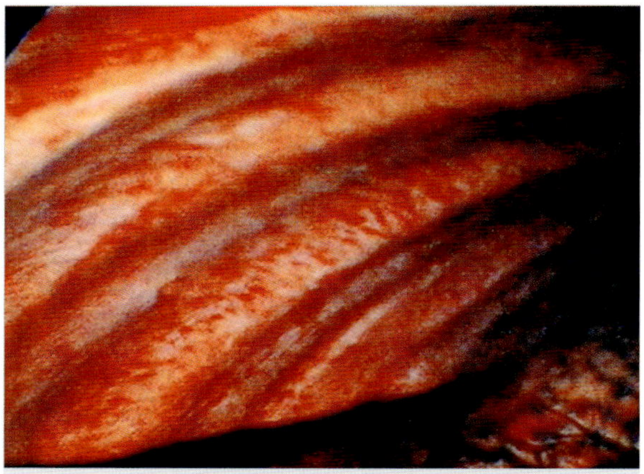

Abb. 3.4 Hämatothorax. Hämatothorax nach spitzem Thoraxtrauma.

Insbesondere im Rahmen der Polytraumaversorgung ist es unabdingbar, den gesamten Patienten zu betrachten und somit etwaige Sekundär- oder Begleitverletzungen nicht zu übersehen. Dies trifft insbesondere für die übersehenen Brustkorbverletzungen zu.

Es ist zwingend zu fordern, Patienten im Rahmen der Erstversorgung komplett zu entkleiden und allseitig zu untersuchen. Auch ein intubierter Patient ist auf die Seite zu drehen, um somit die dorsale Thoraxapertur einsehen zu können und etwaige Stich- oder Rissverletzungen nicht zu übersehen.

3.3.1 Klinik

Klinische Zeichen einer stumpfen Brustkorbverletzung:

- Schmerzen bei der Atmung
- abgeflachte Atmung
- Dyspnoe bzw. Tachypnoe
- Husten mit eventuell blutigem Auswurf
- Schonhaltung
- sichtbare Hautmazerationen oder Hämatome
- Schock

Klinische Zeichen einer spitzen Brustkorbverletzung:

- sichtbare offene Wunde (▶ Abb. 3.5)
- eventuell hörbares „Pfeifen“ oder „Zischen“
- Luftblasen in der Wunde
- Schmerzen bei der Atmung
- abgeflachte Atmung
- Dyspnoe bzw. Tachypnoe
- blutiger Auswurf
- penetrierender Fremdkörper (z. B. Messer) (▶ Abb. 3.6)
- Schock

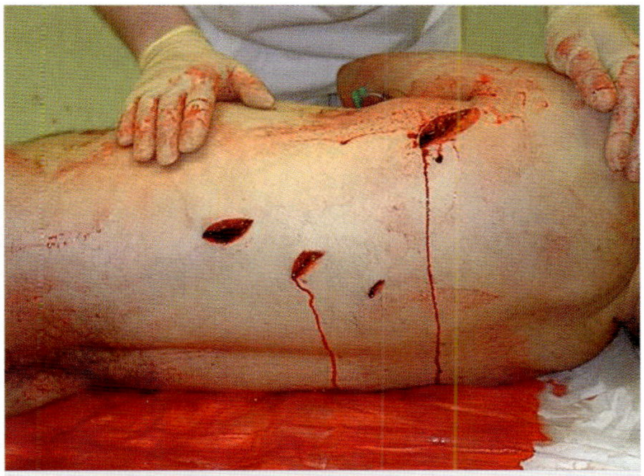

Abb. 3.5 Spitze Thoraxverletzung. Multiple Stichverletzungen, linke Thoraxapertur.

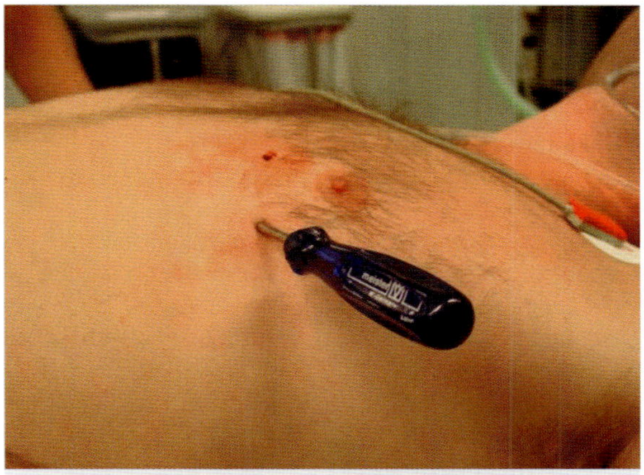

Abb. 3.6 Fremdkörper. Stichverletzung (linke Thoraxapertur) mit Schraubenzieher.

Liegt eine Thoraxverletzung vor, lässt es sich in Anbetracht der Hautverletzung oft schwer differenzieren, ob es sich lediglich um eine oberflächliche oder tief greifende Verletzung handelt. Eine weiterführende bildgebende Diagnostik muss umgehend und ohne Zeitverzug angeschlossen werden.

Cave

Bei penetrierender Verletzung ist auch nach einer Austrittsstelle zu schauen – z. B. bei Schuss- oder Pfählungsverletzungen.

3.3.2 Diagnostik

Diagnostik:

1. Anamnese, ggf. Fremdanamnese:
   a) Unfallhergang
   b) Art der Entstehung der Verletzung
   c) Cave: Tetanusimpfstatus erfragen – im Zweifel impfen!
2. Klinische Untersuchung mit Inspektion/Auskultation/Perkussion
3. Röntgen-Thorax
4. CT-Thorax
5. Sonografie-Thorax
6. Gastroskopie (obligat bei freier mediastinaler Luft)
7. Bronchoskopie (obligat bei freier mediastinaler Luft)

Es empfiehlt sich, eine primäre Röntgendiagnostik durchzuführen (Röntgen-Thorax im Stehen in 2 Ebenen, Fragestellung: Pneumothorax, Serohämatothorax, Mediastinalverlagerung, freie mediastinale Luft …). Bei diffizileren Fragestellungen oder insbesondere bei Patienten mit Polytraumatisierung oder Hochrasanztrauma empfiehlt es sich jedoch, in der Primärdiagnostik eine CT des Thorax anzufertigen (ggf. in Ergänzung mit weiteren notwendigen Untersuchungen der anderen Körperregionen), um eine schnelle, zuverlässige Aussagekraft über das Verletzungsmuster und dessen etwaige Folgen zu erlangen. Somit wird ein Zeitverzug bei der Therapieplanerstellung verhindert.

Die Sonografie am Thorax ist durch die schlechte Schallbarkeit der Lunge nur eingeschränkt aussagekräftig. Sie erlaubt oft nur eine Aussage über freie Flüssigkeit im Thorax, jedoch nicht über deren Genese.

Cave

Zeigt sich freie mediastinale Luft, ist zum Nachweis/Ausschluss einer Verletzung der Trachea/Bronchen bzw. des Ösophagus umgehend eine diagnostische Gastroskopie und Bronchoskopie anzuschließen.

3.3.3 Therapie

Oberflächliche Verletzungen der Thoraxapertur:

- Klärung des Tetanus-Immunisierungsstatus (grundsätzlich bei offenen Verletzungen)
- Diagnostik: Röntgen-Thorax zum Ausschluss intrathorakaler Verletzungen, ggf. CT-Thorax
- desinfizierende Wundreinigung
- Ausschneiden der ausgefransten Wundränder
- primärer Wundverschluss, ggf. sekundäre Wundheilung (Wunde > 6 h)

Lungenkontusion:

- Diagnostik: Röntgen-Thorax, ggf. CT-Thorax
- intensivierte Atemtherapie, Mobilisation und Physiotherapie

- Analgesie
- bei Ausbildung einer Atelektase: ggf. Brochoskopie im Verlauf

Hämatothorax:
- sofortige Anlage einer großlumigen Thoraxdrainage (siehe Kap. 3.2)
- nach Drainageanlage sofortige Röntgenkontrolle zur Überprüfung der Drainagelage, komplette Entfaltung der Lunge
- engmaschiges Monitoring der Sekretionsmengen via Thoraxdrainage
- intensivierte Atemtherapie, Mobilisation und Physiotherapie
- OP-Indikation:
  - Sekretionsmengen > 200 ml/h
  - Sekretionsmengen > 500 ml/24 h
  - Kreislaufinstabilität mit stetigem Hb-Abfall trotz Erythrozytenkonzentrat-Transfusion

Pneumothorax/Spannungspneumothorax:
- sofortige Anlage einer großlumigen Thoraxdrainage (siehe Kap. 3.2)
- nach Drainageanlage sofortige Röntgenkontrolle zur Überprüfung der Drainagelage, komplette Entfaltung der Lunge
- Sogbehandlung mittels 20 mmHg Wassersäule über mind. 3 Tage
- intensivierte Atemtherapie, Physiotherapie und Mobilisation
- Entfernung der Thoraxdrainage bei verklebter Fistel und nach vorherigem Abklemmversuch der Thoraxdrainage unter Röntgen-Kontrolle
- OP-Indikation: persistierende Fistel, dann Thorakoskopie/Thorakotomie mit Resektion des destruierten Lungenabschnitts

Brustwandabszess/Brustwandphlegmone:
- siehe hierzu Kap. 3.1

Ösophagusverletzung:
- Nachweis über freie mediastinale Luft
- **obligate** Diagnostik:
  - CT-Thorax und Abdomen
  - Gastroskopie
  - Bronchoskopie
- bei kleinen Defekten Anlage eines EndoVAC-Systems
- Breitbandantibiose (z. B. Tazobactam)
- primäre Einlage einer Magensonde zur frühzeitigen enteralen Ernährung via Magensonde
- regelmäßiger Wechsel des EndoVAC alle 3 Tage
- Ggf. ist eine operative Versorgung sekundärer Komplikationen wie z. B. eines Pleuraempyems notwendig (Thorakotomie mit Dekortikation).
- Alternativ kann zur Defektüberdeckung gastroskopisch ein Ösophagusstent eingelegt werden.
- Bei großen Ösophagusdefekten ist eine operative Versorgung mit Thorakotomie rechts, Ösophagusnaht bis zur Ösophagektomie je nach Ausmaß der Verletzung notwendig.

Trachea/Bronchusverletzung:
- Nachweis über freie mediastinale Luft
- **obligate** Diagnostik:
  - CT-Thorax und Abdomen
  - Bronchoskopie
  - Gastroskopie
- Versorgung nach Möglichkeit mit Tracheal-/Bronchusstent
- Breitbandantibiose
- ggf. Thorakotomie und Übernähung der Läsion

Cave

Bei offenen Wunden ist grundsätzlich der Tetanusimmunisierungsstatus zu prüfen, ggf. zu impfen.

Steckbrief

Folgen für den Patienten

Die Folgen für den Patienten nach übersehener Brustkorbverletzung richten sich nach der Schwere der Verletzung.

Oberflächliche Verletzungen, wie Hautmazerationen und/oder Schnitt- oder Rissverletzungen, heilen in der Regel folgenlos aus. Werden diese übersehen, kann es zu deutlich prolongierten Heilungsverläufen und Wundheilungsstörungen mit ausgedehnten Narbenkeloiden bis hin zu chronisch nässenden und fistelnden Wunddefekten kommen.

Tief greifende Brustkorbverletzungen mit Ausbildung eines Hämatothorax, Pneumothorax, Seropneumothorax oder Spannungspneumothorax stellen hingegen ein lebensbedrohliches Krankheitsbild dar. Gleiches gilt auch für Trachea- und Ösophagusverletzungen. Diese Verletzungsmuster müssen unbedingt sofort diagnostiziert und umgehend therapiert werden. Bei komplexen Verletzungen ist eine umgehende Verlegung des kardiopulmonal stabilisierten Patienten in ein entsprechendes Zentrum indiziert.

Es empfiehlt sich daher, die in jedem Klinikum vorliegenden Standards und Handlungsabläufe bezüglich der interdisziplinären Versorgung schwer traumatisierter Patienten zu kennen, regelmäßig auf Aktualität zu prüfen und im Rahmen von Übungen zu trainieren, um somit einen routinierten Ablauf im Klinikum gewährleisten zu können.

Mögliche Folgen übersehener intrathorakaler Verletzungen:
- Pneumonie
- persistierender Pneumothorax mit pulmonaler Dekompensation
- Pleuraempyem
- Empyema necessitatis
- Mediastinitis
- Sepsis
- hypovolämischer Schock
- Tod

Als Spätfolge kann ein Übersehen einer Brustkorbverletzung für den Patienten massive Einschnitte im alltäglichen Leben bedeuten. Insbesondere nach schwerwiegenden Verläufen sind langfristige bis dauerhafte Einschränkungen der Leistungsfähigkeit möglich. Dies beeinträchtigt direkt die Lebensqualität des Patienten. So kann es zum Verlust des Arbeitsplatzes, zur sozialen Isolation oder dauerhaften Schwerbeschädigung kommen. Infolgedessen sind psychische Erkrankungen (z. B. Depressionen u. Ä.) regelhaft zu erwarten.

Folgen für den Arzt
- je nach Schwere Schadenersatzforderung
- haftungsrechtliche Konsequenzen
- Verlust der Approbation bei grober Fahrlässigkeit
- Hochstufung der Haftpflichtversicherung
- Verlust der Anstellung

B

Gutachtenfall

Gutachten zur verzögerten Versorgung einer Thoraxstichverletzung mit Folge eines hypoxischen Hirnschadens

Sachverhalt
Ein junger Mann wurde durch Messerstiche im Brustkorbbereich und der linken Schulter verletzt. Die im Krankenhaus angelegte Thoraxdrainage förderte 1300 ml Blut. Es sollte sofort operiert werden. Da die Blutung aus der Thoraxdrainage sistierte und sich der Kreislauf auch stabilisieren ließ, wurde nicht thorakotomiert und nur die Schulterwunde versorgt. Kurze Zeit später kam es zum Kreislaufstillstand. Nach zunächst externer Herzmassage und nach der nach linksseitiger Thorakotomie erfolgten internen Herzmassage setzte die Herzfunktion wieder ein.

Ursache der Blutung war eine Stichverletzung an der Herzspitze, die sich bei schlagendem Herzen versorgen ließ.

Folge des langen Kreislaufstillstands war ein hypoxischer Hirnschaden. Der Folgeschaden war ein schwerer neurologischer, psychischer und intellektueller Defektzustand.

Gutachterliche Beurteilung
Die Begutachtung stellte fest: Das Sistieren des Blutaustritts aus der Thoraxdrainage durfte bei der hohen Ausgangsmenge nicht als Zeichen des Sistierens der Blutung aus einem verletzten Thoraxorgan gesehen werden.

Das Aufschieben der geplanten Thorakotomie zugunsten der Wundversorgung an der Schulter war nicht gerechtfertigt. Wäre die Notfallthorakotomie sofort erfolgt, wäre man dem Kreislaufstillstand infolge fortdauernder Blutung aus der Herzstichwunde zuvorgekommen.

Mit der Möglichkeit einer Herzverletzung hätte man rechnen müssen. Das Sistieren der Blutung aus der Drainage hätte, wie es sich bei der Operation auch darstellte, durch eine Herzbeuteltamponade und Blutkoagel verursacht sein können.

(vgl. Niedersächsisches Ärzteblatt 6/2011)

3.4 Venenkatheter-Fehlplatzierung

Jörg Fahlke

Ein zentraler Venenkatheter (ZVK) kann über die V. jugularis interna, die V. jugularis externa, die V. subclavia, die V. brachiocephalica oder die V. femoralis eingeführt werden. Die bevorzugten Lokalisationen sind die V. jugularis und die V. subclavia. Die Benutzung der V. femoralis ist aufgrund der erhöhten Thrombose- und Infektionsgefahr zu vermeiden. Die Punktion der V. jugularis interna ist komplikationsärmer als die Punktion der V. subclavia und kann sicher und schnell durchgeführt werden (▸ Abb. 3.7).

Ursachen von Fehlplatzierungen des zentralen Venenkatheters sind eine versehentliche Punktion eines die Vene begleitenden arteriellen Blutgefäßes und eine Via falsa des Katheters in eine vom Herzen entfernter verlaufenden Vene.

Das Treffen der Vene wird erkannt, indem dunkles, venöses Blut bei Aspiration in die Spritze läuft. Ein arterieller Puls sowie starker Druck oder hellrote Farbe verraten die Fehlpunktion einer Arterie. Die Fehlpunktion würde zum sofortigen Zurückziehen der Kanüle unter Aspiration und ausreichender Kompression der Arterie führen.

Beim Vorschieben des Führungsdrahtes kann es bereits zu Herzrhythmusstörungen kommen, wenn dieser in den rechten Vorhof gelangt. Daran kann erkannt werden, ob der Katheter richtig liegt oder eine Via falsa einschlägt (z. B. V. mammaria, Umschlagen des Drahtes Richtung Kopf oder Arm). Es ist empfehlenswert, die Anlage des ZVK unter EKG-Monitoring durchzuführen, da die auftretenden Herzrhythmusstörungen erheblich sein können

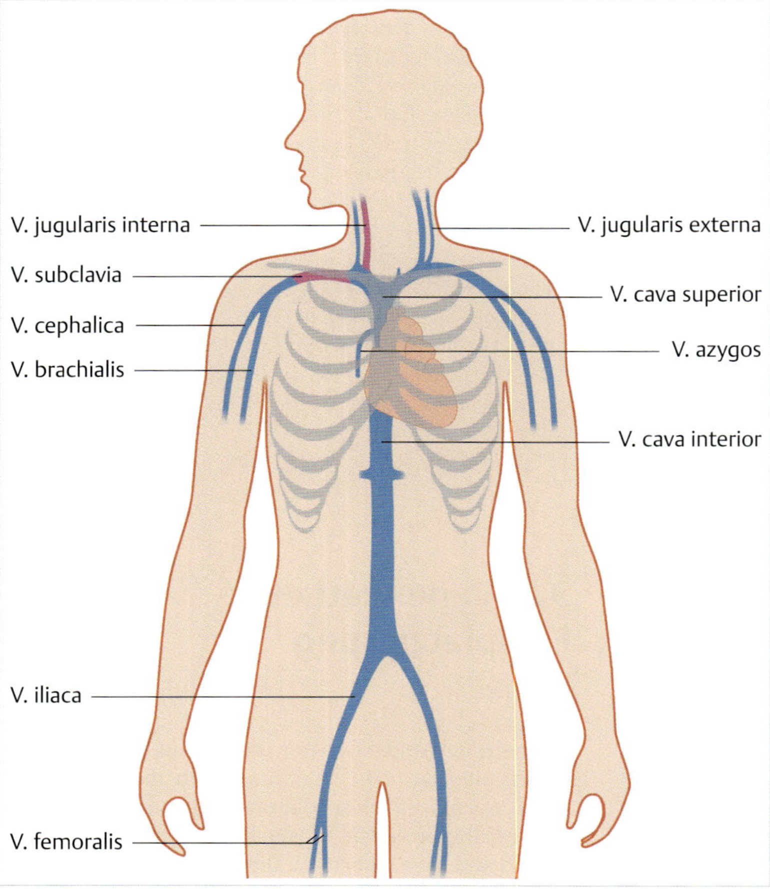

Abb. 3.7 Zentraler Venenkatheter. Zugangsmöglichkeiten.

und unbemerkt eine Gefahr für den Patienten darstellen (Kammerflimmern, Herzstillstand).

Natürlich ist bei der Anlage eines ZVK die Kontrolle der korrekten Position des Schlauches unerlässlich (► Abb. 3.8, ► Abb. 3.9). Die Lage kann durch konventionelles Röntgen des Thorax, Durchleuchtung mittels C-Bogen oder durch die Anwendung einer EKG-Kontrolle (Alpha CAT) kontrolliert und dokumentiert werden. Vor Benutzung ist mindestens eines der Kontrollverfahren, im Zweifelsfalle immer das Röntgenbild, anzuwenden.

Werden die Kontrollmechanismen (Anlage unter EKG-Kontrolle, Dokumentation der Lage mittels Röntgen-Thoraxaufnahme) eingehalten, ist eine unbemerkte Fehlplatzierung des ZVK weitestgehend unmöglich.

Neben allgemein möglichen Komplikationen wie Blutung und Infektion soll bei der **Aufklärung** auf spezielle Risiken in Abhängigkeit von der als Zugang gewählten Vene hingewiesen werden.

Die Punktion der V. jugularis interna ist komplikationsärmer als die Punktion der V. subclavia und kann sicher und schnell durchgeführt werden.

Die Punktion der V. subclavia ist durch ein höheres Blutungsrisiko bei Durchstechen der Vene oder Fehlpunktion der Arterie durch die hier mangelnde Kompressionsmöglichkeit der Vene bzw. der Arterie gekennzeichnet. Des Weiteren sind ein Pneumothorax oder Lungenverletzungen durch Fehlpunktion leider häufiger im Vergleich zu einer Punktion der V. jugularis externa. Gemeinsames

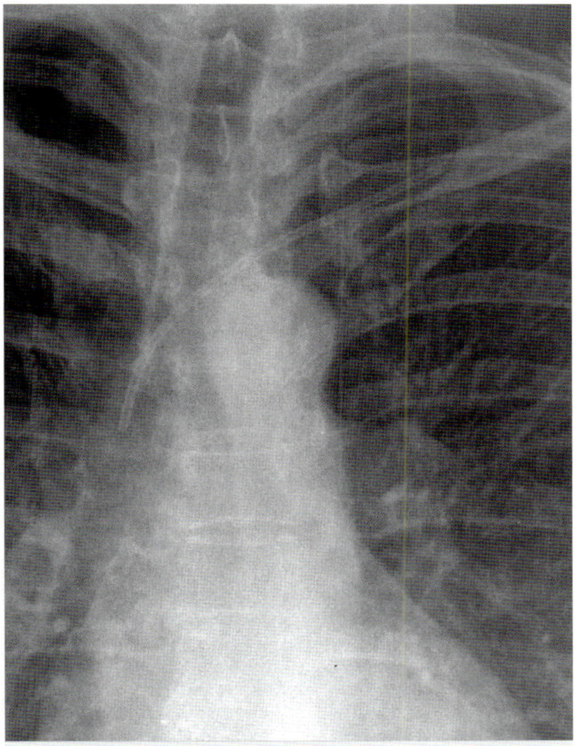

Abb. 3.8 **Zentraler Venenkatheter.** Lagekontrolle: korrekte Lage.

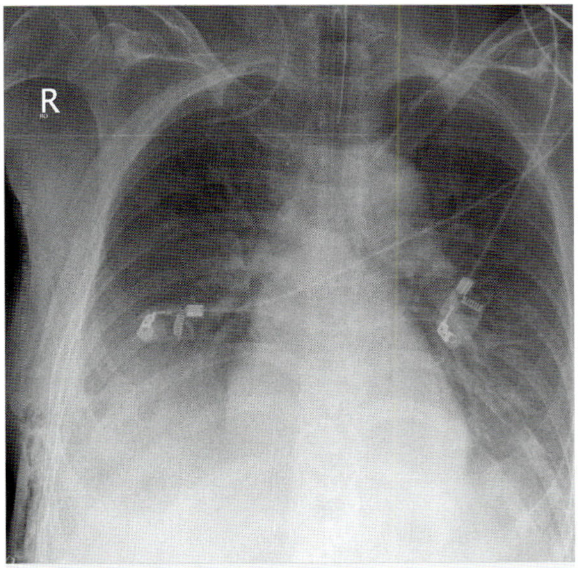

Abb. 3.9 **Zentraler Venenkatheter.** Lagekontrolle: Fehllage.

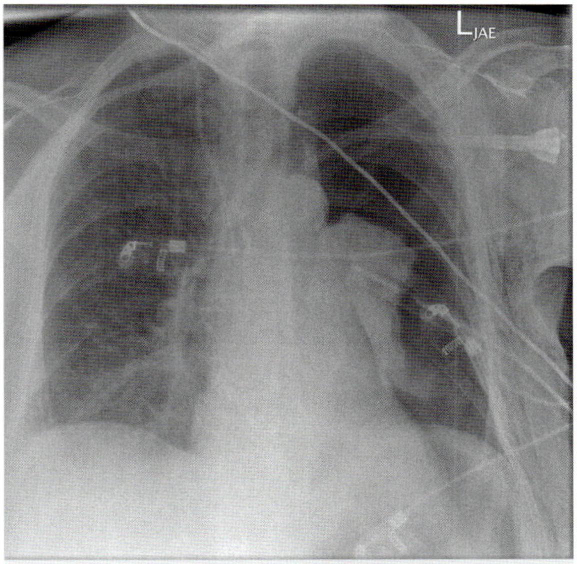

Abb. 3.10 **Pneumothorax.** Komplikation nach ZVK-Anlage.

Leitsymptom möglicher Komplikationen ist der persistierende Schmerz nach Anlage des ZVK.

Steckbrief

Vorwürfe des Patienten

Keine Aufklärung über Risiken der unterschiedlichen Zugangswege. Keine sorgfältige Lagekontrolle mittels Röntgenbild nach Anlage des ZVK. Ignorieren von persistierenden Schmerzen nach ZVK-Anlage.

Aktenlage

Zu allgemeine Aufklärung ohne Bezug auf den gewählten Zugangsweg, fehlende Aufklärung über alternative Zugangswege.

Keine ärztliche Dokumentation der korrekten Lage des ZVK.

Im Pflegebericht wurden persistierende Schmerzen bzw. Dyspnoe vermerkt. Eine gezielte ärztliche Untersuchung zum Ausschluss von Komplikationen wurde nicht dokumentiert.

Folgen für den Patienten

Erleiden von Schmerzen über einen längeren Zeitraum.

Dyspnoe mit Erstickungsangst bei einem nicht zeitnah bemerkten Pneumothorax (▶ Abb. 3.10), vitale Bedrohung durch einen sich eventuell entwickelnden Spannungspneumothorax.

3.4.1 Sachverhalt

Indikation

Nicht alle Medikamente, die zur intravenösen Anwendung zur Verfügung stehen, sind gut verträglich für die Venenwände. Die Lage des ZVK in einem großlumigen Gefäß führt zu einer sofortigen Verdünnung des applizierten Medikaments, sodass keine Schädigung der Venenwand auftreten kann. Einige Beispiele von Medikamenten, die zentralvenös appliziert werden müssen:

- Katecholamine, vor allem in höherer Dosierung
- hochdosierte Elektrolyte, vor allem Kaliumsubstitution über einen Perfusor
- Glukose ab einer Konzentration von 10 %
- Chemotherapeutika
- parenterale Ernährung

Aufklärung

Hier sollten die typischen Komplikationen wie Fehlpunktion einer Arterie, Blutung, Infektion und das Auftreten eines Pneumothorax erläutert werden. Unbedingt sollte über typische Komplikationen der als Zugang gewählten Vene aufgeklärt werden. Auf alternative Zugangsvenen ist zu verweisen.

Cave

Eine postinterventionelle Lagekontrolle des ZVK ist nicht dokumentiert.

Zusatzinfo

Ein ZVK kann über die V. jugularis interna, die V. jugularis externa, die V. subclavia, die V. brachiocephalica oder die V. femoralis eingeführt werden. Die bevorzugten Lokalisationen sind die V. jugularis und die V. subclavia. Die Benutzung der V. femoralis ist aufgrund der erhöhten Thrombose- und Infektionsgefahr zu vermeiden. Unabhängig von der Punktionsstelle soll das Ende des Katheterschlauchs bis vor die Einmündung in den rechten Vorhof reichen.

Zusatzinfo

Empfohlene Maßnahmen im postoperativen Verlauf

Die Lage kann durch konventionelles Röntgen des Thorax, Durchleuchtung mittels C-Bogen oder durch die Anwendung einer EKG-Kontrolle (Alpha CAT) kontrolliert und dokumentiert werden. Vor Benutzung ist mindestens eines der Kontrollverfahren anzuwenden und zu dokumentieren. Im Verlauf sollte ein Röntgenbild die korrekte Lage des ZVK dokumentieren.

Literatur

[1] Aloy A. Chirurgische Intensivmedizin: Kompendium für die Praxis. Wien, New York: Springer: 2007

[2] Brodt HR. Antibiotikatherapie: Klinik und Praxis der antiinfektiösen Behandlung. 12. Aufl. Stuttgart: Schattauer Verlag; 2012

[3] Durst J. Traumatologische Praxis in einem Band. Standards in Diagnostik und Therapie für alle Fachgebiete. Stuttgart: Schattauer; 1997

[4] Fahlke J, Schmid, C, Wex C et al. Venöse Zugänge und Portsysteme. Allgemeine und Visceralchirurgie up2date 2008; 2: 21–39, DOI: 10.1055/s-2007-989344

[5] Frykholm P, Pikwer A, Hammarskjold F et al. Clinical guidelines on central venous catheterisation. Swedish Society of Anaesthesiology and Intensive Care Medicine. Acta Anaesthesiol Scand 2014; 58: 508–524

[6] Herold A, Rothe K, Woller T et al. Early and late complications after implantation of central venous catheters. Klin Padiatr 2003; 215: 24–29

[7] Hirshberg A, Mattox KI, Hrsg. Top knife – Kunst und Handwerk der Traumachirurgie. Wien: Springer; 2006

[8] Karimi-Sari H, Faraji M, Mohazzab Torabi S et al. Success rate and complications of internal jugular vein catheterization with and without ultrasonography guide. Nurs Midwifery Stud 2014; 3: e23 204

[9] Lessnau KD. Is chest radiography necessary after uncomplicated insertion of a triple-lumen catheter in the right internal jugular vein, using the anterior approach? Chest 2005; 127: 220–223

[10] Lignitz E, Madea B, Preuß-Wössner J. Komplikationen durch Unkenntnis. Rechtsmedizin 2015; 25: 185–193

[11] Lizuka T, Kusunoki T, Ono N et al. Mums virus infection wth laryngeal oedema and thoracic wall phlegmonous inflammation in an adult. BMJ Case Rep 2013; ohne Seitenzahl, DOI: 10.1136/bcr-2012-007829

[12] Molgaard O, Nielsen MS, Handberg BB et al. Routine X-ray control of upper central venous lines: is it necessary? Acta Anaesthesiol Scand 2004; 48: 685–689

[13] Pikwer A, Baath L, Perstoft I et al. Routine chest X-ray is not required after a low-risk central venous cannulation. Acta Anaesthesiol Scand 2009; 53: 1145–1152

[14] Tonna I, Conlon CP, Davies RJ. A case of empyema necessitates. EUR J Int Med 2007; 18: 441–442

[15] Vinson DR. Pneumothorax is a rare complication of thoracic central venous catheterization in community ED. Am J Emerg Med 2015; 33: 60–66

[16] Weekes AJ, Johnson DA, Keller SM et al. Central vascular catheter placement evaluation using saline flush and bedside echocardiography. Acad Emerg Med 2014; 21: 65–72

[17] Yuvaray V, Krishnan B. Anterior chest wall abscess – an unusual complication of an odontogenetic infection. Oral Maxillofac Surg 2010; 14: 239–241

Kapitel 4

Ösophagus

4

4 Ösophagus

Daniel Schubert

4

Aufgrund des anatomischen Verlaufs der Speiseröhre sind bei Eingriffen am Ösophagus fundierte Kenntnisse der Abdominal- und Thoraxchirurgie sowie der Chirurgie der Zervikalregion erforderlich. In der Regel zählen Eingriffe am zervikalen, thorakalen oder abdominalen Ösophagus zu den komplexen bzw. hoch komplexen Eingriffen der speziellen Viszeralchirurgie. Dementsprechend hoch ist das potenziell mögliche Komplikations- und Fehlerprofil. Erschwerend kommt hinzu, dass insbesondere Patienten mit Speiseröhrenkrebs ein überproportional hohes Komorbiditätsprofil aufweisen. Hieraus ergeben sich hohe Anforderungen nicht nur an das chirurgische Behandlungsteam, sondern auch an die Partnerdisziplinen der Viszeralmedizin sowie an die Infrastruktur der behandelnden Klinik in Hinblick auf die Risikoabklärung, gezielte Diagnostik, Indikationsstellung und Abwägung therapeutischer Alternativen sowie in Hinblick auf ein zeitgerechtes und effektives Komplikationsmanagement [14].

4.1 Fehler bei Eingriffen am Ösophagus

Wie bei allen anderen chirurgischen Eingriffen resultieren Behandlungsfehler und haftungsrechtliche Konsequenzen im Wesentlichen aus einer inadäquaten bzw. mangelnden Indikationsstellung und/oder Diagnostik, Versäumnissen beim Aufklärungsgespräch, aus operationstechnischen Fehlern oder aus einer fehlerhaften bzw. zu späten Behandlung von Komplikationen.

4.1.1 Zervikaler Ösophagus

Falsche bzw. mangelnde Indikationsstellung

Am zervikalen Ösophagus ist insbesondere die Indikationsstellung zur Operation bei Zenker-Divertikeln genau zu prüfen. Kleine bzw. asymptomatische Divertikel stellen in Anbetracht des Risikoprofils des Eingriffs keine Indikation dar. Auch die alleinige Divertikelgröße ist bei fehlenden Symptomen formal kein Argument für den operativen Eingriff. Typische klinische Symptome des Divertikels wie Regurgitationen, Dysphagie und Aspiration müssen vor der Indikationsstellung genau abgeklärt und dokumentiert werden. Beim zervikalen Ösophaguskarzinom sollte die Indikationsstellung zum chirurgischen Eingriff in Hinblick auf die mögliche onkologische Radikalität und auf die sinnhafte technische Machbarkeit der Passagerekonstruktion sowie unter Berücksichtigung von therapeutischen Alternativen, wie der kurativ intendierten Radiochemotherapie beim Plattenepithelkarzinom, besonders hinterfragt werden.

Mangelnde Aufklärung

Über die mögliche Verletzung von Nachbarstrukturen (Halsgefäße, Trachea, Nerven, Schilddrüse) muss in jedem Fall aufgeklärt werden. Gerade vor elektiven Eingriffen ist die Verletzung des N. laryngeus recurrens bei der Präparation der Speiseröhre detailliert zu besprechen. Bei vergrößerter Schilddrüse kann u. U. eine (Teil-)Resektion des Organs erforderlich werden, um einen adäquaten Zugang zum zervikalen Ösophagus zu erhalten. Über solche Eventualitäten muss der Patient in jedem Fall aufgeklärt sein. Bei zervikaler Anastomosierung nach Ösophagusresektion müssen die in dieser Region häufiger zu beobachtenden Anastomosenkomplikationen (Insuffizienz und Stenose) genauso wie Leckagen nach Divertikulektomie und deren Konsequenzen in Hinblick auf Therapie und Lebensqualität ausführlich besprochen werden.

Operationstechnische Fehler

Die Präparation der zervikalen Speiseröhre erfordert aufgrund der lokalen anatomischen Verhältnisse eine besonders diffizile Operationstechnik und profunde anatomische Kenntnisse. Monopolarer Strom bzw. Ultraschalldissektionsgeräte sollten aufgrund ihrer diffusen und hohen thermischen Energie nicht zur Anwendung kommen, da sonst potenzielle Schäden an Nerven, Trachea bzw. Gefäßen drohen.

Die Dokumentation der eindeutigen Darstellung und Schonung des N. recurrens sollte aus Sicht der Autoren wann immer möglich erfolgen. Ein intraoperatives Monitoring des Nervs ist aber nicht zwingend notwendig und stellt keinen Behandlungsfehler dar. Bei zervikalen Voroperationen ist dieses jedoch aus Sicht der Autoren zu empfehlen.

Ein typischer Fehler bei der Divertikulektomie mittels Klammernahtinstrument ist die inkorrekte Platzierung der Klammernahtreihe, die zur Leckage, zur Belassung eines Divertikelrests bzw. zur konsekutiven Lumeneinengung führen kann [6]. Die Klammernahtreihe muss immer tangential und parallel zur Ösophaguswand verlaufen. Eine endoluminale intraoperative Schienung des Ösophagus mittels großlumiger Sonde oder mittels Endoskop kann zur Vermeidung einer iatrogenen Stenosierung hilfreich sein. Eine Übernähung der Klammernahtreihe sollte aus den selbigen Überlegungen nicht regelhaft erfolgen.

Zusatzinfo

Die inkomplette Divertikelresektion prädestiniert genau wie die nicht durchgeführte Myotomie des M. cricopharyngeus zum Rezidiv. Die Myotomie wird über eine Länge von ca. 3–4 cm unter Schonung der ösophagealen Mukosa angelegt. Sie ist integraler Bestandteil der Operation [6]. Wird auf die Myotomie im Einzelfall verzichtet, sollte dies genau im Operationsbericht nachvollziehbar begründet sein. Auch hierbei sei in Hinblick auf primäre und sekundäre thermische Schleimhautschäden vor Elektrokoagulationsgeräten usw. gewarnt.

4.1.2 Thorakaler Ösophagus

Mangelnde Indikationsstellung

Aufgrund der Komplexität und Morbidität des Eingriffs müssen vor jeder geplanten transthorakalen Ösophagusresektion eine dezidierte Diagnostik sowie eine individuelle Risikoabklärung erfolgen. Hierzu sei auf die entsprechenden Empfehlungen der Fachliteratur verwiesen [12] [21].

Zusatzinfo

Onkologische Indikation

Bei onkologischer Indikation sind vor einer geplanten Ösophagektomie die histologische Sicherung der Tumorentität und ein umfassendes Tumorstaging zu fordern [12]. Eine Ösophagusresektion bei Tumorverdacht ohne präoperativen Malignitätsnachweis ist kaum zu rechtfertigen und wird in vielen Fällen als Behandlungsfehler gewertet. Bei lediglich dysplastischen Schleimhautveränderungen bzw. bei mukosalem Karzinom (T 1 m, T $1sm_1$, L 0, V0, G1–2, < 2 cm) ist die lokale endoskopische Therapie als onkologisch adäquat anzusehen [12]. Bei benignen symptomatischen Ösophagustumoren ist häufig ein lokal endoskopisches oder ein minimalinvasives chirurgisches Verfahren (z. B. thorakoskopische Enukleation beim Leiomyom) mit möglichst maximalem Funktionserhalt technisch möglich und deshalb auch zu favorisieren [20] [23]. Bei asymptomatischen benignen Tumoren (z. B. Leiomyom, gastrointestinaler Strumatumor [GIST]) unter 2 cm Größe ist die Indikation zur Operation/Intervention nur im Ausnahmefall begründet [20].

Mangelnde Aufklärung

Über die mögliche Verletzung von Nachbarstrukturen (thorakale Gefäße, Trachea, N. vagus, N. recurrens, Lunge, Ductus thoracicus) und resultierende Konsequenzen muss in jedem Fall aufgeklärt werden. Die gefürchteten Anastomosenkomplikationen (Insuffizienz, Stenose), die Möglichkeiten ihres Managements (konservativ, endoskopisch-interventionell, operativ etc.) sowie die drohenden Konsequenzen (Mediastinitis, Sepsis, prolongierter ITS-Aufenthalt) sollten immer sehr detailliert mit dem Patienten und wenn möglich auch mit den Angehörigen besprochen werden, um späteren Vorwürfen rechtzeitig zu begegnen.

Operationstechnische Fehler

Hier sind strategische Fehler von rein technischen Fehlern zu unterscheiden.

In die erste Gruppe fällt z. B. ein onkologisch inadäquates Resektionsausmaß beim Ösophaguskarzinom. Standardverfahren sowohl beim Plattenepithelkarzinom als auch beim Adenokarzinom (AEG Typ 1 nach Siewert) ist die transthorakale subtotale Ösophagektomie mit 2-Feld-lymphadenektomie [12]. Das rein transhiatale Resektionsverfahren ist auch bei distalem Tumorsitz (> cT 1) unter prognostischen Gesichtspunkten nach derzeitigem Kenntnisstand als onkologisch inadäquat zu bezeichnen.

Cave

Intraoperativ ist immer eine Schnellschnittuntersuchung der tumornahen Schnittränder zu fordern.

Eine R1- bzw. R2-Resektion beim Karzinom, die hinsichtlich ihres Zustandekommens nicht explizit im OP-Bericht begründet wird, und die aus einer fehlenden intraoperativen Schnellschnittdiagnostik resultiert, ist als Behandlungsfehler zu werten.

Zusatzinfo

Formal ist für die pTNM-Klassifikation des Ösophaguskarzinoms zur Beschreibung von pN0 die Entfernung und histologische Untersuchung von mindestens 7 regionären Lymphknoten erforderlich [12]. Nach aktueller Leitlinie wird im Sinne der Expertenempfehlung die Entfernung von mindestens 20 regionären thorakalen und abdominalen Lymphknoten empfohlen [12].

Technische Fehler bei der thorakalen Präparation betreffen in erster Linie die Verletzung von Nachbarstrukturen. Hier muss als Erstes die Pars membranacae des Tracheobronchialsystems genannt werden.

4

Zusatzinfo

Empfohlene Maßnahmen bei thorakaler Präparation

Nach neoadjuvanter Radiochemotherapie bzw. bei lokal fortgeschrittenen Tumoren (T 3/T 4) oder bei tumorbefallenen Lymphknoten suprabifurkal ist die Präparation der Speiseröhre zur Trachea (bzw. zum linken Hauptbronchus) technisch anspruchsvoll. In dieser Region sollten gerade zur Prävention von thermischen Schäden der Trachealhinterwand möglichst keine thermischen Dissektionsgeräte (monopolarer Strom, Ultraschall etc.) benutzt werden. Fällt intraoperativ eine Infiltration der Pars membranacae auf, sollte u. U. eine R2-Resektion in Kauf genommen werden, um eine größere und nicht sicher zu versorgende Läsion des Trachiobronchialsystems zu vermeiden.

Zur Prävention von Blutungskomplikationen müssen größere Gefäße (z. B. V. azygos) mit Durchstichligaturen versorgt werden. Bei kleineren Gefäßen, insbesondere bei den von der Aorta zur thorakalen Ösophaguswand ziehenden Vasa vasorum, empfiehlt es sich, diese ebenfalls mittels Ligatur bzw. Clip zu sichern, um unangenehme postoperative Blutungen zu vermeiden.

Ein spezielles Augenmerk gilt in dieser Region auch dem N. vagus sowie dem Ductus thoracicus. Der Ductus thoracicus liegt bei der transthorakalen Ösophagektomie im Operationsfeld zwischen Aorta, Wirbelsäule und Ösophagus und sollte möglichst immer dargestellt und mittels Durchstichligatur umstochen werden. Wird der Ductus thoracicus belassen, hat eine übersehende intraoperative Läsion einen postoperativen Chylothorax zu Folge, der seine eigene Morbidität hat und häufig einen Revisionseingriff nach sich zieht [22].

Wird der Hiatus oesophageus zur Präparation der Speiseröhre im unteren Mediastinum weit eröffnet, sollte dieser zur Prävention einer Hernierung von Abdominalorganen in die zumeist linke Thoraxhöhle rekonstruiert werden. Die Weite des Neohiatus muss dabei dem jeweiligen Interponat entweder von abdominal oder von thorakal her angepasst werden [22].

Einer sorgfältigen Präparation des Interponats sowie einer technisch korrekten Anastomosierung kommt im Rahmen der Rekonstruktionsphase besondere Bedeutung zu.

Zusatzinfo

Empfohlene Maßnahmen in der Rekonstruktionsphase

Bei der Präparation des Mageninterponats müssen die A. und V. gastroepiploica dextra großkurvaturseitig so hoch wie möglich erhalten bleiben. Wird das linke Hemikolon als Ösophagusersatz vorbereitet, muss die Riolan'sche Anastomose perfundiert sein und im Rahmen der weiteren Präparation erhalten bleiben. Unter Umständen empfiehlt sich präoperativ die Angiografie zur Abklärung der Gefäßsituation. Intraoperativ ist die probatorische Abklemmung der A. und V. colica sinistra durchzuführen, um die Perfusion des Koloninterponats (linkes Hemikolon) via A. colica media und Riolan'scher Anastomose zu prüfen.

Es ist darauf zu achten, dass keine primären oder sekundären thermischen Schäden an der Wand des Interponats bzw. an den Gefäßwänden durch unachtsame Anwendung von mono-, bipolarem Strom bzw. Ultraschalldissektion entstehen. Dieser Umstand gilt insbesondere für die Bildung des Schlauchmagens in laparoskopischer Technik. Zur spannungsfreien Anastomosierung eines Mageninterponats ist nach Auffassung der Autoren immer die großzügige Mobilisierung des Duodenums (in jedem Falle aber bei zervikaler Anastomosierung) durchzuführen. Beim Hochzug des jeweiligen Interponats (Magen, Kolon) in die Thoraxhöhle muss penibel eine Verdrehung bzw. Affektion des Gefäßstiels vermieden werden.

Die Anastomosierung zwischen Ösophagus und jeweiligem Interponat kann mittels Handnaht oder Klammernaht erfolgen. Beide Techniken sind in geübter Hand als gleichwertig anzusehen [8]. Bei Anwendung von Zirkulärstaplersystemen ist auf eine entsprechende Größe des Staplerkopfs zu achten. Dieser sollte mindestens 25 mm betragen, da bei kleinerem Kopf vermehrt Anastomosenstenosen postoperativ beobachtet werden. Die technischen Details orientieren sich an den allgemeinen herstellerspezifischen Empfehlungen zur Anwendung von Zirkulärstaplern und sollen an dieser Stelle nicht weiter besprochen werden.

4.1.3 Abdominaler Ösophagus und ösophagogastraler Übergang

Mangelnde Indikationsstellung

Gerade bei benignen funktionellen Erkrankungen mit relativer OP-Indikation in dieser Region, wie der Achalasie, epiphrenischen Divertikeln bzw. der Refluxkrankheit; ist eine genaue Anamnese und präoperative Diagnostik zur Indikationsstellung wichtig.

Zusatzinfo

Empfehlungen zur Indikationsstellung

Es müssen vor einer geplanten Kardiomyotomie bei Achalasie anderweitige Motilitätsstörungen (wie z. B. der diffuse Ösophagusspasmus, Jackhammer-Ösophagus, Nussknacker-Ösophagus), die nicht von einer Kardiomyotomie profitieren, sicher ausgeschlossen werden [17]. Zur Diagnose sind hierzu zumindest die Endoskopie, ein Röntgenkontrastschluck und die Ösophagusmanometrie (High-Resolution-Manometrie) mit klassischem Befundprofil zu fordern [16]. Die Manometrie sollte in einem entsprechend erfahrenen gastrointestinalen Funktionslabor erfolgen. Bei diagnostischen Unsicherheiten sollte eine Ausweitung bzw. Wiederholung der Diagnostik, ggf. die Vorstellung in einem spezialisierten Zentrum erfolgen. Auch bei der gastroösophagealen Refluxerkrankung sind vor einer geplanten operativen Therapie eine genaue Anamneseerhebung sowie eine komplette Diagnostik notwendig. Die Indikation zur OP sollte in Anlehnung an die aktuellen Leitlinien bzw. Empfehlungen der Fachgesellschaften erfolgen [5].

Mangelnde Aufklärung

Der Patient muss genau über die Erfolgsaussichten des geplanten Eingriffs aufgeklärt werden. Gerade bei der Achalasie und der Refluxerkrankung empfiehlt es sich, dezidiert konservative bzw. interventionelle Therapiealternativen mit dem Patienten zu besprechen. Bei der Achalasie ist die endoskopische Ballondilatation als sinnvolles alternatives Therapiekonzept insbesondere beim älteren Patienten bzw. bei Komorbiditäten zu prüfen [17]. Dagegen scheint der junge Patient eher von der primären bzw. frühzeitigen operativen Therapie zu profitieren [16] [17].

Cave

In diesem Zusammenhang sollte auch immer erwähnt werden, dass nach endoskopischer Ballondilatation(en) das Risiko für die Kardiomyotomie in Hinblick auf eine intraoperative Verletzung der Speiseröhre ansteigt [1].

Bei Eingriffen am abdominalen Ösophagus bzw. ösophagogastralen Übergang muss insbesondere über die Verletzungen von Nachbarstrukturen, wie Milz, Magen, Pankreas, der Pleura parietales, der Nn. vagi und der Speiseröhre an sich aufgeklärt werden. Gerade die primäre oder sekundäre Leckage des distalen Ösophagus nach Kardiomyotomie sollte detailliert, aufgrund der teils dramatischen Konsequenzen, mit dem Patienten besprochen werden. Auch persistierende bzw. rezidivierende Symptome oder eine andere (neue) Qualität funktioneller Störungen im Rahmen der ösophagogastralen Passage, wie z. B. Dysphagie, Odynophagie, (Rezidiv-)Reflux, sollte immer Erwähnung finden, um späteren Beschwerden vorzubeugen.

Operationstechnische Fehler

Die minimalinvasive (laparoskopische) Operationstechnik hat sich aufgrund vieler Vorteile bei benignen Erkrankungen (Achalasie, Refluxkrankheit, epiphrenische Divertikel) und – sofern keine Kontraindikationen bestehen – als Standard bei Eingriffen am ösophagogastralen Übergang bzw. am distalen (abdominalen) Ösophagus etabliert.

Generell sind bei der Präparation am ösophagogastralen Übergang bzw. an der distalen Speiseröhre umgebende Organe wie die Milz, Pankreaskorpus bzw. -schwanz, der Magenfundus zu schonen. Eine akzidentelle Eröffnung der Pleurahöhle nach rechts oder links ist bei ausgeprägten Verklebungen im unteren Mediastinum manchmal nicht vermeidbar und sollte nicht als Behandlungsfehler angesprochen werden.

Bei laparoskopischer OP-Technik kann das in die Thoraxhöhle entweichende CO_2 zur relevanten Hyperkapnie mit entsprechenden anästhesiologischen Problemen führen. In dieser Situation empfiehlt sich die Einlage einer dünnen Thoraxdrainage. Postoperativ kann diese nach problemloser Extubation in der Regel entfernt werden.

Zusatzinfo

Ein konventionelles Röntgenbild vom Thorax muss sich nach Pleuraeröffnung bzw. auch bei unklaren pulmonalen Symptomen postoperativ anschließen.

Anteriorer und posteriorer Vagusstamm liegen bei der Mobilisation der unteren Speiseröhre bzw. des ösophagogastralen Übergangs direkt im OP-Feld und sind entsprechend darzustellen und zu schonen. Dieser Aspekt sollte aus haftungsrechtlichen Gründen auch immer im OP-Bericht Erwähnung finden.

Ein häufiger technischer Fehler bei der Kardiomyotomie ist die inkonsequente bzw. in ihrer Ausdehnung nicht komplett durchgeführte Spaltung der hypertrophen Muskellage.

Zusatzinfo

Empfehlungen zur Durchführung der Myotomie

Die Myotomie erfolgt mindestens um 4–6 cm auf dem distalen Ösophagus und um 2 cm auf der proximalen Magenwand. Hierzu muss der distale Ösophagus auch über ausreichende Länge im hinteren unteren Mediastinum mobilisiert werden. Wichtig ist hierbei, dass die ösophageale Längs- sowie Ringmuskellage komplett durchtrennt wird. Dissektionsgeräte mit entsprechender Wärmeentwicklung, wie z. B. monopolarer Strom, Ultraschall, sollten auch bei diesem Präparationsschritt nicht zur Anwendung kommen. Das Risiko für eine sekundäre Leckage durch thermische Schäden an der ösophagealen Mukosa ist hierbei entsprechend hoch. Die intraoperative Dichtigkeitsprüfung der freiliegenden Mukosa durch z. B. Farbstofflösung oder intraoperative Endoskopie ist zu empfehlen. Kleine intraoperativ erkannte Mukosaläsionen können mit feinem resorbierbaren Nahtmaterial mukosal übernäht werden. Eine anteriore 180°-Hemifundoplicatio in der Technik nach Dor wird nach Myotomie von vielen Autoren als Antirefluxbarriere und als Deckung der Myotomieregion propagiert [19]. Eine 360°-Fundoplikatio nach Nissen scheint nach korrekter Kardiomyotomie vermehrt mit postoperativen dysphagischen Beschwerden assoziiert zu seien [19]. Die Datenlage zur Notwendigkeit einer Fundoplikatio nach Myotomie sowie zur Frage nach der richtigen Manschettenart ist bislang aber nicht einheitlich zu bewerten [18] [27]. Der korrekten Durchführung der Kardiomyotomie kommt in diesem Zusammenhang wohl die entscheidende Bedeutung zu [18].

Bei der transhiatalen laparoskopischen Resektion von epiphrenischen Divertikeln muss in der Regel eine Myotomie bis zur Abtragungsstelle des Divertikels erfolgen, da aus rein funktionellen Überlegungen das Divertikel seine Ursache in einer anatomisch bzw. funktionell distal hiervon gelegenen Enge hat [7].

Wichtige Pfeiler der Refluxchirurgie sind die Hiatoplastik in Kombination mit einer Fundoplikatio. Die Rekonstruktion eines erweiterten Hiatus oesophageus i. S. der Hiatoplastik muss immer integraler Bestandteil der operativen Taktik sein, da der Verzicht auf diese Maßnahme mit vermehrten Reflux-, bzw. Zwerchfellhernienrezidiven einhergeht [10], d. h. der unbegründete Verzicht auf die Hiatoplastik kann als Behandlungsfehler gewertet werden. Dabei ist es allerdings von untergeordneter Relevanz, ob die Hiatoplastik anterior vor der Speiseröhre oder posterior durchgeführt wird [3].

Cave

Wichtig ist in diesem Kontext die Verwendung von nicht resorbierbarem Nahtmaterial [3] [10].

Zusatzinfo

Die Datenlage bezüglich der Netzaugmentation bei größeren Hiatushernien ist derzeit kontrovers, sodass der Einsatz eines Netzes zur Verstärkung des Bruchpfortenverschlusses der individuellen Entscheidung des Operateurs unterliegt [25]. Der Patient muss allerdings umfassend über die zwar seltenen, aber zum Teil dramatischen Komplikationen, die eine Netzaugmentation in dieser Region mit sich bringen kann, aufgeklärt werden.

In Hinblick auf die Technik der Fundoplikatio haben sich vor allem die posteriore Teilmanschette nach Toupet bzw. die 360°-Fundoplikatio nach Nissen/Rossetti etabliert. Wobei auch hier der individuellen Entscheidung des Operateurs unter Berücksichtigung funktioneller Aspekte Rechnung zu tragen ist [9]. Aus operativer Sicht wichtig ist, dass die Manschette nach kompletter Mobilisierung des Fundus locker unter Deckung des gastroösophagealen Übergangs mit nicht resorbierbarem Nahtmaterial angelegt wird. In diesem Kontext sei auf die einschlägige Fachliteratur verwiesen. Empfehlenswert ist, sofern möglich, die intraoperative Foto- bzw. Videodokumentation der angelegten Rekonstruktion.

4.1.4 Ösophagusperforation und Anastomoseninsuffizienz

Instrumentelle Perforationen des Ösophagus werden bei Ösophagussondierungen aller Art beschrieben, unter anderem bei Ösophagogastroskopien, Platzierung von Magensonden (insbesondere mit Führungsdraht/-stab), trachealen Fehlintubationen und transösophagealen Echokardiografien (TEE).

Zusatzinfo

Eine durch fehlerhaftes Vorgehen verursachte Ösophagusperforation ist nur selten direkt beweisbar. In der Regel wird deshalb diese Komplikation aus haftungsrechtlicher Sicht als unverschuldet beurteilt werden, wenn die Indikation gegeben war und nicht nachweislich technisch fehlerhaft bzw. mit grober Gewalt vorgegangen wurde. Bei Beurteilung in einem Haftungsverfahren steht daher die Prüfung des ärztlichen Handelns bezüglich der Indikationsstellung zur instrumentellen Untersuchung bzw. Intervention sowie die rechtzeitige Diagnostik und Therapie der Perforation im Vordergrund.

Instrumentelle Ösophagusperforationen lassen sich häufig durch die zum Untersuchungszeitpunkt vorliegende Nüchternheit konservativ (Nahrungskarenz, Antibiose, nasogastrale Dekompression) bzw. endoskopisch (z. B. Stentimplantation) beherrschen [15]. Voraussetzung hierfür ist immer die frühzeitige Diagnosestellung, d. h. das Mediastinum bzw. der Pleuraspalt sind noch nicht mit aggressiven intestinalen Sekreten kontaminiert. Spontane oder traumatische Ösophagusperforationen (z. B. das Boerhaave-Syndrom), Leckagen und Anastomoseninsuffizienzen nach ösophagealen Eingriffen erfordern ebenso eine stringente, zeitnahe und zielgerichtete Diagnostik und befundorientierte Therapie.

Unter haftungsrechtlichen Aspekten spielt vor allem die nicht bzw. die zu spät erkannte Anastomoseninsuffizienz bzw. Perforation der Speiseröhre eine wesentliche Rolle, da sie häufiger Grund für spätere Vorwürfe ist. Klassischen klinischen Symptomen wie thorakalen Schmerzen, Dyspnoe, typischen (septischen) Laborkonstellationen, Fieber, auffälligen pleuralen Drainagesekreten ist immer unverzüglich und mit aller Konsequenz nachzugehen. Aber auch allgemeine und weniger charakteristische Symptome wie delirante Zustände und (tachykarde) Herzrhythmusstörungen sind nicht selten frühzeitig im Rahmen einer sich entwickelnden Sepsis (Mediastinitis) mit einer Leckage der Speiseröhre assoziiert. Insbesondere nach Eingriffen am Ösophagus muss bei jeglicher Abweichung vom erwarteten (normalen) postoperativen Verlauf an eine Leckage (Anastomoseninsuffizienz) gedacht und diese ausgeschlossen werden.

Zusatzinfo

Empfehlungen zur Diagnostik

Zur Diagnostik einer Perforation oder Leckage (Insuffizienz) sind die thorakoabdominale Computertomografie mit oral appliziertem (wasserlöslichem) Kontrastmittel und die Endoskopie zu fordern. Hiermit lassen sich die für das gezielte Management der Leckage wichtigen Fragen schnell und präzise beantworten [22], wie

- Größe und Ausdehnung der Leckage und der mediastinalen/pleuralen Insuffizienzhöhle,
- Vitalität der Anastomosenregion (bzw. des Interponats),
- Alter der Leckage,
- pleurale Flüssigkeitsansammlungen bzw. Pleuraempyem,
- mediastinale oder peritoneale Flüssigkeitsverhalte bzw. Abszesse.

Therapie

Das therapeutische Konzept orientiert sich dann an der radiologischen und endoskopischen Befundlage sowie an der klinischen Situation des Patienten [22]. Hierbei haben in den letzten Jahren interventionell-endoskopische Techniken, wie die Stentimplantation [4] bzw. die Endo-Vac-Therapie [2] bei thorakaler Insuffizienz, das Management verbessert. Aufwendige operative Revisionen kommen heutzutage seltener, in der Regel bei Nekrosen des Interponats bzw. bei in die Pleura- oder Peritonealhöhle frei perforierten, klinisch fulminanten Insuffizienzen (Perforationen) infrage [22] [26]. Zum befundorientierten bzw. variablen operativen Management sei auf die entsprechende Fachliteratur verwiesen.

Gutachterliche Sicht

Aus gutachterlicher Sicht entscheidend sind die schnelle Diagnostik und eine interdisziplinär abgestimmte, gezielte, der jeweiligen Situation angepasste Therapie unter flankierenden bzw. adjunktiven Maßnahmen (maximale Intensivtherapie, Antibiose etc.). Genauso wichtig ist die kontinuierliche Objektivierung des Behandlungserfolgs der jeweiligen Therapiemaßnahme, gerade bei konservativen bzw. interventionell endoskopischen Konzepten. Stellt sich hierbei nicht der gewünschte Effekt ein, muss frühzeitig an eine operative Sanierung gedacht werden [24].

Gutachtenfall

Ösophagusperforation bei einer Ösophagogastroskopie – unterlassene zielgerichtete Diagnostik [13]

Sachverhalt

Bei einem 69 Jahre alten Mann wurde nach vorangegangenem Herzinfarkt in einer Klinik für Herz-Thorax-Chirurgie eine koronare Bypassoperation durchgeführt. Am Tage nach der Operation trat Erbrechen von hämatinhaltigem Mageninhalt auf, deshalb wurde noch am gleichen Tage eine Ösophagogastroskopie vorgenommen. Ein pathologischer Befund ließ sich nicht feststellen.

Nach der Gastroskopie entwickelte sich ein ausgedehntes Hautemphysem im Bereich von Thorax, Hals und Gesicht. Aufgrund dieses Befunds wurde klinisch eine bei der Gastroskopie aufgetretene Ösophagusperforation vermutet, diese Vermutung wurde dokumentiert. Eine sofortige gezielte Klärung dieser Verdachtsdiagnose erfolgte nicht.

Einen Tag später wurde durch konventionelle Röntgenaufnahmen ein Pneumothorax rechts festgestellt. Bei Anlage der Pleuradrainage entleerte sich eine größere Menge hämorrhagischen Exsudats. Noch am gleichen Tage entwickelte sich eine Ateminsuffizienz, die Intubation und Beatmung erforderlich machte. Ein an diesem Tage angefertigtes Thorax-CT ohne Kontrastmittel (!) ergab ein ausgedehntes Mediastinal- und Hautemphysem, möglicherweise eine Verbindung zwischen Trachea und Mediastinum. Im weiteren Verlauf entwickelten sich beidseitig Pneumonien und Pleuraempyeme, die zunächst konservativ behandelt wurden. Mehrfach wiederholte Computertomografien ergaben jeweils keinen Nachweis einer Ösophagusperforation.

14 Tage nach der Gastroskopie wurde das linksseitige Pleuraempyem operativ ausgeräumt, mit Revisionsthorakotomie am folgenden Tag, ohne dass bei diesen Eingriffen die Ursache des Empyems geklärt wurde. Bei fortlaufender Verschlechterung des septischen Zustandsbilds wurde 20 Tage nach der Gastroskopie durch Kontrast-CT eine Leckage im unteren Ösophagusdrittel mit Kontrastmittelübertritt in die linke Pleurahöhle verifiziert. Eine 3 Tage später erneut durchgeführte Rethorakotomie konnte die fortschreitende Sepsis nicht verhindern. Trotz maximalen intensivmedizinischen Aufwands verstarb der Patient infolge weiterer septischer Komplikationen am Organversagen. Die Angehörigen des Verstorbenen warfen der in Anspruch genommenen Klinik Versäumnisse im Zusammenhang mit der Behandlung der Ösophagusperforation vor, die ursächlich für den tödlichen Ausgang gewesen sei.

Stellungnahme der Beklagten

Zum Behandlungsverlauf nahmen die beteiligten Fachgebiete Thoraxchirurgie und Anästhesiologie/Intensivmedizin Stellung: Die notwendigen diagnostischen Maßnahmen seien unverzüglich eingeleitet und konsequent weitergeführt worden. Die anfangs vermutete Ösophagusperforation sei zunächst nicht zu bestätigen gewesen. Die Therapiemaßnahmen hätten den jeweiligen Erfordernissen entsprochen.

Gutachterliche Wertung

Die Gastroskopie sei wegen des Hämatinerbrechens indiziert gewesen. Die Ösophagusperforation wäre im Zusammenhang mit der Ösophagogastroskopie aufgetreten. Hinweise auf fehlerhaftes Vorgehen bei der unter technisch erschwerten Bedingungen durchgeführten Gastroskopie ließen sich nicht erkennen, sodass die Ösophagusperforation als unverschuldete Komplikation zu beurteilen sei.

Das unmittelbar nach der Gastroskopie aufgetretene Hautemphysem wäre ein zwingender Hinweis auf eine im Zusammenhang mit der Gastroskopie eingetretenen Eröffnung des Mediastinum gewesen. Die Verdachtsdiagnose einer Ösophagusperforation sei geäußert und dokumentiert worden. Die notwendige diagnostische Abklärung wäre jedoch als ebenso ungenügend anzusehen wie auch die auf die Behandlung des Pleuraempyems abzielenden Maßnahmen. Als erster diagnostischer Schritt hätte entweder eine sofortige Ösophagogastroskopie oder eine Kontrastdarstellung des Ösophagus erfolgen müssen. Beide seien fehlerhaft unterblieben. Auch der folgenden, im Wesentlichen bildgebenden Diagnostik fehlte im Hinblick auf den hochgradigen Verdacht der Ösophagusperforation die nötige Konsequenz. Die Unterlassung der zielführenden diagnostischen Maßnahmen sei als fehlerhaft anzusehen. Der tödliche Ausgang läge in der iatrogenen Ösophagusperforation begründet.

Wertung einer Schlichtungsstelle

Die Schlichtungsstelle folgte in der Beurteilung der Behandlungsfehler dem Gutachten.

Im hier zu beurteilenden Fall konnte nicht nachgewiesen werden, dass der Perforation ein fehlerhaftes technisches Vorgehen zugrunde lag. Das im unmittelbaren zeitlichen Zusammenhang mit der Gastroskopie aufgetretene Mediastinal- und Hautemphysem musste in erster Linie an eine Ösophagusperforation denken lassen. Dieser Verdacht wurde auch geäußert. Von dieser Diagnose war bis zum Beweis des Gegenteils auszugehen. Die unverzügliche Klärung des dringenden Verdachts durch Ösophagoskopie oder Kontrastmitteldarstellung wurde fehlerhaft unterlassen, wodurch sich Diagnose und gezielte Therapie letztlich um 3 Wochen verzögerten.

Die Unterlassung einer unverzüglichen Ursachenermittlung für das Mediastinal- und Hautemphysem war der primäre und entscheidende Fehler, der die weiteren – ineffektiven – diagnostischen und therapeutischen Maßnahmen beeinflusste, letztlich die um 23 Tage verzögerte gezielte Therapie der Ösophagusperforation bestimmte.

Dass die übersehene, nicht gezielt behandelte Ösophagusperforation im hier zu beurteilenden Fall todesursächlich war, ließ sich medizinisch-wissenschaftlich nicht mit ausreichender Sicherheit beweisen. Die Schlichtungsstelle erkannte in der Unterlassung der unverzüglich gebotenen diagnostischen Abklärung des Hautemphysems bei klinisch hochgradigem Verdacht auf eine iatrogene Ösophagusperforation einen schweren Behandlungsfehler.

Aus dem schweren Behandlungsfehler ergibt sich eine Beweislasterleichterung für die Patientenseite. Bei rechtzeitiger Diagnose der Ösophagusperforation wäre die Überlebenschance erheblich größer gewesen. Die schlechteren Überlebenschancen bei verzögerter Diagnostik und Therapie einer Ösophagusperforation sind bekannt. Die hier über einen Zeitraum von 3 Wochen unterlassene gezielte Behandlung der Ösophagusperforation war geeignet, ihren tödlichen Ausgang herbeizuführen. Dies reichte aus, den Tod des Patienten auf dem Weg der Beweislastumkehr als Folge des Behandlungsfehlers anzusehen.

Die Schlichtungsstelle hielt Schadenersatzansprüche für begründet und empfahl eine außergerichtliche Regulierung.

B

Gutachtenfall

Anastomoseninsuffizienz nach Ösophagusresektion [11]

Sachverhalt

Beim Ehemann der Klägerin erfolgte die transthorakale Ösophagusresektion bei Adenokarzinom (Barrett-Karzinom). Am 3. postoperativen Tag erfolgte die Rethorakotomie zur Versorgung einer postoperativen Chylusfistel. Hier wurde die Anastomose inspiziert, diese war zu diesem Zeitpunkt intakt. 12 Tage nach der Primäroperation zeigte sich eine Anastomoseninsuffizienz in der radiologischen Routinekontrolle (Kontrastmittel-Darstellung). Daraufhin wurde eine Endoskopie durchgeführt und nach Befundverifizierung ein Ösophagusstent implantiert. Nach zunächst zufriedenstellendem Verlauf erfolgte 10 Tage später die Rückverlegung auf die Intensivstation bei septischer Konstellation. Eine Kontrastmittel-CT vom Thorax zeigte eine Mediastinitis/einPleuraempyem. Es erfolgte noch am gleichen Tage die operative Revision von Pleurahöhle und Mediastinum als thorakoskopische Spülung und Drainage. Im weiteren Verlauf kam es zu einer zunehmenden Verschlechterung trotz maximaler Intensivtherapie. Der Patient verstarb an den Folgen des septischen Multiorganversagens 14 Tage nach der letzten Revisionsoperation.

Vorwürfe der Klägerin

- fehlerhafte Durchführung der Primäroperation und hierdurch bedingte Entstehung der Insuffizienzen
- fehlerhaftes (zeitlich zu spätes) Komplikationsmanagement
- Folgeoperation infolge der Behandlungsfehler
- unzureichende, fehlende Kommunikation und Aufklärung des Patienten und der Angehörigen im postoperativen Verlauf

Stellungnahme der Beklagten

Die Behandlung des Patienten erfolgte lege artis, sorgfältig und fehlerfrei. Sämtliche Komplikationen seien zeitgerecht und adäquat therapiert wurden.

Gutachterliche Wertung bzw. Wertung des Gerichts (Tenor)

- Die Behandlung des Patienten erfolgte im Krankenhaus der Beklagten lege artis.
- Sämtliche operativen Eingriffe sind fachgerecht durchgeführt wurden.
- Die Behandler haben auf alle aufgetretenen Komplikationen zeitgerecht und mit den richtigen Maßnahmen reagiert.
- Insbesondere auf die aufgetretene Sepsis wurde zeitgerecht und richtig reagiert.
- Der Verlauf wurde als besonders tragisch und schicksalshaft gewertet und sämtliche Klagepunkte abgewiesen.

Literatur

[1] Allaix ME, Patti MG. Endoscopic dilatation, Heller myotomy, and peroral endoscopic myotomy: treatment modalities for achalasia. Surg Clin North Am 2015; 95: 567–578

[2] Bludau M, Hölscher AH, Herbold T et al. Management of upper intestinal leaks using an endoscopic vacuum-assisted closure system (E-VAC). Surg Endosc 2014; 28: 896–901

[3] Chew CR, Jamieson GG, Devitt PG et al. Prospective randomized trial of laparoscopic Nissen fundoplication with anterior versus posterior hiatal repair: late outcomes. World J Surg 2011; 35: 2038–2044

[4] Dasari BV, Neely D, Kennedy A. The role of esophageal stents in the management of esophageal anastomotic leaks and benign esophageal perforations. Ann Surg 2014; 259: 852–860

[5] Deutsche Gesellschaft für Gastroenterologie, Verdauungs- und Stoffwechselkrankheiten (DGVS). S2k-Leitlinie Gastroösophageale Refluxkrankheit (14. Juni 2014). AWMF Register Nr. 021/013. Im Internet: http://www.awmf.org/uploads/tx_szleitlinien/021-013l_S2k_Refluxkrankheit_2014-05.pdf; Stand: 21.10.2016

[6] Herbella FA, Patti MG. Modern pathophysiology and treatment of esophageal diverticula. Langenbecks Arch Surg 2012; 397: 29–35

[7] Hirano Y, Takeuchi H, Oyama T et al. Minimally invasive surgery for esophageal epiphrenic diverticulum: the results of 133 patients in 25 published series and our experience. Surg Today 2013; 43: 1–7

[8] Honda M, Kuriyama A, Noma H et al. Hand-sewn versus mechanical esophagogastric anastomosis after esophagectomy: a systematic review and meta-analysis. Ann Surg 2013; 257: 238–248

[9] Koch OO, Kaindlstorfer A, Antoniou SA et al. Laparoscopic Nissen versus Toupet fundoplication: objective and subjective results of a prospective randomized trial. Surg Endosc 2012; 26: 413–422

[10] Koch OO, Köhler G, Antoniou SA et al. Diagnosis and surgical therapy of hiatal hernia. Zentralbl Chir 2014; 139: 393–398

[11] Landgericht Dortmund, Nordrhein-Westfalen. Urteil Az. 4 O 40/06 des Landgerichts Dortmund vom 29.04.2009. Im Internet: https://openjur.de/u/680267.html; Stand: 21.20.2016

[12] Leitlinienprogramm Onkologie der Arbeitsgemeinschaft der Wissenschaftlichen Medizinischen Fachgesellschaften (AWMF), Deutschen Krebsgesellschaft (DKG) und Deutschen Krebshilfe (DKH), Hrsg. S3-Leitlinie Diagnostik und Therapie der Plattenepithelkarzinome und Adenokarzinome des Ösophagus, Langversion 1.0, September 2015, AWMF Register Nr. 021/023OL. Im Internet: http://leitlinienprogramm-onkologie.de/Leitlinien.7.0.html; Stand: 21.10.2016

[13] Lucke C, Vinz H. Iatrogene Ösophagusperforation. Aus der Praxis der Norddeutschen Schlichtungstelle. Niedersächsisches Ärzteblatt 10/2008. Im Internet: http://www.norddeutsche-schlichtungsstelle.de/iatrogene-oesophagusperforationen/; Stand: 21.10.2016

[14] Markar S, Gronnier C, Duhamel A et al. Pattern of postoperative mortality after esophageal cancer resection according to center volume: results from a large European multicenter study. Ann Surg Oncol 2015; 22: 2615–2623

[15] Markar SR, Mackenzie H, Wiggins T. Management and outcomes of esophageal perforation: a national study of 2,564 patients in England. Am J Gastroenterol 2015; 110: 1559–1566, DOI: 10.1038/ajg.2015304

[16] Moonen A, Boeckxstaens G. Current diagnosis and management of achalasia. J Clin Gastroenterol 2014; 48: 484–490

[17] Pandolfino JE, Gawron AJ. Achalasia: a systematic review. JAMA 2015; 313: 1841–1852

[18] Rawlings A, Soper NJ, Oelschlager B et al. Laparoscopic Dor versus Toupet fundoplication following Heller myotomy for achalasia: results of a multicenter, prospective, randomized-controlled trial. Surg Endosc 2012; 26: 18–26

[19] Rebecchi F, Giaccone C, Farinella E et al. Randomized controlled trial of laparoscopic Heller myotomy plus Dor fundoplication versus Nissen fundoplication for achalasia: long-term results. Ann Surg 2008; 248: 1023–1030

[20] Robb WB, Bruyere E, Amielh D et al. Esophageal gastrointestinal stromal tumor: is tumoral enucleation a viable therapeutic option? Ann Surg 2015; 261: 117–124

[21] Schröder W, Bollschweiler E, Kossow C et al. Preoperative risk analysis – a reliable predictor of postoperative outcome after transthoracic esophagectomy? Langenbecks Arch Surg 2006; 391: 455–460
[22] Schubert D, Dalicho S, Flohr L et al. Management of postoperative complications following esophagectomy. Chirurg 2012; 83: 712–718
[23] Shin S, Choi YS, Shim YM et al. Enucleation of esophageal submucosal tumors: a single institution's experience. Ann Thorac Surg 2014; 97: 454–459
[24] Stavropoulos SN, Modayil R, Friedel D et al. Closing perforations and postperforation management in endoscopy: esophagus and stomach. Gastrointest Endosc Clin N Am 2015; 25: 29–45
[25] Tam V, Winger DG, Nason KS et al. A systematic review and meta-analysis of mesh vs suture cruroplasty in laparoscopic large hiatal hernia repair. Am J Surg 2016; 211: 226–238, DOI: 10.1016/j.amjsurg.2015.07.007
[26] Vallböhmer D, Hölscher AH, Hölscher M et al. Options in the management of esophageal perforation: analysis over a 12-year period. Dis Esophagus 2010; 23: 185–190
[27] Wei MT, He YZ, Deng XB et al. Is Dor fundoplication optimum after laparoscopic Heller myotomy for achalasia? A meta-analysis. World J Gastroenterol 2013; 19: 7 804–7 812

Kapitel 5
Abdomen

5

5 Abdomen

5.1 Milz

5.1.1 Übersehene Milzverletzung

Thomas Manger

5

Zusatzinfo

Milzverletzungen können sich bei stumpfen als auch penetrierenden Traumata, bei Verkehrsunfällen und Stürzen aus großer Höhe oder beim Sport ereignen. Etwa 20–30 % der polytraumatisierten Patienten haben therapierelevante intraabdominale Verletzungen. Die Milz ist mit einem Anteil von 32 % am zweithäufigsten nach den Leberverletzungen betroffen. In weniger als der Hälfte dieser Fälle ist eine operative Therapie erforderlich.

Auch Infektionen, Tumorerkrankungen, Entzündungen und Bauchoperationen lösen mitunter Milzrupturen aus, die unter dem Bild eines akuten Abdomens symptomatisch werden. Aktuelle Daten zeigen eine zunehmende Anzahl konservativ behandelter Patienten [31].

Milzruptur als Notfall

Eine absolute Operationsindikation mit sofort durchzuführender Laparotomie ergibt sich bei der Befundkonstellation schwerer Schock, Peritonismus und freie Flüssigkeit im Abdomen. Im Notfall hat die Kreislaufstabilisierung, Diagnostik und OP-Vorbereitung parallel und ohne Verzögerung zu erfolgen. Jede Behandlungsverzögerung bei hämodynamischer Instabilität ist ein eindeutiger Behandlungsfehler und kann einen Haftpflichtschaden nach sich ziehen. In den häufigen Notfallsituationen ist beim bewusstlosen oder sedierten Patienten regelmäßig von einer Zulässigkeit der Behandlung auszugehen.

Milzruptur nach stumpfem Trauma: häufig übersehen

Nach einem Sturz zu Hause, wenn Rippen gebrochen oder die Bauchwand geprellt wurde, kann eine Milzruptur vorliegen. Bauchschmerzen, hämodynamische Instabilität mit Pulsanstieg und Abfall des Blutdrucks sind wichtige Hinweise. Milzrupturen können auch zweizeitig (< 1 % der Fälle) und längere Zeit larviert verlaufen. Deshalb ist eine konsequente und risikoadaptierte Diagnostik und Therapie erforderlich.

Steckbrief

Vorwürfe des Patienten/der Angehörigen

Keine Berücksichtigung der Verletzungsschwere eines Kindes. Keine dokumentierte Aufklärung über mögliche Folgen eines stumpfen Bauchtraumas. Unzureichende Verlaufskontrolle.

Aktenlage

Oberflächliche Anamnese ohne Erfassung des genauen Unfallhergangs. Widersprüchliche Dokumentation des Unfallhergangs:

a) als „Sturz mit dem Fahrrad und dabei den Lenker in den Bauch gestoßen“ und
b) als „über den Radlenker gestürzt“.

Die Vorstellung in der Notfallaufnahme erfolgte wegen paraumbilikaler Schmerzen. Die Laborkontrollen zeigten im Urin 90 Ery/µl und Eiweiß 0,30 g/l. Die Serumblutwerte waren in der Norm. Die Ultraschalluntersuchung des Bauchraums zeigte keine freie Flüssigkeit.

Die Befunde wurden mit der Mutter des Kindes besprochen, aber eine stationäre Überwachung mit Verlaufsbeobachtung erfolgte nicht.

Folgen für den Patienten

Der Junge kollabiert am Morgen des Folgetages zu Hause und wird mit dem Rettungswagen (RTW) in die Notfallaufnahme des Klinikums gebracht. Die Ultraschalluntersuchung des Bauches zeigt massiv freie Flüssigkeit (▸ Abb. 5.1, ▸ Abb. 5.2). Der Patient ist hämodynamisch instabil und wird notfallmäßig laparotomiert. Es findet sich eine Milzruptur im unteren Pol nach Moore Grad III mit ca. 1 l Blut in der Bauchhöhle. Sie wird mit einer Thermokoagulation, Fibrinklebung und Lavage/Drainage behandelt. Nach komplikationslosem Verlauf erfolgt 8 Tage später die Entlassung nach sonografischer Kontrolle der intakten Wundheilung (▸ Abb. 5.3). Spätfolgen: keine.

Folgen für den Arzt und das Krankenhaus

- Ansehensverlust wegen unnötiger Aufregung
- Schadenersatzklage wegen potenziell zu später Operation

Sachverhalt

Indikation

Nach einem stumpfen Bauchtrauma wird unter dem Verdacht einer vorliegenden Bagatellverletzung in Abstimmung mit der Mutter des Kindes eine ambulante Nachsorge vereinbart.

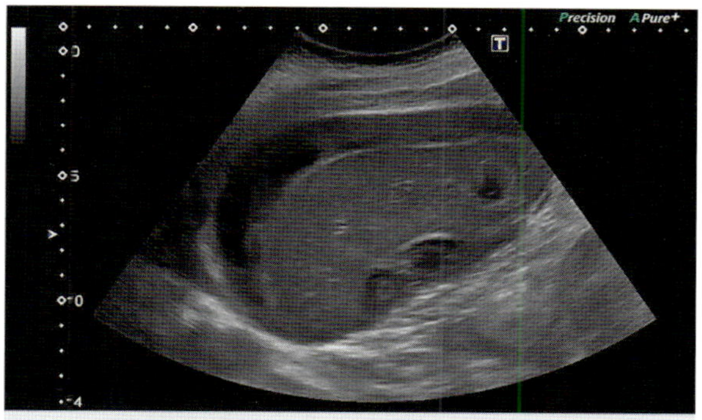

Abb. 5.1 **Perilienaler Hämaskos.** Perilienale Blutansammlung bei Kreislaufinstabilität (Operationsindikation).

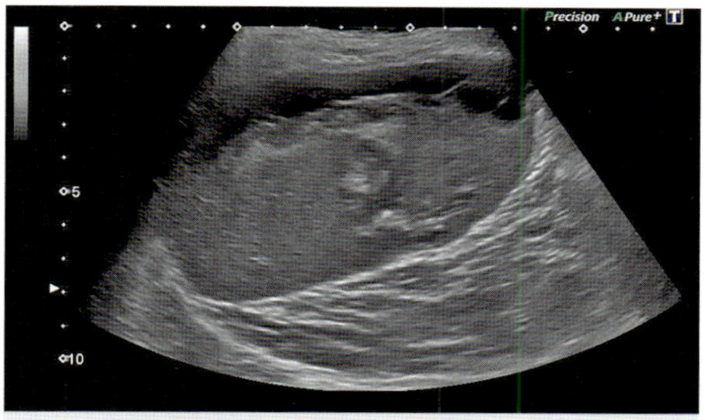

Abb. 5.2 **Milzruptur.** Sonografischer Nachweis einer Milzruptur bei Kreislaufinstabilität (Operationsindikation).

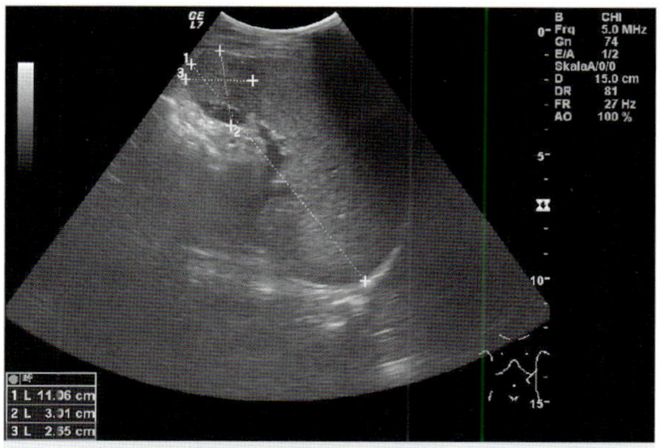

Abb. 5.3 **Milzheilung.** Komplikationslose Heilung 8 Tage nach Thermokoagulation und Fibrinklebung.

Diagnostik

Sonografie und Blutserologie waren ohne pathologischen Befund. Für die Stärke des Traumas sprach der Urinbefund mit dem Nachweis von Erythrozyten.

Aufklärung

Es sind alle möglichen Aspekte eines komplizierten Verlaufs nach stumpfem Bauchtrauma zu besprechen. Eine ambulante Überwachung dieses Krankheitsbilds in häuslicher Umgebung stellt die gut zu organisierende Ausnahme dar und muss auch zweizeitige Rupturverläufe rechtzeitig detektieren können. Das Aufklärungsgespräch ist zu dokumentieren.

Planung des Behandlungsablaufs

Das Kind wurde nach der Untersuchung in der Notaufnahme des Krankenhauses in die Obhut der Mutter übergeben. Eine stationäre Überwachung könne bei Befundänderung jederzeit erfolgen.

Cave

Die Behandlungsunterlagen geben keine Auskunft zu den mit der Mutter besprochenen Überwachungsinhalten. Es gibt keine schriftliche Dokumentation des Aufklärungsgesprächs.

Über Behandlungsalternativen wird unzureichend informiert.

Zusatzinfo

Empfohlene Maßnahmen zur Fehlervermeidung

Eine Ruptur großer parenchymatöser Organe und speziell die der Milz ist nach einem stumpfen Bauchtrauma nur durch eine engmaschige Kontrolluntersuchung unter stationären Bedingungen sicher auszuschließen.

Dabei geht es darum, den Krankheitsstand möglichst vollständig zu erfassen und das Risiko für die operative Therapie möglichst niedrig zu halten.

Bei einer traumatischen Milzruptur mit den klinischen Zeichen eines hämorrhagischen Schocks muss der diagnostische Aufwand auf ein unbedingt notwendiges Maß beschränkt werden.

Die Qualität der Diagnostik macht es heute möglich, die Prognose von Milzverletzungen deutlich zu verbessern. So können heute 70–90 % aller Milzverletzungen bei Kindern und 40–50 % aller Milzverletzungen bei Erwachsenen erfolgreich konservativ behandelt werden.

Deshalb lautet die wichtigste rasch zu beantwortende Frage: Splenektomie oder nicht? Die Frage wird schlüssig beantwortet auf der Basis:

- **klinische Untersuchung:** Anamnese, Status und die Erhebung des Lokalbefunds bilden die Grundlage jeder weiterführenden Diagnostik.
  - Die klinische Untersuchung beginnt mit der Inspektion und wird durch die Palpation in rechter Seitenlage vervollständigt. Sehr große Milzen sind besonders bei schlanken Patienten bis in den Unterbauch tastbar.

- Vorhandene Kontusionsmarken über der Milzloge, am linken Hemithorax oder Frakturen der 9.–11. Rippe sind nach stumpfem Bauchtrauma richtungsweisend für eine mögliche Blutungskomplikation.
- Wenn die Zeichen des Blutungsschocks mit Peritonismus vorliegen, ist eine schnelle Abklärung der Indikation zum chirurgischen Eingriff erforderlich. Bei subkapsulärer oder tamponierter Blutung findet sich meist nur eine diskrete Symptomatik.

- **Laboruntersuchung:** Laboruntersuchungen im Notfall dienen zur Beurteilung des Blutverlustes (Hämoglobin und Hämatokrit), der Blutgerinnung und der Vorbereitung zur Bluttransfusion.
  - Sie werden mit dem ersten Patientenkontakt initiiert und abhängig vom Verlauf wiederholt.
  - Engmaschige Laborkontrollen in einem Intervall von 30 min geben zusammen mit der Bauchsonografie Auskunft zur Dynamik freier intraabdominaler Flüssigkeitsansammlungen.
- **bildgebende Diagnostik:** Der Ultraschall und die Schnittbildverfahren CT oder MRT stellen die Standarduntersuchungstechniken bei Milzerkrankungen dar. Sie können mit spezieller Fragestellung durch die Angiografie ergänzt werden.
  - Die Milz lässt sich sonografisch sehr gut darstellen. Sowohl parenchymatöse Läsionen als auch freie Flüssigkeit lassen sich mit einer hohen Sensitivität von 98 % detektieren. Die Untersuchung eignet sich sowohl zur Akut- als auch zur Verlaufsdiagnostik und ist ubiquitär mit wenig zeitlichem Aufwand und bettseitig durchführbar. Durch die farbkodierte Doppler-Sonografie können Pfortader und Milzgefäße schnell und nicht invasiv beurteilt werden (▶ Abb. 5.7). Durch die intravenöse Gabe von Kontrastmittel lässt sich die Blutungsaktivität schnell detektieren (▶ Abb. 5.6).
  - Die kontrastmittelverstärkte CT hat eine Sensitivität und Spezifität von > 95 %. Sie findet eine Routineanwendung in den meisten spezialisierten Traumazentren für polytraumatisierte Patienten. Nach Stabilisierung des Patienten im Schockraum wird das kontrastmittelverstärkte Spiral-CT in Ergänzung der klinischen, laborchemischen und sonografischen Diagnostik vorgenommen. Es ermöglicht eine sichere Erfassung der zu erwartenden Verletzungen von Schädel, Thorax, Abdomen und Becken (▶ Abb. 5.4). Diese Untersuchung dauert bei guter Organisation wenige Minuten und hat eine hohe diagnostische Aussage ohne wesentlichen Zeitverlust. Selten ist die CT im Notfall bei hämodynamisch instabilen Patienten kontraindiziert.
  - Die MRT hat seine Bedeutung nur in der verfeinerten Diagnostik bei den seltenen Tumoren der Milz.

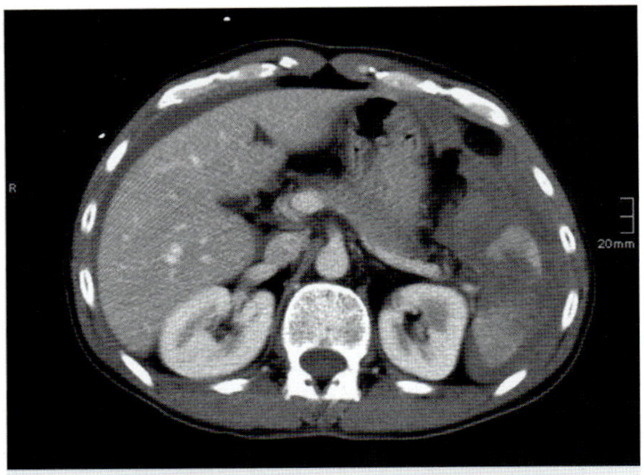

Abb. 5.4 Milzruptur. Die CT mit i. v.-Bolus zeigt eine zentrale Milzruptur bei behandelter Kreislaufinstabilität. Es wird die Indikation zur Notfalloperation gestellt.

Die Laparoskopie hat eine Bedeutung für Einzelfälle, wie z. B. bei der Verlaufskontrolle einer konservativ zu behandelnden Milzruptur, um eine Hohlorganperforation sicher auszuschließen. Das Risiko ist mit 4 Dünndarmperforationen auf 2000 beobachtete Fälle relativ gering. Die rechtzeitige Diagnose in kürzester Frist hat aber für den weiteren Krankheitsverlauf eine entscheidende Bedeutung.

Zusatzinfo

Milzverlust

Für eine geplante oder notfallmäßige Splenektomie (▶ Abb. 5.5) steht der Chirurg in der besonderen Pflicht der Aufklärung über das Post-Splenektomie-Morbiditätsrisiko, der Einleitung einer Antibiotikaprophylaxe und der rechtzeitigen Vakzinierung mit einem polyvalenten Pneumokokken- und Meningokokkenimpfstoff. Aus der statistischen Erhebung der Gutachterkommission und Schlichtungsstellen der Ärztekammern für das Statistikjahr 2008 wurden in 29 % der Fälle Behandlungsfehler und Risikoaufklärungsmängel nachgewiesen, aus denen sich ein Anspruch des Patienten auf Entschädigung begründete [33].

Infolge einer Entfernung der Milz kann es zu einer dauerhaften Schwächung des Immunsystems kommen. Die am meisten gefürchtete Komplikation ist die Postsplenektomie-Sepsis (OPSI, „overwhelming postsplenectomy infection“). In Sammelstatistiken beträgt die Inzidenz 1–5 %, bei einer Letalität zwischen 40–70 %. Eine besondere Risikogruppe sind Kinder unter 6 Jahren. Das OPSI wird ausgelöst durch bekapselte Bakterien. Typischerweise sind es Meningokokken, Pneumokokken und Haemophilus influenzae Kapseltyp B sowie Escherichia coli.

Das Mitführen eines Splenektomie-Ausweises ist dringend anzuraten. Patienten müssen darauf hingewiesen werden, dass sich das Krankheitsbild mit grippeähnlichen Symptomen, Fieber, Stupor, meningitischen Zeichen und Schüttelfrost entwickelt. Sie müssen schon dann einen Arzt aufsuchen, um das Vollbild eines septischen Schocksyndroms abzuwenden. Patienten müssen weiter darauf hingewiesen werden, dass sie nach Splenektomie eingeschränkt tropentauglich sind und eine verstärkte Anfälligkeit für Malaria besteht. Jede Infektion, Hundebissverletzung etc. stellt eine infektiologische Notfallsituation dar.

Eine Immunprophylaxe mit einer Pneumokokken-Multivakzine (Pneumovax) ist heute ein medizinischer Standard. Sie sollte 3 Wochen nach dem Eingriff durchgeführt werden. Eine Boosterung wird nach 5–10 Jahren empfohlen. Für Hochrisikopatienten gibt es die Möglichkeit, Pneumokokkenantikörper-Spiegel in Speziallabors bestimmen zu lassen, um den individuellen Impfschutz immer zeitgerecht zu optimieren. Es ist die Aufgabe der Patientenaufklärung, die Grenzen des Impfschutzes und einer Antibiotikaprophylaxe eindringlich darzustellen und für den Einzelfall abzuwägen.

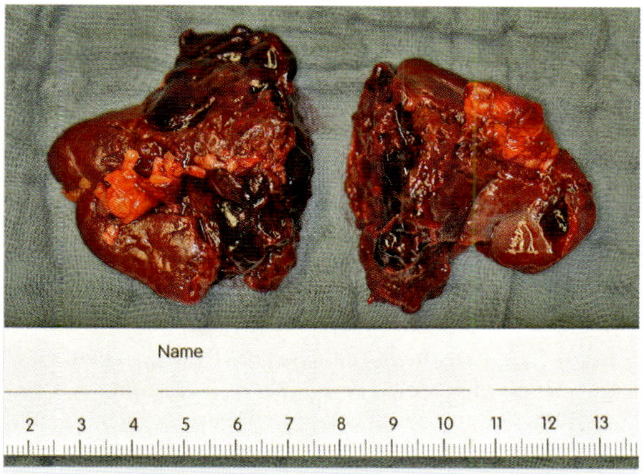

Abb. 5.5 Splenektomie. Milzexstirpation bei Ruptur Grad 5 nach Moore.

Kritische Feststellungen

- Die Notwendigkeit der stationären Verlaufskontrolle wurde nicht eindringlich dargelegt.
- Hätte vonseiten der Erziehungsberechtigten eine Ablehnung vorgelegen, hätte sie dokumentiert werden müssen.
- Es gab keine genügenden Anweisungen für die ambulante Überwachung.

Zusatzinfo

Allgemeine juristische Wertung

Der gesamte Behandlungsverlauf muss in allen Behandlungsphasen chronologisch nachvollziehbar dargestellt werden. Besonders ein Abweichen vom Standardvorgehen muss begründet werden.

In der Behandlungsaufklärung wird dem Patient die infrage kommende Diagnostik und Therapie dargestellt. Ein potenziell bevorstehender operativer Eingriff an der Milz soll dadurch in seiner Tragweite erfasst und ein optimaler Behandlungserfolg gesichert werden. Für den Fall einer traumatischen Milzläsion mit der prinzipiellen Möglichkeit der konservativen Therapie bei 50 % der Erwachsenen und 90 % der Kinder muss das Behandlungsrisiko und die entsprechenden Behandlungskonsequenzen besonders gewichtet werden. Es sind dem Patienten die Verhaltensregeln nach der Entlassung aus dem Krankenhaus mitzugeben und auch Hinweise auf notwendige Kontrolluntersuchungen sind angebracht.

Im Fall der Ablehnung einer vorgeschlagenen operativen Therapie durch den Patienten oder seinen Vertreter muss der ausdrückliche Wunsch der Nichtbehandlung schriftlich hinterlegt werden und vom Patienten gegengezeichnet sein.

Der Operationsbericht ist ein zentrales Dokument zum Operationsablauf. Anhand dieses Berichtes müssen unter anderem die Bemühungen zum Milzerhalt dargestellt werden.

Die Dokumentation aller medizinischen Maßnahmen ist zur Sicherheit und zum Nutzen des Patienten unverzichtbar. Erfolgt aufgrund eines Dokumentationsmangels eine falsche Therapie oder Weiterbehandlung, so kann dies einen Behandlungsfehler darstellen. Stichprobenartige Prüfungen von zu Verfahren herbeigezogenen Krankenunterlagen der Norddeutschen Schlichtungsstelle haben Dokumentationsmängel in bis zu 51 % der Fälle aufgezeigt [130].

Gutachterliche Feststellung

- Aus der Arbeit der Schlichtungsstellen ist bekannt, dass analysierte ärztliche Fehler besonders die Wahl der Operationsmethode, deren technische Durchführung und das postoperative Management betreffen. Erst in zweiter Linie werden Fehler bei der Indikationsstellung und Diagnostik beklagt.
- Der Verlaufsdokumentation kommt eine wichtige Bedeutung zu. Eine mangelnde Sorgfalt wird vorliegen, wo elementare Kontrollbefunde, wie die wiederholte engmaschige klinische Untersuchung, die Wiederholung pathologisch veränderter Laborwerte und sonografische oder röntgenologische Kontrollen, unterlassen wurden. Dadurch wird die erforderliche Therapie kompliziert und zeitlich verzögert. Im Einzelfall ist

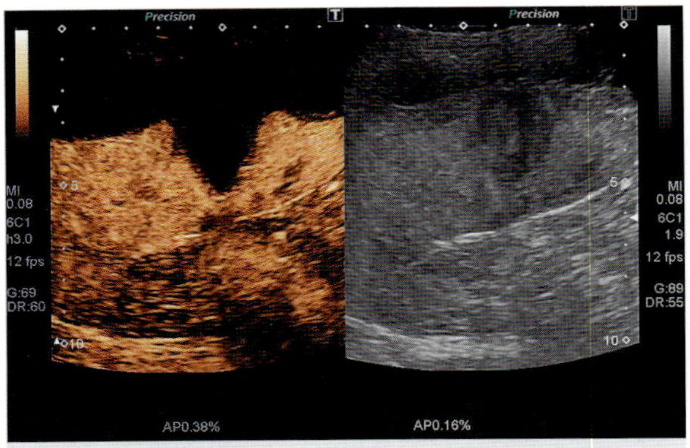

Abb. 5.6 Milzruptur. Ultraschalldiagnostik mit i. v.-Kontrastmittel. Milzruptur Grad 2–3 nach Moore ohne aktive Blutung. Konservative Therapie.

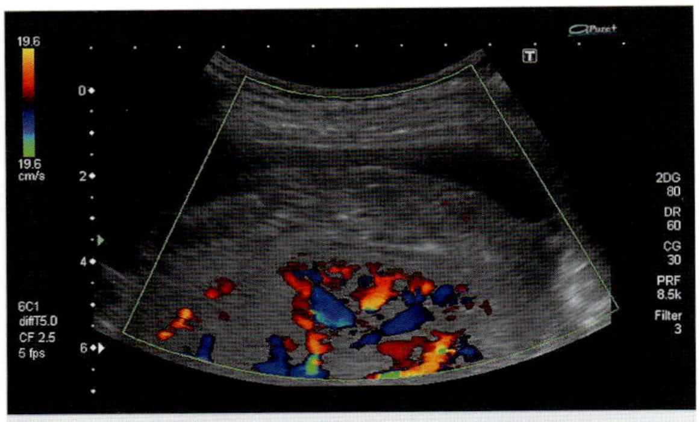

Abb. 5.7 Milzgefäße. Beurteilung der Milzgefäße durch die farbkodierte Doppler-Sonografie.

dann zu prüfen, ob sich Konsequenzen für eine Haftung ergeben.

- Eingriffe an der Milz erfordern den versierten Facharzt. In der Regel ist es der Allgemein- und/oder Viszeralchirurg (oder Kinderchirurg), dessen Facharztstandard die berufsfachlich gebotene Sorgfalt immer erfüllt.
- Mögliche Fehler und Gefahren der Eingriffe an der Milz liegen begründet im Aufhängeapparat, der Größe und Lage, den pathophysiologischen Folgen der Milzerkrankungen (Splenomegalie, Hypersplenie- und selten das Hypospleniesyndrom), in der besonderen Vulnerabilität des Gewebes und nicht zuletzt im Blutreichtum.
- Einfache und suffiziente Hämostasetechniken zur sicheren Blutstillung an den Resektionsflächen können heute in vielfältiger Form in den chirurgischen Kliniken unseres Landes, abhängig vom Versorgungsauftrag, praktiziert werden.
- Die laparoskopische Operationstechnik ist ausschließlich für versierte Viszeralchirurgen eine sichere und vorteilhafte Ergänzung ihres operativen Spektrums.
- Bei Milztraumata ist eine konservative Behandlung bei bis zu 50 % der Erwachsenen und bis zu 90 % der Kinder möglich. Voraussetzungen dafür sind eine hämodynamische Stabilität nach stumpfem Bauchtrauma, das Fehlen von schweren Begleitverletzungen und Peritonitis. Für den Erwachsenen sollte der Blutverlust nicht mehr als 4 Transfusionseinheiten und im Kindesalter weniger als 50 % des errechneten Blutvolumens betragen. Die Entscheidung für die konservative Therapie betrifft den Einzelfall und richtet sich nach dem Verletzungsgrad und den Möglichkeiten zur engmaschigen Überwachung. Milzverletzungen Grad 1 und 2 nach Moore können fast immer konservativ therapiert werden.
- Wenn hämodynamische Instabilität und/oder eine abdominale Symptomatik auftreten, muss sofort operiert werden. Regelmäßige Befundkontrollen durch Labor und Ultraschall sind über mehrere Tage erforderlich. Für die konservative Therapie wird die 2- bis 3-tägige Überwachung auf einer Intensivstation empfohlen.
- Die Dauer der sich anschließenden stationären Behandlung richtet sich nach dem Ausmaß der Verletzung. Dabei muss das Risiko einer zweizeitigen Ruptur einkalkuliert werden, es beträgt in großen Studien unter 1 %. Sie ereignet sich nach 2–8 Tagen oder sehr selten nach Wochen.
- Milzzerreißungen und hochgradige Verletzungen (Einteilung nach Moore) sind häufig zusammen mit komplexen Organverletzungen. Sie erfordern noch in etwa 1 Drittel der Fälle die Exstirpation. Bei einer nicht kontaminierten Bauchhöhle erlaubt der Cellsaver durch die Retransfusion von Eigenblut den sparsamen Einsatz von Fremdblut.
- Im Fall einer Notfalloperation kann von einer mutmaßlichen Einwilligung des Patienten ausgegangen werden. Je dringlicher ein Eingriff ist, desto geringer sind die Anforderungen an die Aufklärungspflicht. Für Kinder und Minderjährige unter 14 Jahren ist zwingend auch die Einwilligung der Eltern einzuholen. Grundsätzlich sind beide Eltern aufzuklären, wobei der Arzt auf wechselseitige Ermächtigungen regelmäßig vertrauen darf. Da sich aus einer Entfernung der Milz im Kindesalter weitreichende und erhebliche Konsequenzen ergeben und ein deutlich erhöhtes Morbiditätsrisiko besteht, müssen beide Elternteile aufgeklärt und deren Zustimmung eingeholt werden. Auf alle Fälle ist ein allein erscheinender Elternteil auf die Ermächtigung des Partners anzusprechen.

Gutachtenfall

Milzverletzung bei der Koloskopie

Sachverhalt

Eine 58-jährige Frau mit einer chronischen Hepatitis B und einer Leberzirrhose, Diabetes mellitus Typ 2 und kompensierter Niereninsuffizienz wird wegen rezidivierender Durchfälle koloskopiert. Der Quickwert betrug 52 %. Die Koloskopie wird in einem kleinen Krankenhaus in Allgemeinnarkose durchgeführt. Die Spiegelung gelingt nur bis zum Querkolon. Aus „technische Gründen" sei dann die Untersuchung beendet worden. Am Koloskop seien beim Zurückziehen Blutspuren sichtbar gewesen. Eine Perforation wurde trotz Suche nicht gefunden. Die Patientin gab ca. 2 h nach der Spiegelung zunehmende Bauchschmerzen an. Die Sonografie ergab kein verwertbares Ergebnis, die Röntgenuntersuchung zeigte freie Luft in der Bauchhöhle. Es erfolgte die Operationsvorbereitung. Die Patientin wurde zunehmend kreislaufinstabil (RR: 80/40, Puls 120). Es musste für die Operation ein Chirurg aus einem Nachbarkrankenhaus angefordert werden, was den Beginn der OP verzögerte.

Bei der Laparotomie wurden ca. 1,5 l Blut in der Bauchhöhle, mehrere Milzeinrisse, aus denen es weiter blutete, und eine Sigmaperforation festgestellt. In einer 3-stündigen Operation wurde die Milz entfernt und eine Sigmaresektion vorgenommen.

Nach dem Verschluss der Bauchdecke blutete es massiv aus der Bauchdrainage. Erneute Laparotomie und Bauchhöhlentamponade mit Bauchtüchern und Rollen. Transfusion von 8 Blutkonserven, Plasmakonzentraten, 5 l Infusionen, Adrenalin, Arterenol in hoher Dosierung. Dabei keine Kreislaufstabilisierung.

Hypothermie, Blut-pH-Wert 7,02, Hb-Wert noch bei 6,0 g/dl, Sauerstoffsättigung noch bei 95 %. Notfallverlegung in eine große Klinik. Dort erneute Laparotomie. Es wurde eine massive Blutgerinnungsstörung bei einer Leberzirrhose festgestellt. Die Patientin verstarb im Kreislaufversagen.

Gutachterliche Beurteilung

Ergebnis: Die Verzögerung der Operation durch zu spätes Feststellen der Blutung und aufgrund der fehlenden Viszeralchirurgie (der Chirurg musste aus anderer Klinik anreisen) hat den Verlauf negativ beeinflusst. Die Polymorbidität hat wesentlich zu der Dekompensation des Gerinnungssystems und des Kreislaufs beigetragen.

5.2 Magen

5.2.1 Duodenalstumpfinsuffizienz bei Magenoperation

Thomas Manger

Zusatzinfo

Der insuffiziente Duodenalstumpf nach Gastrektomie

Eine Insuffizienz des duodenalen Nahtverschlusses nach Magenresektion ist eine seltene, aber gefürchtete Komplikation mit nachfolgender lokaler oder diffuser Peritonitis. Ihre Inzidenz beträgt zwischen 1,1 und 5 %, die Mortalität 16–20 %. Die Mehrheit tritt nach 6 Tagen auf (2–11 Tage) [147]. Abhängig von der klinischen Symptomatik, von der Menge des geförderten Sekrets und in Kenntnis der operativen lokalen Gegebenheiten muss rasch über eine mögliche Revision entschieden werden. Die Revisionsmöglichkeiten reichen von lokalen Therapieprinzipien bis hin zu aggressiven Behandlungsregimen einer generalisierten Peritonitis. In jedem Fall ist eine Herdsanierung oberstes Gebot und für den Patienten schicksalhaft. Eine Revisionslaparotomie ist bei diffuser Peritonitis unverzüglich erforderlich.

Magenresektion mit postoperativer Duodenalstumpfinsuffizienz am 3. postoperativen Tag

Steckbrief

Vorwürfe des Patienten

Keine Aufklärung über Operationserweiterung und Komplikationen nach Übernähen einer Magenperforation. Die Folgeoperationen wären bei primärer Resektionsoperation vermeidbar gewesen und der Duodenalstumpf hätte sicherer verschlossen werden können.

Aktenlage

Allgemeine Aufklärung zur Notfallsituation, ohne die Einbeziehung von Angehörigen. Mögliche Folgekomplikationen bleiben unerwähnt.

Die Operationsberichte beschreiben die intraoperative Situation widersprüchlich.

Folgen für den Patienten

Möglicherweise hätten dem Patienten Reeingriffe erspart werden können. Die Folgeoperationen haben den Krankenhausaufenthalt deutlich verlängert und die Rehabilitation erschwert.

Folgen für den Arzt und das Krankenhaus

- unzufriedener Patient
- potenzieller Imageverlust für den Arzt und das Krankenhaus

5

Sachverhalt

Indikation

Nach Übernähung eines älteren perforierten Ulcus ad pylorum wird am 3. postoperativen Tag bei pathologisch-zunehmenden Infektwerten die Indikation zur Revisionsoperation gestellt. Es findet sich eine Nahtinsuffizienz mit lokaler Peritonitis. Zur Sanierung des Infektherds erfolgt die Magenresektion nach Billroth II mit antekolischer Roux-Y-Schlinge. Der Duodenalstumpf wird zweireihig durch Einzelnähte verschlossen.

Präoperative Diagnostik

Der klinische Verdacht auf Ulkusperforation basiert auf Anamnese, Symptomatik bei der klinischen Untersuchung und radiologischem Nachweis freier intraabdominaler Luft bei Untersuchung in Linksseitenlage (▸ Abb. 5.8). Die Indikation zur operativen Revision wird wegen ausbleibender klinischer Verbesserung und zunehmender Infektwerte gestellt.

Aufklärung

Aufzuklären ist über die Art des Eingriffs, meistens ein Notfalleingriff mit Bauchschnitt. Alternativ ist die Laparoskopie möglich. Der Durchbruch des Geschwürs soll durch Naht verschlossen werden. Anschließend muss der gesamte Bauchraum ausgiebig gespült werden, um ausgetretenen Magen- und Darminhalt zu entfernen. Der Magen wird durch eine über die Nase eingebrachte Sonde entlastet. Die Bauchhöhle wird durch eine Drainage entlastet, die der Sekretableitung über 3–5 Tage dient. Bei einem unerwartet großen Geschwür mit fortgeschrittener Entzündung können weitere operative Maßnahmen, wie z. B. eine Magenresektion erforderlich werden. Lebensbedrohliche Komplikationen, wie Bauchfellentzündung, Darmlähmung, Nahtbruch, Darmverschluss und Blutungen können trotz aller Sorgfalt auftreten. Sie machen weitere Maßnahmen und evtl. Operationen erforderlich.

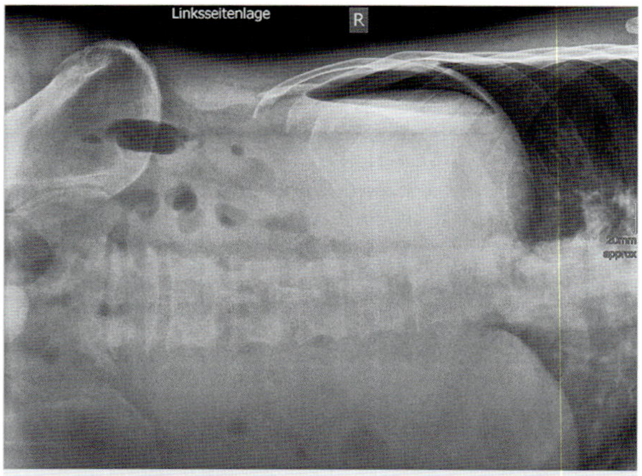

Abb. 5.8 Intraabdominale Luft. Röntgenbild in Linksseitenlage mit Nachweis von freier Luft als Hinweis auf eine Hohlorganperforation.

Planung der Operation

Die Operation wird ohne Aufschub als Notfall terminiert. Der Magen ist mit einer Sonde entlastet. Aufgrund der fortgeschrittenen Entzündung erfolgt die Laparotomie ohne Laparoskopie.

Operation

- Lagerung auf dem Rücken
- Intubationsnarkose
- mediane Hautinzision im Oberbauch
- sparsame Ulkusexzision und Übernähung
- Debridement und Spülung der Bauchhöhle
- einfache Zieldrainage
- OP-Zeit 90 min

Erste Reoperation bei Verdacht auf Nahtinsuffizienz (3. postoperativer Tag)

- distale Magenresektion nach Billroth II mit antekolischer Roux-Y Gastrojejunostomie und Ulkusresektion
- kurzer Duodenalstumpf mit Einzelknopfübernähung
- Lokaldrainage
- OP-Zeit 120 min

Zweite Reoperation bei Duodenalstumpfinsuffizienz (6. postoperativer Tag)

- Debridement und ausgiebige Spülung mit intraluminaler Dekompression durch ein T-Drain und Kompartimentierung der Stumpfregion durch jeweils eine ventrale und dorsale subhepatische Silikondrainage (▸ Abb. 5.9, ▸ Abb. 5.10)
- OP-Zeit 60 min
  - exakte und belegbare Dokumentation aller medizinischen und perioperativen Maßnahmen
  - Operationsaufklärung unter Verwendung eines standardisierten und empfohlenen Aufklärungssystems unmittelbar vor dem Eingriff
  - sofern möglich auch Angehörige in die Aufklärung einbeziehen und über Ausmaß, Schwere und Verlauf der OP informieren
  - bei der Erstaufklärung auch über Folgekomplikationen und deren Behandlungsmöglichkeiten informieren

> **Cave**
>
> Die gefürchtetste Komplikation der Magenresektion ist die Duodenalstumpfinsuffizienz mit nachfolgender lokaler oder diffuser Peritonitis. Über diese Komplikationsmöglichkeit ist immer aufzuklären. Es fehlt hierzu eine belegbare Dokumentation im vorliegenden Fall.

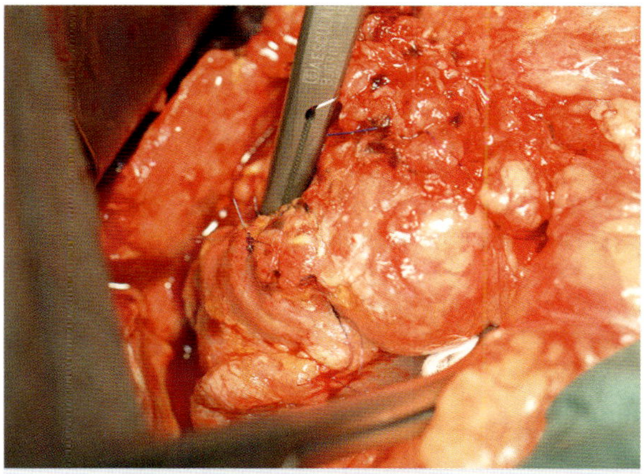

Abb. 5.9 Duodenalstumpf. Diffuse gallige Peritonitis mit Nahtinsuffizienz am Duodenalstumpf (Overholt-Klemme).

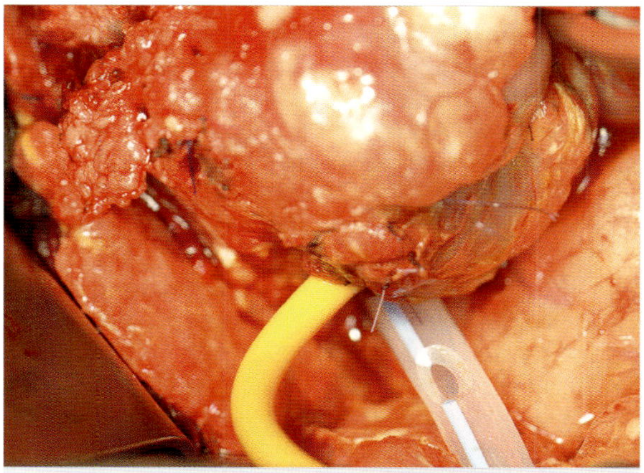

Abb. 5.10 Duodenalstumpf. Duodenalstumpfinsuffizienz, intubiert mit T-Drain und Kompartimentierung mittels lokaler Silikondrainage. In Folge Ausheilung des Infektherds und komplikationslose Entfernung der Drains.

Histologischer Befund

Distaler Magen mit Residuen des perforierten Ulcus ad pylorum ohne Malignität.

Postoperativer Verlauf

Der postoperative Verlauf nach der Ulkusübernähung wird durch zunehmende Infektzeichen und Sepsis kompliziert. Eine Durchgängigkeit des Patienten macht eine erneute Operationsaufklärung unmöglich.

Es erfolgt die Revisionsoperation am 3. postoperativen Tag. Das perforierte Ulcus ad pylorum ist wegen seiner Größe und Lage durch Naht nicht sicher zu verschließen. Die anhaltende lokale Infektion hat die Magenwand weiter aufgebraucht. Es besteht eine breite Beteiligung der Bauchspeicheldrüse. Die distale Magenresektion sollte den Infektionsherd beseitigen. Dieses Vorhaben wurde jedoch durch die frühe Duodenalstumpfinsuffizienz erneut verzögert und konnte nur durch die zeitgerechte Reintervention nach weiteren 3 Wochen zur Ausheilung gebracht werden.

Zusatzinfo

Empfohlene Maßnahmen im postoperativen Verlauf

Merke: Eine Duodenalstumpfinsuffizienz nach Magenresektion kann bei frühzeitiger Diagnose effektiv behandelt werden. Abdominalschmerz, hohe Entzündungsparameter und klinische Verschlechterung sind Alarmsignale.

- Bei klinischem Verdacht auch ohne Sekretion aus einer evtl. liegenden Zieldrainage ist eine Diagnostik mittels Sonografie und/oder CT erforderlich.
- Eine lokale Begrenzung der Peritonitis kann bei Nachweis von freier Flüssigkeit mit einer gezielten Drainage nach außen wirkungsvoll behandelt werden.
- Die Befundbesprechung mit dem Patienten zu den Therapieoptionen muss situationsbedingt erfolgen.
- Immer muss eine Kontamination der gesamten Bauchhöhle verhindert werden.
- Jede klinische Verschlechterung erfordert im Weiteren eine Befundkontrolle und davon abhängig auch eine operative Revision.

Weiteres Vorgehen, Therapie

- wenn möglich sichere Beseitigung des Infektherds bei der Erstoperation durch eine für die spezielle Situation geeignete Operationsstrategie
- Therapie der lokalen Peritonitis durch Debridement, Spülung und Drainage
- nach erfolgreicher Kompartimentierung und klinischer Stabilisierung schrittweise Entfernung der Drainagen.

Zusatzinfo

Therapeutische Optionen nach Duodenalstumpfinsuffizienz

Eine Duodenalstumpfinsuffizienz verursacht immer eine lokale Peritonitis. Bei früher Detektion gelingt mit Übernähung und/oder Drainage die Sanierung mit einmaligem Eingriff. Auch eine sonografisch- oder CT-gestützte Drainage kann bei einer lokalen Peritonitis ausreichend sein. Zu berücksichtigen sind vorbestehende Infektsituationen wie im geschilderten Fall.

- Bleibt nach diesen Maßnahmen eine sofortige klinische Verbesserung aus, sind Operationen mit dem Ziel des Debridement, der Extraperitonealisierung und Kompartmentbildung erforderlich. Einer bakteriellen Restkontamination der Bauchhöhle (betrifft etwa 30 % der Fälle) kann je nach Verschmutzungsgrad durch geschlossene, programmierte oder auch offene Spülungen wirksam entgegnet werden.
- Eine persistierende Duodenalinsuffizienz ist eine chirurgische Herausforderung. Sie kann durch eine Roux-Y-Schlinge effektiv gedeckt werden [176].
- Allgemeine Prinzipien der Intensivbehandlung, Antibiotikatherapie und additiven Sepsistherapie müssen eingehalten werden.

Kritische Feststellungen

Es besteht eine diskrepante Beschreibung der vorliegenden intraoperativen Infektsituation durch unterschiedliche Operateure in der Operationsdokumentation.

Über die erforderliche Ausweitung des Ersteingriffs waren weder der Patient noch seine Angehörigen ausreichend aufgeklärt.

Zusatzinfo

Allgemeine juristische Wertung

Häufig werden im Rahmen von Haftpflichtschäden postoperative Komplikationen wie z. B. eine Nahtinsuffizienz hinterfragt. Wenn die allgemeinen ärztlichen Regeln der Behandlung eingehalten werden, müssen diese jedoch als schicksalshaft eingestuft werden. Das gilt insbesondere für die Ausbildung einer Insuffizienz am Duodenalverschluss, die entzündungsbedingt ein erhöhtes Risiko darstellen kann.

Fortgeschrittene Entzündungen begünstigen eine mögliche Nahtinsuffizienz.

Auch bei sorgfältigster Operation sind Nahtinsuffizienzen nicht vermeidbar.

Gutachterliche Feststellung

- Die präoperative Aufklärung erfolgt häufig direkt vor dem Eingriff, wobei der Patient selbst und wenn möglich auch die Angehörigen über die Dringlichkeit des Eingriffs, mögliche Alternativen sowie Ausmaß und Schwere der Operation informiert werden müssen. Hier helfen standardisierte handelsübliche Aufklärungsbögen. In der Praxis wird das zu planende therapeutische Vorgehen komplex während des ersten Patientenkontakts besprochen. Erfasst sind dabei auch notwendige Reeingriffe bei aufgetretenen unerwünschten Komplikationen.
- Bei nicht ansprechbaren Patienten gelten die Regeln der Notfallmedizin, wobei die nächsten Angehörigen des Patienten über das geplante Vorgehen in Kenntnis gesetzt werden sollten.
- Das Fehlen eines Operationsberichts oder die Unmöglichkeit, Operationsentscheidungen nachvollziehen zu können, sind stets eindeutige Dokumentationsmängel.
- Das Zeitintervall zwischen einer Perforation mit nachfolgender resultierender Peritonitis entscheidet über postoperative Morbidität und Letalität.
- Immer steht die Analyse des individuellen Behandlungs- und Krankheitsverlaufs auf dem Prüfstand.
- Die exakte Dokumentation aller Behandlungsmaßnahmen ist die beste Voraussetzung, um einem Behandlungsvorwurf fundiert entgegnen zu können.

5.2.2 Endoskopische Verletzungen am Magen und Duodenum

Thomas Manger

Die Endoskopie von Magen und Duodenum ist eine routiniert durchführbare alternativlose Standarduntersuchung. Während es bei diagnostischen Untersuchungen extrem selten zu Verletzungen kommt und eine Perforation die absolute Ausnahme darstellt (< 0,03 % der Fälle), sind therapeutische Endoskopien mit Perforationsraten von 1 % belastet [67].

Zusatzinfo

Ursachen endoskopischer Verletzungen

Perforationen am Hypopharynx und am oberen Duodenalknie ohne Pathologien werden insbesondere bei einer Durchführung von endosonografischen Untersuchungen aufgrund der unflexiblen Spitze am Endoskop beschrieben (▶ Abb. 5.11). Diese sind seltener bei der klassischen Ösophagogastroduodenoskopie (ÖGD) in diesen Regionen, aber bei unsensiblerTechnik durchaus möglich.

Bei einer diagnostischen Ösophagogastroduodenoskopie können ein Ulcus ante perforationem, eine frische oder insuffiziente Anastomose, eine vorliegende anatomische Besonderheit wie Divertikel oder Durchblutungsstörungen und Tumoren das Perforationsrisiko erheblich erhöhen. Diese Ursachen können für seltene Perforationen verantwortlich sein.

Magenausgangsstenosen bzw. Duodenalstenosen, die endoskopisch mit Ballondilatation behandelt werden, erhöhen das Risiko von Perforationen auf etwa 4 %. Hierzu zählen auch weitere interventionelle Prozeduren, wie Stentimplantationen, Gewebeabtragungen und die Bergung von Fremdkörpern. Die Erfahrung des Untersuchers spielt hierbei eine entscheidende Rolle [49].

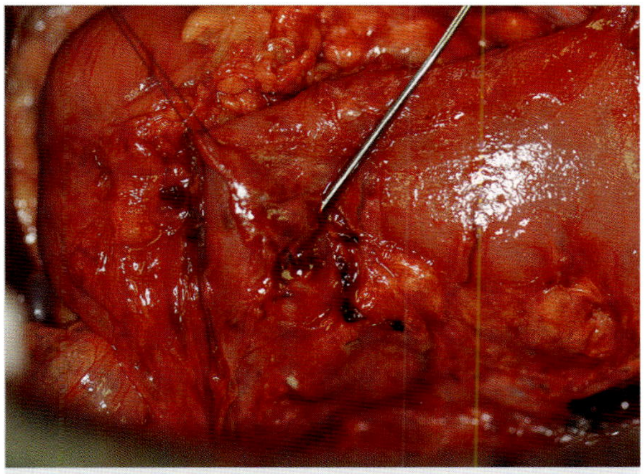

Abb. 5.11 Pseudodivertikel. Pseudodivertikel am oberen dorsalen Duodenalknie. Die Perforation wurde während der diagnostischen endoskopischen Untersuchung bemerkt, umgehend wurde die chirurgische Versorgung durch Naht eingeleitet. Komplikationsloser Heilungsverlauf.

Für therapeutische Eingriffe wie Mukosaresektionen (EMR) und endoskopische Submukosadissektionen (ESD) sind Perforationen bei Verletzung der Lamina muscularis propria dagegen eine typische Komplikation. Endoskopieabteilungen mit einer hohen Rate an therapeutischen Endoskopien, wie bei der Behandlung der akuten Pankreatitis als auch postoperativ interventionell bei endoskopischen transgastralen oder -duodenalen Infektsanierungen, müssen auch über eine Behandlungsstrategie der Komplikationen verfügen.

Auch Blutungen sind ein sehr seltenes und kaum berichtetes Ereignis und werden vorwiegend nach Mukosaresektionen berichtet. Die meisten Blutungen sistieren spontan oder können mit breiter Palette von Adrenalin- und/oder Fibrinunterspritzungen, mit Clipapplikation oder Koagulation gestillt werden.

Steckbrief

Vorwürfe des Patienten

Potenziellen Vorwürfen der Patienten kann man besonders hier effektiv durch eine gute Aufklärung und Kommunikation begegnen. Gerade die absolute Seltenheit von Komplikationen bei endoskopischen Untersuchungen weckt bei betroffenen Patienten den Eindruck, eventuell auch fehlerhaft behandelt worden zu sein. Deshalb ist besonders dann ein Arztgespräch zwingend erforderlich.

Aufklärung

Da eine komplette Vermeidung von Perforationen trotz Beachtung aller Vorsichtsmaßnahmen nicht möglich ist, muss unter individueller Abwägung der Risiken besonders darüber aufgeklärt werden. Eine Perforation ist vor allem bei interventionellen Eingriffen immer möglich. Wenn diese endoskopisch nicht behandelt werden kann, muss sie durch eine Operation beseitigt werden. Dieses Vorgehen muss dem Patienten bekannt sein. Er sollte auch wissen, dass jede postendoskopische Befundveränderung des Patienten eine Konsultation des Arztes oder eine Notfallaufnahme der Klinik erfordert.

Cave

Merke: Eine Klage des Patienten kann durch gute Aufklärung und Kommunikation häufig vermieden werden.

Zusatzinfo

Empfohlene Maßnahmen zur Fehlervermeidung

- Vorkehrungen zur Begrenzung der Folgen von Perforationen durch Insufflation von CO_2 anstelle von Raumluft bei interventioneller Endoskopie
- Vorhalten eines technischen Equipments zur endoskopischen Beherrschung von Perforationen (Clips, Over-the-Scope-Clip [OTSC], Stents, etc.)
- zeitgerechte Diagnostik bei Hinweisen auf Organperforation (Sonografie und Röntgen-Thorax in Linksseitenlage, CT-Abdomen) sichert die zeitnahe Diagnose (▸ Abb. 5.12)
- Gabe eines Breitbandantibiotikums und Unterbrechung der enteralen Nahrungszufuhr
- kein ignoranter Umgang mit klinischen Symptomen (Schmerz, Kollaps des Organlumens bei Untersuchung [s. ▸ Abb. 5.13], Pneumaskos oder Emphysem)
- rechtzeitige Konsultation eines Chirurgen
- bei endoskopischem Verschluss der Perforation (▸ Abb. 5.14) → tägliche klinische, sonografische und laborchemische Visite; bei Verdacht auf insuffizientem Verschluss (Aszension der Laborchemie, pathologischer Ultraschallbefund, klinische Verschlechterung) → zeitnahe Operation

Merke: Entscheidend ist das zeitnahe Erkennen einer Perforation. Suspekte klinische Symptome sind Schmerzen, Fieber, respiratorische Dysfunktion und hämodynamische Instabilität. Die Interdisziplinarität sichert die besten Ergebnisse. Eine chirurgische Therapie darf dem Patienten bei bestehender Indikation nicht vorenthalten oder durch frustrane endoskopische Therapieversuche verzögert werden.

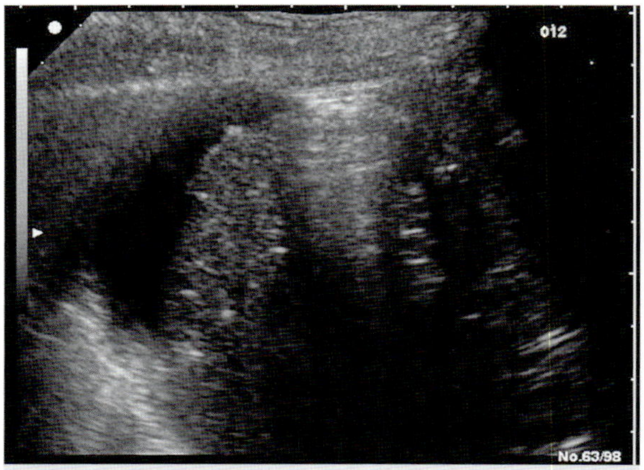

Abb. 5.12 Organperforation. Sonografischer Nachweis von freier Luft unter dem Zwerchfell.

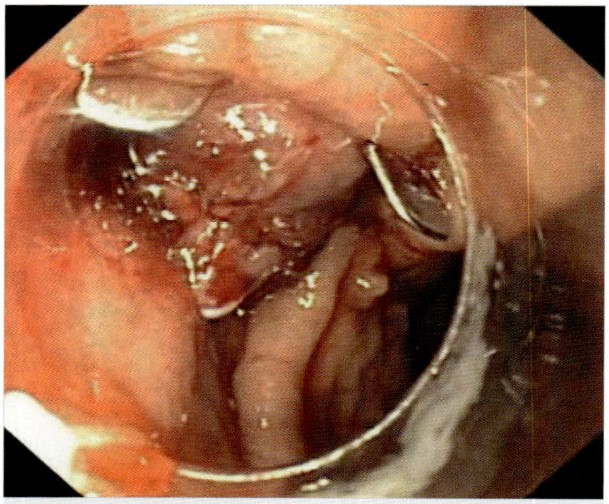

Abb. 5.14 Perforationsverschluss. Sicherer Verschluss einer Perforation durch Over-the-Scope-Clip (OTSC).

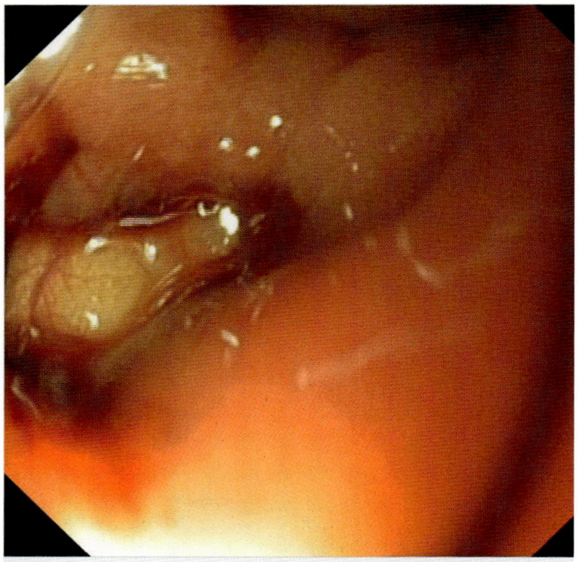

Abb. 5.13 Organlumenkollaps. Duodenalperforation mit Kollaps des Organlumens während der Untersuchung und freier Sicht in die Bauchhöhle.

5.2.3 Verletzungen bei bariatrischen Eingriffen

Christine Stroh, Thomas Manger

Die zunehmende Prävalenz der Adipositas geht in Deutschland und weltweit mit einer Zunahme an Adipositas- und metabolisch-chirurgischen Eingriffen einher. Positive Effekte auf die Gewichtsreduktion und die Remission der Komorbiditäten insbesondere des metabolischen Syndroms führen zu einer erweiterten Indikationsstellung für die metabolische Chirurgie. Nicht nur für den Chirurgen stellt dieser Umstand eine Herausforderung dar.

Auf dem World Health Summit 2011 wurde die epidemieartige Verbreitung von Diabetes mellitus und Adipositas bestätigt. Im internationalen Vergleich ist Deutschland mit 6,5 Millionen bekannten Diabetikern und 9 Millionen Adipositaskranken in einer führenden Position. Nach Daten des deutschen Gesundheitssurvey sind 18,9 % der Männer und 22,5 % der Frauen adipös [111].

Die Begleiterkrankungen des metabolischen Syndroms sind mit einer zwingend notwendigen und teuren Behandlung verbunden. Das Mortalitätsrisiko steigt auf das 6- bis 12-fache der Normalbevölkerung an. Die Verminderung der Lebenserwartung für übergewichtige Männer beträgt 12 Jahre und für Frauen 9 Jahre [39].

Fehler bei der Patientenlagerung

Zusatzinfo

Anforderung an die Patientenlagerung

Das Vorliegen einer Adipositas geht mit hohen Risiken von Lagerungsschäden, Druckschäden und dem Risiko einer Rhabdomyolyse (RML) einher.

Daher sollte die Lagerung, wann immer möglich, am wachen Patienten erfolgen. Hierbei ist insbesondere zu beachten, dass adipöse Patienten schnell auf dem Operationstisch rutschen können. Dies stellt bei extremen Lagerungen ein erhebliches Risiko dar. Aus diesem resultiert das Erfordernis einer exakten Fixation auf dem Operationstisch, wobei spezielle Fuß-, Seiten- und Schulterstützen in Abhängigkeit des Eingriffs notwendig sein können.

Auf eine gute Fixierung der Arme und Beine und das Vermeiden von Druckstellen ist zu achten. Das Rutschen der Patienten erhöht das Risiko von Armplexusläsionen und Nervenschäden.

Steckbrief

Vorwürfe des Patienten

Keine Aufklärung über die zur Operation erforderliche Lagerung. Verspätete neurologische Vorstellung bei Hebeschwäche des Arms und Taubheitsgefühl.

Aktenlage

In der allgemeinen Aufklärung war nicht auf die Lagerung in Anti-Trendelenburg-Lage mit Fixation beider Arme hingewiesen worden. In der Dokumentation der Lagerung bei der Anästhesie fand sich der Verweis Rückenlagerung. Im Operationsbericht wurde „in 30° Anti-Trendelenburg“ dokumentiert. Eine zusätzliche Sicherung mit Fußabstützplatten, Polsterung wurde nicht erwähnt.

Infolge des Rutschens des Patienten auf dem Operationstisch kam es bei fixierten Armen zu einer extremen Überstreckung eines Armes mit Läsion des Plexus brachialis.

Folgen für den Patienten

Bei der Schädigung des Plexus brachialis unterscheidet man Dehnungs-, Abriss- und Ausrissverletzungen. Außerdem gibt es die Einteilung in obere und untere Plexuslähmung:

- Bei der oberen Plexuslähmung Typ Erb-Duchenne mit der Beteiligung der zervikalen Nerven 4 bis 6 (C 4–6) kommt es zu einer schlaffen Armparese und zu einer Phrenikusparese.
- Bei der unteren Plexuslähmung Typ Klumpke sind der zervikaler Nerv 7 bis zum thorakalen Nerv 1 (C 7–Th 1) betroffen. Die Symptome hier sind Handlähmung und Horner-Syndrom. Die Prognose ist schlechter als die der oberen Plexuslähmung.

Spätere Folgen sind:

- schlaffe Armparese
- Handlähmung

Folgen für den Arzt oder das Krankenhaus

- Schadenersatzklage, Entschädigung für den Patienten
- Kosten für Haushaltsführung
- Erhöhung der Versicherungssumme für die Haftpflicht

Steckbrief

Vorwürfe des Patienten

Keine Aufklärung über die zur Operation bedingte Lagerung. Keine entsprechende Lagerung auf der Intensivstation in einem Schwerlastbett. Keine standardisierten chirurgischen Verbandswechsel bei Dekubitus. Plastische Deckung des Hautdefekts erforderlich. Verlängerter Krankenhausaufenthalt.

Aktenlage

In der Pflegedokumentation war die Aufnahme des Patenten ohne Dekubiti und Hautschäden ordnungsgemäß dokumentiert. Der voll mobile, jedoch morbid adipöse Patient erhielt ein bis zu einem Gewicht von 180 kg zugelassenes Bett. In der Operationsdokumentation fand sich seitens der Anästhesie der Verweis auf Rückenlagerung. Im Operationsbericht wurde die standardgerechte Lagerung des Patienten – entsprechend der Standard Operating Procedure (SOP) – mit Bilddokumentation dokumentiert. Am Ende der Operation wurde der Patient bei prolongierter Operationszeit auf die Intensivstation verlegt. Nach 4 Tagen intensivtherapeutischem Aufenthalt wurde erstmals ein sakraler Dekubitus im Stadium I dokumentiert. Das Spezialbett wurde am 1. postoperativen Tag bei der Leihfirma angefordert. Verbandswechsel und Befunde des sakralen Dekubitus wurden nur sehr sporadisch sowohl durch die Pflegekräfte als auch durch die Ärzte dokumentiert. Im Pflegebericht gibt es Hinweise auf die mehrfachen glutealen Beschwerden des Patienten.

Folgen für den Patienten

- ausgedehnter sakraler Dekubitus
- prolongierter stationärer Aufenthalt
- Erfordernis der plastischen Deckung

Folgen für das Krankenhaus

- Schadenersatzklage, Entschädigung für den Patienten
- Kosten für Haushaltsführung
- Erhöhung der Versicherungssumme für die Haftpflicht

Sachverhalt

Indikation

Bei Vorliegen einer Adipositas per magna kann bei einem Body-Mass-Index (BMI) über 40 kg/m² oder einem BMI über 35 kg/m² mit Vorliegen von Begleiterkrankungen und einem Alter des Patienten zwischen dem 18. und dem 65. Lebensjahr die Indikation zu einem adipositaschirurgischen Eingriff gestellt werden. Voraussetzungen sind die Ausschöpfung der konservativen Therapiemaßnahmen, eine Adipositasanamnese von mehr als 5 Jahren, die Teilnahme an konservativen Therapieprogrammen sowie der Ausschluss endokrinologischer und psychischer Ursachen der Adipositas.

Präoperative Diagnostik

Die präoperative Diagnostik erfolgt in Anlehnung der Leitlinie zur Adipositaschirurgie.

Aufklärung

Die umfassende präoperative Aufklärung der Patienten beinhaltet die Aufklärung über den operativen Eingriff, die Risiken sowie Spezifika der Adipositaschirurgie hinsichtlich der Lagerung, Frühmobilisation und der Langzeitnachsorge sowie der Supplementation.

Planung der Operation

Die Operation wird von speziell ausgebildeten und erfahrenen Viszeralchirurgen durchgeführt oder supervidiert. Aus anästhesiologischer Sicht ist ebensolches Management zur Komplikationsreduktion erforderlich. Für die Lagerung sind beide Fachgebiete zuständig. Hier ist besondere Sorgfalt erforderlich, um insbesondere ein Verrutschen der Patienten zu vermeiden.

Operation

Alle laparoskopischen adipositaschirurgischen Eingriffe erfolgen in französischer Lagerung, 30° Antitrendelenburg mit Seiterweiterung des Tisches bei extremer Adipositas, Fußabstützplatten und Gelmatten mit einer Dicke von mindestens 2,5 cm. Die Arme und Beine sind fixiert, sodass diese nicht herunterfallen können.

> **Cave**
>
> Im Operationsbericht sind diese Spezifika der Lagerung darzustellen. Speziallagerungen müssen auch in der elektronischen Patientenakte erfassbar sein. Eine entsprechende SOP sollte in der Klinik mit Bilddokumentation (▸ Abb. 5.15) existieren.

> **Zusatzinfo**
>
> **Allgemeine juristische Wertung**
>
> Häufig werden im Rahmen der Beurteilung von Haftpflichtschäden postoperative Komplikationen hinterfragt.

Gutachterliche Feststellung

- unzureichende Dokumentation der Lagerung im Operationsbericht
- keine Erwähnung der SOP im Operationsbericht
- Aufklärung über Lagerungsschäden nicht erfolgt
- Differenzen zur Lagerung von OP-Bericht und Anästhesieprotokoll

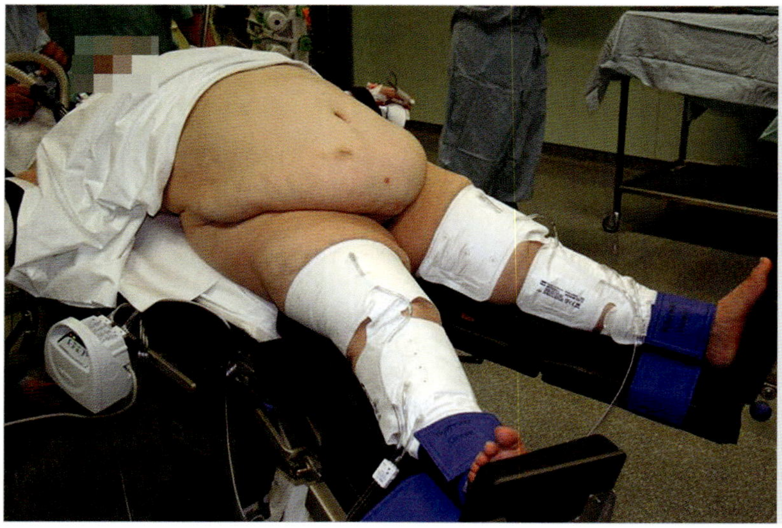

Abb. 5.15 Patientenlagerung. Lagerung in der Adipositaschirurgie mit Fußabstützplatten und Gelmatten.

Bandmigration infolge unbemerkter intraoperativer Magenperforation

Die Bandmigration als Frühkomplikation ist Folge einer intraoperativen, häufig unbemerkten Läsion der Magenwand insbesondere bei perigastraler Platzierung. Die Patienten werden durch eine frühe Portinfektion als Zeichen der Migration, intraabdominale Abszesse entlang des Portkatheters sowie unzureichende Gewichtsreduktion und möglich obere gastrointestinale Blutungen auffällig.

Steckbrief

Vorwürfe des Patienten

Unzureichende Aufklärung über die Komplikation der Bandmigration. Konsequenz der Bandentfernung.

Aktenlage

Bei der Patientin erfolge die laparoskopische Platzierung des Gastric Banding (GB) in Pars-flaccida-Technik. Der stationäre Verlauf gestaltete sich komplikationslos. Der Kostaufbau wurde gut toleriert. Die Patientin wurde bei regelrechten Wundverhältnissen, fehlender Paraklinik in die ambulante Betreuung entlassen. Eine Wundheilungsstörung, im Bereich der Portimplantation 3 Wochen nach der Entlassung aufgetreten, wurde heimatnah mit Wundspülungen therapiert. Aufgrund der Persistenz erfolgte die Wiedervorstellung in der operierenden Einrichtung.

Aufgrund der Wundinfektion im Bereich des Ports wurde akut nachts die Portexplantation mit Versenken des Portkatheters in die Abdominalhöhle durchgeführt. Am Folgetag zeigte sich in der Gastroskopie die Bandmigration sowie computertomografisch eine Abszedierung entlang des Portkatheters vorzugsweise subhepatisch. Die Patientin wurde unverzüglich laparoskopiert, mit Entfernung des Magenbands bei intraoperativer Gastroskopie und laparoskopischer Lavage der Abdominalhöhle. Bereits zum Zeitpunkt der Portexplantation erfolgte die systemische Antibiotikaapplikation.

Folgen für den Patienten

- septische Komplikation aufgrund der unbemerkten Läsion der Magenwand
- Ziel des adipositaschirurgischen Eingriffs nicht erreicht

Folgen für das Krankenhaus

- Schadenersatzklage, Entschädigung für den Patienten
- Kosten für Haushaltsführung
- Erhöhung der Versicherungssumme für die Haftpflicht

Sachverhalt

Indikation

Bei Vorliegen einer Adipositas per magna kann bei exakter Patientenevaluation ein Gastric Banding (GB) zur Behandlung der Adipositas durchgeführt werden. Die Indikation zum Gastric Banding ist abhängig von der Expertise der Einrichtung, dem Wunsch des Patienten, Komorbiditäten, dem Alter, dem BMI und sozialen Faktoren.

Präoperative Diagnostik

Die präoperative Diagnostik sollte trotz fehlender Evidenz die Durchführung einer präoperativen Gastroskopie beinhalten, da insbesondere Ulzera, Tumoren und ein Reflux das operative Vorgehen beeinflussen.

Aufklärung

Die umfassende präoperative Aufklärung der Patienten beinhaltet die Aufklärung über den operativen Eingriff, insbesondere über Früh- und Langzeitkomplikationen. Dies schließt die Bandmigration, Portkomplikationen wie Dislokationen und Diskonnektionen ebenso ein wie Slippage und Pouchdilatation und die bekannten Daten zu den Langzeitergebnissen hinsichtlich der Gewichtsreduktion und der Rückbildung der Komorbiditäten.

Planung der Operation

Die Operation wird von speziell ausgebildeten und erfahrenen Viszeralchirurgen durchgeführt oder supervidiert. Insbesondere bei extremer Adipositas mit Vorliegen eines „Kissing-Phänomens“ von linkem Leberlappen und Milz, großem hiatalen Fettpad sowie extremer viszeraler Adipositas sollten Bridgingverfahren oder konservative Maßnahmen der Operation vorausgehen, um die intraoperative Komplikationsrate zu reduzieren.

Operation

Die retrokardiale Tunnelierung zur Bandplatzierung sollte äußerst subtil erfolgen. Insbesondere müssen der rechte und linke Hiatusschenkel dargestellt sein. Die Präparation retrokardial darf nur mit stumpfen Instrumenten erfolgen. Auf eine exakte Schonung des Fundus ist zu achten.

Cave

Im Operationsbericht sind die Methoden der retrokardialen Tunnelierung, der exakte Verschluss des Bandes sowie die Serosierung des Bandes und die Lokalisation der Portimplantation mit nicht resorbierbaren Nahtmaterial oder Staplertechnik darzustellen.

> **Zusatzinfo**
>
> **Allgemeine juristische Wertung**
>
> Häufig werden im Rahmen der Beurteilung von Haftpflichtschäden intra- und postoperative Komplikationen bemängelt. Wenn die allgemeinen ärztlichen Regeln der Behandlung eingehalten werden, müssen diese jedoch als schicksalshaft eingestuft werden. Das gilt insbesondere für das Auftreten einer Bandmigration im Langzeitverlauf (mehr als 10 Jahre nach Gastric Banding).

Gutachterliche Feststellung

Die präoperative Aufklärung erfolgte mehrfach im Rahmen von Seminarveranstaltungen und Aufklärungsgesprächen zur Adipositaschirurgie. Die abschließende präoperative Aufklärung wurde 36 h vor der hochelektiven Operation mittels standardisierter Aufklärungsbögen durchgeführt.

Das Zeitintervall zwischen Bandimplantation und Auftreten der Migration ist entscheidend zur Festlegung des kausalen Zusammenhangs von Operation und Migration. Insbesondere aufgrund der multiplen Ursachen der Migration im Langzeitverlauf ist nur die frühe Migration als eine Komplikation des Eingriffs anzusehen.

Sleeve-Gastrektomie

Leckagen der Klammernaht und folglich Fisteln im Bereich der Klammernahtreihe insbesondere am ösophagogastralen Übergang sind die Hauptkomplikation und damit die „Achillesferse“ nach Sleeve-Gastrektomie (SG). Ihre Inzidenz beträgt zwischen 0,74 und 7 % [165].

In 89 % der Fälle sind die Insuffizienzen im Bereich des His-Winkels lokalisiert. Seltener ist das Auftreten von Insuffizienzen am distalen Ende der Klammernaht. Neben der Lokalisation der Leckage ist bezüglich des Zeitpunkts des Auftretens zwischen frühen Klammernahtinsuffizienzen in den ersten 72 h und den späten Leckagen, welche oft erst nach der Entlassung relevant werden, zu differenzieren.

> **Steckbrief**
>
> **Vorwürfe des Patienten**
>
> Versäumnisse und fehlerhafte Durchführung der Sleeve-Gastrektomie (SG).
>
> **Aktenlage**
>
> Bei dem 45-jährigen Patienten war nach leitliniengerechter Indikationsstellung sowie mehrfacher Aufklärung im Patientenseminar und präoperativ mit ausreichender Bedenkzeit die SG mit kompletter Serosierung der Klammernaht erfolgt. Gleichzeitig erfolgte die Einlage einer 24-Charrière-Zieldrainage. Am 1. postoperativen Tag wurde zur Überprüfung der Dichtigkeit des Schlauchmagens ein Visotrastschluck unter Durchleuchtung durchgeführt. Hierbei zeigte sich kein Anhalt für eine Leckage. Die Lokaldrainage förderte am 1. postoperativen Tag 350 ml blutiges Sekret. Diese wurde bei blutiger Sekretion bis zum 10. Tag belassen. Der Patient erhielt aufgrund des Hämoglobinabfalls insgesamt 4 Erythrozytenkonzentrate. Im postoperativen Verlauf zeigte sich zu keinem Zeitpunkt eine auffällige Leukozytose oder Erhöhung des C-reaktiven Proteins (CRP). Zum Entlassungszeitpunkt lagen die Leukozyten bei 6,7 Gpt/l und das CRP bei 50,4 mg/l. Der Patient wurde mehrfach über einzuhaltende Ernährungsrichtlinien mit Flüssigkeit bis zum 14. Tag aufgeklärt. Jedoch hielt sich der Patient nicht streng an die Anweisungen.
>
> Nach der Entlassung am 11. postoperativen Tag meldete sich der Patient am 13. postoperativen Tag bei seinem Hausarzt. Nach Hausbesuch am selben Tag erhielt er die Empfehlung, sich wegen einer Pneumonie in einem anderen Krankenhaus am Folgetag vorzustellen. Dort erfolgte der Kontakt am nunmehr 14. postoperativen Tag. Bei Vorstellung in der Klinik hatte der Patient eine Sepsis mit massiver CRP-Erhöhung (400 mg/l). Computertomografisch fand sich ein subphrenischer Abszess links. Es wurde die Laparotomie mit mehrfacher Relaparotomie durchgeführt. Der Verlauf war kompliziert durch eine endoskopisch nachweisbare filiforme Klammernahtinsuffizienz, die mit Stent therapiert wurde.
>
> **Folgen für den Patienten**
>
> - schwerer septischer Verlauf mit Mehrfachlaparotomie und Ausbildung einer Narbenhernie
> - Ausbildung schwerer septischer Komplikationen infolge der Langzeitintensivtherapie mit Critical-Illness-Polyneuropathie und Langzeitrehabilitation
>
> **Folgen für das Krankenhaus**
>
> - Schadenersatzklage

Steckbrief

Vorwürfe des Patienten

Versäumnisse und fehlerhafte Durchführung der Sleeve-Gastrektomie (SG). Verspätete Diagnostik bei Leckage.

Aktenlage

Bei der Patientin wurde aufgrund einer morbiden Adipositas per magna mit einem BMI von 42,1 kg/m² bei simultaner Hernia cicatricea nach perforierter Sigmadivertikulitis eine Sleeve-Gastrektomie durchgeführt. Am 1. postoperativen Tag wird durch das Pflegepersonal in den Abendstunden bemerkt, dass sich über die Bergestelle des Magenresektats hämatinöses, übel riechendes Sekret entleert. Daraufhin erfolgte die Entfernung des Klammernahtmaterials und Wundtoilette. Auffallend war eine zunehmende Schmerzsymptomatik mit zunehmender Oligurie der Patientin. Es erfolgte die Flüssigkeitssubstitution sowie Schmerztherapie. Zur Visite am Folgetag wurde bei dringendem Verdacht auf Klammernahtinsuffizienz die Indikation zur Röntgendiagnostik gestellt, die jedoch erst in den Mittagsstunden erfolgte. Auffallend war ein massiver Anstieg des CRP auf 525 mg/l. Röntgenologisch fand sich im Antrum eine Klammernahtinsuffizienz, sodass die Indikation zur Relaparotomie gestellt wurde. Es erfolgt die Übernähung, Lavage und Drainage. Aufgrund einer neuerlichen Leckage 12 Tage nach der primären Relaparotomie fand die Stentimplantation statt. Im weiteren Verlauf kam es zur Ausbildung einer gastrokutanen Fistel, die 8 Monate postoperativ spontan ausheilte.

Folgen für den Patienten

- septischer Verlauf mit Mehrfachlaparotomie und Ausbildung einer gastrokutanen Fistel
- Ausbildung schwerer septischer Komplikationen infolge der Langzeitintensivtherapie mit Critical-illness-Polyneuropathie und Langzeitrehabilitation
- Zusatzkomplikation der massiven Visusminderung aufgrund einer Mykose

Folgen für das Krankenhaus

- Schadenersatzklage

Sachverhalt

Indikation

Bei Vorliegen einer Adipositas per magna zählt die SG neben der Magenbypassoperation, sowohl weltweit als auch in Deutschland, zu den häufigsten Verfahren der Adipositas- und metabolischen Chirurgie. Die Indikation ist abhängig von der Expertise der Einrichtung, dem Wunsch des Patienten, Komorbiditäten, dem Alter, dem BMI und sozialen Faktoren.

Präoperative Diagnostik

Die präoperative Diagnostik sollte trotz fehlender Evidenz die Durchführung einer präoperativen Gastroskopie beinhalten, da insbesondere Ulzera, Tumoren und ein Reflux das operative Vorgehen beeinflussen. Kontraindikation zur Durchführung einer Sleeve-Gastrektomie ist der Barrett-Ösophagus.

Aufklärung

Die umfassende präoperative Aufklärung der Patienten beinhaltet die Aufklärung über den operativen Eingriff mit möglichen Früh- und Langzeitkomplikationen, insbesondere über die Leckage der Klammernahtreihe mit der Folge schwerer Komplikationen wie der Sepsis, der Peritonitis und der chronischen Fistelung. Bezüglich der Folge der Komplikation muss auch auf die Möglichkeit einer Langzeittherapie sowie die Letalität, die mit dem Eingriff assoziiert ist, eingegangen werden.

Planung der Operation

Die Operation wird von speziell ausgebildeten und erfahrenen Viszeralchirurgen durchgeführt oder supervidiert. Insbesondere bei extremer Adipositas ist zwischen Bridgingverfahren wie der Magenballonimplantation oder der intensivierten konservativen Therapie mit GLP-1-Analoga abzuwägen. Daten der Literatur weisen auf eine deutlich reduzierte Leckagerate nach kompletter Übernähung der Klammernaht oder dem Einsatz von Nahtwiderlagern hin [165]. Abzulehnen ist die Übernähung einer mit Nahtwiderlagern versorgen Klammernaht.

Operation

Die Präparation im Bereich des Fundus und des linksseitigen Hiatusschenkels sollte sehr subtil erfolgen. Insbesondere ist eine zu enge Präparation am Ösophagus mit Verletzung der Helvetia-Fasern zu vermeiden.

Der Einfluss der Größe der Kalibrationssonde auf die Inzidenz von Leckagen der Klammernaht ist in Studien untersucht. Es wurde nachgewiesen, dass der Einsatz von Kalibrationssonden über 40 Charrière die Leckagerate signifikant reduziert [65] [123].

Die Komplikation der intraoperativen Durchtrennung der Kalibrationssonde wird durch die exakte Platzierung der Bougies an der kleinen Kurvatur unter Sichtkontrolle reduziert. Kalibrationssonden unter 34 Charrière sollten nicht eingesetzt werden. Intraoperativ ist die Dichtigkeitsprüfung des neu gebildeten Schlauchmagens mithilfe einer Methylenblaufüllung, Luftinsufflation oder alternativ mittels Gastroskopie obligat.

Blutungen nach SG, deren Inzidenz mit bis zu 2 % angegeben wird, haben ihre Quelle in der Klammernahtreihe, Läsionen von Milz, Leber, dem Omentum majus sowie an den Trokarstellen [65]. Hinsichtlich der Blutungen aus der Klammernahtreihe lässt sich die Inzidenz deutlich durch

5

ihre Übernähung oder den Einsatz von Nahtwiderlagern reduzieren [165].

Symptomatik

Die Erstsymptome der Leckage sind eine Tachykardie (HF > 120) mit ggf. Sekretion über die Drainage, Schmerzen, Fieber sowie ein Anstieg der Entzündungsparameter. Treten diese Zeichen unmittelbar postoperativ auf, entwickelt sich in kurzer Zeit ein septisches Krankheitsbild mit Kreislaufinsuffizienz. Klammernahtinsuffizienzen sind lebensbedrohliche Komplikationen, die zu Fistelkomplikationen gastrokutan, gastropleural, gastroperikardial und gastrokolisch führen können.

Cave

Bei klinischen Symptomen einer frühen Insuffizienz (bis 36 h postoperativ) ist eine notfallmäßige Relaparoskopie mit intraoperativer Dichtigkeitsprüfung zu empfehlen.

Zu einem späteren Zeitpunkt kann bei liegender Drainage eine Röntgenuntersuchung/Computertomografie-Diagnostik die Leckage und den sicheren Sekretabfluss nachweisen. Späte Insuffizienzen mit Abszedierungen können sowohl im Rendevousverfahren laparoskopisch mit Drainageanlage und Stentimplantation als auch per Drainageanlage via CT als auch per alleiniger laparoskopischer Drainageanlage therapiert werden. Die Entscheidung ist abhängig von der Klinik des Patienten und der Expertise der Einrichtung. Wesentlich erscheint jedoch, dass vor Entlassung der Patienten eine routinemäßige Laborkontrolle zum Ausschluss einer Leukozytose und deutlicher CRP-Erhöhung erfolgt.

Bei komplikativem Verlauf und persistierender Temperaturerhöhung ist die Verordnung von Antimykotika indiziert. Studien weisen darauf hin, dass bei Patienten nach adipositaschirurgischen Eingriffen bei Auftreten von Insuffizienzen eine Besiedlung mit Pilzen vorliegt und entsprechend zu therapieren ist.

Möglichkeiten der Therapie von Leckagen der Klammernahtreihe

24–36 h postoperativ ist eine operative Revision mittels Relaparoskopie, Lokalisation der Leckage, umgehender Übernähung und Drainage indiziert. Die Übernähung ist in der Regel nur in den ersten 12 h effektiv.

Zeigen sich Insuffizienzen erst im späteren Verlauf und besteht keine Peritonitis mit septischem Krankheitsbild, kann ein konservatives Management mit Drainage und totalparenteraler oder distalenteraler Ernährung erfolgen. Allerdings geht diese Therapie mit einem deutlich prolongierten stationären Aufenthalt einher.

Die Überbrückung der Leckage durch einen gecoverten Stent bei suffizienter Platzierung einer Zieldrainage ist eine Therapieoption. Sie ermöglicht die enterale Ernährung der Patienten bis zur Ausheilung. Problematisch sind die häufigen Stentdislokationen.

Endoskopische Möglichkeiten stellen die frühe Versorgung der Leckage mit einem Over-the-Scope-Clip (OTSC) dar. Dies kommt jedoch nur für kleine gut einstellbare Leckagen infrage. Eine Alternative ist Behandlung mittels EndoVac-Systemen. Die endoskopische Therapie von Insuffizienzen nach SG erfordert das konsequente Durchführen der Behandlung in Intubationsnarkose aufgrund des erheblichen Risikos der Aspiration.

In einzelnen Fällen, insbesondere bei simultaner Stenose des Schlauchmagens, ist die Umwandlung des Hochdrucksystems „Schlauchmagen“ in ein Niederdrucksystem „Magenbypass“ eine effektive Ultima Ratio.

Zusatzinfo

Allgemeine juristische Wertung

Die postoperative Komplikation der Leckage der Klammernahtreihe wird postoperativ im Rahmen der Beurteilung von Haftpflichtschäden hinterfragt. Bei Einhaltung der allgemeinen ärztlichen Regeln der Behandlung müssen diese jedoch als schicksalshaft eingestuft werden. Das gilt insbesondere für die Ausbildung einer Leckage der Klammernaht, deren Ursachen multifaktoriell sind. Auch bei sorgfältigster Operation sind Nahtinsuffizienzen nicht vermeidbar.

Gutachterliche Feststellung

- Das Zeitintervall zwischen der Leckage mit nachfolgender resultierender Peritonitis entscheidet über postoperative Morbidität und Letalität.
- Immer steht die Analyse des individuellen Behandlungs- und Krankheitsverlaufs auf dem Prüfstand.
- Die exakte Dokumentation aller Behandlungsmaßnahmen ist die beste Voraussetzung, um Behandlungsfehlervorwürfen fundiert entgegnen zu können.

Innere Hernien nach Magenbypass

Herniationen durch mesenteriale Lücken sind Komplikationen der Bypasschirurgie, die zum Ileus führen. Ihre Inzidenz beträgt nach Magenbypassoperationen zwischen 0,5 und 9 % [2].

Typische Lokalisation für innere Hernien ist beim retrokolischen RYGBP (Roux-en-Y-Magenbypass) der Mesokolonschlitz. Die Peterson-Hernie bildet sich zwischen dem Jejunalmesenterium und dem Mesokolon aus (▶ Abb. 5.16).

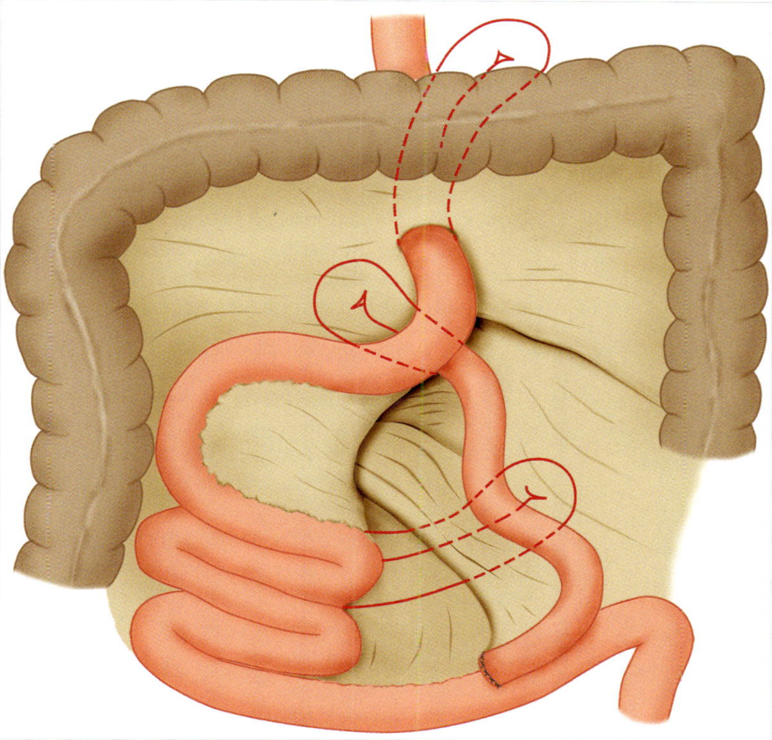

Abb. 5.16 Herniation. Lokalisation innerer Hernien nach Roux-en-Y-Magenbypass (RYGBP).

Die Inzidenz innerer Hernien ist abhängig von der Position der hochgezogenen alimentären Schlinge (ante- vs. retrokolisch). Bei retrokolischem Hochzug beträgt die Häufigkeit eines Dünndarmileus 4,8 %, bei antekolischem Vorgehen 1,9 % [81]. Studien belegen die signifikant geringere Inzidenz bei antekolischem Vorgehen (3,2–9,3 % vs. 0,3–1,8 %) [54] [117].

Aus der rechtsseitigen Lage des alimentären Schenkels resultiert eine verminderte Häufigkeit innerer Hernien (0,5 % vs. 9 %). Zur signifikanten Reduktion der inneren Hernien sind die mesenterialen Bruchpforten mit nicht resorbierbarem Nahtmaterial zu verschließen [131]. In einer prospektiven Studie wurde gezeigt, dass die Inzidenz innerer Hernien nach laparoskopischer Technik nicht signifikant höher als nach offener Operation ist (0,3 % vs. 0,7 %) [118].

Steckbrief

Vorwürfe des Patienten

Verspätete operative Therapie der inneren Hernie mit konsekutivem Ileus sowie der Notwendigkeit der Laparotomie.

Aktenlage

Bei der 45-jährigen Patientin war in einer auswärtigen Einrichtung eine laparoskopische RYGBP durchgeführt wurden. Anamnestisch klagte die Patientin bei exakter Befragung über seit dem Eingriff bestehende postprandiale Beschwerden mit Übelkeit und Refluxbeschwerden.

In den Morgenstunden eines Freitags stellte sich die Patientin wegen akuter abdominaler Beschwerden mit nahezu unstillbarem Erbrechen in der Rettungsstelle vor. In der durchgeführten Diagnostik zeigte sich sonografisch kein Hinweis auf freie Flüssigkeit. Vom Chirurgen wurde sonografisch keine Pendelperistaltik oder Darmpathologie beschrieben. Eine Viszeral- oder adipositaschirurgische Vorstellung erfolgte trotz Verfügbarkeit nicht.

Bei massiver Beschwerdeprogredienz stellte sich die Patientin in den Nachtstunden erneut in der Rettungsstelle vor. Hier fand sich klinisch und röntgenologisch das Bild eines Dünndarmileus, sodass vom diensthabenden Viszeral- und Adipositaschirurgen die Indikation zur Notfalllaparoskopie mit dem Risiko der Laparotomie gestellt wurde. Der Eingriff erfolgte unverzüglich. Intraoperativ fand sich ein Dünndarmileus mit kompletter Torquierung der alimentären Schlinge, sodass zu Laparotomie konvertiert wurde. Es erfolgte die Reposition des Dünndarms, die Neuanlage der Enteroenterostomie. Gleichzeitig wurden alle Bruchpforten mit nicht resorbierbarem Nahtmaterial verschlossen.

Folge für den Patienten

- jahrelang bestehende krampfartige abdominale Beschwerden aufgrund der inneren Hernie
- Ileuslaparotomie

Folge für zwei Krankenhäuser
- Schadenersatzklage für die primär operierende Klinik hinsichtlich der mangelhaften Aufklärung und der unzureichenden Diagnostik.
- Schadenersatzklage für die im Notfall behandelnde Klinik
  - Ursache der Beschwerden erst nach erneuter notfallmäßiger Wiedervorstellung der Patientin diagnostiziert und therapiert
  - Adipositaschirurgen primär nicht konsultiert
  - keine primäre Röntgen- oder CT-Diagnostik zum Hernienausschluss

Sachverhalt

Indikation

Der RYGBP gehört in Deutschland und weltweit zu den am häufigsten durchgeführten adipositaschirurgischen Eingriffen. Die Indikation zum RYGBP besteht insbesondere bei Vorliegen einer Hiatushernie, einer gastroösophagealen Refluxösophagitis sowie eines Barrett-Ösophagus aus morphologischer Sicht. Unter metabolisch-chirurgischem Aspekt ist der RYGBP eine gute Behandlungsmöglichkeit bei Vorliegen eines Diabetes mellitus Typ II, mit Remissionsraten von bis zu 85 % [143].

Aufklärung

Die präoperative Aufklärung der Patienten beinhaltet die Aufklärung über den operativen Eingriff, insbesondere über Früh- und Langzeitkomplikationen wie Anastomoseninsuffizienzen an der Gastroenterostomie oder Enteroenterostomie mit schwerer Sepsis und Peritonitis sowie über Blutungskomplikationen. Außerdem sind die Patienten über das Risiko innerer Hernien mit der Möglichkeit des Ileus und der Darmgangrän aufzuklären.

Planung der Operation

Die Operation wird von speziell ausgebildeten und erfahrenen Viszeralchirurgen durchgeführt oder supervidiert. Neben der exakten Anastomosierung und intraoperativer Dichtigkeitsprobe ist der subtile mehrschichtige Verschluss der inneren Bruchpforten zur Vermeidung der Komplikation der inneren Hernie mit Ileus von wesentlicher Bedeutung. Daten der Literatur weisen auf eine deutlich reduzierte Hernienrate nach exaktem Verschluss hin.

Symptomatik

Klinische Zeichen innerer Hernien sind uncharakteristische, z. T. krampfartige abdominale Beschwerden mit Erbrechen. Eine verspätete Diagnostik führt zum Ileus, bis zu Durchblutungsstörungen des Dünndarms mit der Notwendigkeit der Resektion.

Diagnostik

Die Sensitivität für die radiologische Diagnostik innerer Hernien mittels Computertomografie (CT) liegt bei 51,1 % und mittels Röntgendiagnostik bei 56,6 % [125] [159]. Aus einer verzögerten Diagnostik und Therapie resultieren für den Patienten lebensbedrohliche Konsequenzen. Aufgrund der unzureichenden Sensitivität der radiologischen Diagnostik ist die notfallmäßige Laparoskopie bei fehlendem Ileusbild die Diagnostik- und Therapieoption der 1. Wahl. Ist mittels Bildgebung ein Dünndarmileus nachweisbar, sollte eine Laparotomie erfolgen.

Cave

Die Inzidenz innerer Hernien nach RYGBP wird durch die Operationstechnik beeinflusst. Zur Verringerung der Inzidenz innerer Hernien wird folgendes Vorgehen angeraten:
- antekolisch-antegastrische Anastomosierung
- rechtsseitige Orientierung der Anastomose
- Verschluss aller Bruchpforten mit nicht resorbierbarem Nahtmaterial
- Spaltung des Omentum majus

Aufgrund der geringen Spezifität und Sensitivität der radiologischen Diagnostik ist bei klinischem Verdacht auf eine innere Hernie die Laparoskopie indiziert, um die geschilderten, bei Darmgangrän lebensbedrohlichen Komplikationen zu vermeiden.

Zusatzinfo

Allgemeine juristische Wertung
Die postoperative Komplikation der inneren Hernie wird im Rahmen der Beurteilung von Haftpflichtschäden hinterfragt. Bei Einhaltung der allgemeinen genannten Regeln der Prophylaxe innerer Hernien müssen diese jedoch als schicksalshaft eingestuft werden.

Gutachterliche Feststellung

Das Zeitintervall zwischen dem Beschwerdebeginn und der Diagnose des Ileus/der inneren Hernie mit nachfolgender Durchblutungsstörung des Darms und resultierender Peritonitis entscheidet über postoperative Morbidität und Letalität sowie das Ausmaß der notwendigen Darmresektion. Die Analyse des individuellen Behandlungs- und Krankheitsverlaufs ist entscheidend.

Die exakte Dokumentation aller Behandlungsmaßnahmen, insbesondere die Dokumentation des Bruchstellenverschlusses im primären Operationsbericht, ist die beste Voraussetzung, um Behandlungsfehlervorwürfen entgegnen zu können.

Biliopankreatische Diversion (BPD) und duodenaler Switch (DS)

Aufgrund ihrer Komplexität und der erheblichen metabolischen sowie nutritiven Veränderungen werden malabsorptive Verfahren weltweit nur in unter 2 % aller metabolisch-chirurgischen Eingriffe durchgeführt. Zu diesen Verfahren gehören die biliopankreatische Diversion nach Scopinaro (BPD), der duodenale Switch (DS) sowie die „single-anastomosis duodeno-ileostomie" (SADI).

Steckbrief

Vorwürfe der Angehörigen

Unzureichende Aufklärung der Angehörigen über Risiken der Adipositaschirurgie.

Aktenlage

Bei dem 44-jährigen Patienten mit Super-Obesitas wurde ein laparoskopischer duodenaler Switch durchgeführt. Die Operationszeit betrug 215 min. Die Operation erfolgte aus chirurgischer Sicht komplikationslos. Anamnestisch sind bei dem Patienten eine Hypertonie, eine Fettstoffwechselstörung, eine Hyperurikämie sowie eine Schlafapnoe bekannt. Die Fettstoffwechselstörung wurde mit Statinen therapiert.

Intraoperativ erhielt der Patient 5 000 ml Vollelektrolytlösung. Die Stundendiurese betrug 88 ml. Die am 1. postoperativen Tag durchgeführte Röntgendiagnostik zeigte keinen Anhalt für eine Anastomoseninsuffizienz. Der Patient wurde mit 3 800 ml Vollelektrolytlösung infundiert. Die Diurese war trotz Gabe von Furosemid rückläufig. Der Patient klagte zunehmend über Schmerzen in beiden Hüften, gluteal und in den Oberschenkeln. Aufgrund der Oligurie wurde der Patient auf die Intensivstation verlegt. Zum sicheren Ausschluss von chirurgischen Komplikationen erfolgte am 2. postoperativen Tag eine Relaparoskopie. Ein weiterer Anstieg der harnpflichtigen Substanzen und der Kreatinkinase sowie die jetzige Bestimmung des Myoglobins detektierten als Ursache des Krankheitsbilds eine massive Rhabdomyolyse (RML). Trotz intensivierter Therapie und Dialyse verstarb der Patient am 8. postoperativen Tag. Die Autopsie bestätigte die RML.

Folgen für den Patienten

Exitus letalis.

Folgen für das Krankenhaus

- Ansehensverlust
- Schadenersatzklage

Sachverhalt

Indikation

Eine erhöhte postoperative Morbidität und Mortalität besteht in der Adipositaschirurgie für Patienten mit einem BMI über 60 kg/m^2. Die Morbidität für den duodenalen Switch liegt bei Patienten mit einem BMI über 60 kg/m^2 bei 23 % und die Mortalität bei 6,5 % [64]. Aufgrund dessen sind bei Patienten mit Super-Obesitas oder hoher Komorbidität Bridgingverfahren wie der Implantation eines Magenballons, die intensivierte konservative Therapie mit GLP-1-Analoga sowie Stufenkonzepte mit Magenballon, danach SG und nach weiterer Abnahme Malabsorption im Sinne eines 2. Schrittes als BPD-DS oder SADI zu präferieren.

Präoperative Diagnostik

Die präoperative Diagnostik beinhaltet insbesondere die exakte kardiologische und pulmonologische Abklärung der Patienten sowie das Absetzen potenziell die Rhabdomyolyse (RML) induzierender Medikamente wie der Statine.

Operation

Im Rahmen der Operation ist bei der einzeitigen Durchführung des duodenalen Switchs, des SADI-Verfahrens oder bei simultanen Eingriffen wie der Cholezystektomie im Rahmen einer SG-Gastrektomie auf die Operationszeit zu achten. Operationszeiten über 4 h steigern das Risiko einer RML um das 8,5-fache. Besondere Bedeutung kommt hierbei – neben dem Flüssigkeitsmanagement durch die Anästhesie – der exakten Lagerung mit Gelmatten zu.

Cave

Akutes Nierenversagen infolge Rhabdomyolyse

Aufgrund des Risikos der RML ist eine sorgfältige Lagerung mit entsprechenden Gelmatten auf dem Operationstisch essenziell. Das Umlagern der Patienten während der Operation wirkt druckentlastend. Hierbei ist insbesondere die Gluteal- und Rückenmuskulatur betroffen [166].

Da bei extrem adipösen Patienten mit eingeschränkten Untersuchungsmöglichkeiten Suffusionen und ein Muskelödem schwer festzustellen sind, ist die routinemäßige Kontrolle der Kreatinkinase und des Myoglobins erforderlich. Postoperative Schmerzen in den Hüften, den Schultern und im Gesäß sind als Zeichen des Kompartmentsyndroms mit Folge der RML anzusehen und müssen entsprechend behandelt werden. Das Risiko der RML steigt proportional zur Operationszeit. Gemäß Literaturdaten für adipositaschirurgische Eingriffe nimmt bei einer Operationszeit von mehr als 4 h das Risiko einer RML um das 8,5-Fache zu [97].

Statine und Serotoninwiederaufnahmehemmer erhöhen das Risiko der RML. Sie sind daher vor elektiven operativen Eingriffen präoperativ zu pausieren.

Prädisponierende Risikofaktoren für die Ausbildung einer RML sind Hypertonie, Diabetes mellitus und Mikrozirkulationsstörungen. Klassische Risikofaktoren wie eine Familienanamnese, Muskelerkrankungen, maligne Hyperthermie und chronische Nierenerkrankungen wurden bisher bei Patienten mit RML nach bariatrischen Eingriffen nicht beschrieben [87].

Zusatzinfo

Allgemeine juristische Wertung

Die postoperative Komplikation der RML betrifft insbesondere das anästhesiologische Management. Im Rahmen der Beurteilung von Haftpflichtschäden wird dieses ebenso wie das Flüssigkeitsmanagement, die Lagerung und die Operationsdauer hinterfragt. Bei Einhaltung der genannten Maßnahmen zur Prophylaxe der RML und des Beachtens von medikamentösen Interaktionen sind die Lagerung und die Operationsdauer entscheidend. Bei superobesen Patienten und exzessiver Operationszeit in Kliniken mit geringer Expertise ist daher das Auftreten einer RML nicht als schicksalshaft anzusehen.

Gutachterliche Feststellung

Das Zeitintervall zwischen dem Beschwerdebeginn oder dem Beginn der Oligo-/Anurie sowie der Therapie ist mitentscheidend über postoperative Morbidität und Letalität des akuten Nierenversagens infolge der RML.

Die exakte Dokumentation aller Behandlungsmaßnahmen, insbesondere die Dokumentation der Lagerung, des peri- und postoperativen Flüssigkeitsmanagements, ist die beste Voraussetzung, um Behandlungsvorwürfen entgegnen zu können.

Bariatrisches Beriberi – Vitamin B_1-Mangel

Der Mangel an Thiamin führt zur Beeinflussung verschiedener Organsysteme, wie des Herzens, des Gastrointestinaltrakts und insbesondere des peripheren und zentralen Nervensystems.

Steckbrief

Vorwürfe des Patienten

Unzureichende Aufklärung des Hausarztes. Unzureichende Aufklärung über Supplementation.

Aktenlage

Bei einem 41-jährigen Mann erfolgte aufgrund einer fehlenden Gewichtsreduktion nach Gastric Banding die Entfernung desselben mit simultaner biliopankreatischer Diversion nach Scopinaro (BPD). Der Common Channel betrug 100 cm. Zum Operationszeitpunkt hatte der Patient einen BMI von 44 kg/m^2. Der postoperative Verlauf war bei dem Patienten komplikationslos. Es erfolgte eine zeitgerechte Entlassung. Die standardisierte postoperative Nachsorge nach 3 Monaten wurde von dem Patienten nicht wahrgenommen. Nach telefonischer Rücksprache und Konsultation berichtete der Patient ein rezidivierendes Erbrechen. Infolgedessen wurde dem Patienten und dem Hausarzt die stationäre Aufnahme zum Ausschluss einer Anastomosenstenose angeraten. Weitere 3 Monate später wurde der Patient mit einem Gewicht von 85 kg und schwerer Polyneuropathie in einer auswärtigen Einrichtung aufgenommen. Im Weiteren erfolgte die Verlegung in eine weitere Klinik. In der nunmehr durchgeführten Gastroskopie fand sich eine mäßige Anastomosenstenose, die mehrfach bougiert wurde. Die neurologische Symptomatik war jedoch progredient. In der nun eingeleiteten umfassenden Labordiagnostik fand sich ein erhebliches Defizit an fettlöslichen Vitaminen. Ein massiver Thiaminmangel konnte bei bereits eingeleiteter Substitution nicht nachgewiesen werden. 7 Monate postoperativ wurde der Patient in die operierende Einrichtung verlegt. Zum Verlegungszeitpunkt lag bereits ein massives irreversibles Beriberi mit demenziellem Syndrom und schwerster Wernicke-Korsakoff-Enzephalopathie (WKE) vor. Gleichzeitig fand sich das Vollbild des trockenen Beriberi mit schwerer Polyneuropathie, Tetraparese und kardialer Symptomatik.

In der neurologischen und MRT-Diagnostik bestätigten sich die Befunde (▶ Abb. 5.17). Es erfolgte eine konsequente hochdosierte parenterale Substitutionstherapie mit Thiamin, mehrfache neurologische Verlaufskontrollen sowie eine intensivierte Physiotherapie. Hierunter konnte nur eine geringe Verbesserung der Symptomatik erreicht werden. Allerdings war der Patient wieder in der Lage, sich eigenständig auf Stationsebene zu bewegen.

Im Rahmen einer neurologischen Rehabilitation verbesserte sich die Symptomatik nur mäßig. Im häuslichen Milieu war eine Führung des Patienten nach Abschluss der Rehabilitation nicht möglich. Mit neuerlichen massiven Defiziten wurde der Patient daraufhin 9 Monate postoperativ wiederum in einer 250 km entfernten Einrichtung betreut. Da der Patient eine parenterale Substitution ablehnte, erfolgte die neuerliche Verlegung in die operierende Einrichtung. Nach Ausgleich der wiederum

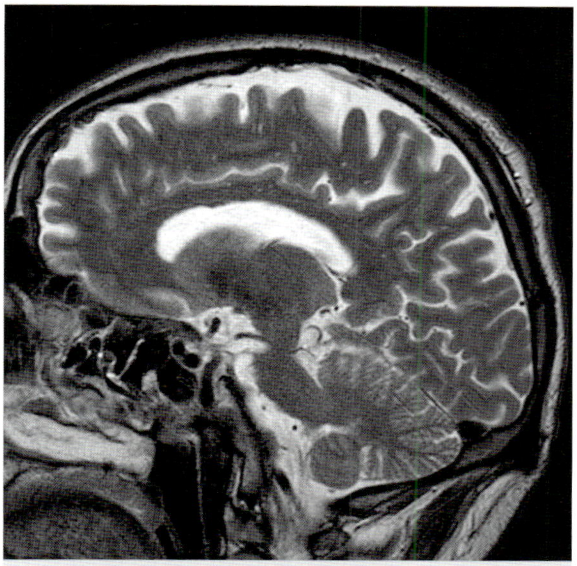

Abb. 5.17 **Wernicke-Korsakoff-Enzephalopathie.** MRT-Aufnahme: Wernicke-Korsakoff-Enzephalopathie infolge von Thiaminmangel.

massiven Defizite, neuerlicher Substitutionstherapie und Konditionierung des Patienten wurde 10 Monate postoperativ die biliopankreatische Diversion in einen Roux-en-Y-Magenbypass (RYGBP) umgewandelt. Die neurologische Symptomatik zeigte im Elektromyogramm (EMG) eine diskrete Befundbesserung. Eine neuerliche neurologische Rehabilitation wurde von den Kostenträgern abgelehnt. Derzeit wird der Patient in einem Pflegeheim betreut, wo die Nachsorgen durch den Hausarzt durchgeführt werden.

Folgen für den Patienten

- irreversible Schädigung infolge des Thiaminmangels
- schwerste Wernicke-Korsakoff-Enzephalopathie

Folgen für das Krankenhaus

- Ansehensverlust
- Schadenersatzklage

Sachverhalt

Indikation

Re- und Redo-Eingriffe in der metabolischen Chirurgie weisen vonseiten der chirurgischen Komplikationen eine höhere Rate an Komplikationen auf als primäre Verfahren. Die Häufigkeit von Re- und Redo-Eingriffen steigt proportional zum Anstieg der Primäroperationen.

Aufklärung

Die präoperative Aufklärung der Patienten beinhaltet die Aufklärung über den operativen Eingriff, insbesondere über Früh- und Langzeitkomplikationen. Bei allen adipositaschirurgischen Eingriffen ist eine lebenslange Nachbetreuung mit entsprechender Supplementationstherapie indiziert. Diese obliegt einerseits der operierenden Einrichtung und deren Kooperationspartnern und andererseits den betreuenden Hausärzten der Patienten. Gerade bei großer Entfernung zur operierenden Einrichtung ist die Kommunikation mit dem Hausarzt essenziell zur Prophylaxe schwerwiegender Komplikationen.

Symptomatik

Die Symptomatik der bariatrischen Beriberi ist abhängig von der zugrunde liegenden Form des Thiaminmangels. Hier wird zwischen feuchtem Beriberi mit kardialer und pulmonaler Symptomatik und dem trockenen Beriberi mit peripherer Neuritis und muskulären Leitsymptomen unterschieden. Sonderform des trockenen Thiaminmangels ist die zentrale Beriberi mit Ausbildung einer WKE. Die zeitgerechte Diagnose und Therapie des Thiaminmangels ist erforderlich, um irreversible Schäden wie die Ausbildung einer Wernicke-Enzephalopathie mit deletärem Ausgang zu vermeiden.

Ursachen

Der Mangel an Thiamin führt zur Beeinflussung verschiedener Organsysteme wie des Herzens, des Gastrointestinaltrakts und insbesondere des peripheren und zentralen Nervensystems. Die zeitgerechte Diagnose und Therapie des Thiaminmangels ist erforderlich, um irreversible Schäden wie die Ausbildung einer WKE mit deletärem Ausgang zu vermeiden. Ursachen für einen Thiaminmangel sind massives postoperatives Erbrechen, insbesondere nach restriktiven Eingriffen, sowie eine Langzeitintensivtherapie. Im Langzeitverlauf können sowohl nach restriktiven als auch nach malabsorptiven Eingriffen insbesondere infolge von Stenosen an der Gastroenterostomie mit prolongierter Emesis Vitamin-B_1-Mangelzustände auftreten. Der Thiaminmangel ist ein Indikator für das Defizit weiterer B-Vitamine, die für die Resorption des Thiamins und verschiedene neurologische Funktionen mitverantwortlich sind.

Diagnostik

In Studien hatten 15,5 % der morbiden Adipösen präoperativ einen Vitamin-B_1-Mangel [167].

Die Gesamtmenge von Thiamin im menschlichen Körper beträgt bei einer Speicherkapazität von 20 Tagen etwa 30 mg [167]. Eine Thiaminzufuhr von 1,1 mg/d für Frauen und von 1,2–1,5 mg/d für Männer ist erforderlich, um ein Defizit zu vermeiden. Dies entspricht 0,5 mg pro 1000 kcal/d. Mengen unter 0,2 mg/1000 kcal/d führen zu einem schweren Thiaminmangel und zur Symptomatik des Beriberi. Der Thiaminmangel ist ein Indikator für das Defizit weiterer B-Vitamine, die für die Resorption des Thiamin und verschiedene neurologische Funktionen mitverantwortlich sind.

Vitamin-K-Mangel

Daten zum Vitamin-K-Mangel nach bariatrischen Eingriffen existieren nur aus einzelnen Studien. Nach BPD (biliopankreatische Diversion) wurde bei 50–68 % der Patienten 3–4 Jahre postoperativ ein Vitamin-K-Mangel nachgewiesen. In den vorliegenden Studien wurden keine klinischen Manifestationszeichen des Vitamin-K-Defizits (erhöhte Blutungsneigung, Gerinnungsstörungen) beobachtet [168].

Steckbrief

Vorwürfe des Patienten

Operation trotz Mangel an Gerinnungsfaktoren.

Aktenlage

Bei dem 33-jährigen Patienten erfolgte bei Zustand nach duodenalem Switch vor 6 Jahren eine abdominale Dermolipektomie und Bauchdeckenplastik. Der operative Eingriff war gekennzeichnet durch eine erhebliche intraoperative Blutungsneigung. Postoperativ war die Rekonvaleszenz des Patienten deutlich prolongiert. Er entwickelte Eiweißmangelödeme, eine massive Anämie insbesondere für Eisen, eine konsekutive Hypotonie sowie erhebliche Probleme in der postoperativen Bilanzierung. Aufgrund der Anämie musste der Patient bei Einhaltung der Transfusionstrigger transfundiert werden. Die Kontrolle der präoperativ im Rahmen des standardmäßig abgenommenen Adipositaslabors zeigte eine deutliche Verminderung des Quick-Wertes auf 57 %, einen Eisen- sowie einen Albuminmangel. Dieses präoperativ existente Defizit wurde ärztlicherseits nicht mit dem notwendigen Verständnis der grenzwertigen Gerinnung infolge des Mangels an fettlöslichen Vitaminen nach duodenalem Switch registriert.

Folgen für den Patienten

- prolongierter Aufenthalt
- Notwendigkeit und Risiken der Bluttransfusion

Folgen für das Krankenhaus

- Ansehensverlust
- Schadenersatzklage

Sachverhalt

Indikation

Die Durchführung plastisch-rekonstruktiver Eingriffe nach bariatrischer Chirurgie ist weit verbreitet. Sie ist häufig aufgrund der Ausbildung erheblicher Fettschürzen notwendig, um das körperliche Befinden zu verbessern, intertriginöse Infektionen zu vermeiden und die Beweglichkeit der Patienten zu verbessern.

Aufklärung

Die Aufklärung zum Eingriff beinhaltet neben der ausführlichen Aufklärung zu Wundinfektionen und – falls erforderlich – mehrzeitigem Vorgehen ebenso die Erfordernis zur Aufklärung über notwendige Transfusionen.

Prophylaxe und Therapie

Unter klinischen Aspekten zeigen Patienten nach BPD sowie DS mehrere Jahre nach dem adipositaschirurgischen Eingriff im Rahmen anderer Operationen (Endoprothetik, plastische Chirurgie, abdominale Revisionen) meist eine erhebliche Blutungsneigung, bis hin zu Nachblutungen und Transfusionsbedarf. Daher ist nach malabsorptiven und kombinierten Eingriffen die jährliche Kontrolle der Spiegel der fettlöslichen Vitamine zu empfehlen. Vor elektiven Operationen sollte neben der Routinediagnostik eine erweiterte Gerinnungsdiagnostik sowie Abklärung des Vitamin-K-Spiegels mit – falls erforderlich – präoperativer Substitution erfolgen.

Vitamin-D-Mangel

Metabolische Veränderungen des Knochenstoffwechsels sind eine potenzielle Langzeitkomplikation nach metabolisch-chirurgischen Eingriffen. Störungen des Kalzium- und Vitamin-D-Metabolismus treten frühzeitig postoperativ auf. Jedoch werden diese Veränderungen oft erst Jahre später klinisch als Osteoporose und Osteomalazie manifest. Bereits präoperativ leiden 60–80 % der morbid Adipösen an Störungen des Kalzium-, Parathormon- und Vitamin-D-Stoffwechsels. 62 % der morbid adipösen Frauen weisen präoperativ einen sekundären Hyperparathyreoidismus (sHPT) auf [115]. Zusätzlich findet sich eine positive Korrelation zwischen BMI und sHPT.

Steckbrief

Vorwürfe des Patienten

Unzureichende Absicherung der Langzeittherapie mit Vitaminen und Spurenelementen. Exitus letalis.

Aktenlage

Die Patientin erhielt zunächst, bei einem BMI von 49,8 kg/m², im Jahr 1998 ein GB laparoskopisch implantiert. Im Langzeitverlauf entwickelte die Patientin nach sehr guter Gewichtsreduktion einen Diabetes mellitus mit einer erheblichen Insulinresistenz. Aufgrund der Insulinresistenz und der Voroperationen des GB wurde 2006 bei einem BMI von 44,8 kg/m² die Indikation zur BPD gestellt. Die Patientin hatte eine Gewichtsreduktion auf einen BMI von 32,9 kg/m² sowie eine Remission des Diabetes mellitus 24 Monate postoperativ zu verzeichnen. Nach 36 und 48 Monaten postoperativ lag der BMI bei 36,7 kg/m². Bei den regelhaften Laborkontrollen fand sich ein Anstieg des Parathormonspiegels sowie konsekutiver Abfall des Kalziumspiegels mit Anstieg der alkalischen Phosphatase.

Bis 2010 fand sich die Patientin in regelmäßiger Nachsorge in der Adipositassprechstunde. Aufgrund der Remission des Diabetes mellitus wurde die Patientin aus der diabetologischen Nachsorge ausgegliedert. Hausärztlicherseits wurde die erforderliche und empfohlene Supplementationstherapie nicht kontrolliert. 2011 und 2012 erfolgte eine neurologische und internistische Diagnostik unter dem Verdacht auf eine Fibromyalgie mit Einstufung als Somatisierungsstörung. In der Krankenakte sind unspezifische Gelenkbeschwerden als Aufnahmegrund angegeben. Die entsprechende Kontrolle der Vitaminspiegel oder auch des Parathormons (PTH) erfolgte ebenso wie eine Rücksprache mit dem Adipositaszentrum durch die betreuenden Ärzte nicht. Im Dezember 2012 meldete sich die Patientin telefonisch und teilte mit, dass die ärztliche Betreuung über die behandelnden Ärzte und den Pflegedienst erfolgt sowie dass eine Vorstellung im Adipositaszentrum aufgrund der Immobilität nicht mehr möglich sei. Wenige Wochen später, im Januar 2013, kam die Patientin notfallmäßig in die Rettungsstelle der Klinik. Ursache war ein bereits weit fortgeschrittenes Leberversagen mit hepatorenalen Syndrom infolge der Malabsorption mit massiven nutritiven Defiziten. Es erfolgte eine Langzeittherapie mit parenteraler Supplementation, Wiederherstellung einer Alltagsmobilität und Ausgleich der Defizite. Röntgenologisch fand sich in der Thoraxaufnahme eine massive Verschattung des rechtsseitigen Thorax. Aufgrund des unklaren Befunds erfolgte die Durchführung einer Computertomografie mit Nachweis multipler pathologischer Rippenfrakturen und der Ausbildung einer erheblichen Thoraxdeformität infolge der Osteomalazie bei sHPT und Kalziummangel. Die Patientin wurde stationär parenteral supplementiert, bis zur Erlangung einer Rehabilitationsfähigkeit. Im Anschluss der Rehabilitation erfolgte die neuerliche stationäre Therapieoptimierung mit jetzt laufender parenteraler Supplementation aufgrund der unverändert schweren Osteomalazie der Patientin. Nach Absetzen der parenteralen Vitaminsupplementation kam es sofort zu einem neuerlichen massiven Anstieg des PTH, sodass eine zusätzliche heimparenterale Ernährung mit Vitaminsupplementation erforderlich war. Diese wurde im weiteren Verlauf neuerlich eingestellt, sodass die Patientin 2015 mit einem irreversiblen, zum Tode führenden hepatorenalen Syndrom intensivtherapeutisch behandelt wurde.

Folgen für das Krankenhaus

- Ansehensverlust
- Schadenersatzklage

Sachverhalt

Indikation

Die Indikation zur Umwandlung eines restriktiven Verfahrens in ein malabsorptives Verfahren insbesondere bei neu aufgetretenem Diabetes mellitus mit Insulinresistenz ist eindeutig. Allerdings ist aufgrund der nicht gewährleisteten Finanzierung der Nachsorge und Supplementation in Deutschland die Indikation streng und mit besonderem Augenmerk auf die finanzielle Situation und das soziale Umfeld des Patienten zu stellen. Patienten ohne entsprechende soziale Absicherung sind daher unter Umständen von malabsorptiven Eingriffen auszuschließen. Besondere Bedeutung kommt bei diesen Patienten der Kooperation von Hausarzt und betreuendem Adipositaszentrum zu.

Aufklärung

Die präoperative Aufklärung der Patienten beinhaltet die Aufklärung über den operativen Eingriff, insbesondere über Früh- und Langzeitkomplikationen. Bei allen adipositaschirurgischen Eingriffen ist eine lebenslange Nachbetreuung mit entsprechender Supplementationstherapie indiziert.

Prophylaxe und Therapie

Infolge des Effekts der Gewichtsreduktion auf den Knochenstoffwechsel und der operativ induzierten Malabsorption von Vitamin D kann sich eine Dysregulation des Kalzium-, Vitamin-D- und PTH-Stoffwechsels ausbilden. Dies wird durch den Bypass des Duodenums verstärkt. Insbesondere postmenopausale Frauen haben nach malabsorptiven Eingriffen ein gesteigertes Risiko für die Ausbildung eines sHPT, den Abbau des Knochenkalziums und folglich den Verlust von Knochensubstanz.

Zur Prophylaxe eines sHPT und von Störungen des Knochenstoffwechsels mit erhöhter Frakturgefahr ist eine postoperative Kalziumsubstitution mit 2000 mg/d in

Form von Kalziumzitrat aufgrund der höheren Bioverfügbarkeit erforderlich. Da bei 50 % der Patienten ein Vitamin-D-Defizit infolge der gestörten Resorption fettlöslicher Vitamine vorliegt, sollte die Kalziumsubstitution mit der Vitamin-D-Gabe kombiniert werden. Zur Prophylaxe eines Vitamin-D-Defizits sind mindestens 400 IU/d erforderlich. Nach RYGBP sollten 1500–2000 mg Kalzium täglich sowie 400–800 IE Vitamin D zugeführt werden. Für BPD und DS muss aufgrund der Resorptionsstörung die Kalziumdosis auf 1800–2400 mg/d und die Vitamin-D-Dosis auf 600–2000 IE/d gesteigert werden. Überdosierungen von Vitamin D als Supplement wurden nach adipositaschirurgischen Eingriffen von uns bisher nicht beobachtet.

Bei der Substitution von Kalzium und Vitamin D ist zu beachten, dass die maximale Resorptionsmenge von Kalzium pro Mahlzeit nur 600 mg beträgt. Folglich ist die Gabe auf 3–4 Einzeldosen zu verteilen. Da Kalzium eine Hemmwirkung auf die Eisenresorption besitzt, ist eine zeitlich versetzte Medikation erforderlich. Die Kalzium- und Vitamin-D-Supplementation ist essenziell, um dem sHPT und Störungen des Knochenstoffwechsels mit einer konsekutiven Osteopenie vorzubeugen. Generell sollte dem Patienten zusätzlich eine moderate UV-Exposition ohne Einsatz von Sonnenschutzcremes mit Lichtschutzfaktor angeraten werden.

Zusatzinfo

Allgemeine juristische Wertung

Die postoperativen Langzeitkomplikationen nach malabsorptiven und kombinierten Eingriffen werden im Rahmen der Beurteilung von Haftpflichtschäden hinterfragt. Bei Einhaltung der allgemeinen genannten Regeln der Prophylaxe der Malnutrition, der ausführlichen, mehrfach dokumentierten Aufklärung über die einzuhaltenden Supplementationsmaßnahmen und bei regelmäßigen Kontrollen der Laborparameter mit entsprechender Dokumentation und Einleitung von Maßnahmen zum Ausgleich von nutritiven Defiziten, sind Komplikationen Ausdruck der mangelnden Compliance des Patienten oder eines unzureichend therapierten Kurzdarmsyndroms. Den betreuenden Haus- und Fachärzten kommt hierbei ebenso Bedeutung zu wie dem Adipositaszentrum.

Gutachterliche Feststellung

- Die Analyse des individuellen Behandlungs- und Krankheitsverlaufs ist entscheidend.
- Die exakte Dokumentation aller Behandlungsmaßnahmen ist die beste Voraussetzung, um Behandlungsfehlervorwürfen entgegnen zu können.

Gutachtenfall

Darmschlingenverwechslung bei einer Magenbypassoperation wegen Adipositas

Sachverhalt

Bei einem Body-Mass-Index (BMI) von 46 wurde nach einer mehrmonatigen konservativen Therapie die Magenbypassoperation ausgeführt.

Der Operationsbericht beschreibt die Markierung einer Dünndarmschlinge 40 cm aboral der Flexura duodenojejunalis, Abmessen von 100 cm Jejunum und Ausführung einer Seit-zu-Seit-Jejunojejunostomie. Danach wird ein kleines Magenreservoir von 30 ml gebildet.

Postoperativ wird ein hoher Rückfluss von galligem Sekret aus der Magensonde registriert.

Es wird Buscopan verabreicht, weil man von einer Darmparalyse ausgeht. Der Patient klagt über einen unstillbaren Singultus.

Eine Röntgen-Magen-Darm-Passage am 5. postoperativen Tag zeigt eine aufgestaute Dünndarmschlinge. In der Spätaufnahme sei kein Weitertransport des Kontrastmittels erkennbar. Eine Insuffizienz sei nicht erkennbar. Zeichen eines klassischen Ileus seien nicht nachweisbar. Eine CT-Untersuchung zeigt eine stark überdehnte Dünndarmschlinge.

Laparoskopische Reoperation am 11. postoperativen Tag: kein Hinweis auf eine Peritonitis oder Insuffizienz. Der Aufstau des vom Magenpouch kommenden Darmschenkels sei durch eine Abknickung zu erklären. Es erfolgt keine Prüfung der übrigen Dünndarmschlingen oder der Fußpunktanastomose.

Im Zusammenhang mit der Narkoseeinleitung bei der Reoperation sei es zu einer massiven Aspiration gekommen. Die folgende Aspirationspneumonie musste intensivmedizinisch behandelt werden.

Der weitere Verlauf zeigt keine Besserung der Darmpassage. Die Pflegeverlaufseintragungen weisen auf Reflux und gallige Flüssigkeit aus der Magensonde hin.

Da auch 3 Wochen nach der Reoperation keine Dünndarmpassage nachweisbar war, wurde erneut laparoskopisch interveniert. Wegen der Verwachsungen und einer ungenügenden Übersicht erfolgte die offene Revision. Der Operateur stellt fest, dass die biliäre Darmschlinge zum Magenpouch hochgezogen war. Zusätzlich sei diese Schlinge einmal in sich verdreht.

Es erfolgt jetzt eine Korrekturoperation mit Neuanlage der Darmanastomosen in korrekter Weise.

Postoperativ war eine längere Intensivtherapie notwendig. Die sekundär heilende Laparotomiewunde wurde mittels Vakuumversiegelung behandelt. Eine MRSA-Infektion erforderte eine längere Isolationsbehandlung. Der gesamte Krankenhausaufenthalt betrug 4 Monate.

Gutachterliche Beurteilung
Es handelte sich laut Gutachten um einen Behandlungsfehler. Die Erstoperation und die erste Revision waren fehlerhaft. Der Krankenhausaufenthalt wäre mit großer Wahrscheinlichkeit bei sorgfältiger Operation auf wenige Tage beschränkt gewesen.

B

Gutachtenfall

Fehler bei Revisionsoperation wegen Adipositas per magna

Sachverhalt
Die 40-jährige Patientin hatte einen BMI von 53,4, ein metabolisches Syndrom, Hypertonie, Diabetes mellitus und ein degeneratives LWS-Syndrom.

Bereits 2 Jahre zuvor wurde ein Gastric Banding implantiert. Der BMI reduzierte sich auf 47. Das Magenband sollte jetzt entfernt werden und simultan ein Magenbypass angelegt werden. Die Operation wird mit einem roboterassistierten Verfahren durchgeführt. Es liegen erhebliche Verwachsungen vor, die aufwendig beseitigt werden müssen. Dann wird das Magenband entfernt. Die Jejunalanastomosen werden mit dem Roboter ausgeführt. Der Magen wird mit dem Endo-GIA durchtrennt. Es kommt zu einer Klammernahtinsuffizienz. Da die Transsektion des Magens nicht gelingt, wird zur offenen Operation konvertiert. Die Operation dauert 12 h. Eine Veränderung an Nachbarorganen oder weitere technische Probleme bzw. anatomische Besonderheiten werden nicht beschrieben. Eine Begründung für die lange Operationszeit ist nicht dokumentiert.

Etwa 8 h nach der Operation werden ein extremer Anstieg der Transaminasen und ein Abfall des Quick-Werts festgestellt. Es wird ein Angio-CT veranlasst.

Die A. hepatica communis entspringt aus dem Truncus coeliacus. Der Abgang der A. gastroduodenalis ist darstellbar. Die A. hepatica sinistra und dextra sind nicht mehr kontrastiert. Unmittelbar hinter dem Abgang der A. gastroduodenalis sei Nahtmaterial sichtbar.

Beide Leberlappen stellen sich inhomogen dar. Die Befundfeststellung des Radiologen lautet: Unterbrechung der arteriellen Leberversorgung.

Der Krankheitsverlauf weist eindeutig auf ein postoperatives Leberversagen hin. Eine Präparation in der falschen Gewebeschicht, begünstigt durch Verwachsungen, kann diesen schweren Operationsunfall begünstigt haben. Eine Dokumentation von Problemen im Bereich der Leber lag nicht vor.

Die bereits eingetretene Lebernekrose ließ 24 h nach der Adipositasoperation einen Rekonstruktionsversuch der Leberarterie nicht mehr zu. Die einzige Therapiekonsequenz zum Erhalt des Lebens war die Lebertransplantation. Diese erfolgt im High-Urgency-Status 24 h später. Der weitere Verlauf war durch Revisionsoperationen (Platzbauch, infiziertes Hämatom, Magennahtinsuffizenz, Kolonperforation, subphrenische Abszesse, Peritonitis durch Aspergillusbefall, Dekubitus, Pleuraemphyem, Nierenversagen) kompliziert.

Die Patientin verstarb an einer Sepsis.

Gutachterliche Beurteilung
Das Gutachten kritisierte bei der langen Operationszeit die fehlende Sorgfalt bei der Schonung wichtiger anatomischer Strukturen. Dies wird als Fehler gewertet. Da im CT-Bild Nahtmaterial im Bereich der Gefäßabbrüche sichtbar war, wird vermutet, dass bei der horizontalen Transsektion des Magens die Leberarterien verschlossen wurden.

5.3 Pankreas

Klaus Gellert, Jörg Bunse

Direkte Fehler mit folgenschweren Komplikationen in der Pankreaschirurgie zu finden, ist schwierig, ist doch diese Chirurgie an eine hohe persönliche Expertise gebunden, mit den jeweils auch sehr persönlichen Erfahrungen und Vorgehensweisen des Operateurs. Weiterhin beinhalten chirurgische Maßnahmen oft den einzigen kurativen Therapieansatz und sind zuweilen auch die bessere Palliation gegenüber interventionellen Verfahren.

Vor dem Hintergrund einer stark gesunkenen perioperativen Morbidität in ausgewiesenen Zentren mit hohen Fallzahlen und Expertise kann die Indikationsstellung weit gefasst werden und nicht selten ist die chirurgische Exploration ein unverzichtbarer Schritt, Tumorstadium und Operabilität einzuschätzen. Davon kann abgeleitet werden, dass die Pankreaschirurgie in derartigen Zentren durchgeführt werden sollte, die sowohl über die genannte Expertise als auch über Erfahrungen im Komplikationsmanagement verfügen.

5.3.1 Intraoperative Komplikationen

Blutungen

Cave

- Leberzirrhose
- portale Hypertension
- venöse Kollateralen
- Tumorausdehnung in die Mesenterialwurzel mit Kompromittierung der V. mesenterica superior bzw. Pfortaderinfiltration.

5

Zusatzinfo

Fehlervermeidung

- gründliche Diagnostik, Indikationsstellung (hochauflösende CT, MRT, Labordiagnostik)
- bei Pfortaderinfiltration En-bloc-Resektion mit Gefäßersatz bzw. Anastomose

Leberdurchblutungsstörungen nach Präparation des Lig. hepatoduodenale

Cave

Atypische Gefäßversorgung der Leber (aus der A. mesenterica superior, A. gastroduodenalis) bei Stenose am Truncus coeliacus: Leberdurchblutung beachten.

Zusatzinfo

Fehlervermeidung

- subtile Präperation der A. hepatica communis et propria, A. gastroduodenalis
- präoperatives hochauflösendes Kontrastmittel-CT

Mesenteriale Durchblutungsstörung

Cave

Fehleinschätzung der Tumorausdehnung mit Infiltration der A. mesenterica superior und Resektion derselben. Verletzung der A. und V. colica media bei Verwachsungen am Pankreasunterrand.

Zusatzinfo

Fehlervermeidung

Gründliche Analyse der präoperativen Bildgebung, bei trotzdem vorgefundenen ausgedehnten Tumorstadium Entschluss zum Abbruch des Eingriffs bei fehlender Expertise zur arteriellen Rekonstruktion.

Probleme der Pankreasanastomose

Cave

- fehlende, nicht ausreichende Mobilisierung des Pankreaskorpus nach Pankreaskopfresektion
- Blutungen aus der Pankreaskorpusschnittfläche (► Abb. 5.18, ► Abb. 5.19)
- ungünstige Anastomosentechnik bei weichem Pankreas
- Verschluss des Ductus pancreaticus durch Nähte

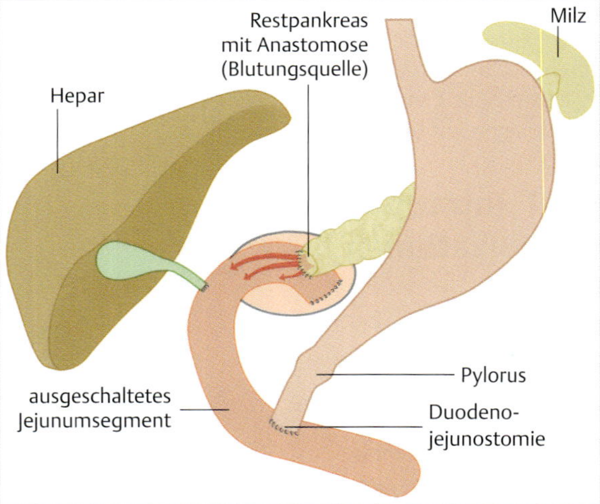

Abb. 5.18 Blutung. Intraluminale Blutung aus der Pankreatojejunostomie nach pyloruserhaltener partieller Pankreaskopfresektion (PPPHR). Symptomatik: Bluterbrechen.

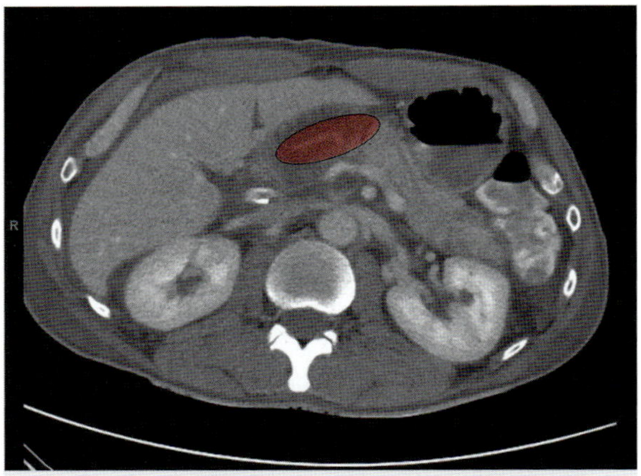

Abb. 5.19 Blutung. Angio-CT einer aktiven Blutung an der Pankreatojejunostomie nach pyloruserhaltener partieller Pankreaskopfresektion (PPPHR).

Zusatzinfo

Fehlervermeidung

- erforderliche Blutstillung im Bereich der Pankreaskorpusschnittfläche
- günstige Nahttechnik der Anastomose (individuell sollte diejenige gewählt werden, für die die beste persönliche Expertise besteht)
- Darstellung des Ductus pancreaticus major

Magenausgangsstenose bei der pyloruserhaltenen partiellen Pankreaskopfresektion

Cave

- hoher Tonus des Pylorus
- altes Ulkus

Zusatzinfo

Fehlervermeidung

Pyloromyotomie bei Bedarf, ggf. Antrumresektion.

Probleme der biliodigestiven Anastomose

Cave

- geringer Durchmesser des Ductus hepatocholedochus
- Ganganomalien (Ductus cysticus weiter und parallel verlaufend)

Zusatzinfo

Fehlervermeidung

- Sondierung des Ductus choledochus mit Darstellung der Hepatikusgabel
- plastische Erweiterung des Ductus hepatocholedochus bei der Anastomosierung
- Vermeidung thermischer Schädigung und Avaskularisation des zentralen Ductus hepatocholedochus

Resektionsausmaß bei Pankreaslinksresektion

Cave

Fehleinschätzung von Nierenzysten als Pankreasschwanzzysten.

Zusatzinfo

Fehlervermeidung

Gezielte Darstellung der linken Niere im CT, ggf. urologische Hinzuziehung intraoperativ.

5

5.3.2 Postoperative Komplikationen der Pankreaschirurgie

Postoperative Fehler in der Pankreaschirurgie betreffen insbesondere das rechtzeitige Erkennen und das strukturierte Management der Komplikationen.

Postpankreatektomiehämorrhagien

Einteilungen der Postpankreatektomiehämorrhagien (PPH):

- nach dem Zeitpunkt:
  - frühe PPH: < 24 h
  - späte PPH: > 24 h
- nach der Schwere:
  - mild (keine klinische Beeinträchtigung):
    - Typ A: temporäre, marginale Abweichung der Behandlung
  - schwer (> 4–6 EK/24 h; Hb-Abfall > 3–4 g/dl; Hypotension, Tachykardie, Oligurie):
    - Typ B: Beeinträchtigung des Patienten, Anpassung der Behandlung, Relaparotomie bei früher Blutung
    - Typ C: schwere Beeinträchtigung, potenziell lebensbedrohlich, immer Intervention/Relaparotomie

Cave

Frühe Blutung: meist an der Pankreasanastomose (Pankreatojejunostomie).

Symptomatik: Bluterbrechen, Teerstuhl (abhängig von der Anastomosentechnik), keine freie Flüssigkeit in der Sonografie und im CT → Endoskopie.

Zusatzinfo

Vermeidung
- sorgfältige Umstechung des Pankreaskorpusschnittrands
- rechtzeitige Endoskopie
- eher zeitnahe Relaparotomie

Cave

Späte Blutung: ursächlich meist eine Insuffizienz der Pankreatojejunostomie mit Restpankreatitis und Gefäßarrosion → CT.

Zusatzinfo

Fehlervermeidung
Kaum vermeidbar, wenn eingetreten, eher interventionelles Vorgehen.

Ischämische und vaskuläre Komplikationen

Postoperative ischämische und vaskuläre Komplikationen werden symptomatisch durch zunehmende Leberfunktionsstörungen, im Falle einer Insuffizienz der biliodigestiven Anastomose durch subhepatische Biliome, bei einliegender Drainage durch eine Gallefistel und im Bereich der Pankreasanastomose durch eine Restpankreatitis, ggf. auch durch eine Pankreasfistel.

Bei Pfortaderanastomosen können Pfortaderthrombosen mit entsprechenden Perfusionsstörungen im mesenterialen Stromgebiet auftreten.

Im Vordergrund steht zunächst eine differenzierte Diagnostik, um die Ursachen zu identifizieren. Hiervon müssen die Art und der Zeitpunkt einer ggf. erforderlichen Intervention abhängig gemacht werden.

Insuffizienz der Pankreatojejunostomie – postoperative Pankreasfistel

Einteilung der Insuffizienz der Pankreatojejunostomie (POPF – postoperative Pankreasfistel):
- Typ A: vorübergehend, keine klinische Einschränkung
  - keine Flüssigkeitskollektionen
  - keine Therapie
- Typ B: systemische Entzündungszeichen, klinische Beeinträchtigung
  - Flüssigkeitskollektionen
  - Antibiotika, Kostreduktion, Somatostatin, Drain belassen, korrigieren bzw. interventionell drainieren (transgastral?) (▸ Abb. 5.20), Flüssigkeitssubsitution

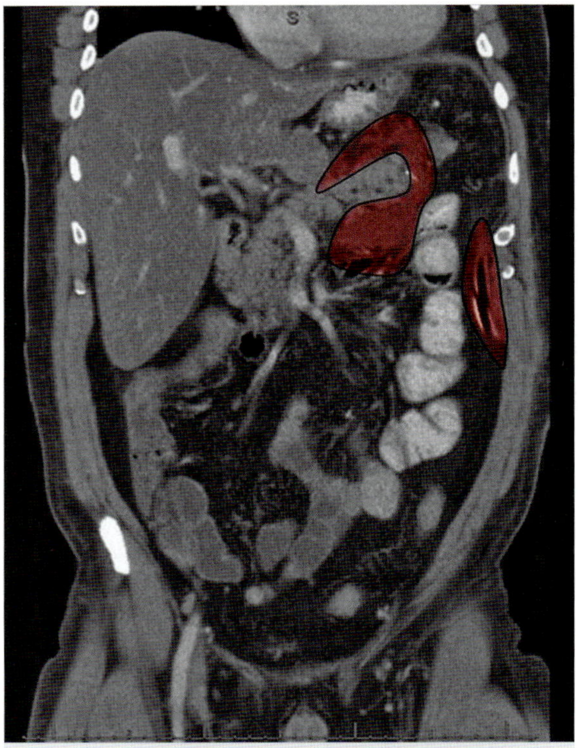

Abb. 5.20 Pankreasfistel. Z. n. Pankreasschwanzresektion mit drainierter (Anschnitt) Pankreasfistel (Typ B).

- Typ C: systemische Entzündungsreaktion/SIRS (systemic inflammatory Response Syndrome), Sepsis (Intermediate Care [IMC], ITS)
  - große Flüssigkeitskollektionen, Peritonitis, Imbibierung, Abszess
  - operative Revision (Übernähung, Lavage, Drainage, intraabdominale VAC [vacuum-assisted Closure], ggf. Pankreatektomie) (▸ Abb. 5.21), antibiotische Therapie, parenterale Ernährung, Somatostatin, Sepsistherapie

Cave

Weiches, normales Pankreasparenchym, besonders bei Duodenal-, Papillen- oder Gallengangskarzinomen.

Zusatzinfo

Fehlervermeidung
Vermeidung der
- unzureichenden Mobilisation des Pankreaskorpus bei der Pankreaskopfresektion,
- Probleme bei der Nahttechnik der Anastomose.

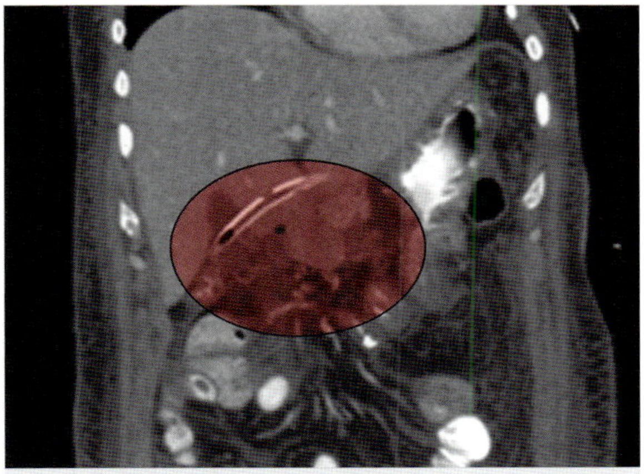

Abb. 5.21 Pankreasfistel. Operativ revidierte Pankreasfistel (Typ C) nach pyloruserhaltener partieller Pankreaskopfresektion (PPPHR).

Insuffizienz der Choledochojejunostomie

Grundsätzlich können früh auftretende Leckagen durch Relaparotomie mit direkter Übernähung versorgt werden, spätere Insuffizienzen eher durch interventionelle endoskopische Maßnahmen.

Einteilung der Insuffizienzen der Choledochojejunostomie:

- Typ A: drainierte, regrediente Fistel (< 7. postoperativer Tag), ohne/geringe klinische Auswirkung; weitere Maßnahmen nicht erforderlich
- Typ B: Drainage > 7. postoperativer Tag, Bildgebung, Intervention mittels Drainage, endoskopische retrograde Cholangiopankreatikografie (ERCP), perkutane transhepatische Cholangiodrainage (PTCD) erforderlich, systemische Entzündungszeichen, klinische Manifestation, antibiotische Therapie
- Typ C: Relaparotomie, Lavage, Übernähung, Rekonstruktion, Drainage, SIRS/Sepsis, IST

Cave

Devaskularisation des zentralen Ductus hepatocholedochus (DHC), bestehende Cholangitis.

Zusatzinfo

Fehlervermeidung

- sorgfältige Präparation ohne Devaskularisation des DHC
- spannungsfreie Anastomosentechnik
- perioperative Antibiotikatherapie (bei Z. n. Multistenting)

Verzögerte Magenentleerung

Eine verzögerte Magenentleerung (DGE, delayed gastric Emptying) tritt nicht selten bei der pyloruserhaltenen partiellen Pankreaskopfresektion (PPPHR) auf. Ursächlich ist wohl die Innervationsstörung des Pylorus (Vagotomie) zu nennen. Weiterhin besteht eine Passagestörung i. S. einer Oberbauchatonie bei postoperativer Pankreatitis.

Einteilung der DGE:

- Typ A: Verbleib oder Reinsertion der Magensonde über 3(–7) postoperative Tage
  - Kostreduktion, Flüssigkeitssubstitution, Prokinetika
- Typ B: Verbleib oder Reinsertion der Magensonde über 8(–14) postoperative Tage
  - parenterale Ernährung/enterale Substitution, Prokinetika, Flüssigkeitssubstitution
- Typ C: Verbleib oder Reinsertion der Magensonde über mehr als 14 postoperative Tage
  - parenterale Ernährung, Prokinetika (s. o.), Flüssigkeitssubstiution
  - ggf. Relaparotomie (Gastroenterostomie, Pyloroplastik)

Abzugrenzen ist die postoperative Magenausgangsstenose.

Cave

Vagotomie, Pankreatitis, Anastomosenfistel.

Zusatzinfo

Fehlervermeidung

Gegebenenfalls Durchführung einer Pyloroplastik oder Antrumresektion.

Überwachung des Blutzuckerspiegels nach Pankreatektomie.

Gutachtenfall

Blutung nach Pankreasoperation

Sachverhalt

Der 58-jährige Patient bemerkte eine Gelbfärbung der „Augen“ und einen Juckreiz auf der Haut. Die klinische und radiologische Untersuchung ergab den dringenden Verdacht auf einen kleinen Pankreaskopftumor. Es wurde endoskopisch eine Gallengangsdrainage eingelegt. Der Ikterus verschwand.

Es bestand eine eindeutige Operationsindikation zur pyloruserhaltenden Pankreaskopfresektion. Bei der Operation wurde eine ausgiebige Lymphadenektomie vorgenommen. Die Darm-Pankreas-Anastomose gestaltete sich angeblich schwierig. Das Restpankreas war sehr weich und der Pankreasgang sehr klein. Die Pankreasanastomose sei zusätzlich mit Fibrinkleber gesichert worden. Der Patient erhielt Somatostatin. Postoperativ ab dem 3. Tag entwickelte sich eine Pankreasfistel, die zusätzlich ca. 100 ml pro Tag förderte und nach dem 8. Tag kaum noch sezernierte.

Die Bauchhöhlendrainage wurde entfernt. Am 10. postoperativen Tag erbrach der Patient 1 Mal Blut. Die Gastroskopie ergab keine Blutungsquelle. Trotz einer noch bestehenden Schwäche, etwas zunehmenden Rückenschmerzen, einer leichten Anämie und einem leicht erhöhten C-reaktiven Protein-Wert (CRP), wollte der Patient am 12. postoperativen Tag entlassen werden. 2 Tage später erfolgte die Wiederaufnahme wegen zunehmender Bauchschmerzen. Die Sonografie ergab keine freie Flüssigkeit und keine freie Luft. Der CRP-Wert war auf 50 (Norm: < 5) gestiegen, der Leukozytenwert betrug 12 000, es bestand eine deutliche Anämie. Es sollte am nächsten Tag eine Bluttransfusion erfolgen.

Der Befund wurde als „Restpankreatitis" gedeutet. Der Patient erhielt Schmerzmittel. In der Nacht verschlechterte sich der Patient kreislaufmäßig und wurde auf die Intensivtherapie verlegt. Er musste intubiert werden. Bei der Intubation kam es zu massivem Bluterbrechen und einer möglichen Aspiration.

Massivtransfusion von Blut (8 EK). Danach Kreislaufbesserung. Erneute Magenspiegelung: Der Magen war mit Blutkoagula gefüllt. Spülung, Verdacht einer Blutung postpylorisch. Jetzt erfolgte eine Computertomografie: massive Blutansammlung subhepatisch, retrogastrisch und subphrenisch links.

Bei der Relaparotomie fanden sich Blutkoagula in der gesamten Bauchhöhle, es konnte jedoch keine Blutungsquelle gefunden werden.

Der Patient verstarb nachdem 2 Tage später eine erneute massive Blutung auftrat. Die Obduktion ergab Läsionen an der A. hepatica und an der Milzvene. Diese Arrosionsblutungen waren die Todesursache.

Gutachterliche Beurteilung

Die gutachterlichen Vorwürfe waren: Nicht ausreichende Sorgfalt bei der Ortung der Initialblutung, es hätte eine Angio-CT- oder Angiografie erfolgen müssen. Da im Haus keine Angiografiediagnostik möglich war, wäre die Verlegung des Patienten in ein Zentrum erforderlich gewesen.

Das Management beim Auftreten der massiven Blutung sei somit unzureichend gewesen. Die postoperative Spätblutung nach Pankreasresektionen wird verursacht oder ist begleitet von einer Insuffizienz an der Pankreasanastomose. Eine sogenannte intiale „Pilotblutung" ist ein Alarmzeichen. Es hat sofort die entsprechende Lokalisationsdiagnostik zu erfolgen, weil sonst weitere Blutungen Stunden später auftreten. Die Blutung sei schwer durch eine Reoperation zu stillen, ein Verschluss der Blutungsquelle während der Angiografie ist zu favorisieren.

5.3.3 Perforation bei endoskopischer retrograder Cholangiopankreatografie

Die zunehmende Abkehr vom rein diagnostischen Charakter der endoskopischen retrograden Cholangiopankreatografie (ERCP) zugunsten nicht invasiver bildgebender Verfahren und ihr damit vornehmlich interventioneller Einsatz begründet das Komplikationsspektrum (Morbidität 0,4–0,5 %). Somit ist die Indikationsstellung und Aufklärung von herausragender Bedeutung.

Die ERCP war in der Vergangenheit ein elementarer Baustein in der Diagnostik des soliden Pankreaskarzinoms. In den aktuellen S 3-Leitlinien zum exokrinen Pankreaskarzinom hat sie, aufgrund verfügbarer komplikationsarmer Alternativen, in der Diagnostik keinen Stellenwert mehr. Bei zeitnahem chirurgischem Eingriff ist bei ansonsten symptomlosem Ikterus ein ERCP-gestütztes Stenting des Gallengangs nicht indiziert.

In der praktischen Routine wird jedoch weiterhin im Rahmen der Diagnostik und Behandlung des Verschlussikterus oft noch die Einlage einer Gallengangsdrainage praktiziert. Besonders wenn eine zeitnahe Operation hinsichtlich einer kausalen Therapie (Pankreaskopfresektion) nicht möglich oder indiziert ist (z. B. in der palliativen Situation) oder wenn die Ursache gleichzeitig interventionell behandelbar ist, wie beim Gallengangskonkrement oder bei Papillensklerose.

Zusatzinfo

Risikofaktoren für Komplikationen

- Sphinkter-Dysfunktion
- Gallengangsstrikturen
- Billroth-II-Anatomie
- lange Untersuchungsdauer
- Sphinkterotomie
- intramurale Injektionen
- Malignität

Komplikationen der ERCP

- Post-ERCP-Pankreatitis (1,6 %–15,7 %)
- Blutung (1,3 %)
- Perforation (0,1 %–0,6 %)
- Infektionen (< 1 %)

Verhütungsstrategien
- Aufklärung des Patienten
- Indikationsstellung
- Expertise des Untersuchers

Zusatzinfo

Maßnahmen nach Perforation im postinterventionellen Verlauf

Merke: **Art/Ort** der Intervention, **CT-Morphologie** und insbesondere **Klinik des Patienten** entscheiden über das weitere therapeutische Vorgehen.

Es werden 4 Typen ERCP-bedingter Perforationen unterschieden (nach Stapfer et al. [161]) (▶ Abb. 5.22:
- Typ I: mediale/laterale Duodenalperforation
- Typ II: periampulläre Perforation während Sphinkterotomie
- Typ III: luminale Perforation entfernt von der Papille
- Typ IV: alleinige retroperitoneale Luft (oft führungsdrahtbedingt [bis zu 29 %])

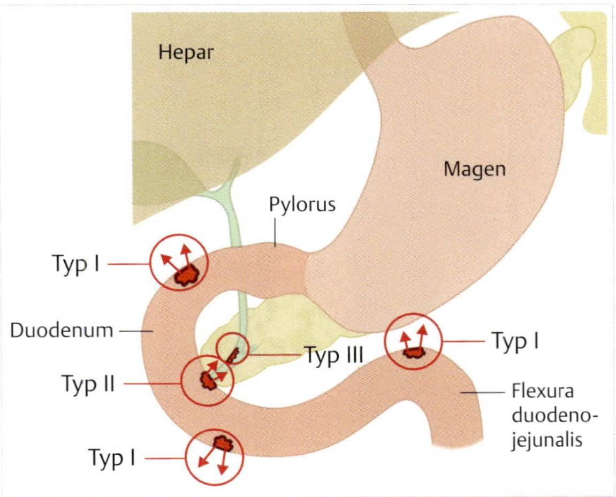

Abb. 5.22 ERCP-bedingte Perforation. Perforationstypen I–IV bei endoskopischer retrograder Cholangiopankreatografie.

Therapeutische Optionen nach ERCP-bedingter Perforation

Die frühe Detektion und angepasste Therapie ist entscheidend. Ein akutes Abdomen aufgrund einer periampullären-duodenalen Perforation und retroperitonealem Kontrastmittelaustritt sollte zeitnah operiert werden.
- Das alleinige retroperitoneale Emphysem kann mit Magensonde, Nahrungskarenz und Breitspektrumantibiose behandelt werden (▶ Abb. 5.23).
- Bei Nachweis retroperitonealer Flüssigkeit ist zusätzlich eine interventionelle Drainage und ggf. endoskopischer Verschluss mittels Stent bzw. Over-the-Scope-Clip (OTSC) zu erwägen (▶ Abb. 5.24).
- Eine Operation sollte bei freier Perforation, unsanierter Choledocholithiasis und instabilem Patienten erfolgen (entscheidend: klinischer Zustand, akutes Abdomen) (▶ Abb. 5.25).

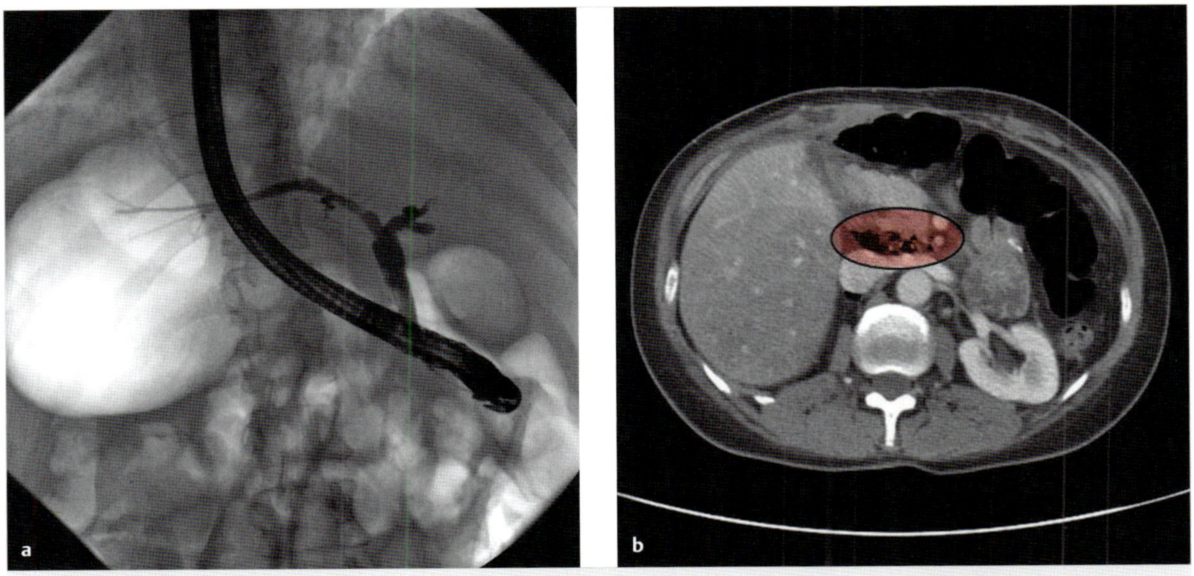

Abb. 5.23 ERCP-bedingte Perforation. Führungsdrahtbedingte Perforation nach endoskopischer retrograder Cholangiopankreatografie, mit retroperitoneal freier Luft (Typ IV).

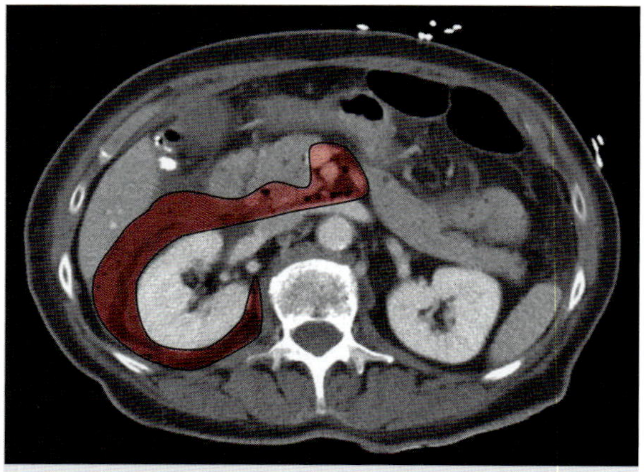

Abb. 5.24 **Retroperitoneale Flüssigkeit.** Nachweis nach endoskopischer retrograder Cholangiopankreatografie.

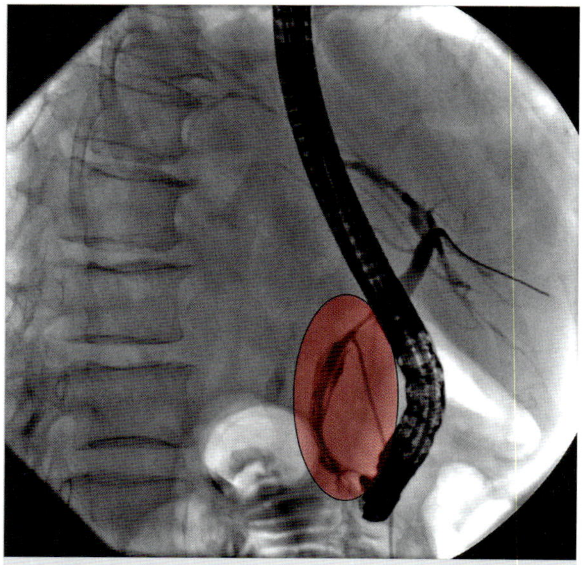

Abb. 5.25 **Kontrolle.** ERCP-Kontrolle nach operativer Gallengangsrevision und T-Drain-Einlage.

Fehler im Rahmen der klinischen Abläufe

- ungenügende Aufklärung, insbesondere über Alternativen und Risiken/Komplikationen
- falsche Indikationsstellung
- fehlende technische/fachliche Expertise
- zögerliches/unstrukturiertes postinterventionelles Komplikationsmanagement

Zusatzinfo

Fehlervermeidung

In erster Linie handelt es sich oftmals um Mängel der Aufklärung über mögliche diagnostische Alternativen und Dokumentation der begründeten Indikationsstellung.

Eine nicht leitliniengerechte Behandlung ist nicht grundsätzlich ein Hinweis auf fahrlässiges Verhalten. Die Heranziehung von medizinischen Leitlinien als Hilfsnormen erfolgt jedoch in der forensischen Bewertung, auch kann in der individuellen Fallbetrachtung ein nicht leitlinienbasiertes Handeln ggf. zur Beweislastumkehr führen.

Leitlinien bilden einen Handlungskorridor für die ärztliche Praxis, mit fundierter Begründung und entsprechender Aufklärung sind individuelle Abweichungen möglich.

5.4 Gallenblase, Gallenwege

Walter Asperger

5.4.1 Cholezystektomie

Die Cholezystektomie ist eine der häufigsten in Deutschland durchgeführten Operationen. Mit etwa 160 000 bis 180 000 Eingriffen pro Jahr wird sie lediglich von denen bei Vorliegen einer Leistenhernie übertroffen (bis 210 000 Operationen).

Zusatzinfo

Komplikationen bei Cholezystektomie

Nachdem sich in den 1990er-Jahren die laparoskopische Cholezystektomie zur Standardoperation entwickelt hat und gegenwärtig bundesweit über 90 % aller Eingriffe so ausgeführt werden, hat sich auch die Diskussion um die spezifischen Komplikationen dieser neuen Operationsmethode nivelliert, da sich auch die Rate und Häufigkeit inzwischen auf dem Niveau des früheren „Goldstandards", der offenen Cholezystektomie, eingepegelt haben. In der 2014 beendeten externen Qualitätssicherung zur „Cholezystektomie bei Lithiasis" konnte bei den Verletzungen des Hauptgallengangsystems eine Rate von 0,1 % erreicht werden. Da es jedoch in den Jahren nach der erstmals ausgeführten Cholezystektomie per Laparoskopie zunächst auch infolge der Lernkurve zu einer Erhöhung der iatrogenen Durchtrennungsrate kam, gewannen auch Begutachtungen und gerichtliche Be- und Verurteilungen mehr und mehr an Bedeutung. Der Anerkennung der Verletzung als eingriffsimmanente Komplikation einerseits, folgten dann andererseits auch Urteile, die den Fakt der Durchtrennung per se als Sorgfaltspflichtverletzung gewertet haben, trotz entsprechender Eingriffsaufklärung. Erst Mitte des ersten Jahrzehnts der 2000er-Jahre vollzog sich aufgrund differenzierterer Begutachtung und auch Arbeiten und Studienergebnissen in der Literatur Way et al. [181] u. a.) ein langsamer Wandel, der sich nach den Arbeiten von de Reuver et al. [46], Schrewe [146] und Fellmer [59] auch im Ausgang diverser gerichtlicher Auseinandersetzungen niederschlug und die Gallengangsverletzung nicht mehr en principe zur Sorgfaltspflichtverletzung erklärte.

Ungeachtet aller haftungsrechtlichen Relevanz kommt jedoch dieser schweren Komplikation im Rahmen der Gallenchirurgie eine enorme Bedeutung zu, da in der Folge auch bei bester Rekonstruktion immer mit möglichen Komplikationen, wie intraabdominalen Infektionen bis hin zur Sepsis, rezidivierenden Cholangitiden sowie im weiteren Verlauf zur biliären Zirrhose bis hin zum Tod, gerechnet werden muss, die weitere Eingriffe erforderlich machen könnten. Die möglichen Einschränkungen können auch zu einer deutlichen Verschlechterung der Lebensqualität führen [75].

Laparoskopische Cholezystektomie

Iatrogene Durchtrennung des Ductus choledochus

Die Angaben über die Häufigkeit dieser Komplikation gehen relativ weit auseinander, liegen jedoch zum heutigen Zeitpunkt zwischen 0,1 % und 0,3 %.

Dabei zeigen größere Serien wie die schwedische Registerstudie „GallRisk" eine Rate von 0,3 % (174 Verletzungen bei 55 134 Cholezystektomien, [140]). Weitere neue Zahlen bestätigen diese 0,3 % bzw. 0,4 % [60] [86] [105] [142] [158] [179]. Die Daten der externen Qualitätssicherung (► Tab. 5.1) [19] zeigen für Sachsen-Anhalt (0,1–0,2 %) und die Bundesauswertung 2013 und 2014 [13] (► Tab. 5.2) mit 0,12 % günstigere Ergebnisse.

Die deutlich höhere Rate bei primär offenen Operationen ist mit hoher Wahrscheinlichkeit der negativen Selektion der Patienten geschuldet. Die Gegenüberstellung zu den Ergebnissen des Jahres 1995, ebenso im Rahmen der damals jedoch noch nicht bundesweiten verpflichtenden externen Qualitätssicherung, zeigt eine deutliche Senkung und damit Verbesserung der Rate iatrogener Gallengangsverletzungen an (► Abb. 5.26) [17].

Die Ergebnisse von Sachsen, Nordrhein, Westfalen-Lippe und Baden-Württemberg lagen schon damals bei 0,4 % oder darunter. Auch die Ergebnisse der CESAQ-Studie ergaben eine Rate von 0,4 % bei rund 3 000 laparoskopischen Cholezystektomien unter Beteiligung von 29 Kliniken. Auch kann man in ► Abb. 5.26 erkennen, dass sich die Raten iatrogener Gallengangsverletzungen im Rahmen primär konventioneller Operationen ebenso zwischen 0,2 und 0,6 % bewegten. Dafür wurden allerdings zu diesem Zeitpunkt regelhaft die schwierigeren Eingriffe bei primär konventionellen Operationen im Sinne einer negativen Auslese angeschuldigt. In der eigenen Klinik kam es in der Zeit von März 1992 bis Juni 2016 bei insgesamt 7 926 Patienten mit einer laparoskopisch begonnenen Cholezystektomie und einer Umstiegsrate von 2,2 % zu 9 Gallengangsverletzungen unterschiedlicher Graduierung (1 Fall mit Gefäßverletzung der rechten A. hepatica). Dies entspricht einer Rate von 0,11 %. Alle Verletzungen wurden intraoperativ erkannt und entsprechend mit Übernähung und T-Drainage, primärer Anastomosierung oder biliodigestiver Anastomose sowie 1 Mal mit primärer Gefäßrekonstruktion versorgt.

Tab. 5.1 Externe Qualitätssicherung Chirurgie 2003–2014, Sachsen-Anhalt Modul 12/1 Cholezystektomie.

	Qualitätssicherung Chirurgie 2003–2014, Sachsen-Anhalt Modul 12/1 Cholezystektomie												Bund
Jahr	2003	2004	2005	2006	2007	2008	2009	2010	2011	2012	2013	2014	2014
Qualitätsindikator Verletzung Hauptgallengang [%]	0	0,1	0,2	0,1	0,2	0,1	0,1	0,1	0,1	0,15	0,15	0,18	0,12

Tab. 5.2 Externe Qualitätssicherung Chirurgie 2013–2014 Bundesrepublik Modul 12/1 Cholezystektomie.

Cholezystektomie	2013		2014	
	Fälle gesamt	Verletzung	Fälle gesamt	Verletzung
laparoskopisch begonnen	163 936	189	167 102	177
		0,12 %		**0,11 %**
primär offene Operation	9 151	21	8 705	25
		0,23 %		**0,29 %**

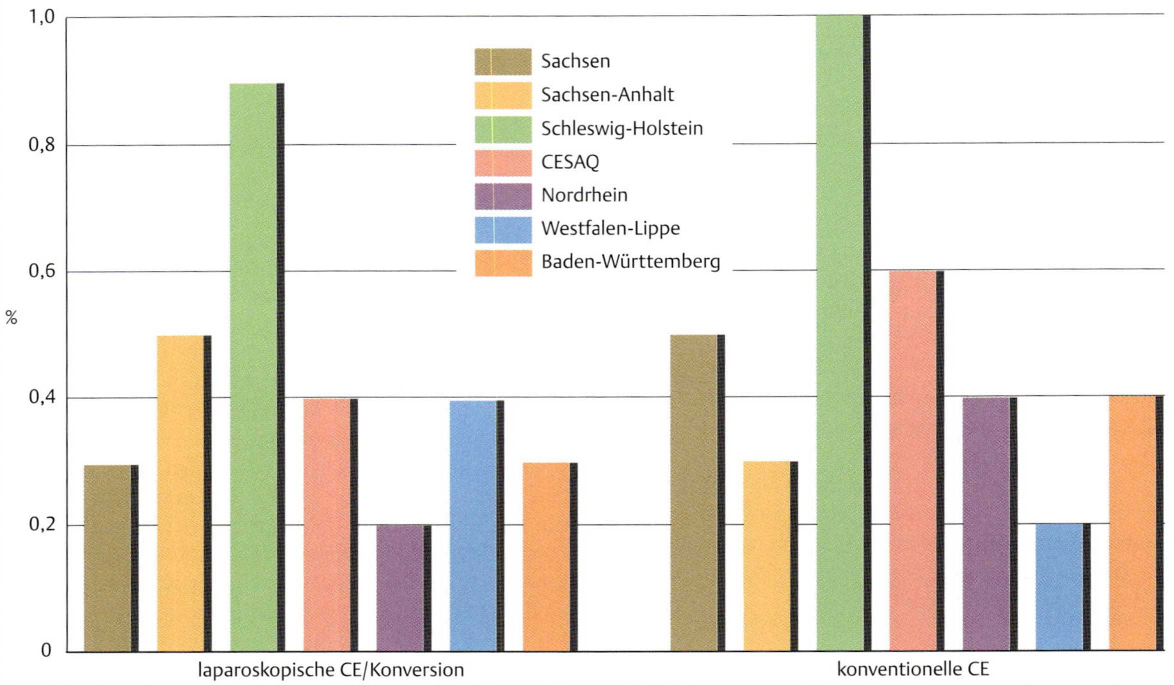

Abb. 5.26 Cholezystektomie. Daten der externen Qualitätssicherung im Vergleich mit der CESAQ-Studie. CE = Cholezystektomie.

Zusatzinfo

Gesamtrate der Verletzungen zentraler Gallenwegsstrukturen

Resultierend aus den Ergebnissen von Studien, externen Qualitätssicherungsprojekten und Registerstudien sowie Analysen und Diskussionen in den Fach- und Arbeitsgruppen mit der sich daraus ergebenden Feststellung, dass man zusätzlich noch von einer gewissen Dunkelziffer ausgehen muss, scheint eine Gesamtrate der Verletzungen zentraler Gallenwegsstrukturen von durchschnittlich 0,2–0,4 % realistisch zu sein.

Die Frage der Häufung von Verletzungen bei akuter Cholezystitis wird immer wieder diskutiert, bisher gab es jedoch keine signifikanten Daten, die die gut nachvollziehbare Vermutung erhärten würden. Lediglich in der aktuellen Arbeit von Törnquist et al. [172] wird auf ein doppelt so hohes Risiko einer Verletzung verwiesen. In der Arbeit von 2015 wurde die höchste Rate bei der Frühoperation nach 5 Tagen angegeben und ein Cut off von 72 h angegeben. Gestützt werden diese Daten durch die ebenfalls retrospektive Studie von Zafar et al. [189] (▶ Tab. 5.3). In dieser Hinsicht konnten aber viele frühere Arbeiten bereits nachweisen, dass der Schwierigkeitsgrad insgesamt jenseits der 5-Tage-Grenze höher wird, was sich auch in einer ansteigenden Konversationsrate niederschlägt. Die Leitlinie 2007 [98] empfiehlt bereits die Frühoperation bei akuter Cholezystitis innerhalb der 72-h-Grenze nach stationärer Aufnahme. Die neue Leitlinie 2016 (noch nicht in Kraft) wird nach diesen neuesten Ergebnissen sowie unter Berücksichtigung der ACDC-Studie [70] dieses Intervall auf 48 h nach stationärer Aufnahme verkürzen.

Insgesamt bleibt jeoch das Problem der Verletzungen des Hauptgallengangs in der Mehrzahl ein Problem der elektiven Cholezystektomien, da sie ca. 70–80 % aller Eingriffe darstellen. In den eigenen Erfahrungen ereignete sich 1 Neuntel der Verletzungen im Rahmen der Frühoperation. Die Vermeidungsstrategien haben sich also in erster Linie auf den Eingriff zum Zeitpunkt der Wahl zu fokussieren, erlangen aber natürlich ihre besondere Berechtigung ebenso unter den operativen Bedingungen einer Akutoperation.

Tab. 5.3 Multivariate Outcome-Analyse nach Propensity Score Matching für postoperative Komplikationen, Mortalität, Krankenhauskosten und postoperative stationäre Aufenthaltsdauer (in Tagen von der Vorstellung bis zur Prozedur).

Outcome		Odds Ratio (95 % KI)		
		Tage 0–1	Tage 2–5	Tage 6–10
Komplikationen	Gallengangsverletzung	1,0 (Referenz)	0,57 (0,16–2,08)	3,24 (0,54–19,5)
	Infektion oder Abszess des Operationsgebiets	1,0 (Referenz)	0,88 (0,69–1,12)	1,53 (1,05–2,23)
	Harnwegsinfektion	1,0 (Referenz)	1,71 (1,59–1,83)	2,63 (2,31–2,98)
	Konversion zur offenen Operation	1,0 (Referenz)	1,24 (0,83–1,87)	1,61 (0,64–4,10)
	Pneumonie	1,0 (Referenz)	1,19 (1,08–1,32)	2,01 (1,72–2,36)
Mortalität		1,0 (Referenz)	1,26 (1,00–1,58)	1,93 (1,38–2,68)
postoperative stationäre Aufenthaltsdauer		1,0 (Referenz)	0,99 (0,98–1,01)	1,21 (1,16–1,27)
relative Kosten		1,0 (Referenz)	1,31 (1,30–1,32)	1,98 (1,93–2,03)

Zusatzinfo

Ursachen iatrogener Verletzungen der extrahepatischen Gallengänge

Zunächst muss auf grundlegende Voraussetzungen einer guten Gallenwegschirurgie eingegangen werden (diese gelten in ihrer Grundaussage letztlich jedoch für alle operativen Eingriffe!). Da sind in erster Linie die exzellenten anatomischen Kenntnisse der Region zu nennen. Exzellente Kenntnisse heißt aber nicht, nur die „normale“ anatomische Situation zu kennen, sondern auch die möglichen Variationen, d. h. unterschiedliche Verlaufsmöglichkeiten von A. cystica, A. hepatica propria und ihrer Äste sowie die des Ductus cysticus und der großen extrahepatischen Gallenwege. Diese sind vielfältig und würden den Rahmen dieses Beitrags sprengen. Dazu ist auf die Arbeiten von Mantke [108] u. a. zu verweisen.

Der Beginn der Operation kann für den weiteren Verlauf der Präparation ganz entscheidend sein. Zunächst sollte man sich angesichts einer scheinbar klaren Anatomie und exzellenter Darstellung der subhepatischen Region nicht von vornherein einer „unproblematischen Operation“ zuwenden. Es gibt keine „leichte Gallen“! Eine solche Einstellung kann schnell einen oberflächlichen Fehler herbeiführen und die Situation entsprechend komplizieren.

Die Präparation sollte nicht im Calot'schen Dreieck beginnen. Die Analyse von Gallengangsverletzungen hat gezeigt, dass dann die Gefahr, einen falschen Weg zu gehen, größer ist. Besser ist die sogenannte Infundibulumtechnik. Man startet dort, wo sich die Wandung als eindeutig zum Infundibulum gehörig darstellt. Danach erfolgt die Präparation Richtung Calot'schem Dreieck mit Darstellung der entsprechenden Strukturen. Die weitere Präparation vor Durchtrennung von Gangstrukturen hat minutiös zu erfolgen, bis diese eindeutig ist. Vorschnelles Clippen nach ungenügender Präparation erhöht die Gefahr der Durchtrennung von Hauptstrukturen erheblich.

Mangelnde Erfahrung spielt sicher eine Rolle, lässt sich aber schlecht objektivieren. Diese kann sich zum einen auf die allgemeine Operationstechnik des laparoskopischen Präparierens beziehen, zum anderen auf die spezielle Erfahrung in der Gallenwegschirurgie. Da die laparoskopische Cholezystektomie anerkannte Ausbildungsoperation sowohl in laparoskopischer als auch spezieller Gallenwegschirurgie darstellt, treffen hier für den jungen Assistenzarzt zunächst beide Aspekte der relativen Unerfahrenheit aufeinander. So kommt der persönlichen Einstellung des Assistenten als Operateur (Selbsteinschätzung, Ehrgeiz, Erfolgserlebnis, Kritikfähigkeit) eine besondere Bedeutung zu, die durch den erfahrenen Assistenten in jedweder Hinsicht entsprechend begleitet werden muss. Dieses Zusammenwirken als Team mit der Verantwortung für den Patienten scheint in der Realität auch zu funktionieren, da die weitaus überwiegende Anzahl von Gallengangsverletzungen eben nicht den Unerfahrenen passiert [18] [60]. Auch die Länge der Lernphase ist letztlich nicht definiert. Die Mengenangaben differieren erheblich, selbst die statuierte Zahl 50 ist nicht wirklich mit evidenten Daten belegt. Nicht nur philosophisch betrachtet, sondern auch aus eigenen und mitgeteilten Erfahrungen muss man konstatieren, dass diese Lernphase auch mit einer großen Anzahl von Eingriffen nicht wirklich jemals einen Endzustand erreicht.

Im Folgenden sind die Ursachen und auch weitere mögliche Gefahrenquellen im Rahmen der laparoskopischen Cholezystektomie aufgeführt. Ursachen und Gefahren für die Entstehung von Gallenwegsverletzungen sind:

- „leichte“ Galle
- schlechte Sichtverhältnisse
- unzureichende Kameraführung
- zu tiefer Einstieg in die Präparation
- starker Zug an Gallenblase und Hartmann-Pouch
- Diathermie im hepatobiliären Dreieck

- Präparation in das Lig. hepatoduodenale hinein, zu nahe am DHC
- zu schnelle Entscheidung in der anatomischen Einschätzung
- falsche Clipapplikation
- schnelles Durchschneiden von Strukturen
- zu tiefe Präparation im Leberbett → Blutung
- unbemerkte Verletzung durch Instrument (Abwendung vom Monitor)
- falsche Identifikation, Fehlinterpretation →„Missperception“ (Way et al. [181])

Die ▶ Abb. 5.27 und ▶ Abb. 5.28 verdeutlichen sehr gut die Veränderung der Strukturen und ihres Verlaufs im Bereich des Calot'schen und hepatozystischen Dreiecks bis hin zum Lig. hepatoduodenale durch den Zug der Gallenblase am Infundibulum und am Fundus. Diese führt zwangsläufig zur völligen Veränderung der anatomischen „Normalkonfiguration“ und zu der daraus resultierenden Fehlinterpretation (▶ Abb. 5.27, ▶ Abb. 5.28) und deren Folgen. Die Fehlinterpretation kann jedoch nicht nur durch Fehler in der Präparation und der Darstellung der Strukturen verursacht oder begünstigt werden, sondern auch durch falsche Perzeption mit Fehlinterpretation ana-

5

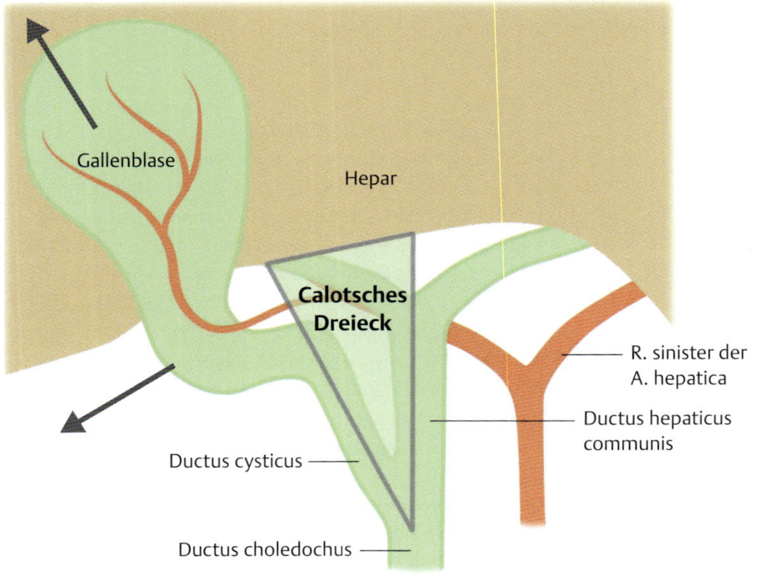

Abb. 5.27 Veränderung der anatomischen „Normalkonfiguration“. Verziehung der Gallenblase, des Calot'schen Dreiecks, des hepatozystischen Dreiecks und damit der Strukturen zur Gallenblase und des Lig. hepatoduodenale → Aufhebung der typischen Dreieckskonstellation.

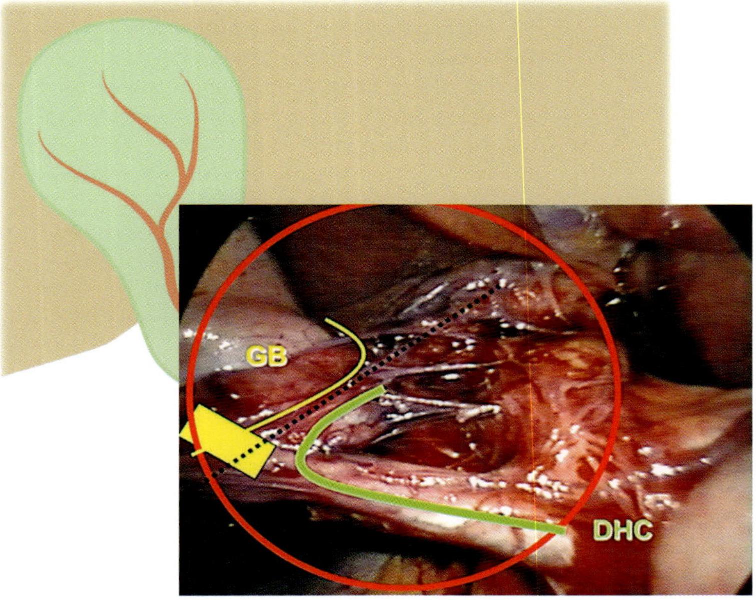

Abb. 5.28 Veränderung der anatomischen „Normalkonfiguration“. Die Verziehung (s. ▶ Abb. 5.27) wird in situ besonders deutlich am Verlauf des Ductus hepatocholedochus (DHC). Folge ist das Nichterkennen des Ductus cysticus (gelb) und die Missdeutung der Gallenblasenwand (gepunktete Linie). In der Annahme, es handele sich um den Ductus cysticus, kommt es in der Folge zur Durchtrennung des DHC. Bei weiterer Präparation wird dies erkannt → Konversion, primäre Rekonstruktion mit End-zu-End-Naht, T-Drainage. GB = Gallenblase. (Rekonstruktion nach Videomitschnitt der Operation).

tomisch korrekter Verhältnisse mit nachfolgenden falschen Schlussfolgerungen und Fehlhandlungen entstehen.

Zusatzinfo

„Missperception“

Die Diskussion um die sogenannte „Missperception“ (Way et al. [181]) oder die falsche Perzeption hat in den letzten Jahren zunehmend Bedeutung erlangt. Die falsche Identifikation oder auch die Fehlinterpretation der anatomischen Strukturen im Rahmen der laparoskopischen Cholezystektomie mit nachfolgender Läsion der extrahepatischen Gallenwege durch erfahrene Operateure [44] [101] [164] [181] hat die Arbeitsgruppe um Way [181] dazu bewogen, dieses Phänomen genauer zu untersuchen.

Die Verletzungen allein auf die Tatsache der ungenügenden Präparation zurückzuführen und damit in jedem Fall den Tatbestand einer mangelnden Sorgfalt mit entsprechender Rechtssprechung implizieren zu wollen, erschien aufgrund der Analysen zu einfach. Letztlich führen Way et al. einen Teil der Fehler auf unbewusste Handlungen unseres Unterbewusstseins zurück, die durch gespeicherte Bilder einer vergleichbaren Konstellation (hier z. B. die „normale“ Situation im Calot'schen Dreieck) in unserem Gehirn hinterlegt sind und dann situativ abgerufen werden. Daraus folgend ergibt sich in der Summation eines (teilweise) vorhandenen und des gespeicherten Bildes die (Fehl)Interpretation der real existierenden Situation. Diese Fehlinterpretation lässt sich sehr schön im sogenannten Kanizsa-Dreieck verdeutlichen. Die Darstellung täuscht uns, unserer Wahrnehmung, ein weißes Dreieck vor, das in der Wirklichkeit jedoch nicht existiert.

Dieses Phänomen beruht auf dem menschlichen Erkenntnisprozess, ein Thema, das von vielen Wissenschaftlern bearbeitet wurde. Dieser Prozess erweist sich grundsätzlich als richtig und auch nachvollziehbar. Da dieser aber immer auch ein Rekonstruktionsprozess – ein Vergleich der Realität mit der gespeicherten Information – ist, ist die Erkenntnis jeweils veränderbar und kann so in Hinsicht auf die tatsächliche Situation zu einer Fehlinterpretation führen (▶ Abb. 5.29) [182].

Insgesamt haben diese Erkenntnisse von Way und Mitarbeitern zum besseren Verständnis der Entstehung von Gallengangsverletzungen beigetragen und vor allem auch bei der Beantwortung der Frage „Warum passiert dies erfahrenen Operateuren?“ mögliche Antworten gegeben. Allerdings kann dies nicht dahingehend pauschalisiert werden, dass sich alle Verletzungen darauf zurückführen lassen. Ganz im Gegenteil sollte daraus gefolgert werden, unter Berücksichtigung dieses Phänomens durch noch bessere, subtilere Präparation und eben eindeutige Darstellung der anatomischen Situation die falsche Durchtrennung von Strukturen zu vermeiden.

Zusatzinfo

Gutachterliche und juristische Beurteilungen

Im Rahmen der Aufarbeitung von 60 Anträgen auf Überprüfung des Verlaufs nach laparoskopischer Cholezystektomie im Kammerbezirk Nordrhein in der Zeit von Juli 1991 bis August 1998 wurden 44 mit Bescheid abgeschlossene Anträge genauer analysiert. Dabei wurde in 25 Fällen ein Behandlungsfehler festgestellt. In 22 von 25 Fällen führte die Läsion des Ductus hepaticus communis oder des Ductus choledochus und deren Folgen zur Begutachtung und in 18 Fällen zur gutachterlichen Einschätzung als Fehler (▶ Tab. 5.4) [128]. Die Ursache lag in der Regel in der Verwechslung mit dem Ductus cysticus.

Im aktuellen Bericht des Medizinischen Dienstes [110] wurden gutachterliche Ergebnisse zu insgesamt 14 828 vorgeworfenen Fällen aus der Jahresstatistik 2015 vorgestellt. In 72,7 % der Fälle bestätigte sich der Vorwurf eines Fehlers nicht. In 27,3 % (4 046 Fälle) lag ein Schaden vor, aber nur bei 21,3 % konnte auch die Kausaliät des Behandlungsfehlers für den Schaden nachgewiesen werden. In der Allgemein- und Viszeralchirurgie musste in 431 Fällen von insgesamt 1551 Vorwürfen ein Schaden konstatiert werden (27,8 %). Die Quote unter der Diagnose Gallensteine (K80) lag bei 27,9 % (39 von 140 Fällen), hinsichtlich der Prozeduren ergaben sich 35 Fälle im Rahmen der Entfernung der Gallenblase (5 511). Eine genauere Analyse ergibt sich aus den vorgestellten Daten allerdings nicht.

Alkhaffaf et al. [3] konnten in England sehr deutlich den Anstieg von Anspruchsverfahren nach laparoskopischer Cholezystektomie nachweisen (▶ Abb. 5.30).

Seit 1995 haben damit die Streitfälle nach laparoskopischer Cholezystektomie Kosten in Höhe von 33 Millionen Dollar (20 Millionen Britische Pfund) verursacht. Der intraoperative Fehler, angeführt von der Gallengangsläsion, stellte dabei den häufigsten Grund des Rechtsstreits dar. Zudem erwies sich die Gallengangsläsion als sicherster Klagegrund für einen erfolgreichen Ausgang des Verfahrens. In den USA stellen sich die Verhältnisse vergleichbar dar

Nach der Analyse des MDK [110] ist in Deutschland jedoch nicht die Quote anerkannter Fehler in der OP-Technik führend, sondern die der Fehler im Rahmen der Lagerung und postoperativen Betreuung (▶ Tab. 5.5).

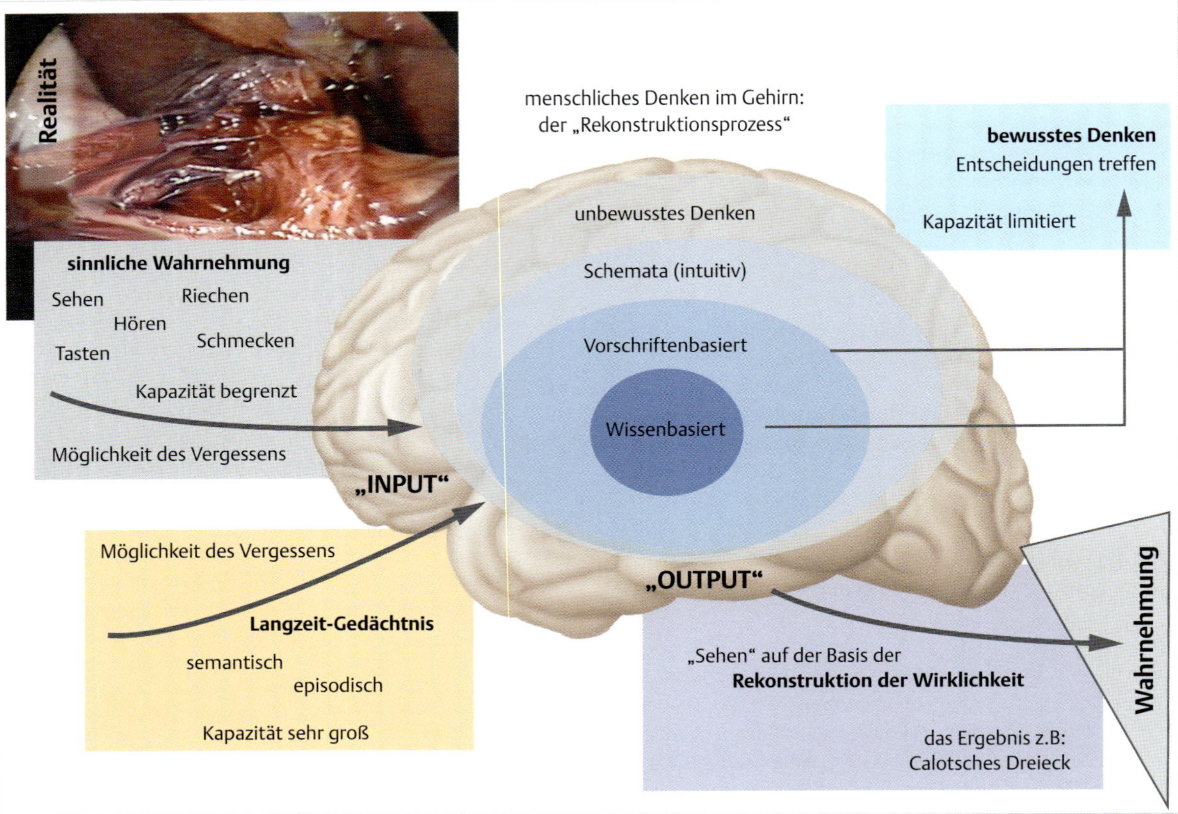

Abb. 5.29 Erkenntnisprozess.

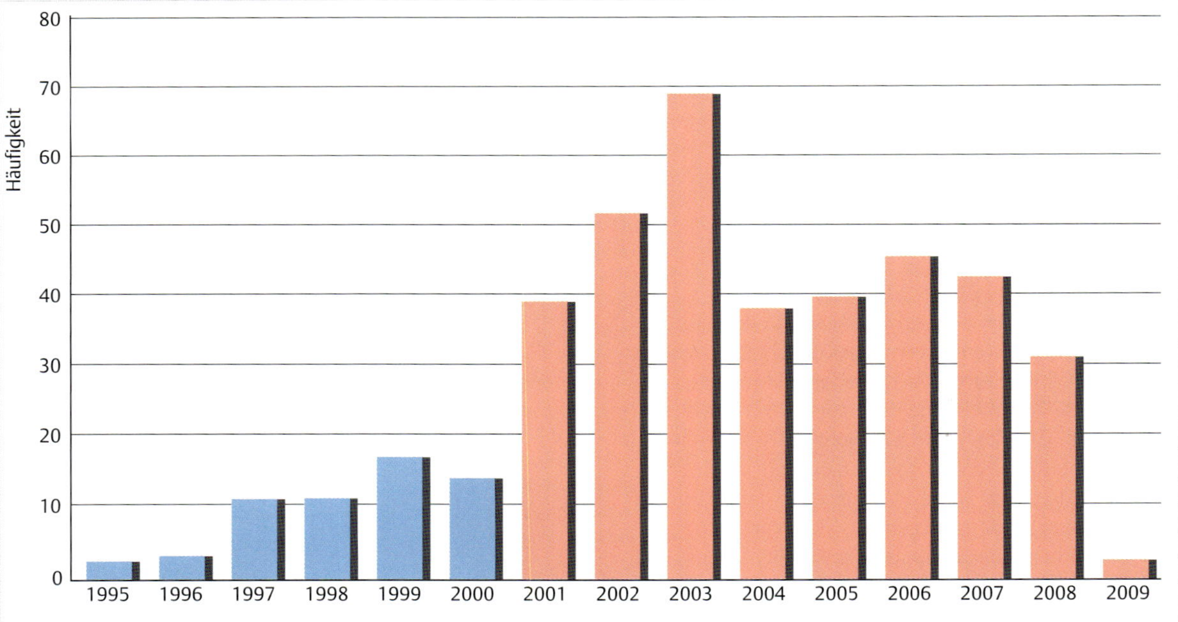

Abb. 5.30 Anspruchsverfahren. Jährliche Anspruchsverfahren nach laparoskopischer Cholezystektomie. 1995–2001 (schattierte Säulen) war die Periode, in denen Krankenhäuser nicht verpflichtet waren, „kleine Zwischenfälle“ zu melden.

Tab. 5.4 Behandlungsfehler bei der laparoskopischen Cholezystektomie.

Art der Läsion	Anträge	Fehler +	Fehler –
Gallengangsverletzung	22	18	4
Trokarverletzung	3	2	1
Steinverlust	2	1	1
Röderschlingenverlust	1	1	–
thermische Verletzung	1	1	–
verzögerte Revision	1	1	–
Aufklärungsrüge	2	1	1
Abrutschen eines Clips	2	–	2
subhepatisches/r Hämatom/Abszess	5	–	5
Nachblutung	3	–	3
Milzkapselläsion	1	–	1
Wundinfektion, Narbenbruch	1	–	1
Gesamt	44	25	19

Tab. 5.5 Verantwortungsbereich, in dem führend ein Fehler vorgeworfen wurde.

Verantwortungsbereich/medizinischer Zusammenhang			Fälle	festgestellte Fehler	Quote
Diagnose	Befunderhebung		2690	1081	40,2 %
	davon	Bildgebung	843	406	48,2 %
		körperliche Untersuchung	693	283	40,8 %
		diagnostische Intervention	242	89	36,8 %
		Labor	157	76	48,4 %
	Diagnosestellung (bei eindeutigem Befund)		483	202	41,8 %
Aufklärung			357	189	52,9 %
Therapie	medikamtenöse Therapie		843	280	33,2 %
	davon	Dosierung	146	67	45,9 %
		Applikation(sweg)	95	37	38,9 %
		bekannte Allergie	32	24	75,0 %
		Verwechslung	23	13	56,5 %
	operative Therapie		6609	1385	21,0 %
	davon	OP-Technik	4768	831	17,4 %
		Nachsorge	400	126	31,5 %
		Lagerung	129	47	36,4 %

In diesem Zusammenhang unterstreichen Uzzaman et al. [175] die Bedeutung der präoperativen Aufklärung. Da in der Studie die Wertigkeit und Priorisierung intra- und postoperativer Komplikationen von den Aufklärenden unterschiedlich gewürdigt wurden, empfehlen die Autoren einen konsentierten Aufklärungsbogen, der eine individuelle Auslegung nur bedingt zulässt. Dies lässt sich für Deutschland bei Verwendung der konfektionierten Bögen von Perimed und Diomed zwar weitgehend vermeiden, allerdings sollten durch handschriftliche Eintragungen und Ergänzungen, ggf. Zeichnungen, die tatsächliche Durchführung des Gesprächs untermauert werden.

Ein großes Problem stellen in Prozessen die unterschiedlichen Auslegungen und Standpunkte der Sachverständigen dar. Selbst bei vom Gericht beauftragten (unabhängigen) Gutachtern kommt es zu erstaunlichen Differenzen in der Interpretation evidenter Datenlage. De Reuver et al. [46] haben die Übereinstimmung von 13 Sachverständigen bei 10 Fällen von Gallengangsverletzungen untersucht und dabei nur in 1 Fall einen einstimmigen Konsens gefunden (► Tab. 5.6). Dies verdeutlicht anschaulich die offenbare Notlage, in der sich die Richter teilweise befinden, eine wissensbasierte Entscheidung herbeizuführen.

Tab. 5.6 Übereinstimmung von Sachverständigen (n = 13) bei Gerichtsverfahren wegen Gallengangsverletzungen.

Beurteilung	Fall									
	1	2	3	4	5	6	7	8	9	10
„Vernachlässigung der Versorgung“	7	3	13	7	6	6	3	10	7	6
„keine Vernachlässigung der Versorgung“	3	9		4	6	6	6	3	2	6
„nicht möglich zu beurteilen“	3	1		2	1	1	4		4	1
höchster Prozentsatz an Übereinstimmung	53 %	69 %	100 %	53 %	46 %	46 %	46 %	77 %	53 %	46 %

Die Werte fassen die Ergebnisse der Beurteilung „Kam es zu irgendwo während der gesamten Krankengeschichte zu einer Vernachlässigung der chirurgischen Versorgung?“ zusammen.

Insgesamt ist nach Fellmer et al. [59] eine Veränderung in der richterlichen Beurteilung von Gallengangsverletzungen zu verzeichnen. Nachdem bis 1997 nahezu alle Verletzungen als Behandlungsfehler gewertet wurden, ist seit Mitte des ersten Jahrzehnts der 2000er-Jahre die Quote solcher Einschätzungen deutlich zurückgegangen. Aus meiner Sicht haben dazu auch die gutachterlichen Äußerungen von Kritikern der neuen Methode beigetragen, denen sich die Richter in den meisten Fällen angeschlossen haben, da neue Erkenntnisse oder Leitlinien (noch) nicht vorlagen. Die Anerkennung dieser Verletzungsart als eingriffsimmanentes Risiko [60], das trotz Einhaltung von Standards (intensive Aus- und Weiterbildung, Facharztstandard, SOPs und andere präventive Maßnahmen) nicht völlig zu verhindern ist, hat die Rechtssprechung zugunsten der ausführenden Chirurgen verbessert. Dies schließt nicht die exakte Aufklärung über den geplanten und Sorgfalt beim Eingriff aus. Die Exkulpierung einer Sorgfaltspflichtverletzung erspart dem Patienten jedoch nicht die Nachteile im perioperativen und möglicherweise weiteren Verlauf.

Sachverhalt

Die zum Zeitpunkt der Operation (2007) 24-jährige Patientin wird wegen eines bekannten symptomatischen Gallensteinleidens, das sich 3–4 Wochen vor der Operation deutlich verschlechtert hat, von ihrer Hausärztin zur Operation eingewiesen. Präoperativ bestätigt sich in der Ultraschalluntersuchung das Konkrement am Übergang von der Gallenblase zum Ductus cysticus sowie eine insgesamt mit 9,5 × 3,5 cm vergrößerte Gallenblase.

Indikation, Diagnostik und Aufklärung

Im Rahmen der Indikationsstellung, der präoperativen Diagnostik und auch der entsprechenden Aufklärung zum operativen Eingriff wurden alle nötigen Schritte vorgenommen. Insbesondere findet die Gallengangsverletzung als eingriffsimmanente Komplikationsmöglichkeit handschriftliche Erwähnung im standardisierten Bogen ChB 5.

Cave

Handschriftliche Zusatzinformationen (ggf. auch Ergänzungen in Form von Zeichnungen) über die gravierendsten Komplikationen und ihre möglichen Folgen stellen einen wichtigen Nachweis über das stattgehabte Aufklärungsgespräch dar und sollten deshalb obligater Bestandteil der Dokumentation sein.

Operation

Nach regelrecht erfolgter Aufklärung am Vortag der Operation unter Verwendung des standardisierten Bogens ChB 5 vom Verlag proCompliance wird die Operation für den 17.07.2007 geplant und durch einen Facharzt mit einer Erfahrung von mehr als 80 selbstständig durchgeführten Eingriffen vorgenommen und zunächst auf laparoskopischem Wege begonnen. Das Eingehen in den Bauchraum erfolgt über eine infraumbilikale Minilaparotomie und Einführung eines stumpfen Trokars und die Anlage des Kapnoperitoneums sowie das Einführung der Kamera. Nach Einbringen der weiteren Arbeitstrokare (10 mm epigastrisch, 2-mal je 5 mm subkostal rechts) unter Sicht zeigt sich die Gallenblase vom Netz abgedeckt prall hydropisch geschwollen und mit entzündlich-hämorrhagisch-schwieliger Wandveränderung. Da sich die Gallenblase aufgrund ihrer prallen Füllung nicht fassen lässt, erfolgt deren Punktion und Aspiration von ca. 40–50 ml acholischem Sekret. Anschließend kann sie am Fundus gefasst und nach kranial luxiert werden.

Nach Ablösung des großen Netzes vom Infundibulum wird die Gallenblase dort gefasst und das vermeintliche Calot'sche Dreieck ausgespannt. Es werden dann zunächst 2 Strukturen disseziert, die zu diesem Zeitpunkt als Ductus cysticus und A. cystica angesehen werden und nach weiterer Auslösung des Infundibulums direkt zur Gallenblase zu verlaufen scheinen. Beide Strukturen werden separat durch Endo-Clips (2-mal 12 mm bzw. 8 mm) verschlossen und zwischen den Clips durchtrennt.

Bei der sich anschließenden weiteren diathermischen Auslösung der Gallenblase kommt es zu einer stärkeren Blutung aus dem Gallenblasenbett. Daraufhin wird der

Oberarzt zur Mitbeurteilung hinzugerufen. Es erfolgt die Blutstillung durch Applikation von 3 Endo-Clips. Bei der Fortsetzung der Auslösung der Gallenblase zeigt sich dann eine offensichtlich in das tatsächliche Infundibulum (ausgeprägte schwielige Veränderungen) mündende Gangstruktur. Aufgrund dieser Situation muss von einer vorangegangenen Verkennung der anatomischen Strukturen ausgegangen werden, sodass die Konversion zum offenen Verfahren folgt.

Bei der Exploration des Operationsgebiets zeigt sich nach Fassen der Gallenblase das Lumen des Ductus hepaticus communis. Daraufhin wird die Gallenblase nun vollständig antegrad ausgelöst und am tatsächlichen Ductus cysticus abgesetzt. Danach werden die initial geclipten Strukturen im Lig. hepatoduodenale dargestellt. Dabei erkennt man, dass neben dem DHC auch die A. hepatica dextra geclipt wurde. Die Blutung im Leberbett war durch einen Segmentast des Pfortadersystems entstanden. Die Wandläsion wird mit Naht verschlossen (7/0 Prolene). Nach Darstellung des leberseitigen Lumens der A. hepatica dextra zeigt sich zu dem zentralen Anteil eine Distanz von 4 cm, sodass die Rekonstruktion durch ein Interponat erforderlich wird. Dazu wird ein Segment der V. mesenterica inferior präpariert, nachdem sich im vorherigen Klemmversuch keine Abflussstörung im zugehörigen Darmabschnitt gezeigt hat. Die Interposition des Venensegments erfolgt durch jeweils fortlaufende End-zu-End-Anastomosierung (Prolene 7/0). Da zwischen proximalem und distalem Gallengangsstumpf eine ähnlich lange Distanz besteht, ist eine End-zu-End-Rekonstruktion nicht möglich. Daher erfolgt die Anlage einer biliodigestiven Anastomose in typischer Y-Roux-Rekonstruktion und Hepatikojejunostomie (End-zu-Seit, fortlaufend, PDS 5/0).

Nach Spülung und Einbringen von Drainagen erfolgt der Wundverschluss. Die mikroskopische Untersuchung des Operationspräparats ergibt eine chronische xanthogranulomatöse Cholezystis mit akutem Schub bei Cholezystolithiasis. Die Entzündung ist unspezifisch. Keine Malignität.

Postoperativer Verlauf

Der postoperative Verlauf gestaltet sich unkompliziert. Die Patientin kann zeitgerecht mobilisiert werden, die Wundheilung ist regelrecht. Nebenbefundlich lag schon präoperativ eine Depression vor, die sich infolge der Umstände verschlechterte und zwischenzeitlich psychiatrisch konsiliarisch behandelt werden musste. Die Patientin kann am 9. postoperativen Tag aus der stationären Behandlung entlassen werden.

Gutachterliche Stellungnahme

Die strittigen Fragen im Verlauf der prozessualen Beurteilung und der gutachterlichen Betrachtungen drehten sich zum einen um die Frage der ausreichenden Präparation bis zur Durchtrennung des mutmaßlichen Ductus cysticus, der sich dann jedoch als Ductus hepaticus communis herausstellte, sowie um die Nutzung der intraoperativen Cholangiografie als präventive Maßnahme zur Verhinderung einer solchen Läsion.

Gutachterlicherseits war zunächst das operative Vorgehen unter Beachtung der Standards der Präparation zu bewerten. Der Eingriff wurde führend von einer Fachärztin für Chirurgie vorgenommen. Sie verfügte zu diesem Zeitpunkt über eine Erfahrung selbstständig durchgeführter laparoskopischer Cholezystektomie von mehr als 50 Operationen. Anhand des Operationsberichts war ein Fehler im operativen Vorgehen und der Präparation nicht abzuleiten. Auch die Hinzuziehung eines älteren Fachkollegen in einer schwierigen Situation spricht nicht für mangelnde Sorgfalt. Letztlich ist die Komplikation während des operativen Eingriffs festgestellt und nach den Regeln und situationsbedingt richtig mit der Anlage einer biliodigestiven Anastomose (Hepatikojejunostomie) sowie der Rekonstruktion des partiell resezierten rechten Leberarterienasts rekonstruiert worden. Mit Erfolg und weiterem komplikationslosen Verlauf.

Zum gutachterlich von der Klägerseite immer wieder aufgeworfenen Vorwurf einer nicht durchgeführten intraoperativen Cholangiografie ist zunächst anzumerken, dass die rechtzeitige Anwendung dieser Untersuchungsmethode nur dann durchgeführt werden kann, wenn der Operateur den Verdacht auf eine anatomische Anomalie oder aber einen untypischen Verlauf der entsprechenden Strukturen hegt oder aber die Situation nicht deuten kann. Damit kommen wir zum Grundproblem dieser und vieler anderer Gallengangsverletzungen. Diese möglicherweise gefährliche oder einfach andere Situation ist jedoch nicht erkannt oder aber verkannt worden. Prinzipiell lässt sich dies jedoch nicht auf die Durchführung einer intraoperativen Cholangiografie (IOC) zurückführen. Viele Arbeiten aus den 1990er-Jahren, aber auch den anfänglichen 2000er-Jahren können den Stellenwert der IOC bei der Prävention von Gallengangsverletzungen nicht wirklich belegen. Bei intraoperativem Verdacht auf eine schon stattgehabte Verletzung oder auf Anomalien sowie in der unsicheren Situation ist die Durchführung sicher anzuraten. Auch im Rahmen der akuten Cholezystitis ist dies bei geringster Unsicherheit in Erwägung zu ziehen. Törnquist et al. [171] empfehlen daher die selektive Anwendung der IOC.

Gutachterliche Wertung

Anhand der Unterlagen konnte der Gutachter eine Sorgfaltspflichtverletzung im Rahmen der laparoskopischen Cholezystektomie letzlich nicht feststellen. Dem Operationsbericht ist zu entnehmen, dass die Präparation gemäß den geltenden Standards vorgenommen worden war. Die Darstellung des vermeintlichen Calot'schen Dreiecks war erfolgt, die Strukturen Ductus cysticus und A. cystica waren dargestellt. Die Fehlinterpretation dieser Strukturen führte anschließend zur Durchtrennung des Ductus hepaticus communis und der A. hepatica dextra.

Zusatzinfo

Fehlinterpretation aufgrund fehlender Erfahrung oder ungenügender Präparation?

Die Fachärztin verfügte über eine Erfahrung von mehr als 50 Operationen. Diese Zahl wurde im Zuge der Einführung der laparoskopischen Cholezystektomie vielfach als Optimum eines zu erreichenden Zieles im Rahmen der Lernkurve diskutiert. Präzise und belastbare Studienergebnisse hat es jedoch nicht gegeben. Lediglich die benötigte Zeitdauer des Eingriffs hatte sich bis dahin konsolidiert. Weiterhin muss man in Betracht ziehen, dass eine direkte Abhängigkeit der Häufigkeit von Gallengangsverletzungen im Rahmen dieser Operationen in der Lernphase bei allen detallierten Auswertungen nicht vordergründig zu erkennen ist [60]. Neben der reinen chirurgischen Erfahrung scheinen also noch andere Faktoren bestimmend zu sein, die mehr auf der mentalen, psychoemotionalen Seite und der Seite des unbewussten Handelns zu liegen scheinen. Zusätzlich haben wir es dabei natürlich auch mit Intuition – oder auch einem gewissen „Feeling für die Situation" – zu tun, die sicher im Unterbewusstsein abläuft, aber sich natürlich auch mit wachsender Erfahrung herausbildet. Dabei muss diese „Situationserfahrung" nicht unbedingt in der speziellen Form dieser Operation gesammelt worden sein. Way et al. [181] nennen es „falsche Perzeption" („missperception"), falsche Wahrnehmung, die schließlich zum Fehler geführt hat, nicht aber mangelnde Sorgfalt.

Der Gutachter bewertete die iatrogene Gallengangsdurchtrennung mit zusätzlicher Gefäßverletzung. Die Richter schlossen sich sowohl in erster Instanz als auch im Berufungsverfahren am Oberlandesgericht dieser Interpretation des Gutachters an.

Bedenken muss man jedoch in dieser Situation auch, dass letztlich der Nachweis einer vielleicht doch ungenügenden Präparation und Darstellung der anatomischen Strukturen, die zur Verkennung geführt hat, anhand der vorliegenden Unterlagen (schriftlicher Operationsbericht) nicht geführt werden konnte. Die Dokumentation in Form eines Videomitschnitts der Operation könnte sicher hilfreich sein, wird aber in vielen Fällen auch nicht zum Ergebnis führen, wie die schon zitierte Arbeit von de Reuver et al. [46] zeigen konnte. Eine gesetzliche oder in Leitlinien beschriebene Forderung der Videodokumentation besteht nicht.

Schlussfolgerungen

Gallengangs- und andere Verletzungen zentraler Strukturen des Lig. hepatoduodenale stellen eine ernste Komplikation im Rahmen der Cholezystektomie dar, insbesondere der laparoskopischen Ausführung, da inzwischen mehr als 90% aller Eingriffe in dieser Form durchgeführt werden. Die Inzidenz der Gallengangsverletzung hat sich – je nach Schweregrad und Wertung – zwischen 0,1% und 0,5% nach Etablierung der Methode und Anerkennung der laparoskopischen Cholezystektomie als Standardeingriff bei der symptomatischen Cholelithisasis eingepegelt. Die Differenzen ergeben sich aus der Art der Erfassung (Qualitätssicherungsprojekte, retrospektive oder prospektiv randomisierte Studien) und vor allem bei Ersteren aus einer gewissen Dunkelziffer. So erscheint die Rate der bundesweiten Erfassung mit 0,12% im Vergleich der zitierten Arbeiten und Ergebnisse durchaus diskutabel.

In Anbetracht der Folgen für den Patienten sollte jedoch eine kleinstmögliche Rate angestrebt werden. Dazu ist es vor allem wichtig, sich jederzeit die Konsequenzen bewusst zu machen, die aus diesen Läsionen erwachsen können. Diese betreffen natürlich in erster Linie den Patienten, können aber auch die Frage der Sorgfaltspflichtverletzung aufwerfen und damit das Krankenhaus und den ausführenden Chirurg selbst tangieren. Nachdem in den ersten 10–15 Jahren nach Beginn der Ära der laparoskopischen Cholezystektomie die Rechtssprechung die Tatsache der Verletzung im Falle einer Klage als Sorgfaltspflichtverletzung eingestuft und dementsprechend Schadensersatzforderungen stattgegeben hat, ist die Gallengangsverletzung jetzt als eingriffsimmanente Komplikation anerkannt und wird bei entsprechender Aufklärung nicht mehr per se als Fehler im juristischen Sinn anerkannt. Dies schließt den Einzelfall natürlich nicht aus. Deshalb sollten Grundprinzipien bei der Durchführung einer solchen Operation – neben praktischen und technischen Hinweisen (s. u. Prävention) – Beachtung finden.

- Man möge sich neben den möglichen Konsequenzen für Patient und einen selbst immer bewusst machen, dass es keine sogenannten „leichten Gallen" gibt. Eine solche Klassifizierung verführt zu vorschnellen, scheinbar klaren Handlungen, die sich sehr schnell in ihr Gegenteil umkehren und einen desaströsen Verlauf nehmen können.
- Neben den grundlegenden Voraussetzungen zur Durchführung einer solchen Operation – wie anatomische, physiologische und pathophysiologische Kenntnisse sowie manuelles Vermögen und Geschicklichkeit – gehören weitere Eigenschaften dazu, die eher in der Persönlichkeit des Arztes, des Chirurgen zu suchen sind. Die Fähigkeit, sich selbst zu hinterfragen, das Feedback des anderen einzufordern und daraus Schlüsse zu ziehen für das eigene Tun, im Zweifelsfall einen Kollegen um Rat bitten sind Tugenden, die in schwierigen Situationen unabdingbar sind. Ebenso, die eigene Wahrnehmung z. B. der anatomischen Gegebenheit, wie sie sich bei der Operation darstellt, kritisch zu hinterfragen.

Spätestens seit den Erkenntnissen von Way et al. [181] sollten wir mit unserer Wahrnehmung, unserem „Erkenntnisprozess", der sich aus der tatsächlichen Situation, aber auch unserem gespeichertem Wissen und eingeprägten Bildern zusammensetzt, selbstkritisch umgehen. Wir haben bei diesem Eingriff die Verantwortung für die Sicherheit und den Erfolg und damit für den Patienten, von der uns letztlich keiner „freisprechen“ kann [101]. Kapoor hat 2016 konstatiert: „Die Gallengangsverletzung ist ein Versehen, die Nichterkennung ein Fehler, die Verletzung nicht entsprechend zu behandeln eine Fahrlässigkeit!“ [86]. Als ein Versehen kann es allerdings nur gelten, wenn versucht worden ist, die Operation nach geltenden Standards durchzuführen. Thiede et al. [170] beziehen den klaren Standpunkt: Es darf nichts durchtrennt werden, wenn es nur den geringsten Zweifel gibt, um welche Struktur es sich handelt. Troidl [173] schlussfolgert in Anbetracht der Untersuchungen von Way et al. (s. ebenda): „Jeder ‚dumme' Fehler eines Chirurgen darf nicht mit seiner falschen Wahrnehmung, für die er ja im Endeffekt nichts kann, entschuldigt werden“. Allerdings rät er eindrücklich, aus diesen Untersuchungen auch die richtigen Schlüsse zu ziehen. Neben dem schon Gesagten kommt aus meiner Sicht dann eben doch noch eine gewisse Intuition hinzu, ein „Feeling“ für die Situation zu entwickeln, eine möglicherweise falsche Präparationsrichtung zu erkennen, zu spüren, dass etwas anders ist als sonst, jemanden hinzuziehen, der es merkt. Dabei sehe ich die wichtige Aufgabe der Lehrenden, nicht nur technisches Know-how weiterzugeben, sondern bei allen Lernenden dieses Gespür zu entwickeln, ein Gespür für Vorsicht, höchste Aufmerksamkeit bei allem, was wir tun, Verantwortungsbewusstsein und Sorgfalt.

Im Rahmen von Gutachten spielt jedoch nicht nur der Fakt der Gallengangsverletzung an sich eine große Rolle, sondern auch der weitere Behandlungsverlauf. Sehen viele Gutachter die Verletzung selbst noch als eingriffsimmanente Komplikationsmöglichkeit, führt die Nicht- oder nicht rechtzeitige Erkennung und entsprechende Therapie der Komplikation zur Anerkennung einer Sorgfaltspflichtverletzung. Deshalb ist auch dem postoperativen Verlauf höchste Bedeutung zuzumessen

Die intraoperative Erkennung von Läsionen sowie die sach- und fachgerechte Versorgung und Rekonstruktion der Verletzungen verbessert die technischen Möglichkeiten sowie den weiteren medizinischen Verlauf. Intraoperativ nicht bemerkte Verletzungen oder Läsionen müssen frühzeitig erkannt und entsprechend durch Relaparoskopie, -laparotomie oder interventionelle Maßnahmen (ERCP, EPT, Stentung) diagnostiziert und behandelt werden. Größere Durchtrennungen, ggf. auch mit Gefäßresektionen (Neuhaus-Klassifikation Typ D und E oder Class III und IV der Stewart-Way-Klassifikation), sollten in der Rekonstruktion dem Erfahrenen oder einem Zentrum vorbehalten sein, ebenso erst postoperativ festgestellte Läsionen, da sich bei diesen in der Regel die Rekonstruktion und der weitere Verlauf noch schwieriger gestalten.

Zusatzinfo

Maßnahmen zur Prävention von Verletzungen der extrahepatischen Gallenwege und Gefäße

Die Folgen von Gallengangsverletzungen mit oder ohne Gefäßbeteiligung sind unter Umständen schwerwiegend und können zu weiteren Erkrankungen wie intraabdominalen Infektionen bis hin zur Sepsis, rezidivierenden Cholangitiden sowie im weiteren Verlauf zur biliären Zirrhose bis hin zum Tod führen. Auch die Rekonstruktion von Läsionen der extrahepatischen Gallenwege oder der arteriellen Lebergefäßbahn ist in der Regel schwierig und zieht in vielen Fällen weitere chirurgische oder interventionelle Eingriffe nach sich. Eine Verschlechterung der Lebensqualität der Patienten ist häufig die Folge. Deshalb kommt der Prävention und Vermeidung dieser Komplikationen oberste Priorität zu. Die wichtigsten Maßnahmen sind:

- subtile Präparationstechnik
- eher höherer Einstieg in die Präparation in Bezug zur Gallenblase → **Infundibulumtechnik:** diese erlaubt leichtere Korrektur
- keine Elektrochirurgie im Calot'schenDreieck
- sichere Identifizierung der Hauptstrukturen Ductus cysticus und A. cystica
- freie Sicht in das hepatozystische Dreieck („critical view“)
- Zug an Gallenblase zeitweise lockern und Situs überprüfen
- Darstellung des Ductus hepatocholedochus nur bei unklarer Situation: Cave Verletzung zentraler Strukturen
- im Zweifelsfall intraoperative Cholangiografie
- normierte Clipgrößen verwenden: Titan small (Arterie) und PDS 301 (Ductus cysticus)
- Wenn viele oder größere Clips gebraucht werden, stimmt vielleicht etwas nicht!
- im Leberbett in der richtigen Schicht präparieren: Cave venöse Blutungen
- jederzeit (auch beim Instrumentenwechsel) auf den Monitor schauen, nicht benötigte Instrumente in den Trokar zurückziehen
- bei geringster Unsicherheit unabhängige Meinung erfragen: Oberarzt, Chefarzt, andere Kollegen, nicht OP-Team-Mitglied!

B

Gutachtenfall

Gallengangsverletzung

Sachverhalt

Eine 48-jährige Patientin wurde laparoskopisch cholezystektomiert. Es gab keine Besonderheiten bei der Operation. Am nächsten Tag erfolgte Galleabsonderung aus dem Lokaldrain (ca. 300 ml). Eine sofortige Revision wurde daraufhin durchgeführt. Im OP-Bericht wurden keine Auffälligkeiten erwähnt. Angeblich wird ein aberrierender, relativ dicker Gallengang am Gallenblasenbett übernäht. Laborchemisch seien bis auf einen geringen Bilirubinanstieg alle Werte normal gewesen. Am nächsten Tag trat erneut eine Gallefistel auf. Verlegung in ein größeres Krankenhaus. Dort erfolgte eine endoskopische retrograde Cholangiografie (ERC) und Stentung des Ductus choledochus. Trotzdem trat am nächsten Tag wieder eine Gallefistel auf, obwohl angeblich bei der ERC kein Kontrastmittelaustritt sichtbar gewesen sei. Die Originalbilder der ERC sind nicht auffindbar. Eine erneute Revision wegen der Gallefistel wurde durchgeführt. Es liegen zu diesem Zeitpunkt bereits erhebliche Verwachsungen vor. Eine gallige Peritonitis wird durch Spülung behandelt. Es erfolgen 4 weitere Revisionen wegen anhaltender Galleabsonderung.

In der Folgetagen werden eine Pankreatitis und ein Nierenversagen festgestellt. Ein mechanischer Dünndarmileus zwingt zur erneuten Revision. In der Folge verschlechtert sich die Leberfunktion. Es werden Blutgerinnungsstörungen festgestellt. Die Patientin wird in ein Universitätsklinikum verlegt. Die Leberfunktion ist derart schlecht, dass die Indikation zur Lebertransplantation gestellt werden muss. Es traten erhebliche Gerinnungsstörungen bei und nach der Transplantation auf. Die Patientin verstirbt.

Der Leberhilus an der entnommenen Leber zeigt keinen rechten Ductus hepaticus. Offenbar wurde bei der Erstoperation der rechte Hauptgallengang für den Ductus cysticus gehalten. Der weit aberrierende Gallengang im Gallenblasenbett war vermutlich ein Hauptgallengang, und zwar der rechte. Der ERC-Befund hatte keinen Kontrastmittelaustritt gezeigt. Vermutlich stellten sich über den linken Ductus hepaticus die intrahepatischen Gallengänge dar.

Gutachterliche Beurteilung

Das Gutachten sah es als Fehler an, dass die Patientin nicht früher verlegt worden sei. Damit wurde die frühe Rekonstruktion in einem speziellen Zentrum nicht mehr möglich. Die Lebertransplantation erfolgte zu einem Zeitpunkt, zu dem bereits ein Leberversagen eingetreten war.

5.5 Dünndarm

Ingo Gastinger

Operationen am Dünndarm sind hinsichtlich Häufigkeit und oft dringlicher Indikation (Ileus, akute intestinale Ischämie) von erheblicher praxisrelevanter und gutachterlicher Bedeutung. Der Chirurg muss Fehler, die bei der Operation selbst begangen werden können, und die daraus resultierenden Gefahren sowie das spezielle eingriffstypische Risiko für den Patienten kennen. In diesem Rahmen hat neben der Fehlervermeidung ein adäquates Komplikationsmanagement einen hohen Stellenwert.

5.5.1 Anastomoseninsuffizienz, Anastomosenstenose, Torquierung

Resektionsprinzip am Dünndarm

Unabhängig von der Art der Dünndarmerkrankung (Entzündung, Tumor, Ischämie, Nekrose) besteht das identische Prinzip in der Resektion des erkrankten Darmabschnitts unter Einhaltung möglichst sparsamer Resektionsgrenzen. Diese sollten makroskopisch in einem gesunden und vor allem gut durchbluteten Bereich (Darstellung der Gefäßarkaden mit Diaphanoskopie) liegen. Die Wiederherstellung der Darmkontinuität erfolgt durch eine End-zu-End-Anastomose oder bei erheblicher Lumeninkongruenz durch eine Seit-zu-Seit-Anastomose [149].

i

Zusatzinfo

Spezielle Risiken und Gefahren der Dünndarmresektion

- Insuffizienz: Morbus Crohn, Strahlenenteritis, Vorliegen einer Peritonitis
- Stenose: Minderdurchblutung im Anastomosenbereich, ungenügende Lumenweite
- akute intestinale Ischämie
- Blindsackbildung
- Kurzdarmsyndrom (> 50 % Verlust)
- Torquierung/Abknickung: unvollständige Adhäsiolyse, nicht versorgte Lücken im Mesenterium, nicht anatomiegerechtes Verbringen des Darms in die Bauchhöhle

Operationstechnische Fehler/Maßnahmen zur Fehlervermeidung

- Verletzung von A. mesenterica superior/V. mesenterica superior bei nicht darmwandnaher Skelettierung
- bei inkongruenten oder engen Lumina Unterlassen der antimesenterialen Anschrägung vor einer End-zu-End-Anastomosierung
- Blindsackbildung bei Seit-zu-Seit-Anastomosierung

- zirkuläre Serosa-Serosa-Approximierung bei der Darmnaht auch im Bereich des Mesenterialansatzes
- zu starker Fadenzug beim Knüpfen der einreihigen Allschichtnähte (3- bis 4-mal 0, resorbierbar) – Ischämie!
- zu großer Nahtabstand (> 5 mm)
- bei intraoperativer Minderperfusion die Anastomose nicht zu resezieren und neu anzulegen oder beide Darmenden als doppelläufiges Stoma auszuleiten
- Unterlassen einer „Second Look"-Operation nach 24 h bei fraglicher Vitalität eines Dünndarmabschnitts (intestinale Ischämie) bzw. der Anastomose
- genaue Länge des nach ausgedehnten Resektionen verbliebenen Darms
- Belassen von Lücken im Mesenterium

Aufklärung

Aufklärung erfolgt über spezielle Risiken und Gefahren (s. c.). Wie bei allen Eingriffen, bei denen sowohl der konventionelle Zugangsweg über eine Laparotomie als auch die laparoskopische Operation alternativ in Betracht kommt, muss der Patient über Vor- und Nachteile beider Methoden sowie über die Möglichkeit einer Konversion aufgeklärt werden [93]. Hingewiesen werden muss auf die Möglichkeit eines Reeingriffs im Rahmen des postoperativen Komplikationsmanagements bei Anastomoseninsuffizienz, konsekutiver Peritonitis und Ileus. Auch über die evtl. Notwendigkeit einer Stomaanlage bzw. eines Laparostomas sollte aufgeklärt werden.

5.5.2 Endständiges Ileostoma, Loop – Ileostomie, Ileostomarückverlagerung

Prinzip des Ileostomas

Ein endständiges Ileostoma resultiert nach Proktokolektomie wegen chronisch entzündlicher Darmerkrankungen, familiärer adenomatöser Polyposis und multiplen kolorektalen Karzinomen. Die Loop-Ileostomie als komplette, temporäre proximale Stuhlableitung wird vorwiegend als protektive Maßnahme nach Proktokolektomie mit Pouchanlage und nach tiefer anteriorer Rektumresektion durchgeführt. Aber auch bei proktologischen Erkrankungen (rektovaginale Fisteln, perineale Pfählungsverletzungen, komplizierte und rezidivierende Analfisteln) kann eine proximale Stuhlableitung erforderlich werden [93]. Eine weitere wichtige Indikation sind Nahtinsuffizienzen nach transanaler Vollwandexzision und tiefen Rektumanastomosen. Unabhängig von den Indikationen erfolgt die endständige und doppelläufige Ileostomaanlage prinzipiell am terminalen Ileum. Das Stoma wird innerhalb des M. rectus abdominis positioniert und 2–3 cm prominent angelegt.

Zusatzinfo

Spezielle Risiken und Gefahren des Ileostomas

- Retraktion und Stenose der Ileostomie
- Stomaprolaps
- parastomale Hernie
- peristomale Hautschäden
- Flüssigkeits- und Elektrolytverluste
- Ileus durch innere Einklemmung, Verwachsungen, Torquierung
- Versorgungsprobleme durch Anlagefehler

Operationstechnische Fehler/Maßnahmen zur Fehlervermeidung

- Die präoperative Positionierung des Stomas wird mit Farbstiftmarkierung am stehenden, sitzenden und liegenden Patienten vorgenommen. In den verschiedenen Positionen wird probatorisch der Stomabeutel platziert.
- Die Lokalisation des Ileostomas erfolgt in der Regel im rechten Unterbauch auf der Verbindungslinie zwischen Nabel und Spina iliaca anterior superior mit muskulärer Einbettung im Bereich des M. rectus abdominis zur Prophylaxe einer Parastomalhernie bzw. eines Stomaprolapses [149].
- Hautinzision kreisförmig, Faszie kreuzförmig spalten, Muskulatur nur stumpf auseinander drängen.
- Prinzipiell sollte in allen Schichten der Bauchdecke die initiale Gewebedurchtrennung sparsam erfolgen. Der Durchtritt soll knapp bemessen sein (2 Querfinger), ohne die Darmperfusion zu behindern.
- Sollten die epigastrischen Gefäße im Bereich des Stomadurchtritts liegen, sind diese sicher zu ligieren. Eine Koagulation mit Diathermie ist nicht ausreichend! Gefahr der Nachblutung.
- Die proximale Resektionslinie des Ileums sollte zäkumnahe liegen, um gesunden Darm nicht zu opfern.
- Das terminale Ileum muss unter leichtem Zug ca. 4–5 cm vor die Bauchdecke gleiten und ein gut durchblutetes Mesenterium aufweisen. Eine livide Verfärbung erfordert die sofortige Nachresektion wegen der Gefahr einer ischämischen Stomanekrose.
- Zur Herstellung eines prominenten endständigen Ileostomas wird die Darmwand handschuhfingerartig umgestülpt und durch seromuskuläre/kutane Einzelknopfnähte in der Bauchdecke fixiert.
- Bei Anlage eines meist temporären doppelläufigen Ileostomas ist darauf zu achten, dass die zuführende Schlinge nach kaudal und die abführende nach kranial zu liegen kommt. Der zuführende Schenkel wird peniform eventriert und nach Platzierung eines elastischen Stegs (Reiter) zur Vermeidung einer Stomaretraktion in den ersten Tagen wie oben beschrieben eingenäht.

5

Aufklärung

Die Aufklärung erfolgt über spezielle Risiken und Gefahren (s. o.). Wie bei allen Eingriffen, bei denen sowohl der konventionelle Zugangsweg über eine Laparotomie als auch die laparoskopische Operation alternativ in Betracht kommt, muss der Patient über Vor- und Nachteile beider Methoden sowie über die Möglichkeit einer Konversion aufgeklärt werden [93]. Hingewiesen werden sollte auf intraoperative Torquierungen des Darms und Blutungen aus präparierten Mesenterialgefäßen. Aufgeklärt werden sollte weiterhin über die Möglichkeit von Stomastenose, Stomanekrose und Retraktion in Zusammenhang mit der Notwendigkeit von Reeingriffen, ferner über das Auftreten von Parastomalhernien. Bei temporär angelegten Stomata ist über den Zeitpunkt der Rückverlagerung evtl. mit simultaner Hernienreparation zu sprechen. Über die Versorgung und Pflege der Ileostomien sollte in Zusammenarbeit mit der Stomaschwester ausgiebig aufgeklärt werden.

Ileostomarückverlagerung

Die Häufigkeit dieser Prozedur ist stark angestiegen, nachdem nachgewiesen werde konnte, dass die temporäre Anlage einer protektiven Loop-Ileostomie die Rate von operationspflichtigen Anastomoseninsuffizienzen nach tiefer anteriorer Rektumresektion signifikant senken konnte. Allerdings ist die Stomarückverlegung selbst mit einer postoperativen Morbidität (Insuffizienzrate 2,5 %) und sogar mit einer Letalität (0,5–1,7 %) verbunden [66].

Ursache dieser Komplikationen bei der Rückverlagerung sind oft operationstechnische Fehler, die hinsichtlich einer Begutachtung relevant werden können. Bezüglich des Zeitpunkts der Rückverlagerung besteht derzeit kein Konsens [5].

Zusatzinfo

Spezielle Risiken und Gefahren der Ileostomarückverlagerung

- Zustand nach multimodaler onkologischer Therapie (Chemo-/Radiotherapie)
- Zustand nach onkochirurgischem Eingriff wegen Rektumkarzinom
- reduzierter Allgemein- und Ernährungszustand
- Adhäsionsbauch
- Stomaprolaps
- Kontamination der Bauchdecke durch Stoma

Operationstechnische Fehler/Maßnahmen zur Fehlervermeidung

- kein Anfängereingriff!
- Reoperation
- keine frühe Rückverlagerung (8. Tag)
- bei OP-Zeitpunkt Ablauf der adjuvanten Chemotherapie (ca. 4 Monate) und den Allgemeinzustand des Patienten berücksichtigen; nur bei nicht auszugleichendem Wasser- und Elektrolytverlust und bei Schwierigkeiten der Stomaversorgung zusammen mit dem Onkologen OP-Termin festlegen
- vor Rückverlagerung Durchgängigkeit und Dichtheit der aboral des Ileostomas liegenden Anastomosen überprüfen
- nach tiefer Rektumresektion Sphinkterfunktion (Kontinenz!) sicherstellen
- komplette Präparation des Stomas aus der Bauchdecke
- sparsame Segmentresektion des Ileostomas
- keine Belassung der Anastomose mit Verschluss der Vorderwand (Insuffizienz, Stenose)
- Wiederherstellung der Darmkontinuität durch eine spannungsfreie, einreihige End-zu-End-Anastomose
- Überprüfung einer ausreichenden Weite der Anastomose (Daumen-Zeigefinger-Griff)
- unbehinderte Reposition der Darmanastomose in die Bauchhöhle
- keine Drainage
- für einen spannungsfreien Verschluss der Bauchdecke evtl. Mobilisation in den Schichten notwendig

Aufklärung

Über den Zeitpunkt und die notwendigen Voraussetzungen einer Rückverlagerung sollte immer fallbezogen und individuell, evtl. auch in Absprache mit dem Onkologen, aufgeklärt werden. Hingewiesen werden muss dabei auch auf Alternativen bei der Notwendigkeit eines permanenten Stomas (z. B. Sigmakolostomie). Es handelt sich prinzipiell um einen stationär durchzuführenden Reeingriff mit einer eigenen Komplikationsrate (Insuffizienz, Stenose, Fistel, Restletalität), über die der Patient ebenso informiert werden muss, wie über die Möglichkeit einer erneuten Operation.

5.5.3 Dünndarmileus und akute intestinale Ischämie, akute Blutung

Diesen Krankheitsbildern kommt aus gutachterlicher Sicht ein hoher Stellenwert zu. Dies betrifft vor allem die frühzeitige Diagnosestellung und eine zeitgerechte Operation [162]. Zum Zwecke einer rechtzeitigen Operation muss das elektive OP-Programm für einen derartigen Notfall zwingend und unverzüglich gestoppt werden. Der nächste freiwerdende OP-Saal, unabhängig welcher operativen Disziplin er primär zugeordnet ist, muss für einen Eingriff dieser Dringlichkeit bereitgestellt werden. Bei unnötigem Zeitverlust aus organisatorischen Gründen kann hier ein haftpflichtrelevanter Behandlungsfehler festgestellt werden [12].

Akute intestinale Ischämie

(▸ Abb. 5.31)

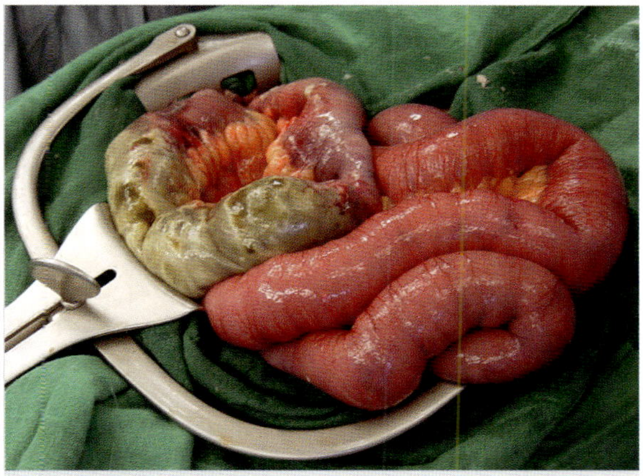

Abb. 5.31 Darmischämie.

Zusatzinfo

Spezielle Risiken und Gefahren

- Nichtbeachtung bzw. Fehleinschätzung der klinischen Symptomatik
- keine engmaschige Befundkontrolle
- unkritische Analgetikagaben
- zeitverzögerte und nicht adäquate Bildgebung
- Verzögerung der Operation
- unzureichende Resektion avitaler Darmabschnitte
- Unterlassung von Second-Look-Operationen
- zu großzügige Resektionen (Kurzdarmsyndrom)

Sachverhalt

Bei einer 26-jährigen Studentin wurde wegen eines kompletten Vollwandrektumprolapses eine laparoskopische Resektionsrektopexie durchgeführt. Ab dem 3. postoperativen Tag klagte die Patientin über starken Meteorismus und nicht erfolgten Stuhlgang. In der Nacht vom 5. zum 6 postoperativen Tag trat ein „vernichtender Bauchschmerz" auf. Der diensthabende Chirurg wurde nicht informiert. Der hinzugezogene Anästhesist konnte die Schmerzen über den noch liegenden Periduralkatheter mit Naropin und Dipidolor koupieren. Eine Diagnostik wurde in dieser Nacht nicht eingeleitet. Erst am nächsten Tag, 12 h nach Auftreten der akuten Schmerzsymptomatik erfolgte eine CT-Untersuchung des Abdomens und weitere 2 h später der Reeingriff, nicht durch den Erstoperateur. Es fand sich eine ausgedehnte Ischämie des Dünndarms. Ursache dafür war eine komplette mesenteriale Dünndarmtorsion um einen Verwachsungsstrang zwischen einer Dünndarmschlinge und der Peritonealnaht im rechten Unterbauch. Nach Strangdurchtrennung, Detorsion und Dekompression des aufgestauten Dünndarms erholte sich dieser. Trotzdem wurde das Ischämieausmaß von der Ileozäkalklappe nach oral mit 2 m angegeben. Proximal verblieben vom Treitz'schen Band aus gemessen 1,20 m regelrecht durchbluteter Dünndarm. Der Eingriff wurde mit der Anlage eines Laparostomas beendet und wegen der Zweifel an der Vitalität des ischämischen Darms für den Folgetag ein Second-Look-Eingriff geplant. Dabei zeigten sich 2 Drittel des Dünndarms hämorrhagisch, teilweise auch schwärzlich verändert. Ein Vergleich mit dem Situs der Voroperation war nicht möglich, da der Second-Look-Eingriff von einem anderen Operateur durchgeführt wurde. Den beiden Voroperateuren wurde der Befund nicht demonstriert. Der eindeutig ischämische Anteil des Dünndarms wurde nicht reseziert. 4 Monate lang folgten über ein persistierendes Laparostoma multiple Reoperationen, u. a. die Anlage eines Dünndarmstomas. Erst nach Verlegung in eine andere Klinik wurde der inzwischen funktionslose Dünndarm bis auf eine Restlänge von 80 cm reseziert.

Gutachterliche Wertung

Der im postoperativen Verlauf aufgetretene Strangulationsileus wurde nicht zeitgerecht diagnostiziert. Folge war eine ausgedehnte, irreversible Darmischämie. Das weitere Komplikationsmanagement war inadäquat, indem der betroffene Darmabschnitt nicht unmittelbar reseziert und dadurch die Patientin einem vital bedrohenden Risiko ausgesetzt wurde. Der Gutachter bewertete den vorliegenden Fall als Verstoß gegen viszeralchirurgische Standards. Dabei wurde die verzögerte Diagnostik und nicht zeitgerechte Reoperation als Sorgfaltspflichtverletzung und das Belassen des eindeutig irreversibel geschädigten ischämischen Darms als schwerer Behandlungsfehler gewertet.

Zusatzinfo

Maßnahmen zur Fehlervermeidung

Anatomie und Pathophysiologie

- genaue Kenntnis der viszeralen Gefäßanatomie mit den Kollateralisations- und Kompensationsmöglichkeiten sowie der Anomalien und Anlagevarianten [42]
- Berücksichtigung der pathophysiologischen Prädiktoren für die Ausprägung und die klinische Rasanz der akuten intestinalen Ischämie (Typ und Genese des Gefäßverschlusses, Dauer und Ausmaß der Darmischämie)
- Kenntnis der kausalen Pathogenese der Ileuskrankheit (Darmdistension, Darmwandnekrose, Versagen der Schleimhautbarriere, Flüssigkeitssequestration)

Vermeidung operationstechnischer Fehler

- Dringlichkeit der Diagnose und Therapie unterstreicht auch heute die Gültigkeit der alten Chirurgenregel, zumindest für die akute intestinale Ischämie: „Über einem Darmverschluss soll die Sonne nicht auf und untergehen“ [162].
- Die akute intestinale Ischämie (Mesenterialinfarkt) ist ein lebensbedrohlicher Notfall, wobei nur in der Frühphase akzeptable Behandlungsergebnisse zu erzielen sind [103]. **Dauer der Ischämie:**
  - bis 2 h: Restitutio ad integrum wahrscheinlich (**Letalität** 10 %)
  - 12 h: Defektheilung ohne Darmresektion möglich (34 %)
  - 24 h: Darmresektion wahrscheinlich (62 %)
  - > 24 h: ausgedehnte Darmgangrän wahrscheinlich (86 %)
- Ganz entscheidend für die Prognose sind **Anamnese und klinische Diagnostik.** Bereits dadurch sind auch entsprechende differenzialdiagnostische Krankheitsbilder auszuschließen.
  - Initial (0–6 h) findet sich ein heftiger akuter Bauchschmerz („Vernichtungsschmerz“), häufig mit einem Schockzustand und Diarrhö. Diese ischämisch bedingten Schmerzen sind medikamentös kaum zu beherrschen.
  - Nach 7–12 h folgt typischerweise ein „stilles Intervall“ mit eher dumpfen Bauchschmerz, Darmparalyse und rapider Verschlechterung des Allgemeinzustands.
  - Das finale Endstadium nach 12–24 h ist gekennzeichnet durch einen manifesten Ileus und eine bakterielle Durchwanderungsperitonitis mit Sepsis und beginnenden Multiorganversagen.
  - Laborchemisch existieren keine Parameter, die spezifisch auf einen intestinalen Gewebsuntergang hinweisen [42]. Ein normwertiger Laktatwert darf beim Verdacht auf eine akute Mesenterialischämie keinesfalls zum Verwerfen der Verdachtsdiagnose führen. In dubio ist immer eine Klärung durch Laparoskopie oder Laparotomie zu erzwingen [12].
  - Ausdehnung und klinische Rasanz der akuten intestinalen Ischämie rechtfertigen auch ohne eine zeitaufwendige weiterführende Diagnostik ein notfallmäßiges invasives Vorgehen in Form einer diagnostischen Laparoskopie oder Laparotomie.
  - Das bildgebende Verfahren der Wahl stellt die CT-Angiografie mit Rekonstruktion dar.
  - Anamnestisch findet sich bei der mesenterialen Embolie meistens eine zugrunde liegende absolute Arrhythmie mit Vorhofflimmern bzw. bei der arteriellen Thrombose die Anamnese einer koronaren Herzkrankheit (KHK) oder arteriellen Verschlusskrankheit (AVK). Nicht okklusive Formen (NOD, nicht okklusive Darmischämie) finden sich bei intensivpflichtigen Patienten, deren mesenteriale Minderperfusion durch kardiales Versagen, Hypovolämie, Schockzustände verursacht ist oder nach herzchirurgischen Eingriffen an der Herz-Lungen-Maschine auftritt. Entscheidend ist, bei der Kombination der genannten Grunderkrankungen mit der häufig unspezifischen Symptomatologie an die Mesenterialischämie zu denken und sofort die erforderlichen diagnostischen (Angio-CT, Mesenterialangiografie) und therapeutischen Schritte einzuleiten.
- Die alleinige interventionelle **Therapie** durch Vasodilatatoren oder Lyse kann nur ausnahmsweise erfolgen, wenn klinisch ein Mesenterialinfarkt mit transmuraler Dünndarmischämie durch Laparotomie oder Laparoskopie sicher auszuschließen war.
- Oberste Priorität hat die notfallmäßige **Wiederherstellung der viszeralen Durchblutung** durch die Beseitigung der viszeralchirurgischen (Inkarzeration, Briden, Torquierung) und der vaskulären (Thromendarterioektomie) Ursachen. Diese kann bei entsprechender Expertise vom Viszeralchirurgen vorgenommen werden, u. U. ist jedoch die Einbindung des Gefäßchirurgen unverzichtbar, vor allem, wenn es sich um komplexere Rekonstruktionen handelt.
  - Der Zugang zur A. mesenterica superior erfolgt infrakolisch auf Höhe des Treitz'schen Bandes. Im Falle einer Embolie wird das Gefäß quer arteriotomiert und mit geeigneten Instrumenten embolektomiert.
  - Im Falle arterieller Thrombosen muss der Eingriff gelegentlich um Desobliteration mit Patcherweiterungsplastik und retrograder PTA (perkutane transfemorale Angioplastie) mit Stentimplantation oder einen mesenterialen Bypass erweitert werden [12].
- Danach erfolgt die Entscheidung über die **Resektion** avitaler, nicht revitalisierbarer Darmabschnitte [42]:
  - Zeitlatenz 15–20 min
  - temperierte NaCl-Bauchtücher (lokale Vasodilatation)
  - Pulsationen in den mesenterialen Arkaden
  - Erfahrung des Operateurs: evtl. erfahrenen Viszeralchirurgen („Chef rufen“!) hinzuziehen
- Sicher avitale Darmabschnitte sind primär zu resezieren.
- Die Resektionränder sollten 5–10 cm im durchbluteten Bereich liegen (Gefahr der Anastomoseninsuffizienz).
- Im Zweifelsfall großzügige Indikation zur Second-Look-Operation 24 h nach Primäreingriff. Ein Behandlungsfehler ist festzustellen, wenn der Operateur bei zweifelhaften Durchblutungsverhältnissen den intraoperativen Situs und die Indikation zum geplanten „second look“ nicht schriftlich im OP-Bericht vermerkt.
- Es gilt, möglichst das Kurzdarmsyndrom (< 70–100 cm Darm) mit nutritiven und metabolischen Folgen vermeiden.
- Bei Reperfusionssyndrom mit Ausbildung eines abdominalen Kompartments erfolgt Laparostomaanlage.

Cave

Die häufigste gutachterliche Beanstandung hinsichtlich einer nicht zeitgerechten Operation ist die nicht lege artis erfolgte klinische Diagnostik mit laufender Kontrolle des klinischen Befunds!

Aufklärung

In der Notfallssituation eines akuten mechanischen Darmverschlusses und vor allem bei Verdacht auf eine akute intestinale Ischämie sollte der schwer beeinträchtigte Patient nur über 2 wichtige Umstände hingewiesen werden:
- über die unmittelbare bestehende Lebensgefahr und
- die unbedingte Notwendigkeit einer zeitgerechten Operation.

Akute intestinale Blutung

Zusatzinfo

Spezielles Risiko und Gefahren
- Bei der sogenannten mittleren gastrointestinalen Blutung (Blutungsquelle aboral des Treitz'schen Bandes und oral des koloskopisch einsehbaren Ileums) führt die Ösophagogastroduodenoskopie (ÖGD) nicht zur Klärung!
- Chronische Blutungen in diesem Bereich fallen durch Meläna, positiven Hämokkulttest, Eisenmangelanämie oder Symptome der Anämie, wie Müdigkeit und körperliche Schwäche, auf. Bei der akuten Blutung steht der massive Blutabgang per ano mit Kreislaufschock im Vordergrund.
- Es werden teils aufwendige diagnostische Verfahren erforderlich (Doppelballon- und Kapselenteroskopie, Angiografie, Angio-CT, nuklearmedizinische Verfahren), die nur in Zentren zur Verfügung stehen.
- Ursächlich liegen dann meist Angiodysplasien, entzündliche Veränderungen (z. B. bei Morbus Crohn), Meckel-Divertikel, Dünndarmdivertikel oder Dünndarmtumoren vor. Typischerweise sind gerade bei tumorösen Läsionen die Symptome sehr unspezifisch und können eine haftungsrechtlich relevante Zeitversäumnis der Diagnostik bedingen.
- Diese Krankheitsbilder können zunächst zu chronischen Blutungen führen, die aber **jederzeit** zu einer akuten Blutung mit hoher Intensität und Kreislaufschock exazerbieren können.

Maßnahmen zur Fehlervermeidung
- Die Einweisung bzw. frühzeitige Verlegung des stabilisierten Patienten in ein entsprechend ausgestattetes Zentrum sollte erfolgen, um Übernahmeverschulden und einen unnötigen Zeitverlust – besonders in der Diagnostik der Blutungsquelle – zu vermeiden.
- Eine Laparotomie bei nicht geklärter Blutungsquelle ohne intraoperative Endoskopiemöglichkeit oder gar „blinde Resektionen" müssen heutzutage unterlassen werden und stellen einen Behandlungsfehler dar [12].
- Während der Diagnostik hat intensivmedizinische Überwachung mit entsprechender Blut- und Volumensubstitution zu erfolgen.
- Alle heute therapeutischen Möglichkeiten müssen zur Verfügung stehen. Das betrifft die endoskopischen Verfahren der Blutstillung (Argonplasma-Koagulation, Polypabtragung, Tuschemarkierung von Läsionen für den Operateur) ebenso wie die selektive Katheterembolisation.
- Blutungen lassen sich bei entsprechender Blutungsintensität (mehr als 0,5–1 ml/min) angiografisch lokalisieren. Auch hier kann therapeutisch durch superselektive Katheterisierung die Embolisation von Dünndarmblutungen erfolgen. Die Gefahr der Darmnekrose ist dabei durch die redundante Kollateralisierung im Bereich des Dünndarms als vernachlässigbar einzustufen [12].

Aufklärung

Eine Aufklärung zum notfallmäßigen Eingriff bedarf naturgemäß keiner bestimmten Frist vor dem Eingriff, auch kann auf das Einholen der Unterschrift bei einem nicht geschäftsfähigen Patienten verzichtet werden. In der Elektivsituation sollte der Patient auf eine notwendige Verlegung bzw. Überweisung in ein Zentrum hingewiesen werden, wenn vor Ort die heute geforderten diagnostischen und therapeutischen Möglichkeiten fehlen. Da das Indikationsspektrum am Dünndarm relativ breit ist, muss das mögliche individuelle Vorgehen (endoskopisch, angiografisch interventionell, operativ) detailliert besprochen werden (▶ Abb. 5.32, ▶ Abb. 5.33).

5.5.4 Bridenileus/Adhäsionsileus/Verwachsungsbauch

Beim Dünndarmileus handelt es sich meistens um postoperative Verwachsungen und damit um ein sehr häufiges viszeralchirurgisches Krankheitsbild. Zunächst sollte zwischen einem Bridenileus und einem Adhäsionsileus bei komplexem Verwachsungsbauch unterschieden werden. Morphologischer Befund, Störungen der Darmpassage und subjektives Beschwerdebild sollen korrelieren. Fehlt dieser Trias gilt Zurückhaltung hinsichtlich einer chirurgischen Therapie!

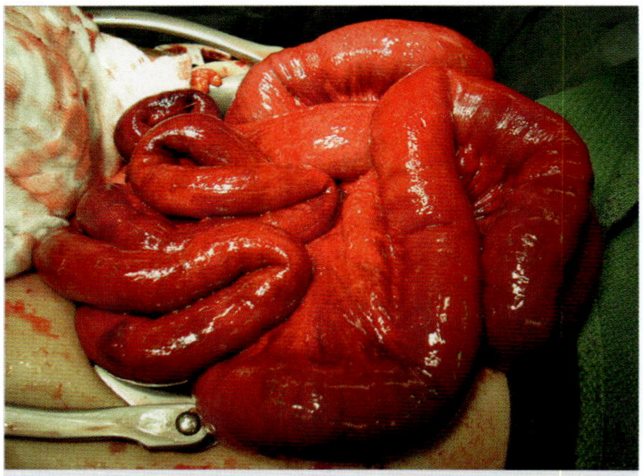

Abb. 5.32 Intraoperativ festgestellte venöse Stauung durch eine Dünndarmtorsion bei präoperativem Verdacht auf eine Appendizitis.

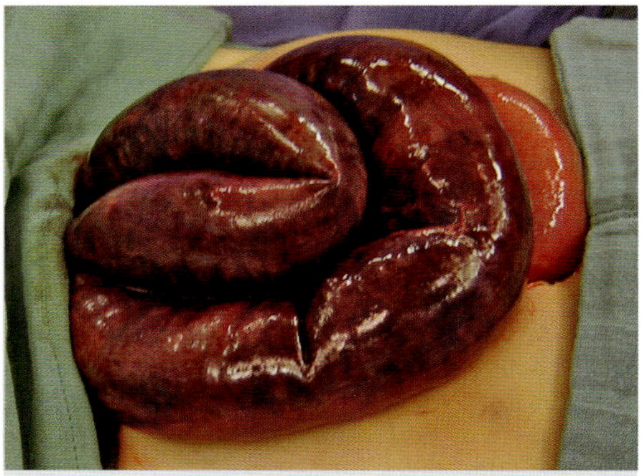

Abb. 5.33 Dünndarmischämie als Folge einer arteriellen Thrombose bei kardialer Begleiterkrankung, präoperativ bestand ein akutes Abdomen mit einem freien Intervall.

5

Zusatzinfo

Spezielle Risiken und Gefahren

- zu großzügige Indikationsstellung zur Adhäsiolyse, besonders des laparoskopischen Vorgehens
  - Akzeptierte Indikation für eine laparoskopische Adhäsiolyse ist nur der Bridenileus, d. h. wenige, umschriebene und stenosierende Verwachsungen. Einfache Strangdurchtrennung ist meist ausreichend.
  - Bei Adhäsionsileus im Rahmen eines Verwachsungsbauches sollte laparotomiert werden [93]. Hier sollte immer eine komplette Adhäsiolyse erfolgen.
  - Das für die Mesenterialischämie oben postulierte Paradigma, dass „über einem Ileus die Sonne nicht auf- oder untergehen darf", ist in Zeiten moderner bildgebender Diagnostik beim mechanischen Ileus nicht mehr zu halten. Eine weiterführende Diagnostik bzw. ein konservativer Therapieversuch kann hier ohne Weiteres erfolgen.
- blinder Zugang bei Anlage des Pneumoperitoneums mit Verletzung von Bauchorganen
- intraoperative Darmverletzungen bei Verwendung von monopolaren Instrumenten
- verzögert diagnostizierte bzw. aufgetretene Leckagen als Folge thermischer Darmwandläsionen während der laparoskopischen Adhäsiolyse [139]
- intraabdominale Verletzungen bei Exploration im Verwachsungsbauch

Operationstechnische Fehler/Maßnahmen zur Fehlervermeidung

- Strenge Indikationsstellung unter Nutzung der Bildgebung ist erforderlich.
- Mit dem Ultraschall und der Abdomenübersichtsaufnahme können der mechanische oder auch paralytische Ileus sowie die Hohlorganperforation durch Nachweis freier Luft relativ schnell und zuverlässig diagnostiziert werden.
- Bei der diagnostischen Abklärung von Krankheitszuständen, die im Bereich des Dünndarms vermutet werden, sind sowohl Ultraschalluntersuchungen als auch Röntgenuntersuchungen zu fordern. Ein Verzicht auf eine der Untersuchungen muss dementsprechend schriftlich begründet werden, andernfalls liegt eine Abweichung von etablierten diagnostischen Standards vor [12].
- Die Magen-Darm-Passage (mit wasserlöslichem Kontrastmittel) stellt ein radiologisches Untersuchungsverfahren dar, mit dem vor allem postoperative, verwachsungsbedingte (Sub-)Ileuszustände des Dünndarms nach vorausgegangenen Laparotomien, die auch Jahre und Jahrzehnte zurückliegen können, untersucht werden können. Kontraindiziert ist die Untersuchung der Magen-Darm-Passage beim Nachweis eines tiefen Dünndarmmilieus und dem typischen klinischen Bild des Misereres in Form von spontanem Erbrechen oder Ablauf von Dünndarmstuhl über eine nasogastrale Sonde. Gerade bei älteren Menschen mit eingeschränkter Vigilanz und herabgesetzten Schutzreflexen kann durch diese Untersuchung ggf. eine lebensbedrohliche Aspiration mit Asphyxie provoziert und damit juristische Relevanz erlangt werden [12].
- War eine abdominale Voroperation wegen eines Karzinoms erfolgt, oder war noch keine Bauchoperation vorausgegangen, sollte die Abklärung durch ein Abdomen-CT erfolgen.
- Die Einbringung des ersten Trokars in offener Technik erfolgt mittels Minilaparotomie. Kein blinder Einstich mit Veres-Kanüle oder mit sogenanntem „Sicherheitstrokar".

- Es gilt: Keine Verwendung der monopolaren Diathermie!
- Möglichst oft ist nur die „kalte Schere“ zu benutzen.
- Vorsicht gilt auch bei Einsatz der bipolaren Diathermie und der Ultraschalldissektion (auch hier Hitzeentwicklung vor allem bei längerer Koagulationsdauer mit teils tardierten thermischen Nekrosen und sekundären Perforationen).
- Beim Adhäsionsileus des Dünndarms soll, sofern mit niedrigem Risiko durchführbar, immer der gesamte Dünndarm bezüglich Stenosierungen beurteilt und von Verwachsungen befreit werden. Meistens wird zur Entlastung der Ileusdarms retrograd über eine Magensonde dekomprimiert und abgesaugt. Nach Lösung aller Verwachsungen muss der Operateur über evtl. notwendige Dünndarmresektionen entscheiden. Häufig ist die alleinige Adhäsiolyse/Bridenlösung zur Wiederherstellung der Passage ausreichend.
- Abschließend ist der Darm gründlich bezüglich iatrogener Wandverletzungen zu inspizieren. Sämtliche Läsionen sollten durch Serosanähte versorgt werden, größere Defekte (mehr als 50 % der Zirkumferenz) müssen in der Regel reseziert werden [12].
- Obwohl die meisten Darmverletzungen intraoperativ erkannt werden, bleibt die Diagnose bei 41 % der Betroffenen um mehr als einen Tag verzögert. Diese verzögerte Diagnosestellung kann zu Todesfällen führen (0,85 % der Fälle), die häufig als Behandlungsfehler bewertet werden [139].
- Beim komplexen Verwachsungsbauch erfolgt großzügige Laparotomie, unter Orientierung an anatomischen Landmarken (Flexura duodenojejunalis, Ileozäkalklappe, nach distal gerichteter Ablauf der Peristaltik).
- Schonende Präparation erfolgt mit Daumen und Zeigefinger.

Aufklärung

Zur schriftlichen Einverständniserklärung können standardisierte Aufklärungsbögen verwendet werden. Da das Indikationsspektrum am Dünndarm relativ breit ist, muss das mögliche individuelle Vorgehen detailliert besprochen werden. Aus dem Aufklärungsbogen muss demnach klar die Individualisierung des Gesprächs durch handschriftliche Anmerkungen ersichtlich sein. Beispielsweise sollte hinsichtlich des Adhäsionsbauchs unbedingt die Indikation zur Operation mit dem Patienten besprochen werden. Unbedingt hinzuweisen ist auf den Stellenwert der Laparoskopie und deren Gefahren durch thermische Schädigungen der Bauchorgane. Aufgeklärt werden sollte auch über eine evtl. notwendige Ausdehnung des Eingriffs in Form von Resektionen, Stomaanlage und Darmschienung (▶ Abb. 5.34).

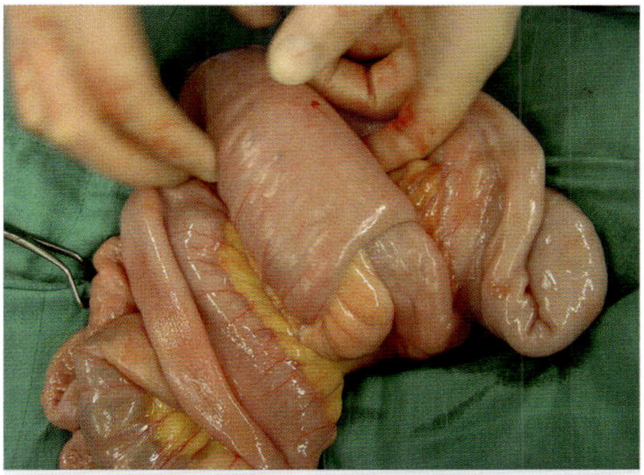

Abb. 5.34 Invaginationsileus, präoperatives klinisches Symptom war blutiger Stuhl.

Gutachterliche Wertung

Neben der Indikationstellung und der adäquaten Aufklärung sowie der Verfahrenswahl (Laparotomie, Laparoskopie) kommt gutachterlich den intraoperativen Darmläsionen ein hoher Stellenwert zu. Verzögert diagnostizierte bzw. aufgetretene Leckagen infolge einer unerkannten thermischen Läsion verursachen häufig einen dramatischen klinischen Verlauf mit späteren gerichtlichen Auseinandersetzungen. Desweiteren ist hier auch auf eine fachübergreifende Problematik aus gutachterlicher Sicht hinzuweisen. Häufig werden solche intraoperativen Darmläsionen nach gynäkologischen laparoskopischen Eingriffen beobachtet. Bei der alleinigen Versorgung dieser meist mit einer fortgeschrittenen Perforationsperitonitis einhergehenden Darmverletzungen durch den Gynäkologen liegt ein Übernahmeverschulden vor. Es sollte in diesen Fällen immer der Viszeralchirurg hinzugezogen werden.

5.5.5 Dünndarmverletzung im Rahmen eines Abdominaltraumas

Bei der Mehrzahl der Abdominalverletzungen wird durch den kombinierten Einsatz der bildgebenden Verfahren (Sonografie, CT) die Entscheidung bezüglich des weiteren therapeutischen Vorgehens getroffen. Die Laparoskopie kann hinsichtlich der Vermeidung negativer Laparotomien beim kreislaufstabilen Patienten und nicht eindeutigen Ergebnissen der bildgebenden Diagnostik wichtige Zusatzinformationen liefern.

Die Laparoskopie ist kein konkurrierendes Verfahren in Diagnostik und Therapie, sondern eine Erweiterung im Diagnostik- und Behandlungskonzept [89].

- Die Laparoskopie dient in erster Linie der Beurteilung des parietalen Peritoneums. Bei dessen Penetration muss zur offenen Revision geraten werden, da perforierende Darmläsionen laparoskopisch leicht zu übersehen sind.
- Unterbleibt bei einer die Bauchdecke perforierenden Verletzung die operative Abklärung des intraabdominalen Verletzungsmusters, so muss dies als Abweichung vom Behandlungsstandard angesehen werden [12].

Schwieriger stellt sich das Vorgehen beim stumpfen Abdominaltrauma vor allem im Rahmen eines Polytraumas dar.

- Vielfach fällt im initialen CT gerade bei der perforierenden Dünndarmläsion zunächst keine freie Luft auf, sodass stabile Patienten mit mäßig bis wenig freier Flüssigkeit erst verzögert bei Ausbildung von Sepsiszeichen laparotomiert werden [57].
- Ähnlich präsentieren sich auch mesenteriale Verletzungen oder sero(muskuläre) Verletzungen, bei denen sich erst sekundär im Rahmen der Ischämie Perforation, Sepsiszeichen, zunehmende Schmerzen und bildgebend freie Luft entwickeln [12].

Daraus lässt sich die Notwendigkeit der engmaschigen klinischen Patientenuntersuchung (mindestens alle 6 h) und entsprechender Dokumentation des abdominalen Untersuchungsbefunds ableiten. Wird dieses Vorgehen eingehalten, so ist dem verantwortlichen Chirurgen selbst bei Eintreten einer Komplikation kein fehlerhaftes Verhalten anzulasten.

- Frische Läsionen werden durch 1- oder 2-reihige Naht versorgt.
- Defekte, die mehr als 50 % der Zirkumferenz betreffen, müssen reseziert werden.
- Jeder avitale Darmabschnitt ist ebenfalls zu resezieren.

Zunehmend schwierig wird die sekundäre Versorgung bei Vorliegen einer fortgeschrittenen Peritonitis, septischer Kreislaufinsuffizienz und entsprechender Katecholaminmedikation. Hier muss der Chirurg auf Grundlage seiner Erfahrung und des individuellen Patientenrisikos eine Entscheidung bezüglich des Prozedere treffen [12].

Zusatzinfo

Operationstechnische Fehler/Maßnahmen zur Fehlervermeidung

- unnötige Laparotomien bei Verdacht auf perforierende Verletzungen
- Einsatz der Laparoskopie zur Beurteilung des parietalen Peritoneums
- Vermeiden unnötiger Laparotomie
- Übersehen von perforierenden Dünndarmläsionen bei der Laparoskopie
- im Zweifel immer zur Laparotomie konvertieren, um die Methode nicht zu überfordern
- im Rahmen des Polytraumas primär Übersehen von Dünndarmverletzungen in der Bildgebung
- Da der Dünndarminhalt bakterienarm und pH-neutral ist, verläuft eine traumatisch bedingte Darmeröffnung primär häufig blande und wird dadurch unbewusst konservativ behandelt [160]
- Notwendigkeit der engmaschigen klinischen Patientenuntersuchung (mindestens alle 6 h)
- engmaschige Sonografiekontrollen (freie Luft und Flüssigkeit)
- entsprechende Dokumentation des abdominalen Untersuchungsbefunds im Verlauf
- absolute Operationsindikation: bei Entwicklung von Sepsiszeichen, Peritonismus, zunehmenden Schmerzen mit Abwehrspannung und bildgebend freier Luft und Flüssigkeit in der Bildgebung
- bei der Laparotomie subtile Exploration zum Ausschluss anderer intraabdominaler Organverletzungen
- Ansonsten richtet sich die Operationstechnik nach den oben beschriebenen Standards der Dünndarmchirurgie.
- Gleiches gilt für die Prinzipien der Aufklärung.

Gutachterliche Wertung

Beim stumpfen Abdominaltrauma lässt sich die Dünndarmverletzung oft schwer diagnostizieren, da sie in der Anfangsphase wenig symptomatisch ist. Freie Luft im Abdomen kann durch konventionelle Röntgenaufnahmen (im Stehen sowie Linksseitenlage) nachgewiesen werden. Die Computertomografie vermag Flüssigkeitsansammlungen, freie Luft und traumatische Raumforderungen darzustellen. Die Unterlassung dieser wichtigen bildgebenden Diagnostik ist ebenso wie die nicht durchgeführte engmaschige Kontrolle des klinischen Bauchbefunds und der entsprechenden Labordiagnostik (Entzündungsparameter) als Behandlungsfehler zu werten. Wird allerdings dieses standardmäßige Vorgehen eingehalten, so ist dem verantwortlichen Chirurgen selbst bei Eintreten einer Komplikation kein fehlerhaftes Verhalten anzulasten. Unnötige Laparotomien bei perforierenden Verletzungen (Schuss und Stich) sollten zwar vermieden werden (Laparoskopie), sind aber gutachterlich nicht als fehlerhaft einzuschätzen.

5.5.6 Krankheitsverläufe mit dem Symptom des akuten Abdomens

Unter der Bezeichnung „akutes Abdomen“ werden alle Situationen zusammengefasst, die mit abdominalen Schmerzen, als Druck- oder Spontanschmerz, einer Störung der Darmperistaltik und einem erhöhten Bauchwandtonus einhergehen.

Dabei sind erhebliche Unterschiede in der Symptomatik feststellbar. Es lässt sich nur selten eine Korrelation zwischen Schmerzintensität und vitaler Bedrohung herstellen. Wenig Schmerz und keine Temperaturerhöhung („kaltes akutes Abdomen“) und dennoch schwere Schocksymptomatik bei einer intestinalen Blutung, die Bauchschmerzen bei extraabdominalen Erkrankungen und die ausgedehnte Peritonitis mit hohen Entzündungsparametern, Fieber bei einem septischen Schock zeichnen das vielseitige Erscheinungsbild des akuten Abdomens.

Zusatzinfo

Ursachen

Ursachen sind Entzündungen, Organperforationen, Durchblutungsstörungen, Blutungen, ein Bauchtrauma oder Darmpassagebehinderungen. Extraabdominale Ursachen eines Bauchschmerzes sind eine besondere diagnostische Herausforderung. Hinzu kommen die atypischen Verläufe, die je nach Alter und Begleiterkrankungen das Erkennen einer vitalen Bedrohung erschweren.

Cave

Die zu späte Diagnose und die zu späte Intervention bei einem akuten Abdomen sind häufig Gegenstand von Schadensersatzforderungen und Vorwürfen einer fehlerhaften Behandlung.

Gutachtenfall

Gutachterliche Feststellungen zum akuten Abdomen

Nicht erkannte Appendizitis

Ein 48-jähriger, adipöser Patient wird seit 3 Wochen wegen Atemwegsbeschwerden, rezidivierenden Fieberschüben und wechselnden Bauchschmerzen durch den Hausarzt mit Antibiotika behandelt. Eine Oberbauchsonografie und eine Röntgen-Thoraxaufnahme waren weitgehend unauffällig. Es wird eine Leberverfettung und eine etwas inhomogene Leberstruktur, jedoch kein Herd, festgestellt. Es besteht ein erhebliches „Krankheitsgefühl“ des Patienten. Die Blutuntersuchung ergibt einen grenzwertigen Hb-Wert und eine Leukozytose von 25 000. Die Diagnose lautet fieberhafter Infekt, Verdacht auf eine Pneumonie. Die Bauchschmerzen und gelegentlicher Durchfall werden immer wieder angegeben. Wegen der Verschlechterung des Allgemeinzustandes erfolgt Einweisung in ein Krankenhaus. Dort verstirbt der Patient am nächsten Tag im septischen Multiorganversagen.

Die Angehörigen bestehen auf einer Obduktion. Diese ergibt ein chronisches Lungenemphysem und eine Fettleber. Es liegt eine gangränöse Appendizitis mit gekammerten, interenterischen Abszessen, ein Douglas-Abszess und ein 6 cm großer Leberabszess im rechten Leberlappen vor.

Die Analyse des Krankheitsverlaufs ergibt, dass zu keinem Zeitpunkt eine Appendizitis oder Peritonitis in die Differenzialdiagnostik einbezogen wurde. Eine wiederholte klinische Untersuchung des Abdomens war nicht dokumentiert. Die Diagnostik zur Abklärung des rezidivierenden, hohen Fiebers war unzureichend.

Verzögerter Operationszeitpunkt

Ein 15-jähriger Patient wurde mit plötzlich auftretenden krampfartigen Bauchschmerzen in ein Krankenhaus eingewiesen. Es bestand eine Bauchdeckenspannung und Fieber von 39,5 °C. Die Erstdiagnose lautete schwere Enteritis mit paralytischem Ileus. Es bestand eine Leukopenie! Deshalb erfolgte Verlegung in eine Kinderklinik. Es wurde die Bauchdeckenspannung, ein mittelschwerer diffuser Druckschmerz des Abdomens, Übelkeit und Durchfall weiterhin registriert. Eine Ultraschalluntersuchung erfolgte nicht.

Am 4. Tag nach der Einweisung erfolgte Hinzuziehen eines Kinderchirurgen, der ein akutes Abdomen mit Peritonitis und Verdacht auf eine perforierte Appendizitis diagnostizierte. Die Operation bestätigte die Diagnose. Es erfolgte die Appendektomie und die Bauchhöhlenlavage.

Die Gutachter bestätigten zwar, dass unmittelbar nach der stationären Aufnahme nicht unbedingt eine Operation erforderlich war. Das unklare Krankheitsbild rechtfertigte ein Abwarten und die Verlaufsuntersuchung. Eine wiederholte Ultraschalluntersuchung wäre wahrscheinlich hilfreich gewesen. Das Abwarten um weitere 3 Tage jedoch sei nicht gerechtfertigt gewesen und habe zu einer „Körperverletzung“ mit verlängertem Krankenhausaufenthalt geführt.

Das Urteil lautete: Kann der Verdacht auf eine akute, kompliziert verlaufende Appendizitis nicht mit Sicherheit ausgeschlossen werden, begründet das Hinauszögern einer operativen Intervention einen Behandlungsfehler.

Perforiertes Aortenaneurysma als Ursache des akuten Abdomens

Der 74-jährige Patient wurde wegen heftiger Bauchschmerzen gegen 9 Uhr in ein Krankenhaus eingeliefert. Die klinische Erstuntersuchung fand erst 2 h nach der Aufnahme statt. Die Dokumentation war spärlich, ein pulsierender Bauchtumor, die Qualität der Peristaltik und der Schmerzen wurden nicht beschrieben. Es wurde die Diagnose einer Sigmadivertikulits gestellt. Die Blutuntersuchung ergab eine Leukozytose und noch normale Hb- und Hämatokritwerte. Der Laktatwert war gering erhöht. Der Blutdruck betrug 110/70, der Puls war 120, Fieber wurde nicht dokumentiert.

Es wurden Antibiotika, Schmerzmittel und eine Thrombosespritze verabreicht. Gegen 16 Uhr erfolgte eine CT-Untersuchung, die ein gedeckt rupturiertes Aortenaneurysma ergab. Freie Flüssigkeit in der Bauchhöhle wurde nicht beschrieben. Der Patient wurde in eine Klinik mit Gefäßchirurgie verlegt. Dort erfolgte die sofortige Operation. Bei der Narkoseeinleitung kam es zu einem Blutdruckabfall. Bei der Laparotomie wurden ca. 2 l Blut aus der Bauchhöhle entfernt. Der Kreislauf ließ sich nach Abklemmen der Aorta oberhalb der Perforation stabilisieren. Die A. mestenterica inferior wurde unterbunden. Eine Durchblutungsstörung am Darm trat intraoperativ nicht auf. Am 2. postopertiven Tag musste eine Thrombektomie am rechten Bein vorgenommen werden.

Ab dem 3. postoperativen Tag entleerte sich übel riechende Flüssigkeit aus der Bauchhöhlendrainage. Ein Singultus und hoher Rückfluss aus der Magensonde war zu verzeichnen. Es bestand ein paralytischer Ileus. 6 Tage nach der Erstoperation erfolgte eine Relaparotomie. Es wurde eine nicht mehr frische Perforation des Sigma und eine livide Verfärbung des Colon descendens festgestellt. Bei der Hemikolektomie kam es zu einer Milzverletzung, die zur Splenektomie führte. Trotz mehrfacher Relaparotomien und Darmnachresektionen wegen erneuter Durchblutungsstörungen verstarb der Patient im septischen Schock.

Die Gutachter stellten fest: Die Diagnose des Aortenaneurysma wurde sehr spät gestellt. Der Perforationszeitpunkt war vermutlich bei der Narkoseeinleitung unmittelbar nach der Relaxierung. Die Peritonitis und die Sigmaperforation sind zu spät behandelt worden. Es kann jedoch nicht mit Sicherheit festgestellt werden, dass der Kranheitsverlauf bei einer früheren Revision zu einer Lebensverlängerung geführt hätte.

Technischer Fehler beim Duodenalstumpfverschluss

Bei einer Magenresektion (Billroth II mit Roux-Anastomose) wegen einer Pylorusstenose und einem kallösen Ulcus duodeni wurde das Duodenum mit einem Klammernahtgerät abgesetzt. Zusätzliche Nähte erfolgten nicht. Die Untersuchung des Präparats zeigte, das der Absetzungsrand am Duodenum im Ulcus duodeni lag. Am 4. postoperativen Tag entleerte sich ca. 500 ml gallige Flüssigkeit aus der subhepatisch eingelegten Drainage. Es lag eine Duodenalstumpfinsuffizienz vor. Es entwickelte sich eine nicht beherrschbare diffuse Peritonitis. Der Versuch eines Stumpfverschlusses oder einer Separierung der Insuffizienz gelangen nicht. Die Patientin verstarb an der Peritonitis.

Der Gutachter sah hier einen Fehler, weil die Nutzung des Klammernahtgeräts nicht an der gesunden Darmwand des Duodenums erfolgte. Wenn dies nicht möglich gewesen wäre, so hätte eine Präparation des Duoenalstumpfs und ein atypischer Verschluss mittels Handnaht erfolgen können. Die Duodenalstumpfinsuffizienz sei Folge eines technischen Fehlers.

Es ist sicher anzumerken, dass auch bei einem atypischen Duodenalstumpfverschluss die Insuffizienz nicht grundsätzlich zu vermeiden ist.

Übersehene Magenperforation

Eine 70-jährige Patientin musste wegen Hüft-, Knie- und Wirbelsäulenschmerzen Schmerzmittel einnehmen. Nach einer gynäkologischen Operation kam es zu einem Platzbauch, der versorgt wurde.

In der Reha-Einrichtung nahm die Patientin wieder Schmerzmittel ein. Danach gab sie Magenbeschwerden an. Eine Magenspiegelung lehnte sie ab. Nach 2 Wochen traten erneut stärkere Schmerzen im Oberbauch und eine Herz-Kreislauf-Symtomatik auf. Dies wurde als Herzinfarkt gedeutet und die Patientin verlegt. Der Blutdruck sei niedrig gewesen (100/70). Die Bauchuntersuchung ergab keine Abwehrspannung und keinen Druck- oder Klopfschmerz. Der Herzinfarkt bestätigte sich nicht. Es erfolgte die Rückverlegung in die Reha-Einrichtung. Die Bauchschmerzen nahmen wieder zu. Die Blutuntersuchung ergab eine Leukozytose von 27 900, der CRP-Wert war 192 (Normalwert: 5). Wegen der Bauchsymptomatik wurde eine Röntgen-Übersichtsaufnahme des Abdomens gemacht. Hier zeigte sich freie Luft unter dem Zwerchfell. Hierauf folgte erneute Verlegung der Patientin. Die Operation ergab eine schwere, ältere 4-Quadranten-Peritonitis, verursacht durch ein perforiertes Magengeschwür.

Das Ulkus wurde exzidiert, der Defekt übernäht und die Bauchhöhle gespült. Der Gesamtzustand der Patientin war zu diesem Zeitpunkt schon äußerst kritisch.

Es handelte sich offenbar um eine wenig symptomatische Läsion. Langjährige Einnahme von nicht steroidalen Antirheumatika ohne schleimhautschützende Begleitmedikation hat zu dieser Ulkusbildung beigetragen. Die Routineuntersuchung des Magens hatte die Patientin abgelehnt. Dennoch wird die unzureichende Diagnostik des Bauchschmerzes (keine Sonografie) bei hohen Entzündungsparametern als mangelnde Sorgfalt angesehen.

Zu späte Revision einer Anastomosenisuffizienz

Bei einem 61-jährigen Patienten erfolgte eine Sigmaresektion wegen einer Divertikulitis. Bei der Anlage der kolorektalen Klammernahtanastomose war die Hinterwand des Rektumstumpfs ausgerissen. Der Rektumstumpf wurde daraufhin mit einer Naht verschlossen und die Anastomose erneut mit dem Stapler angelegt. Jetzt sei sie intakt. Nach 3 Tagen entleerte sich aus der Drainage trübe Flüssigkeit. Ein Meteorismus, Fieber, ein hoher

CRP-Wert und eine Leukozytose wurden festgestellt. Am 5. postoperativen Tag entleerte sich Stuhl aus dem Drain, deshalb wurde revidiert. Es lag eine fast komplette Anastomoseninsuffizienz vor. Es erfolgte die Anlage eines endständigen Anus praeter. Der Rektumstumpf ließ sich nicht mehr übernähen und blieb nach mehrfacher Spülung und Drainage offen. Der weitere Verlauf war durch ein ARDS (adult respiratory Distress Syndrome), eine lange Intensivtherapie und eine 10-malige Bauchhöhlenlavage gekennzeichnet. Die Bauchwunde heilte sekundär mit einer Vakuumversieglung.

Der Gutachter kritisierte den Operationsbericht, der keinen Bezug auf die problematische Anastomosierung nahm. Die Anastomoseninsuffizienz hätte am 3. Tag diagnostiziert werden müssen. Es bestand bereits an diesem Tag die Indikation zur Relaparotomie. Die Revision am 5. Tag wurde als zu spät bewertet.

B

Gutachtenfall

Verzögerte Diagnostik bei einer Ileussymptomatik

Sachverhalt

Eine junge Frau wurde unter der Diagnose „Adnexitis“ in einer Belegklinik behandelt. Vor Jahren sei eine Blinddarmentfernung vorgenommen worden. 2 Tage nach der Aufnahme nahmen die Beschwerden mit kolikartigen Bauchschmerzen und Erbrechen zu. Die Behandlung erfolgte mit Spasmolytika und Antibiotika. Nach 2 weiteren Tagen wurde ein Chirurg konsultiert, der die Patientin in eine chirurgische Klinik einwies. Die klinische Symptomatik mit Hyperperistaltik und Erbrechen sowie einer sogenannten stehenden Schlinge in der Röntgenübersichtsaufnahme des Abdomens ergab einen Dünndarmileus. Bei der Operation fanden sich Verwachsungsstränge, die den Strangulationsileus verursacht hatten. 80 cm des Dünndarms waren nekrotisch. Eine Dünndarmdurchwanderungsperitonitis lag vor. Etwa 100 cm Dünndarm seien entfernt worden. Postoperativ litt die Patientin lange an Durchfällen. Ein Jahr nach der Operation wurde ein Malassimilationssyndrom diagnostiziert, das medikamentös und durch Ernährungszusätze behandelbar war.

Gutachterliche Beurteilung

Die Begutachtung stellte fest, dass die klinischen Kontrolluntersuchungen nach der stationären Aufnahme in der Belegklinik unzureichend waren. Eine weiterführende Diagnostik hätte veranlasst werden müssen. Der ausgedehnte pathologische Operationsbefund hätte durch eine wiederholte klinische und zusätzliche bildgebende Diagnostik vermieden werden können. Die Ileusdiagnostik sei iatrogen verzögert worden. Bei einer früheren Operation wäre das Ausmaß der Darmresektion geringer ausgefallen.

B

Gutachtenfall

Übersehene Dünndarmverletzung durch Sicherheitsgurt

Sachverhalt

Bei einem Frontalzusammenstoß zweier PKW erlitt eine 31-jährige Patientin eine Kontusion des Sternums. Es bestand der Verdacht auf eine Halswirbelsäulenverletzung, die sich bei der Computertomografie am Aufnahmetag bestätigte. Die neurologischen Symptome waren jedoch nur temporär. Eine Fraktur bestand nicht. An der Bauchwand ließ sich ein großes Hämatom, das dem Sitz des Sicherheitsgurts entsprach, nachweisen. Die CT am Aufnahmetag hatte keine abdominalen Verletzungen gezeigt, auch keine freie Luft.

Die Patientin gab am Folgetag heftige Schmerzen im Nackenbereich an, mit Übelkeit und Erbrechen. Das Bauchdeckenhämatom wurde als recht ausgeprägt und schmerzhaft angegeben. Eine Ultraschalluntersuchung ergab eine Einblutung in die Bauchdeckenmuskulatur. Auffällig war ein regelmäßiges Erbrechen nach der Nahrungsaufnahme. Die klinische Untersuchung des Bauches war durch schmerzhafte Bauchdeckenhämatome erschwert. Auffällig waren ein hoher CRP-Wert von 150 und eine Leukozytose. Die Patientin hatte am 1. Tag nach dem Unfall Stuhlgang. In den Folgetagen bildete sich ein Meteorismus aus, Stuhlgang war nicht mehr zu verzeichnen. Die Übelkeit und das Erbrechen ließen etwas nach. Der Bauchschmerz nahm jedoch wieder zu.

Am 6. Tag nach dem Unfall kollabierte die Patientin auf der Toilette. Sie wurde intensivtherapiepflichtig. Eine CT-Untersuchung des Kopfes und des Halses ergab keine Hinweise auf eine krankhafte Ursache. Es wurde dann eine weitere CT des Thorax und Abdomens veranlasst. Dieses ergab eine erhebliche Flüssigkeitsansammlung im Abdomen und einen paralytischen Ileus. Es wurde zunächst laparoskopisch begonnen, dabei wurde allerdings eine Darmverletzung verursacht. Die Laparotomie ergab einen älteren Abriss des Dünndarms, ca. 10 cm hinter dem Treitz'schen Band, offenbar durch den Gurt ausgelöst. Im Ileum fand sich dann die frische Darmverletzung. Es lag eine Peritonitis vor. Die Bauchhöhle wurde gespült. Nach Anfrischen der Darmränder erfolgte die einreihige Naht der Dünndarmverletzung. Insgesamt mussten wegen der Peritonitis mehrfache Dünndarmläsionen übernäht werden. Der Krankenhausaufenthalt betrug 14 Wochen.

Gutacherliche Beurteilung

Die Begutachtung bemängelte die nachlässige Bauchdeckendiagnostik, trotz ansteigender CRP-Werte. Die Laparotomie wurde als viel zu spät eingestuft. Mit großer Wahrscheinlichkeit hätte eine frühere Intervention zu einem kürzeren Krankenhausaufenthalt geführt.

5

5.6 Dickdarm

Paweł Mroczkowski

5.6.1 Kolonchirurgie

Kolonchirurgie gehört zum Alltag aller allgemein- und viszeralchirurgischen Abteilungen. Aufgrund ihrer Häufigkeit und Verbreitung sollte sie in guter Qualität flächendeckend angeboten werden, für einen eventuellen Fehler findet sich kaum Entschuldigung. Es handelt sich um basischirurgisches Wissen und Können, so gehört es zu Organisationspflichten des jeweiligen Trägers, zu gewährleisten, dass die erforderliche Kompetenz jederzeit und ohne Einschränkungen verfügbar ist.

In den letzten Jahren wurde in manchen Einrichtungen die Meinung vertreten, dass der Facharztkatalog zwar eine Anzahl von Kolonresektionen vorsieht, jedoch keine Anzahl von Kolonanastomosen. Auf diese Weise wurde eine signifikante Anzahl von „Fachärzten für Chirurgie" produziert, die nicht in der Lage sind, eine technisch einwandfreie und sichere Kolonanastomose anzulegen. Bei einer postoperativen Problematik, die in diesem Kontext entsteht, handelt es sich, abgesehen von der persönlichen Haftung des betroffenen Chirurgen, um ein Organisationsverschulden des Trägers. In diesem Licht muss auch das Modell der zunehmend verbreiteten „fachübergreifenden Dienste" betrachtet werden. Ein Krankenhaus, das Kolonchirurgie anbietet, muss auch eine adäquate peri- und postoperative Betreuung anbieten. So muss das Dienstsystem eine fachlich kompetente klinische Beurteilung der postoperativen Phase gewährleisten. Eine Anastomoseninsuffizienz kann fast immer als eine Komplikation betrachtet werden, über die der Patient präoperativ aufgeklärt wurde. Eine nicht rechtzeitig erkannte und nicht adäquat behandelte Anastomoseninsuffizienz ist ausnahmslos als ein Fehler zu sehen, mit allen damit verbundenen Konsequenzen.

Notfalloperationen

In einem Gesundheitssystem wie dem deutschen besteht kein Grund, bei der Qualität der Notfallversorgung Abstriche zu akzeptieren. Eine Notfallsituation ist oft mit klinischen Einschränkungen und patienten- bzw. krankheitsabhängigen Risikofaktoren verbunden, die vom Arzt nicht beeinflussbar sind. Jedoch darf eine Notfallsituation im deutschen Gesundheitssystem keine behandlerabhängigen Risikofaktoren generieren. Ein Patient darf erwarten, sowohl elektiv als auch im Notfall mit der erforderlichen Fachkompetenz behandelt zu werden. Ist dies nicht gewährleistet, handelt es sich um einen Fehler.

Mit Sorge ist die mancherorts beobachtete Entwicklung zu werten, wenn fehlende klinische Kompetenz und chirurgische Erfahrung durch eine ausufernde und endlose Diagnostik- und Konsilschleife ersetzt werden. Für den schlechten Allgemeinzustand und die fortgeschrittene Erkrankung des Patienten in der Notaufnahme ist der Chirurg selten verantwortlich, ebenso wenig wie für seine Komorbiditäten und sonstigen „mitgebrachten" Risikofaktoren. Eine Verzögerung der Behandlung ist jedoch praktisch immer als Fehler zu werten.

Eine leider immer noch viel zu häufig vorkommende Fehlerquelle ist die mangelhafte Aufklärung des Patienten. In der Darmchirurgie geht es primär um die Anlage eines künstlichen Darmausgangs, um Diskontinuitätsresektionen, um Anastomoseninsuffizienzen und ihre Folgen, sowie in der Rektumchirurgie um das funktionelle Ergebnis: Stuhl- und Harn(in)kontinenz sowie Sexual(dys)funktion. Es wird immer noch von verzweifelten Anastomosierungsversuchen berichtet, weil der Patient nicht über ein Stoma aufgeklärt wurde. Grundsätzlich gehört die Stomathematik in jedes Aufklärungsgespräch vor einem Koloneingriff.

Zusatzinfo

Bestimmung des Operationszeitpunkts

Auch wenn sich um eine Binsenweisheit handelt, die wie ein Mantra seit Jahrzehnten wiederholt wird: operiert werden Patienten, nicht Bilder und nicht Laborwerte. Das akute Abdomen ist eine klinische Diagnose und nur selten finden sich Konstellationen, insbesondere in der Kolonchirurgie, bei denen nicht sofort operiert werden sollte.

Die korrekte Bestimmung des erforderlichen Operationszeitpunkts gehört in einer Risikokonstellation zu den schwierigeren Aufgaben der chirurgischen Kunst und bedarf reichlich klinischer Erfahrung. Die Risikokonstellationen betreffen hier vor allem die Gerinnungsproblematik, insbesondere bei zunehmender Verbreitung der neuen oralen Aggregations- und Koagulationshemmer, die nicht antagonisiert werden können. Es ist ein Fehler, auf die Anamneseerhebung zur Medikation zu verzichten, ebenso wie auf eine Bestimmung des Gerinnungsstatus wie auch der Blutgruppe, es sei es, es handelt sich um eine vitale Indikation bei instabilem Patienten. Ein typisches Beispiel wäre hier ein kreislaufinstabiler Patient mit Bauchtrauma nach Verkehrsunfall und Verdacht auf eine intraabdominale Blutung – es ist ein Fehler, einen derartigen Patienten nicht sofort zu operieren und die Blutung, und sei es nur mechanisch, zu stillen.

Anders verhält es sich z. B. mit einer stabilen, mehrfach voroperierten Patientin mit Falithromüberdosierung und Ileus. Bei der Operation ist eine erhöhte Blutungswahrscheinlichkeit zu erwarten. Hier sollte, nach einer sofortigen Anlage einer Magensonde zur Entlastung/Aspirationsprophylaxe, zuerst die Gerinnung substituiert werden, was mit einer Verzögerung von ca. 40–60 min (abhängig von lokalen Gegebenheiten) einhergehen kann.

Die Chirurgie ist eine heilende Methode, die insbesondere in einer Notfallkonstellation zur spektakulären Verbesserung des Allgemeinzustands des Patienten führen kann. Bei einer Perforation ist es die Sanierung der Sepsisquelle, bei einem Ileus die Wiederherstellung der Passage und des Elektrolyts- und Flüssigkeitshaushalts. Bei einer Blutung sind es Beherrschung des Volumenverlusts und die Kreislaufstabilisation. Bis auf seltene Ausnahmen, bei denen der Eingriff selbst eine vitale Bedrohung für den Patienten darstellt, ist ein Verzug, diese heilende Methode anzuwenden, als Fehler einzustufen.

Spezialaspekte beim Kolonkarzinom

Indikation

Beim Kolonkarzinom ist die Chirurgie die primäre Behandlungsmethode und kommt fast immer zur Anwendung.

Zusatzinfo

Szenarien bei der Indikationsstellung

Die einzige Ausnahme, bei der die Indikation sehr kontrovers diskutiert wird, ist eine diffuse, nicht operable, lebenslimitierende **Fernmetastasierung bei kleinem, asymptomatischem Kolontumor.**

- Ob der Primärtumor zu operieren ist, muss individuell mit dem Patienten diskutiert werden. Wichtig ist erneut die korrekte und vollständige Aufklärung zur Gesamtprognose der Erkrankung.
- Als Argument für die Operation sind ein möglicher Darmverschluss im weiteren Verlauf der Krankheit zu werten sowie ein fraglicher onkologischer Einfluss auf das Metastasierungsmuster, wenn der Primärtumor reseziert wurde. Letzterer wird jedoch sehr kontrovers diskutiert.
- Gegen die Operation spricht ein deutlich reduzierter Allgemeinzustand, der vermuten lässt, dass eine eventuelle Stenoseproblematik vom Patienten nicht mehr erlebt wird.
- Ein weiteres Argument ist eine eventuelle Verzögerung der systemischen Chemotherapie (falls diese indiziert und gewünscht ist) bei Wundheilungsstörungen und protrahiertem postoperativem Verlauf.

Andererseits ist ein Verzicht auf chirurgische Optionen beim potenziell kurablen, obwohl metastasierten Leiden als Fehler zu werten. Als Paradebeispiel kann hier eine Oligometastasierung der Leber dienen, die mit einer einfachen Resektion der Leber, simultan oder im Intervall, in der Regel ergänzt durch eine Chemotherapie, eine kurative Option für manche Patienten bietet.

Beim kolorektalen Karzinom bedeutet auch eine **Peritonealkarzinose** kein Todesurteil, da es eine Subpopulation von Patienten gibt, die von einer Peritonektomie, kombiniert mit einer intraoperativen hyperthermen Chemotherapie (HIPEC, hypertherme intraperitoneale Chemotherapie) dauerhaft profitieren können.

- Es ist keine Entschuldigung für den Chirurgen, dass einige dieser Prozeduren in seiner Einrichtung nicht angeboten werden. Als behandelnder Arzt ist er in der Pflicht, den Patienten über diese Optionen nachweislich aufzuklären und ggf. an ein entsprechendes Zentrum zu überweisen.
- Ebenfalls als Fehler ist jedoch eine HIPEC ohne Peritonektomie bzw. eine Peritonektomie bei nicht operabler Fernmetastasierung zu werten. Es handelt sich um hochaggressive Prozeduren mit ausgeprägter Morbidität, die nur durch einen potenziell kurativen Charakter gerechtfertigt werden.

Ein seltener, aber dramatischer Fehler, der Albtraum jedes onkologischen Chirurgen, ist die **„tumorerhaltende Chirurgie".** Diese kann in verschiedenen Konstellationen entstehen.

- In der Regel handelt es sich um kleine, von außen nicht eindeutig sichtbare Tumoren, die der Operateur nicht selbst endoskopiert hat und bei denen er seine Operationsstrategie lediglich aufgrund eines schriftlichen Befunds festgelegt hat.
- Die intraoperative Tumoridentifikation ist zusätzlich erschwert bei laparoskopischen Eingriffen, da der Tastbefund gar nicht oder nur eingeschränkt erhoben werden kann.

Eine andere Konstellation entsteht bei einem mikroskopisch (R1) oder makroskopisch (R2) nicht radikalen Eingriff. Eine sogenannte **Debulkingoperation** hat beim kolorektalen Karzinom keinen Stellenwert, somit handelt es sich nicht um eine Komplikation, sondern um einen Fehler. Auf die Einzelheiten werden wir noch in der Besprechung der einzelnen Prozeduren kommen.

Eine seltene Konstellation bietet ein **belassenes Zweitkarzinom.**

- Bei einem stenosierenden, endoskopisch nicht passierbaren Befund, der korrekt reseziert wurde, ist ein belassenes proximal gelegenes Karzinom, das von außen nicht sichtbar ist, kein Fehler per se.
- Es wird zu einem Fehler, wenn die Koloskopie nicht binnen 3 Monaten nach der Operation vervollständigt wurde. Die Vervollständigung der Koloskopie ist nicht erforderlich, wenn der korrekt operierte Primärtumor rechts gelegen war und eine Hemikolektomie bzw. erweiterte Hemikolektomie rechts durchgeführt wurde.
- Die Sicherheit einer laparoskopischen Operation kann durch einen handassistierten Zugang erhöht werden.

In der Regel ersetzt dieser Zugang die Entnahmestelle des Präparats, die aufgrund der onkologischen Indikation nicht zu klein sein darf, damit es zu keiner Verletzung des Präparats, sogar ggf. zu keiner Verschleppung der Tumorzellen während der Extraktion kommt.

Als Fehler muss auch ein **onkologisch nicht korrektes Resektionsausmaß** gewertet werden. Grundsätzlich gilt beim Kolonkarzinom die Regel, den tumortragenden Darmabschnitt samt Lymphabfluss mit dem proximal und distal liegenden arteriellen Gefäß zu entfernen. Daraus resultiert die Empfehlung einer

- Hemikolektomie rechts bei Appendix-, Zäkum- und Aszendenskarzinomen,
- einer erweiterten Hemikolektomie rechts bei Karzinomen der rechten Flexur und des rechten Transversums,
- einer erweiterten Hemikolektomie links bei linkseitigen Transversumkarzinomen und Karzinomen der linken Flexur,
- Hemikolektomie links bei Deszendenskarzinomen.
- In der seltenen Situaton eines genau mittig gelegenen Transversumkarzinoms ist eine Transversumresektion mit beiden Flexuren erforderlich.
- Ob beim Sigmakarzinom eine Sigmaresektion oder eine Hemikolektomie links notwendig ist, wird kontrovers diskutiert.

Die onkologische Radikalität ist jedoch nicht primär von der resezierten Lumenlänge abhängig, hier sind wahrscheinlich bereits 5 cm proximal und distal der makroskopischen Tumorgrenzen ausreichend, sondern vom vollständigen Lymphabfluss. Um hier das korrekte Resektionsausmaß zu bestimmen, ist eine zweifelsfreie Identifikation der Gefäßstrukturen unumgänglich. Bei einer radikalen/kurativen Intention ist eine tubuläre Resektion mit Sicherheit als Fehler zu betrachten.

Zu einem Fehler kann es auch im Falle einer radikalen onkologischen **Resektion bei gutartigem Befund** kommen. Diese Situation ist präoperativ sehr sorgfältig mit dem Patienten zu klären.

- Einerseits ist bekannt, dass eine im Rahmen der präoperativen Endoskopie festgestellte Dysplasie sich im endgültigen Präparat nach vollständiger Resektion als Karzinom erweisen kann, ggf. sogar fortgeschrittenes. Der Endoskopiker hat eine eingeschränkte Möglichkeit, die gutartigen und die bösartigen Areale desselben Tumors makroskopisch zu identifizieren und gezielt zu bioptieren.
- Andererseits birgt eine radikale onkologische Resektion ein deutlich höheres Komplikationsrisiko als eine Vollwandexzision oder tubuläre Segmentresektion.

Das konkrete Verfahren muss ausführlich mit dem Patienten besprochen und dokumentiert werden. Es existieren hier verschiedene Szenarien, die zur Anwendung kommen können.

- Man kann im Voraus „für alle Fälle“ eine radikale Option vereinbaren.
- Man kann sich auf das makroskopische Urteil des Operateurs (nach einer Vollwandresektion/Segmentresektion) bei aufgeschnittenem Präparat oder auf das Ergebnis einer Schnellschnittuntersuchung verlassen und eine sofortige Erweiterung des Eingriffs durchführen. Es bleibt hier jedoch das Risiko eines falsch-negativen Urteils bei beiden Methoden und eines falsch-positiven Urteil bei der makroskopischen Beurteilung des Operateurs.
- Alternativ kann eine Vollwand-/Segmentresektion vereinbart werden, mit der Option eines radikalen Eingriffs in zweiter Sitzung. In diesem Fall empfiehlt sich eine schnelle pathologische Aufarbeitung (Tageshistologie o. Ä.), um die Folgeoperation spätestens am 2.–3. postoperativen Tag durchzuführen und auf diese Weise keine Adhäsiolyse im vulnerablen Gewebe durchführen zu müssen.

Die Unterschiede zwischen präoperativer Diagnostik, intraoperativer Beurteilung, Schnellschnitt- und endgültiger Histopathologie müssen dem Patienten prätherapeutisch dargestellt und in der schriftlichen Aufklärung dokumentiert werden.

Nicht jeder Patient ist begeistert, 2 Wochen nach einer radikalen Operation zu erfahren, dass es doch „gar kein Krebs war“. Es sind schon Chirurgen wegen eines derartigen Overtreatments verklagt worden.

Technische Aspekte

In den letzten Jahren hat sich das u. a. von Hohenberger postulierte Konzept eines CME (komplette mesokolischen Exzision) als Analogie zu der von Bill Heald 1982 beschriebenen TME (totale mesorektale Exzision) durchgesetzt. CME wurde nicht in randomisierten Langzeitstudien zum Überlebensvorteil untersucht, sondern basiert auf rationalen/anatomischen Überlegungen zur Schnittführung entlang embryonaler Schichten und zum Lymphabfluss. Ob die Technik Hohenberger zuzuschreiben ist oder bereits früher verbreitet und beschrieben war [30], bleibt dahingestellt, mit Sicherheit haben aber zumindest im deutschen Sprachraum die Aktivitäten Hohenbergers zur Reevaluierung dieses Verfahrens geführt [185].

Das lobenswerte Streben nach onkologischer Radikalität birgt jedoch die latente Gefahr des onkologischen Übertreibens bei fehlendem Überlebensvorteil und dafür deutlich gestiegenen Komplikationen. Wie so oft in der Chirurgie ist auch die Grenze zu chirurgischen Fehlern nicht weit entfernt.

Zusatzinfo

Problembereiche bei CME

Bei CME-artigen Konzepten gibt es grundsätzlich 3 Problembereiche:

- gastroepiploische Arkade/Magendurchblutung,
- Ursprung der A. ileocolica/Dünndarmdurchblutung und
- Pankreas-Duodenum-Mobilisation/Fistelung.

Die Notwendigkeit der Entfernung der gastroepiploischen Arkade wird kontrovers diskutiert, es existieren keine genauen Daten zu diesem OP-Schritt. Der Autor vertritt die Meinung, bis zu der Arkade zu dissezieren, das Gefäß selbst jedoch in situ zu belassen – ohne diese Meinung mit entsprechenden Studien untermauern zu können. Sowohl ein Belassen als auch eine Resektion der Arkade kann nicht als Fehler betrachtet werden.

Auch eine Pankreas- bzw. Duodenalfistel muss eher als eine Komplikation denn als Fehler angesehen werden, vorausgesetzt, die Präparation erfolgte mit gebotener Sorgfalt und es wurde sparsam mit hitzeerzeugenden Instrumenten umgegangen.

Ob eine Minderdurchblutung des Dünndarms infolge einer zu hoch durchtrennten A. ileocolica als Komplikation oder als Fehler zu interpretieren ist, bleibt kontrovers. Die Anatomie dieser Region wird auch in verschiedenen Atlanten unterschiedlich dargestellt und unterliegt wohl einer hohen Variabilität. Im Prinzip geht es darum, ob die dünndarmversorgenden Arterien ihren Ursprung hoch aus der A. mesenterica superior haben oder ob sie aus der A. ileocolica entspringen und die Arterie selbst relativ kurz ist (▶ Abb. 5.35). Es wäre ein Fehler, diese Variabilität bei der Präparation zu vergessen sowie durch ein zu hohes/falsches Absetzen die Dünndarmdurchblutung zu zerstören. Um diesen Fehler auszuschließen, ist eine eindeutige Identifikation der Arterie darmnah zu empfehlen, mit einer Folgedissektion in der Direktumgebung des Gefäßes, oralseitig, unter palpatorischer Kontrolle. Bei nicht eindeutigen Verhältnissen lohnt es sich, das zum Durchtrennen ausgewählte Gefäß für 10 min abzuklemmen, um eventuelle nicht erwünschte Durchblutungsveränderungen zu erkennen.

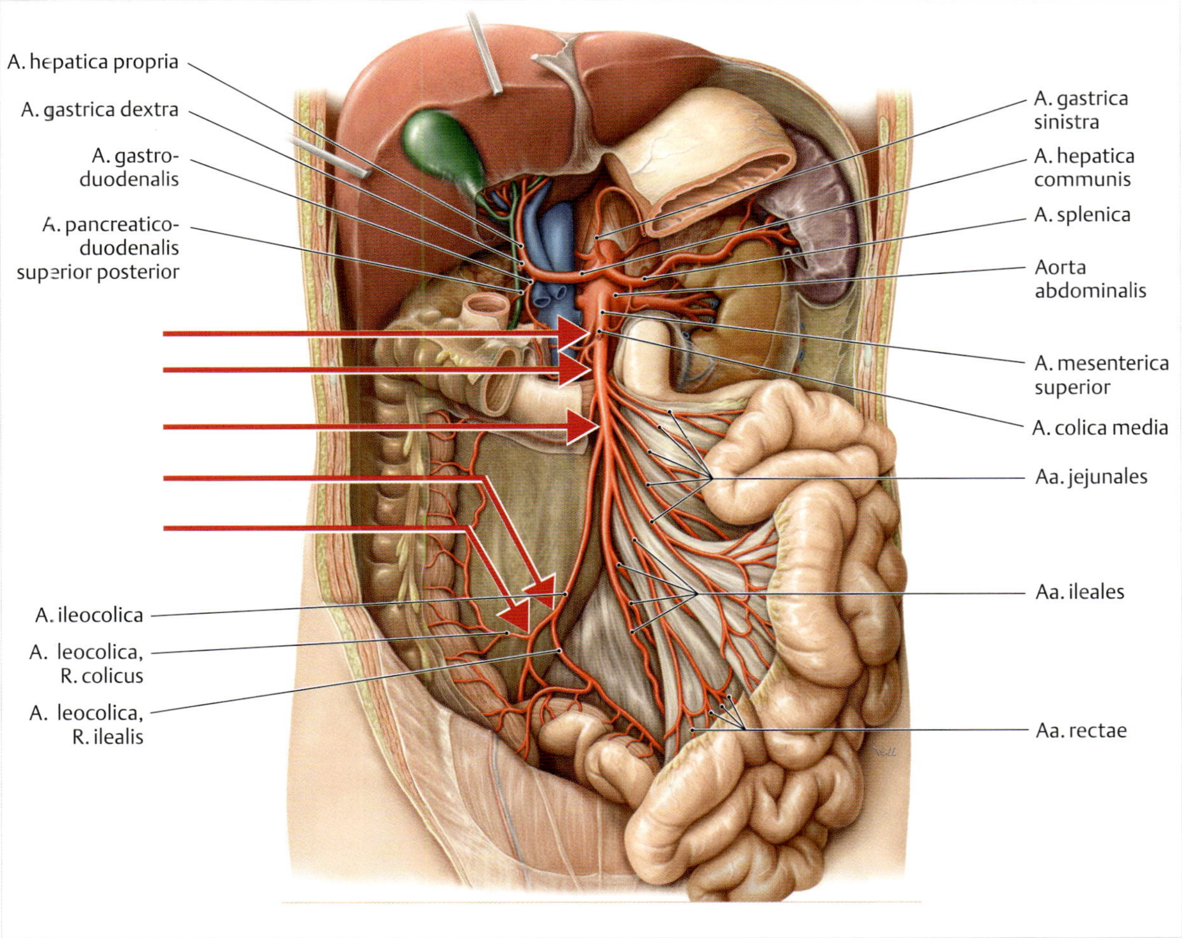

Abb. 5.35 Arteria ileocolica. Die Länge, der Verlauf und die Ursprungsverhältnisse der A. ileocolica werden unterschiedlich angegeben (aus: Schünke M, Schulte E, Schumacher U. Prometheus – LernAtlas der Anatomie: 4. Aufl. Stuttgart: Thieme; 2015).

5

Divertikulitis und Divertikulose

Bis vor einigen Jahren waren Patienten mit einer Sigmadivertikulitis „Stammkunden" in chirurgischen Abteilungen. Es wurden verschiedene Grenzen festgelegt – Operation im entzündungsfreien Intervall nach dem ersten akuten Schub, nach dem zweiten etc. In Aufklärungsgesprächen wurden verschiedene Horrorszenarien abgebildet, mit schwersten Perforationen während Urlaubsreisen in der Dritten Welt, künstlichen Darmausgängen, manifesten Peritonitiden etc. So wurden den Patienten Sigmaresektionen, überwiegend laparoskopisch, tausendfach angeboten.

Die aktuelle Literatur und Leitlinien, insbesondere aus Skandinavien [9], hinterfragen dieses Modell und sehen nur eine marginale verbleibende Indikation zur Operation. Die Wahrscheinlichkeit eines dramatischen Verlaufs nach heil überstandenem erstem akutem Schub ist gering. Nach aktueller Literatur benötigen 85 % der Patienten nach dem ersten Schub keinen diesbezüglichen stationären Aufenthalt mehr [137]. So wird die OP-Indikation nicht von der Anzahl der Schübe abhängig gemacht, sondern von der individuellen Belastung des Patienten durch die Krankheit.

In den letzten Jahren änderten sich auch Erwägungen bezüglich der chirurgischen Strategie. Die traditionelle Vorgehensweise betrachtet die Bildung einer Anastomose nach Sigmaresektion bei perforierter Divertikulitis mit Peritonitis als einen Fehler. Diese Betrachtungsweise kann heutzutage nicht mehr bestätigt werden. Es gibt zunehmend Arbeiten, wonach eine Diskontinuitätsresektion/Hartmann-Situation nicht vor einem komplizierten postoperativen Verlauf schützt. Das postoperative Risiko wird durch eine kontinuitätserhaltende Resektion nicht erhöht. Ferner werden gute Ergebnisse bei einer laparoskopischen Massivspülung und Drainage ohne jegliche Resektion beschrieben, die Ergebnisse werden jedoch in aktuellen Studien sehr kontrovers diskutiert [10] [148] [177]. Somit kann keine dieser Strategien als Fehler betrachtet werden.

Fehlerpotenzial bietet jedoch Unterlassen von 2 diagnostischen Modalitäten.

- Erstens ist die Divertikulitis heutzutage eine CT-gestützte Diagnose und eine CT-Untersuchung gehört in jedem Fall zur initialen Diagnostik bei der Aufnahme.
- Zweitens gehört eine Koloskopie mit Tumorausschluss zur obligaten Vorbereitung einer elektiven Resektion sowie zur Kontrolle nach einem ausgeheilten Schub, insbesondere, wenn die Patienten vorher nie koloskopiert wurden.

Wenn ein Sigmakarzinom wie eine Divertikulitis operiert wird, handelt es sich um einen eindeutigen Fehler.

5.6.2 Rektumchirurgie

Das Rektum gehört zu anspruchsvollsten anatomischen und physiologischen Gebieten der Viszeralchirurgie. Die täglich relevante Stuhlentleerungs- bzw. Stuhlhaltefunktion, vergesellschaftet mit der anatomischen Nachbarschaft zu den sowohl für die Urinausscheidung bzw. Urinhaltefunktion wie auch sexuell relevanten Bereichen (▸ Abb. 5.36), macht eventuelle Fehler besonders gravierend und belastend für den Patienten.

Die häufigste Indikation zur Resektion des Rektums ist das Karzinom. Sonstige Indikationen umfassen Kontinenz- und Obstipationsprobleme, die gemeinsam mit proktologischen Erkrankungen besprochen werden (s. Kap. 6).

Karzinom

Das Robert-Koch-Institut (RKI) prognostizierte für das Jahr 2014 (letzte veröffentlichten Daten) ca. 64 000 Neuerkrankungen eines kolorektalen Karzinoms, ca. 1 Drittel bis 1 Viertel dieser Population erkrankt an einem Rektumkarzinom. Die chirurgische Therapie bleibt die zentrale kurative Option, jedoch seit 2014 ist das Bild etwas komplizierter.

Indikation

Für die Festlegung der korrekten Behandlungsstrategie ist eine prätherapeutische histologische Sicherung unentbehrlich, um nicht nur klinisch, sondern auch histologisch das Vorliegen eines Analkarzinoms (Plattenepithelkarzinoms) auszuschließen.

Zusatzinfo

Indikation und Behandlungsstrategien

Die chirurgische Behandlung eines **primären analen Plattenepithelkarzinoms** muss als Fehler betrachtet werden, die primäre Behandlung ist ausschließlich einer kombinierten Radiochemotherapie vorbehalten, die Chirurgie kommt lediglich bei Rezidiven oder therapierefraktären Fällen zum Einsatz.

- Es ist wichtig zu betonen, dass eine vollständige klinische und pathologische Response erst 6 Monate nach Abschluss der Radiochemotherapie beurteilt werden kann. Ein in einem kürzeren zeitlichen Abstand entnommener Tumornachweis kann nicht als Begründung für ein chirurgisches Vorgehen dienen – diese vorzeitige Indikation zur Operation müsste als Fehler eingestuft werden.
- Plattenepithelkarzinome können auch in anderen Abschnitten des Rektums auftreten – auch hier ist eine Radiochemotherapie die Methode der Wahl.

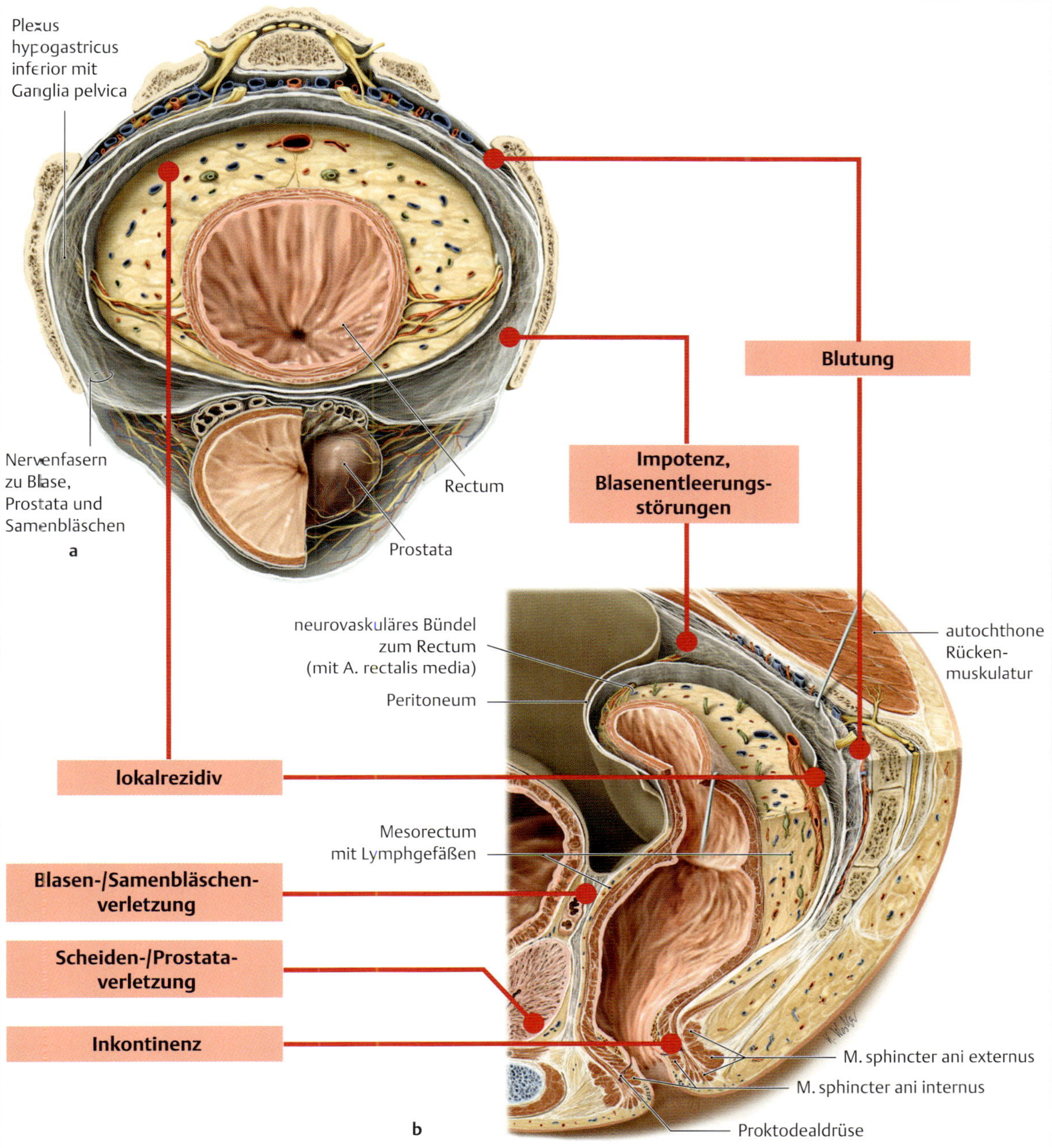

Abb. 5.36 Becken. Gefahrenzonen der Rektumchirurgie (Auswahl) (Schünke M, Schulte E, Schumacher U. Prometheus – LernAtlas der Anatomie: Innere Organe. 4. Aufl. Stuttgart: Thieme; 2015)

Handelt es sich um ein **Adenokarzinom,** ist eine MRT des Beckens zur Festlegung der Behandlungsstrategie zwingend erforderlich. Eine Behandlung ohne ein Ausgangs-MRT ist ein klarer Fehler.

- Der endorektale Ultraschall (EUS) kann keine zuverlässige Beurteilung der mesorektalen Hüllfaszie bringen. Der Status dieser Faszie, ihre Infiltration bzw. der Abstand zwischen der Faszie und den Tumordepositen – zirkumferenzieller Resektionsrand (CRM) – entscheiden über die Indikation zur neoadjuvanten Therapie (Kurz- oder Langzeitbestrahlung, ggf. mit Chemotherapie) oder zur direkten chirurgischen Versorgung.
- Bei der Vielfalt der internationalen Leitlinien und Präferenzen [121] ist die Indikation zur neoadjuvanten Therapie region- und systemabhängig. Ohne in die Grundsatzdiskussion einsteigen zu wollen, lässt sich feststellen, dass die neoadjuvante Behandlung keine Steigerung des Gesamtüberlebens mit sich bringt, jedoch eventuell die Rate der Lokalrezidive senkt.
- Zweifelsohne hat die neoadjuvante Behandlung einen negativen Einfluss auf die postoperative Lebensqualität – Stuhlfrequenz, Kontinenzleistung, Sexualfunktion, Gemütszustand. Eine fehlende Aufklärung über diese Langzeitfolgen muss als Fehler gewertet werden.

Das chirurgische Standardverfahren beim Rektumkarzinom umfasst eine **Mesorektumexzision,** wobei die Notwendigkeit einer kompletten/totalen Exzision (TME) und Zulässigkeit einer partiellen (PME) in Abhängigkeit von der Tumorlage kontrovers diskutiert werden. Bill Heald als Pionier dieser Technik plädiert immer für eine TME, unabhängig von der Tumorhöhe, aber es gibt auch andere Meinungen/Publikationen, somit ist eine PME bei Tumoren des oberen Rektums nicht per se als ein Fehler zu werten. Das Fehlerpotenzial verbirgt sich in zwei anderen Bereichen:

- der primären Operation bei bedrohtem/infiltriertem CRM (es ist eine eindeutige Indikation für ein neoadjuvantes Konzept) sowie
- der transanalen mikrochirurgischen Versorgung als Vollwandexzision (transanale endoskopische Mikrochirurgie [TEM]/transanale endoskopische Operation [TEO]) und damit einem Verfahren ohne Lymphadenektomie. Dieses Verfahren darf in erfahrenen Händen verwendet werden und liefert gute Ergebnisse, allerdings nur bei Frühkarzinomen ohne Risikofaktoren. Eine gute und sichere Indikation besteht bei hochdifferenzierten (G1) T1-Karzinomen ohne Blut- und Lymphgefäßinfiltration. Die Unterscheidung zwischen dem T1- und T2-Stadium ist die einzige verbliebene Domäne für die transrektale Endosonografie, da die Treffsicherheit bei dieser Fragestellung die der MRT übersteigt. Die Vollwandexzision als definitive Behandlungsoption bei anderen Tumorstadien muss als Fehler eingestuft werden.

Seit 2014 muss in der Festlegung der Behandlungsstrategie beim Rektumkarzinom der sogenannte Champalimaud-Konsensus berücksichtigt werden. Dieses Dokument beschäftigt sich mit der Frage des kompletten Tumoransprechens (Complete Response, CR) nach neoadjuvanter Radiochemotherapie [77]. Die Arbeiten begannen mit Berichten der brasilianischen Chirurgin Angelitta Habr-Gamma, werden jedoch inzwischen von zahlreichen führenden Zentren in Europa und den USA geteilt. Zweifelsohne gibt es eine Subpopulation von Patienten, bei der es nach initialer Radiochemotherapie zur Komplettremission kommt. Die Berichte gehen von einer Größenordnung von 20–30 % der so behandelten Patienten aus. Es besteht keine einheitliche Prozedur, in welchem zeitlichen Abstand von der Neoadjuvanz diese Remission festzustellen/auszuschließen ist. Es ist mit Sicherheit nach aktuellem Wissensstand kein Fehler, diese Patienten zu operieren oder diese Patienten nach einem entsprechenden Protokoll zu beobachten. Es ist jedoch ein Fehler, den vorbehandelten Patienten über diese Option nicht aufzuklären.

Technische Aspekte

Die typischen Problemszenarien der Rektumchirurgie – Anastomoseninsuffizienz, Verletzung benachbarter Strukturen, Inkontinenz, Impotenz, Blutung, Wundheilungsstörungen, sogar eine R1-Situation – können in aller Regel bei entsprechend aufgeklärtem Patienten und der erforderlichen Sorgfalt als Komplikationen und keine Fehler eingestuft werden. Auch wenn die Anlage eines protektiven Stomas die Konsequenzen einer Anastomoseninsuffizienz nachweislich beschränkt, kann der Verzicht auf einen Anus praeter (AP) nicht als Fehler betrachtet werden. Der AP und seine Rückverlagerung haben eine eigene Morbidität und Mortalität, sie sind kein Allheilmittel gegen die Anastomoseninsuffizienz, und es gibt verschiedene erfahrene Hochvolumeneinrichtungen, die regelmäßig ohne protektiven AP operieren und gute Ergebnisse erzielen.

Die erforderliche Sorgfalt umfasst die Einbeziehung der prätherapeutischen MRT in die OP-Planung. Der Operateur darf nicht vom intraoperativen Befund überrascht werden. Natürlich gibt es Einschränkungen der präoperativen Bildgebung, der Chirurg muss jedoch vor der Operation wissen, wo Schwierigkeiten zu erwarten sind, und einen realistischen Plan haben, wie diese zu beantworten sind.

Cave

Eine erst intraoperativ festgestellte makroskopische Infiltration der Nachbarorgane, die entweder den Fall inoperabel macht oder eine Beckeneviszeration erzwingt, ist als Fehler einzustufen.

Fehlerhaft ist auch die Unterlassung einer präoperativen Beurteilung der Kontinenz und Sphinkterfunktion. Diese bedarf keiner spezieller Techniken, Manometrie etc., sondern einer einfachen rektalen digitalen Untersuchung (RDU) sowie einer ordentlichen Anamneseerhebung.

- Die Kontinenzfunktion verschlechtert sich per se nach jeder tiefen Rektumresektion, kann jedoch in der Regel kompensiert werden. Es besteht jedoch keine Indikation zu einer kontinuitätserhaltenden Resektion, wenn die Kontinenz schon präoperativ kaum vorhanden ist.
- Auch die Indikation zu ultratiefen Resektionen und analen Anastomosen muss kritisch in Bezug auf die erreichbare Funktion hinterfragt werden. Die Fähigkeit, einen tief gelegenen Tumor kontinuitätserhaltend operieren zu können, ist kein Qualitätskriterium. Entscheidend ist die posttherapeutische Lebensqualität.

Eine besonders bedrohliche Fehlerzone umfasst den Anastomosenbereich, insbesondere unter Verwendung maschineller Staplergeräte. Im Falle einer kolovaginalen Anastomose (▶ Abb. 5.37) kann von keiner Komplikation die Rede sein, es handelt sich um einen dramatischen Fehler.

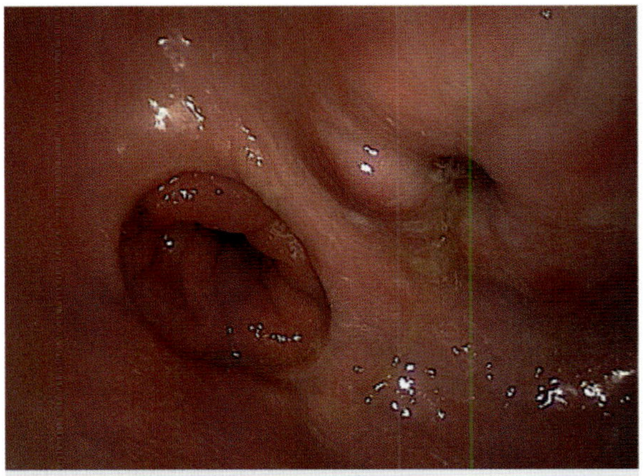

Abb. 5.37 Kolovaginale Anastomose.

Zusatzinfo

Empfohlene Maßnahmen zur Fehlervermeidung

Bei Herstellung einer maschinellen Rektumanastomose empfehlen sich folgende Maßnahmen zur Fehlervermeidung:

- Direkte Sicht des Operateurs auf die Absetzungsnaht des Stumpfs sollte gegeben sein.
- Bei weiblichen Patienten ist sowohl nach der Einführung des Staplergeräts als auch direkt vor Abschuss des Magazins bimanuelle Kontrolle, ob das Gerät korrekt eingeführt wurde und ob keine Scheidenanteile miterfasst wurden, vorzunehmen.
- Kontrolle der Vollständigkeit der Ringe ist auszuführen.
- Direkte rektoskopische Anastomosenkontrolle hat vor Abschluss der Operation zu erfolgen. Die Insufflation sollte sparsam erfolgen, aber die Anastomose muss vollständig zirkulär sichtbar sein. Eine Fotodokumentation kann bei forensischen Auseinandersetzungen nützlich sein. Während der Insufflation sollte das Becken mit Wasser aufgefüllt sein, um eine eventuelle Insuffizienz (Blubbern) zu visualisieren
- Spezielle Vorsicht ist bei Rekonstruktionen der Kontinuität (Hartmann II) im voroperierten Situs geboten.
- Mobilisation und Blutungskontrolle müssen vor der Anastomosierung abgeschlossen sein.

Eine Anastomoseninsuffizienz resultiert in der Regel aus Spannung und/oder Minderduchblutung. Die Spannungsfreiheit einer tiefen Rektumanastomose ergibt sich aus einer vollständig mobilisierten linken Flexur und einer hohen Absetzung der A. mesenterica inferior. Das Belassen der A. colica sinistra erleichtert zwar theoretisch die Durchblutung, erzeugt jedoch gleichzeitig eine deutliche Spannung, die auch nicht durch die mobilisierte Flexur ausgeglichen wird. Als grobe Einschätzung kann angenommen werden, dass ein mobilisiertes Colon descendens, das hervorluxiert bis zur Symphyse reicht, auch für eine tiefe Anastomose reichen wird. Wenn die proximale Absetzung des Darms und die Durchtrennung der Gefäße am Anfang der Operation durchgeführt werden, bleibt in der Regel genügend Zeit, um eventuelle Durchblutungsprobleme zu erkennen.

Cave

Eine Anastomosierung darf nie erzwungen werden.

Bei einer primär angelegten Hartmann-Situation sind in der Regel die Rekonstruktionschancen gut. Bei einer Diskontinuitätsresektion, die dagegen erst als eine Salvageoperation bei Anastomoseninsuffizienz und Peritonitis durchgeführt wurde, ist die Erfolgschance einer Wiederherstellung unvergleichbar geringer.

Postoperative Phase

Eine Umwandlung der intraoperativen Komplikationen in postoperative Fehler lässt sich nur dann verhindern, wenn die Option eines komplikationsreichen Verlaufs aktiv überwacht wird.

- Bei jeder Abweichung vom Normalverlauf muss sich die Frage stellen, ob es zu einer Komplikation gekommen ist, insbesondere ob es zu einer Anastomoseninsuffizienz und/oder Verletzung der benachbarten Strukturen kam.
- Durch systemische Maßnahmen ist zu gewährleisten, dass der Patient täglich klinisch von einem entsprechend erfahrenen Chirurgen beurteilt wird. Diese Voraussetzung muss auch in Krankenhäusern mit einem sogenannten „fachübergreifenden" Dienstsystem erfüllt werden.

Eine zuverlässige Aussage zur Anastomoseninsuffizienz ergibt sich oft schon aus der rektaldigitalen Untersuchung, ggf. ergänzt durch eine Rektoskopie. Diese ist einer flexiblen Untersuchung aufgrund der insufflierten Luftmenge vorzuziehen.

- Eitrige Absonderungen, livide Schleimhautareale lassen keine Verzögerung zu. In der Regel muss die Anastomose aufgehoben werden, eine Korrektur oder Neuanlage ist ggf. nur in den ersten 48 h postoperativ zu erwägen.
- Bei einer tiefen, retroperitoneal liegenden Anastomose, die durch ein vorgeschaltetes protektives Stoma geschützt ist, kann manchmal eine radiologisch gestützte Drainage ausreichen, um die Situation zu kontrollieren. Es muss jedoch sicher sein, dass der Bereich suffizient drainiert ist und dass es zu keiner Peritonitis und/oder Sepsis gekommen ist. Auch eine endorektale Vakuumtherapie kann die Heilungschancen verbessern.

Bei diagnostischen Unklarheiten kann das Rektum (ohne Überdruck) mit Kontrastmittel aufgefüllt und in einem konventionellen Radiogramm oder einer CT dargestellt werden. Die CT-Diagnostik kann jedoch nur in Verbindung mit einer klinischen Untersuchung interpretiert werden.

> **Cave**
>
> Eine CT ohne freie Luft und ohne freie Flüssigkeit schließt eine Anastomoseninsuffizienz nicht aus, andererseits bedeutet nicht jedes postoperative Luftbläschen an der Anastomosenlinie ihre Insuffizienz.

Jede operative Revision beim Platzbauch erfordert eine vollständige Kontrolle des Abdomens, um eine grundlegende Ursache auszuschließen – in der Regel eine Anastomoseninsuffizienz und/oder Verletzung anderer Darmabschnitte. Eine alleinige Sekundärnaht der Haut und/oder Faszie ohne Exploration muss als Fehler eingestuft werden.

Jede schmutzige Drainagensekretion muss als potenzielle Anastomoseninsuffizienz betrachtet werden. Diese Sekretion ist jedoch keine automatische OP-Indikation. Bei einem klinisch nicht beeinträchtigten Patienten, mit protektivem Stoma, kann die Insuffizienz über diese Drainage abgeleitet werden und ggf ausheilen. Hier sind verschiedene Behandlungsoptionen denkbar, z. B.

- endoskopische Spülungen,
- Systeme zur endoluminalen Unterdrucktherapie etc.

In der Regel führt eine ausgeheilte Anastomoseninsuffizienz zu einer Stenose, diese muss vor einer Stomarückverlagerung begutachtet werden. Ein Unterlassen der Anastomoseninspektion (rektoskopisch, bei Unklarheiten radiologisch) vor einer Stomarückverlagerung muss ebenso als Fehler eingestuft werden.

Eine reichliche und klare Absonderung über die Drainage und/oder peranal kann auf eine Harnleiterverletzung hindeuten. Ein Unterlassen der Kreatininbestimmung in der Flüssigkeit bedeutet einen Fehler, ebenso wie die fehlende Reaktion auf einen deutlich erhöhten Wert (im Vergleich zur Konzentration im Blut).

> **Gutachtenfall** B
>
> **Verspätete Operation bei Kolonkarzinom**
>
> **Sachverhalt**
>
> Bei dem 65-jährigen Patienten wird im Abstand von 1–2 Jahren wegen einer Colitis ulcerosa eine Dickdarmspiegelung durchgeführt. Die Kolitis besteht über 10 Jahre.
>
> Es wurden anlässlich einer Koloskopie mehrere Gewebeproben entnommen. Ein Jahr vor der Operation wurde 75 cm proximal der Analregion im Colon descendens ein Polyp inkomplett abgetragen. Die histologische Untersuchung ergab eine Colitis ulcerosa, mit geringer Aktivität, aber mit Infiltration eines ulzerierenden siegelringzellhaltigen Kolitiskarzinoms mit hohem Malignitätsgrad. Im Befund wird u. a. eine Meldung an das Krebsregister gefordert.
>
> Es bestand kein Zweifel an der Diagnose eines Dickdarmkrebses. Der Befund wurde offenbar dem Patienten nicht mitgeteilt. Er hatte lediglich einen neuen Termin zur Koloskopie in einem Jahr erhalten. Diese Koloskopie ergab dann ein infiltrierendes Kolonkarzinom (T 3, N1) im Bereich des Colon descendens bei Colitis ulcerosa.
>
> Es erfolgte jetzt ein tiefe anteriore Resektion mit Kolektomie, Ileorektostomie und die Anlage eines protektiven Ileostomas. 8 Wochen später wurde das Ileostoma zurückverlagert.

8 Monate nach dieser Rückverlagerung entwickelt sich eine Peritonealkarzinose mit Ileussymptomatik. Die MRT- und CT-Untersuchungen des Abdomens bestätigten diesen Befund. In der Leber seien keine Metastasen nachweisbar. Aszites war nachweisbar. Es erfolgte eine Laparoskopie mit Gewebeentnahme, die eine Peritonealkarzinose eines rein siegelringzellig differenzierten Karzinoms (G3) ergab.

Der Patient verstarb 18 Monate nach der Tumoroperation. Die Angehörigen klagten wegen einer zu späten Behandlungen des Dickdarmkrebses.

Gutachterliche Beurteilung

Das Gutachten stellte fest, es handele sich um eine zu späte Tumoroperation. Nach Abklärung aller Risiken und entsprechender Operationsvorbereitung hätte eine Operation spätestens 2–3 Wochen nach der Karzinomfeststellung erfolgen müssen. Es war nach dem geltenden medizinischen Standard nicht verständlich, warum keine Überweisung zur Operation erfolgte. Die Sorgfaltspflicht sei nicht eingehalten worden. Die fast 2 Jahre nach der Tumorfeststellung aufgetretene Peritonealkarzinose, an der der Patient verstarb, kann durch die verspätete Therapie begünstigt worden sein. Eine Argumentation, das die Tumorbiologie die Peritonealkarzinose ausgelöst habe, sei keine Rechtfertigung für die Verzögerung einer notwendigen Tumoroperation um 1 Jahr.

Gutachtenfall

B

Fehlerhafte Dickdarmresektion

Sachverhalt

Bei einer 70-jährigen Patientin ergab die Stuhluntersuchung okkultes Blut. Bei der Koloskopie wurde im Colon ascendens ein 3 cm großer leicht blutender Polyp festgestellt. Wegen der Kontaktblutung entnahm man keine Gewebeprobe und empfahl bei der Größe des Polypen die Klärung der Dignität anlässlich einer chirurgischen Entfernung zu klären.

Bei der Laparotomie wurde der polyptragende Darmabschnitt im Colon ascendens palpiert. Unter der Annahme einer Malignität sollte eine Hemikolektomie erfolgen.

Bei der Mobilisation der rechten Kolonflexur und des Colon transversums kam es zu einer venösen Blutung. Beim Ansetzen der Overholt-Klemme an die blutende Vene riss diese Vene, die zur V. mesenterica superior führte, noch weiter auf. Es gelang, die blutende Vene mit einer 5 × O-Naht zu umstechen. Danach fiel im Ileumbereich eine 15 cm lange Durchblutungsstörung auf. Deshalb wurde dieser Darmanteil nachreseziert. Mit entsprechenden Anastomosen wurde die Darmpassage von Dünn- und Dickdarm wieder hergestellt. Die feingewebliche Aufarbeitung des Polypen im Colon ascendens ergab keine Malignitität.

2 Stunden nach Ende der Operation wurde der Kreislauf der Patientin instabil (RR 65/30 mmHg). Es trat ein Schockzustand ein, bedingt durch eine Nachblutung. Die Revision der Bauchhöhle ergab ca. 1200 ml Blut. Die Nachblutung ließ sich nicht durch Gefäßumstechungen stoppen. Es erfolgte eine Tamponade und die Verlegung der Patientin in eine Universitätsklinik. Dort konnte infolge der großen Einblutung in die Mesenterialwurzel die Blutungsquelle nicht eindeutig beurteilt werden. Einzelne blutende Venen wurden umstochen.

Am Folgetag wurde erneut revidiert. Die V. mesenterica superior war thrombosiert. Die Thrombektomie und Venenrekonstruktion erbrachten keine wesentliche Besserung der Durchblutungssituation am Darm. Teile des Dickdarms und der gesamte Dünndarm unterhalb des Treitz'schen Bandes waren nekrotisch und mussten entfernt werden. Mehrere operative Revisionen waren in den folgenden Tagen notwendig. Die Patientin verstarb 8 Wochen nach dem Ersteingriff.

Gutachterliche Beurteilung

Es war gerechtfertigt, den Polypen nicht endoskopisch abzutragen. Beanstandet wurde, dass nur durch den Tastbefund die Indikation zur Hemikolektomie gestellt wurde. Es hätte zunächst eine Sicherung der Dignität mittels Schnellschnitts erfolgen müssen.

Es wurde weiterhin beanstandet, dass bei der Mobilisation der rechten Kolonflexur ein Ast der V. mesenterica superior eingerissen sei. Dies wäre durch vorsichtige Präparation mit hoher Wahrscheinlichkeit vermeidbar gewesen.

Der größere Einriss der Vene nahe der Einmündung in die V. mesenterica superior durch die Klemme hat das Operationsgebiet unübersichtlich gemacht. Die Umstechung hat dann zur Einengung der V. mesenterica superior geführt und den thrombotischen Verschluss begünstigt.

Die Hemikolektomie ohne feingeweblich nachgewiesenen Malignitätsnachweis und das nachfolgende Vorgehen, das zur ausgedehnten Verletzung des Mesenterialvene geführt hat, seien Behandlungsfehler.

(vgl. Gutachterkommission für ärztliche Behandlungsfehler der Ärztekammer Nordrhein [182])

5

Gutachtenfall

Fragliche erweiterte Kolonresektion bei einem kleinen Sigmakarzinom

Sachverhalt

Bei einem 73-jährigen, polymorbiden Patienten wurde anlässlich einer Koloskopie ein ca. 1,5 cm großes ulzeriertes Sigmakarzinom festgestellt. Anlass der Darmspiegelung war eine „Blutung aus einer Hämorrhoide". Es wurde die offene Darmresektion mit einem Sicherheitsabstand von 5 cm nach aboral und eine Kolonresektion bis zum Querkolon mit hoher Ligatur der A. mesenterica inferior und einer Kolorektostomie mit einreihiger Naht zur Wiederherstellung der Stuhlpassage ausgeführt (Histologie: T 1, N0, Mo).

Im Operationsbericht fanden sich keine Hinweise zur Spannungsfreiheit der Naht oder der Durchblutungssituation am anastomosierten Kolon. Am 1. postoperativen Tag entleerte sich stuhlige Flüssigkeit aus einer Drainage. Relaparotomie ergab: Das anastomosierte Kolon war tief livide verfärbt, keine Pulsationen an der zuführende Mesenterialarterie, die Anastomose war insuffizient. Es erfolgte die Auflösung der Anastomose (Hartmann-OP), Resektion des lividen Kolons und die Anlage eines endständigen Anus praeter. Am 3. Tag wurde erneute Laparotomie ausgeführt, da sich wieder relativ viel Darminhalt aus einer Drainage entleerte. Spülung der Bauchhöhle erfolgte, keine Ursache der Darmsekretion wurde beschrieben. Am Folgetag folgte erneute Revision, da die „Darmsekretion" erneut auftrat. Als Ursache wurde jetzt eine 1 cm große Dünndarmläsion, die laut Operationsbericht nicht mehr „frisch" war, ausgemacht. Eine Ursache für diese Läsion wurde nicht beschrieben.

Wegen der Peritonitis erfolgten 4 weitere Bauchhöhlenrevisionen im Sinne einer Etappenlavage. Am 14 Tag wurde ein Pleuraerguss links punktiert. Danach Pneumothorax und Anlage einer Thoraxdrainage. Die zunehmende Ateminsuffizienz erforderte eine Beatmungstherapie. Der Patient verstarb im Multiorganversagen.

Gutachterliche Beurteilung

In der Begutachtung wurde kritisiert:

- keine Dokumentation der Durchblutung und der Spannungsfreiheit in der Anastomosenregion
- keine sorgfältige Exploration, da offenbar die Dünndarmläsion übersehen wurde

Es wurde angezweifelt, ob das Ausmaß der Operation bei dem kleinen Tumor und der Polymorbidität (Altersdiabetes, Zustand nach peripherer Gefäß-OP, Herzinsuffizienz) gerechtfertig sei.

5.7 Hernien

Andreas Koch, Robert Bendavid

5.7.1 Seitenverwechslung bei Leistenbruch-OP

Zusatzinfo

Ursachen von Seitenverwechslungen

Das potenzielle Risiko von Seitenverwechslungen bei operativen Eingriffen besteht bei allen bilateral angelegten Organen und Strukturen. Seitenverwechslungen spielen insbesondere in Diskussionen zur Patientensicherheit eine entscheidende Rolle, da diese leicht durch ein exaktes perioperatives Management verhindert werden können. In der Kategorisierung von Fehlern bei medizinischer Behandlung spielen Seitenverwechslungen – neben dem Unterlassen medizinisch gebotener Maßnahmen, Komplikationen bei operativen Eingriffen, Falschbehandlung, Medikationszwischenfall und Pflegefehlern – eine wichtige Rolle [106].

Am häufigsten kommen Seitenverwechslungen in der Orthopädie-Unfallchirurgie vor, aber auch bei Leistenhernienoperationen aufgrund der bilateralen Anlage des Leistenkanals.

Ursache ist oftmals eine hohe Fallzahl mit Routineabläufen. Mit mehr als 250 000 Operationen pro Jahr stellen die Leistenhernienreparationen den häufigsten Eingriff in der Allgemein- und Viszeralchirurgie dar [90]. Die Operation wird mit einer hohen Fallzahl sowohl ambulant als auch stationär durchgeführt.

Exakt definierte Abläufe sind notwendig, um ein höchstes Maß an Patientensicherheit zu gewährleisten.

Steckbrief

Vorwurf des Patienten

Aufklärung über linksseitige Leistenbruchreparation bei symptomatischer Leistenhernie links. Die Operation erfolgte rechtsseitig in Shouldice-Technik, eine weitere Operation wurde notwendig, da linksseitig weiterhin der Leistenbruch bestand.

Aktenlage

Klinische und sonografische Diagnose einer Inguinalhernie links Typ II nach EHS-Klassifikation (European Hernia Society). Rechtsseitig gelegentlich Beschwerden, aber kein Nachweis einer Inguinalhernie.

Operationsaufklärung ausschließlich für linksseitige Leistenhernie.

Indikationsstellung und OP-Aufklärung erfolgte nicht durch den operierenden Arzt. Keine Seitenmarkierung am OP-Tag beim wachen Patienten, kein präoperatives Team-Time-out. Im OP-Bericht beschriebenes Bulging der Leistenkanalhinterwand, kein Nachweis einer Herniation, Shouldice-Reparation in typischer Weise zur Stabilisierung der Leistenkanalhinterwand. Postoperativ unauffälliger Verlauf, primäre Wundheilung. Am Tage nach der Operation Nachfrage des Patienten hinsichtlich der Seitenverwechslung.

Zweitoperation der linken Seite 4 Wochen nach dem Ersteingriff.

Folgen für den Patienten

Notwendigkeit einer 2. Operation. Dadurch zusätzliche Arbeitsunfähigkeitszeiten und verlängerte Rekonvaleszenz. Ansonsten folgenloser und komplikationsfreier Verlauf.

Folgen für den Arzt oder das Krankenhaus

- Schadensersatzklage
- Entschädigung (Schmerzensgeld) und Verdienstausfall (wg. 2. AU-Zeit)
- Vergleich 10.000 Euro
- Ansehensverlust beim zuweisenden Arzt und beim Patienten
- Publikation durch Patienten in Bewertungsportal
- Erhöhung der Versicherungssumme durch Haftpflichtversicherung

Zusatzinfo

Empfohlene Maßnahmen zur Fehlervermeidung

Insbesondere kleine Inguinalhernien lassen sich nach Narkoseeinleitung schwer lokalisieren, da kein Valsalva-Manöver möglich ist.

Folgende Maßnahmen sollten durchgeführt werden:

- möglichst Untersuchung und Aufklärung durch Operateur
- Seitenmarkierung präoperativ beim wachen und nicht prämedizierten Patienten
- Team-Time-out mit Verlesen der Indikation und der in den Akten **und** Aufklärung dokumentierten Seite

Cave

In der Aufklärung immer die zu operierende Seite dokumentieren! Die Operation einer Seite, über die nicht aufgeklärt wurde, unterliegt der Aufklärungsrüge im Haftpflichtprozess.

5.7.2 Simultane Operation der kontralateralen Seite ohne Aufklärung

Bei laparoskopischen Hernienoperationen besteht die Möglichkeit der Exploration der kontralateralen Seite. Insbesondere bei adipösen Patienten besteht die Möglichkeit, eine Inguinalhernie zu diagnostizieren, die vorher völlig asymptomatisch war. Wurde präoperativ diese nicht diagnostiziert, befindet sich der Operateur in dem Dilemma, diese simultan mitzuversorgen oder nicht.

Steckbrief

Vorwürfe des Patienten

Keine Aufklärung über die Operationserweiterung auf die asymptomatische Seite. Entwicklung eines revisionspflichtigen Hämatoms auf der vormals asymptomatischen rechten Seite.

Aktenlage

Untersuchungsbefund der klinischen Untersuchung: symptomatische Leistenhernie links Typ II–III mit deutlicher Darstellung des Bruchs im Stehen nach skrotal. BMI 34. Keine Beschreibung der rechten Seite, keine Angaben über Beschwerden rechts. Aufklärung über transabdominale endoskopische Netzreparation (TAPP-Technik) der linken Seite, keine Aufklärung über mögliche simultane Reparation der rechten Seite. Im OP-Bericht Beschreibung einer Typ III lateralen Hernie links und einer kleinen Typ I lateralen Hernie rechts, die bei der klinischen Untersuchung nicht auffiel. Entscheidung zur simultanen Versorgung der rechten Seite. Beide Seiten wurden lege artis mit einem 10 × 15 cm leichtgewichtigen Polypropylennetz versorgt, die Fixation erfolgte mit Fibrinkleber.

Entlassung am 1. postoperativen Tag; ab dem 2. postoperativen Tag Schmerzzunahme und massive skrotale Schwellung rechts, Wiederaufnahme und Relaparoskopie mit Hämatomausräumung am 3. postoperativen Tag. Der weitere Verlauf gestaltete sich unauffällig.

Folgen für den Patienten

- Reeingriff aufgrund der Nachblutung auf der vormals asymptomatischen Seite
- langfristig keine Folgen

Folgen für den Arzt oder das Krankenhaus

- Schadenersatzklage wegen Komplikation nach Eingriffserweiterung ohne Aufklärung
- Entschädigung für Patienten (Vergleich 5 000 Euro)
- negativer Einfluss auf Schadensverlauf in Haftpflichtversicherung

Sachverhalt

Indikation

Bei symptomatischen Leistenhernien besteht die Indikation zur operativen Sanierung. Bei asymptomatischen Hernien ist die Möglichkeit eines „watchful waiting“ in Betracht zu ziehen [63].

Präoperative Diagnostik

Die Diagnose einer symptomatischen Inguinalhernie ist in erster Linie eine klinische Diagnose. Bei adipösen Patienten kann eine Bildgebung mittels Sonografie und CT in Erwägung gezogen werden.

Aufklärung

Es ist sowohl über offene als auch endoskopische Verfahren aufzuklären. Bei asymptomatischen Hernien ist die Option des „watchful waiting“ darzustellen. Für bilaterale Hernien ist ein endoskopisches Vorgehen zu präferieren [156]. Bilaterale Operationen haben ein höheres Komplikationsrisiko und höhere Reoperationsrate, insbesondere bei der TAPP-Technik, gegenüber der unilateralen Versorgung [83]. Hierüber ist insbesondere dann aufzuklären, wenn über eine simultane Versorgung – im Falle einer vorher unbekannten kontralateralen Hernie – aufgeklärt wird.

Operation

Darstellung der primär bekannten linksseitigen Typ-III-Hernie und einer bis dahin nicht diagnostizierten indirekten Hernie (Typ I) rechts. Der Befund wurde exakt fotodokumentiert. Die Operation wurde lege artis in Intubationsnarkose ausgeführt.

Cave

Wird intraoperativ eine bis dahin unbekannte und asymptomatische Hernie der kontralateralen Seite diagnostiziert, darf diese nur simultan versorgt werden, wenn präoperativ darüber aufgeklärt wurde.

Zusatzinfo

Empfohlene Maßnahmen zur Fehlervermeidung

- bei endoskopischen Eingriffen immer mit dem Patienten die Möglichkeit, eine bis dato asymptomatische Inguinalhernie auf der kontralateralen Seite zu diagnostizieren, eruieren
- schriftliche Aufklärung über die Therapieoptionen – einschließlich „watchful waiting“ – und schriftliche Fixierung der Patientenpräferenz

Postoperativer Verlauf

Bis zur Entlassung am 1. postoperativen Tag keine Auffälligkeiten. Wiederaufnahme am 3. postoperativen Tag, nachdem seit dem Vortag eine zunehmende skrotale Schwellung rechtsseitig bestand. Relaparoskopie und Hämatomausräumung noch am Wiederaufnahmetag. Der weitere Verlauf gestaltete sich unauffällig.

Kritische Feststellungen

Die Eingriffserweiterung erfolgte ohne vorherige Aufklärung (Aufklärung nur für die linke Seite).

Gutachterliche Feststellung

- Bei bilateralen Hernien ist die endoskopische Operation das Verfahren der Wahl.
- Operationstechnisch ist die Operation lege artis ausgeführt worden.
- Bilaterale Operationen haben ein höheres Komplikations- und Reoperationsrisiko.
- Bei der Nachblutung handelt es sich um eine operationsspezifische Komplikation, die nicht zwingend auf einen operativen Fehler zurückzuführen ist.
- Das Komplikationsmanagement erfolgte korrekt.
- Bei asymptomatischen Hernien ist ein „watchful waiting“ in Erwägung zu ziehen.
- Wird eine simultane Versorgung in Erwägung gezogen, ist hierüber zwingend präoperativ aufzuklären.

5.7.3 Nerven-, Darm- und Blasenverletzung bei Leistenbruch-OP

Nervenverletzungen

Schädigungen des N. ileoinguinalis und N. ileohypogastricus führen zu Neuromen und chronischen postoperativen inguinalen Schmerzsyndromen. Insbesondere die Schädigung des R. genitalis des N. genitofemoralis kann zu chronischem Hodenschmerz nach Leistenhernienoperationen führen [50].

Anatomische Kenntnisse der Variationen des Nervenverlaufs sind essenziell für die Vermeidung der Schädigung [136]. Intra operationem sind die Nerven möglichst in ihrem Bett zu belassen, auf ausgiebige Neurolysen sollte möglichst verzichtet werden [135]. Insbesondere im Rahmen der Lichtenstein-Operation kommt es darauf an, einen Netz-Nerven-Kontakt zu vermeiden. Nervenresektionen „at risk“ helfen, chronische Schmerzen zu vermeiden. Postoperativ auftretende Sensibilitätsstörungen bilden sich in aller Regel innerhalb von 3 Monaten zurück. Eine Untersuchung aus dem Jahre 2010 ermittelte die höchsten postoperativen Schmerzraten, wenn die Nerven nicht in ihrem Verlauf identifiziert werden konnten [157]. Im kranialen Bereich der Netzfixation sollte auf die extensive

Nahtapplikation verzichtet werden, ggf. sind Fibrinklebung oder selbsthaftende Netze zu bevorzugen.

Bei laparoskopischen Eingriffen sollte möglichst auf eine Fixation mit Tackern verzichtet werden, besonders im Bereich der lateralen Präparation ist der N. cutaneus femoris lateralis gefährdet [138], es sind auch Verletzungen des N. obturatorius während laparoskopischer Reparationen beschrieben [73].

Zusatzinfo

Empfehlungen zur Fehlervermeidung

- Kenntnis der Anatomie = wichtigste Voraussetzung zur Vermeidung von Nervenläsionen und resultierenden chronischen Schmerzsyndromen
- bei offenen Operationen Verzicht auf extensive Neurolysen
- Nervenresektion „at risk" bei drohendem Netz-Nerven-Kontakt
- atraumatische Netzfixation (selbsthaftend oder Fibrinklebung)
- bei laparoskopischen Eingriffen Verzicht auf Tacker, insbesondere lateral
- Dokumentation des intraoperativen Nervenhandlings im OP-Bericht

Darmverletzungen

Darmverletzung bei offener Chirurgie

In der offenen Leistenbruchchirurgie gibt es prinzipiell 2 Situationen, bei denen es zu einer Läsion des Darms kommen kann:

- inkarzerierte Hernie mit inkarzerierten Darmanteilen
- Darmwandläsionen des Dickdarms bei der Präparation einer Gleithernie

Grundsätzlich kann die Läsion immer intraoperativ realisiert werden.

Bei der **Inkarzeration** wird je nach Ausprägung der Darmwandischämie eine Resektion notwendig. Läsionen der Darmwand des Dickdarms können übernäht werden. In jedem Falle sollte bei realisierter Darmwandverletzung kein Netzimplantat angewandt werden.

Vermeidung primärer Darmwandverletzungen bei **Gleithernien:**

- keine extensive Präparation mit Reperitonalisierung
- einfache Reposition des Bruchsacks in den Präperitonealraum

Mit der zunehmenden Verbreitung der Netz-, insbesondere der Plugverfahren fanden sich auch Berichte über sekundäre Darmläsionen durch Migration mit Ausbildung **enterokutaner Fisteln** [4] [11].

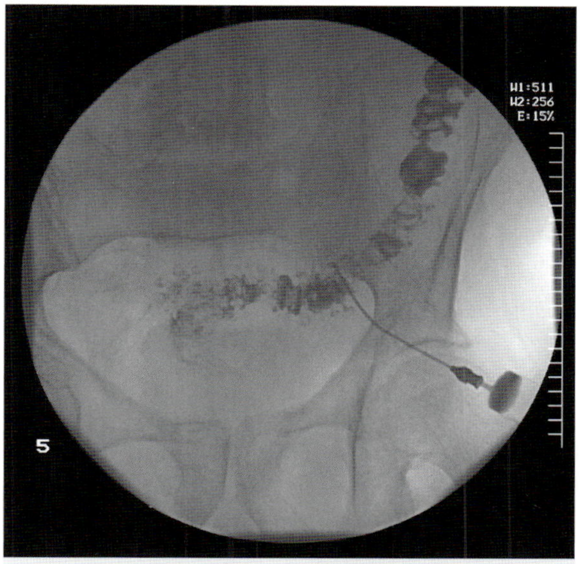

Abb. 5.38 Enterokutane Fistel. Röntgenologische Darstellung einer sigmoideokutanen Fistel nach Plug-Repair bei Sigmagleitbruch.

Fallbeispiel

Zwei Jahre nach Reparation einer linksseitigen Leistenhernie mit einem Plug-and-Patch-Verfahren kommt es zur massiven Rötung und Schwellung inguinal links. Röntgenologisch gelingt der Nachweis einer Fistel zum Sigma (▶ Abb. 5.38). Bei der Abszesseröffnung entleert sich neben reichlich Pus auch Stuhl. Es erfolgt die Plugexplantation und die Therapie mit einer Vakuumversiegelung. Unter der Unterdrucktherapie kommt es zur vollständigen Ausheilung der Fistel.

Cave

Bei linksseitigen Leistenhernien ist immer an eine Sigmagleithernie zu denken. Eine Plugreparation kann zu Drucknekrosen der Darmwand und Ausbildung einer enterokutanen Fistel führen.

Darmverletzung bei laparoskopischen Eingriffen

Im Rahmen laparoskopischer Eingriffe, insbesondere bei der TAPP (engl. transabdominal preperitoneal patch), findet sich ein Risiko iatrogener Darmverletzungen zwischen 0,5 % und 1 % [58] [62] [71] [133]. Diese Verletzungen können sowohl präparatorischer Natur sein als auch durch thermische Schäden außerhalb des Gesichtsfeldes bedingt sein. Sie sind Komplikationen, die spezifisch für die TAPP – aufgrund des transabdominalen Zugangs –

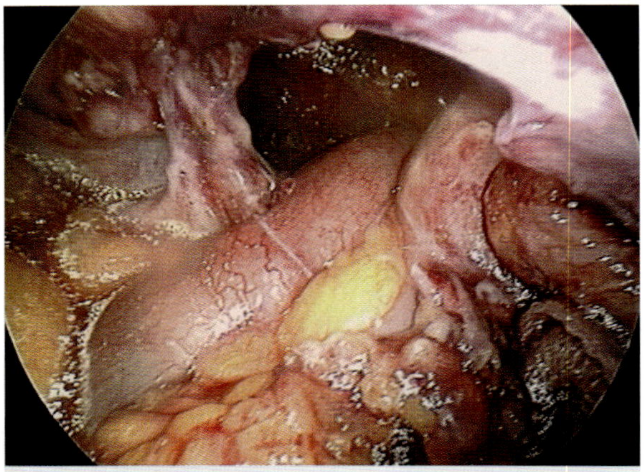

Abb. 5.39 **Netzdislokation.** Dünndarmkonglomerat im kleinen Becken nach Netzdislokation bei TAPP-Repair.

sind. Eine weitere wichtige sekundäre Komplikation stellt die Netzmigration in das kleine Becken aufgrund eines insuffizienten Peritonealverschlusses dar [187].

Fallbeispiel

Am 4. postoperativen Tag nach TAPP bei primärer einseitiger Leistenhernie entwickelt der Patient eine Peritonitis und das Bild eines Dünndarmileus. Bei der sofortigen Relaparoskopie findet sich ein Dünndarmkonglomerat im kleinen Becken, bei vollständig eröffnetem Peritoneum und disloziertem Polypropylennetz, das in das Konglomerat involviert ist (▶ Abb. 5.39). Es erfolgt die Laparotomie mit Resektion des Konglomerats, Lavage und Drainage.

Cave

Der Peritonealverschluss bei der TAPP muss mit größter Sorgfalt erfolgen, da es ansonsten zu schwersten Komplikationen mit Netzmigration, Peritonitis und Dünndarmileus kommen kann.

Zusatzinfo

Kritische Wertung

- Aufgrund des transperitonealen Zugangs hat die TAPP das größte Risiko von Major-Komplikationen
- Der Peritonealverschluss ist der wichtigste Schritt zur Komplikationsvermeidung bei der TAPP.
- Extraperitoneale Zugänge wie die TEP (totale extraperitoneale Hernioplastik) oder das offene Vorgehen haben ein minimales Risiko für Darmverletzungen.
- Bei der offenen Reparation von Gleithernien gilt: keine extensive Eröffnung und Präparation des Bruchsacks und keine Anwendung von Plug-Reparationen.

Harnblasenverletzungen

In der offenen Chirurgie sind Blasenverletzungen eine absolute Rarität, die sich auf die seltenen Fälle von medialen oder femoralen „Gleithernien" mit Blasenanteilen und adhärenten Fibrosierungen nach vorausgegangener Bestrahlung beschränken. Die Verletzung kann in aller Regel intraoperativ realisiert und durch 2-reihige Übernähung therapiert werden. Wenn keine manifeste Harnwegsinfektion vorliegt, kann auch eine operative Versorgung mit Netzprothesen erfolgen.

Häufiger sind Harnblasenverletzungen bei laparoskopischen Eingriffen aufgrund der Präparation auf das Blasendach zu. Anatomisch unübersichtliche Situationen resultieren nicht selten in derartigen Läsionen. In der Literatur werden bis zu 2 % Harnblasenverletzungen bei laparoskopischen Operationen beschrieben [84].

Zusatzinfo

Empfehlungen zur Fehlervermeidung

- Blasenkatheter bei laparoskopischen Operationen
- Kenntnis der Anatomie
- Luft im Katheterbeutel → sofortiges Fahnden nach Läsionen
- besondere Sorgfalt bei Z. n. Appendektomie, medianer Laparotomie oder Vorbestrahlung

5.7.4 Hodenatrophie, Hodennekrose, Dysejakulation

Hodenatrophie und Hodennekrose

Die 2 Hauptkomplikationen, den Hoden betreffend, sind die ischämische Orchitis und die Hodenatrophie. Diese Komplikationen sind selten und werden bei primären Inguinalhernien mit 0,04 % und bei Rezidivhernien mit 0,5 % angegeben [27].

Zusatzinfo

Ursachen der ischämischen Orchitis und Hodenatrophie

Insbesondere bei großen, skrotalen und auch Rezidivhernien wird eine Manipulation des Samenstrangs bis in das Skrotalfach notwendig, hier kann es häufiger zu einer postoperativen Orchitis kommen, die sich innerhalb von 24–72 h als massive Hodenvergrößerung mit begleitendem Fieber manifestiert. Bei einer ischämischen Orchitis können starke Schmerzen bis zu 6 Wochen anhalten. Aus einer ischämischen Orchitis resultiert in aller Regel eine Hodenatrophie innerhalb von 12 Monaten.

Kommt es bei kleineren, nicht skrotalen Hernien postoperativ zu einer Orchitis, ist diese meist ischämischer Genese durch zu starke Manipulation der Samenstranggefäße mit Thrombosierung der Venen im Samenstrang. Dopplersonografische Untersuchungen haben gezeigt: Wenn innerhalb der ersten 48–72 h eine Infarzierung oder Ischämie nachweisbar ist, resultiert im Verlauf eine Atrophie [72].

Therapie

Bei Auftreten einer ischämischen Orchitis steht die antiphlogistische Behandlung und Kryotherapie an erster Stelle. Bei Fieber kann eine kalkulierte Antibiose indiziert sein. Von prognostischer Bedeutung ist die postoperative Doppler-Sonografie. Bei erhaltener Durchblutung ist die Prognose günstig.

Zusatzinfo

Empfehlungen zur Fehlervermeidung

- bei Rezidiveingriffen immer über mögliche Orchitis mit nachfolgender Hodenatrophie aufklären
- anatomiegerechte Operation unter Schonung und nicht mehr als notwendiger Manipulation der Samenstranggefäße
- Vermeiden des Hervorluxierens des Hodens aus dem Skrotalfach
- keine Koagulation entlang der Samenstranggefäße
- bei Orchitis: Doppler-Sonografie zur Einschätzung der Prognose hinsichtlich einer drohenden Atrophie

Gutachterliche Feststellung

- Orchitis und Hodenatrophie kommen sowohl bei offenen als auch laparoskopischen Operationen vor.
- Bei großen und skrotalen sowie bei Rezidivhernien ist in jedem Falle über diese Komplikation aufzuklären.
- Schonende Präparation im Bereich des Samenstrangs zur Vermeidung von Gefäßthrombosierungen

Dysejakulation

Von einer Dysejakulation spricht man, wenn es im Rahmen der Ejakulation auf der Seite der Hernienreparation zu Schmerzattacken teils höchsten Ausmaßes kommt. Typischerweise hält der Schmerz einige Sekunden (bis zu 30 s) an. Der Schmerz wird als brennend und schneidend beschrieben.

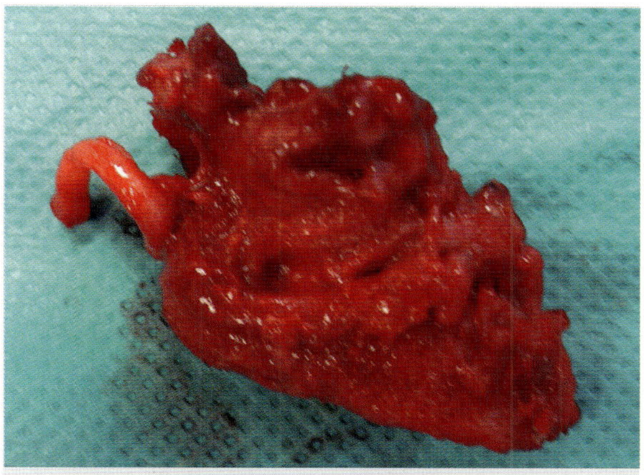

Abb. 5.40 Netzmigration. Beziehung des Netzes zum Samenstrang bei Netzexplantation.

Zusatzinfo

Ursachen der Dysejakulation

Bendavid aus der Shouldice-Klinik in Toronto beschrieb 1992 erstmals die Dysejakulation als seltene Komplikation nach Leistenbruchoperationen [26]. In den Daten des Shouldice-Hospitals fand sich eine Rate von 0,04 %.

Bei Reoperationen wegen Dysejakulation wurde eine Separation des Ductus deferens von den versorgenden Gefäßen festgestellt, **dieses sollte bei der Primäroperation dringlichst vermieden werden.**

Mit der Zunahme der Netzreparationen seit den 1990iger-Jahren wird über eine Rate von 2–4 %, also 100-fach höher als in den Daten der Shouldice-Klinik, berichtet. Sowohl nach laparoskopischen als auch nach offenen Netzreparationen finden sich derartig hohe Raten [1] [29] [178].

Während sich bei Nahtverfahren der schonende Umgang mit den Strukturen des Samenstrangs als beste Prävention (und damit auch niedrigen Raten einer Dysejakulation) bewährt hat, gestaltet sich dies bei den Netzverfahren durchaus schwieriger. Insbesondere bei Plugtechniken und onlay platzierten Netzen besteht die Gefahr der Netzmigration und der Meshombildung. Diese führen häufig zu chronischen Leistenschmerzen und Dysejakulation. Die Therapie der Wahl ist dann die Netzexplantation und selektive Neurektomie [1] [178]. In ▶ Abb. 5.40, ▶ Abb. 5.41 und ▶ Abb. 5.42 sind die Nähe des Netzes zum Samenleiter und eine histologisch nachgewiesene Migration in den Ductus deferens dargestellt.

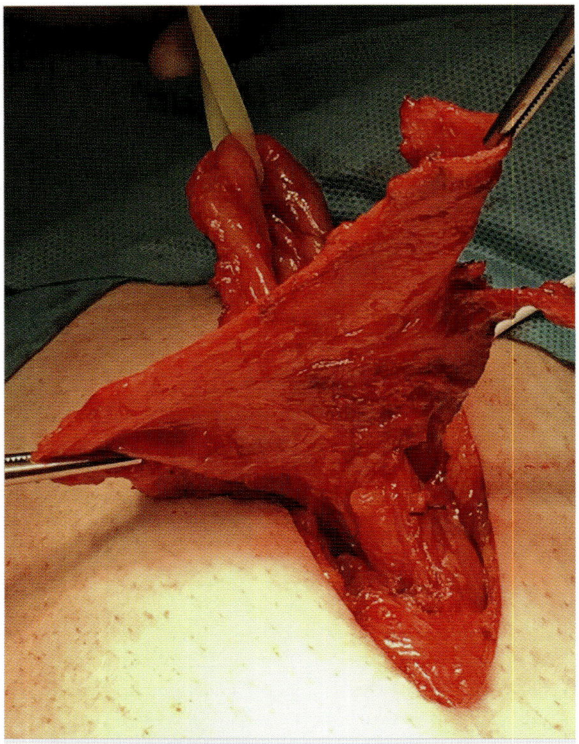

Abb. 5.41 **Meshom.** Ductus deferens in einem Meshom.

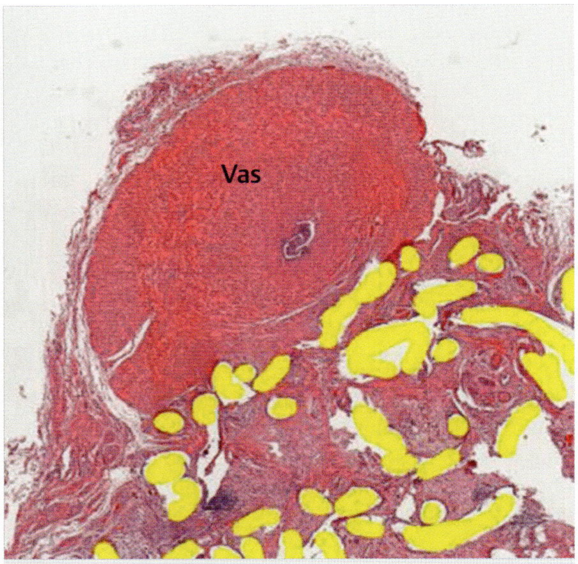

Abb. 5.42 **Netzmigration.** Histologische Darstellung der Migration in den Ductus deferens.

Zusatzinfo

Empfohlene Maßnahmen zur Fehlervermeidung

- sorgfältiges Handling des Samenstrangs, keine Kompression des Ductus deferens mit Instrumenten und keine Denudierung des Ductus von den Gefäßen, schonender Umgang mit den versorgenden Gefäßen
- Vermeidung des Kontakts zwischen Netz und Ductus deferens, da ansonsten Gefahr der Migration und der Fibrosierung des Samenleiters

Therapie

- Bei Dysejakulation nach Nahtverfahren ist eine operative Revision nur bei massiven Schmerzen (visuelle Analogskala: VAS > 7) indiziert, hier sollte eine Mobilisation des Ductus deferens und eine selektive Neurektomie des R. genitales vorgenommen werden.
- Bei Dysejakulation nach Netzverfahren besteht die Therapie der Wahl in einer operativen Revision mit Netzexplantation und selektiver Neurektomie. Mit diesem Vorgehen konnte das Sexualleben bei 2 Drittel der Betroffenen auf ein normales Level gebracht werden [178].

Zusatzinfo

Kritische Wertung

Die 2009 erstmals publizierten Guidelines zur Inguinalhernie empfehlen die Verwendung von Netzverfahren laparoskopisch oder offen bei jedem erwachsenem Mann über 18 Jahren [155] [156].

Nahtverfahren, wie die Shouldice-Technik, wurden damit zunehmend aus dem chirurgischen Alltag verbannt. Basis hierfür waren randomisierte Studien, die jedoch weder patientenindividuelle Risikofaktoren noch Hernienlokalisation oder -größe berücksichtigten [90].

Es finden sich in der Literatur zunehmend Berichte über Raten chronischer Leistenschmerzen bis zu 39 % [99]. Es werden verschiedene Mechanismen, die auf das Implantat zurückzuführen sind, diskutiert [28]. Die Tatsache, dass Netzreparationen in jedem Fall die Rezidivraten reduzieren, wird nicht zuletzt durch ein Cochrane-Review infrage gestellt, in dem die Qualität der verfügbaren Studien bemängelt wird [6]. Eine Untersuchung aus der Region Ontario zeigte die niedrigsten Rezidivraten für die Shouldice-Technik! [107]

Gutachterliche Bewertung

- Die Anwendung netzfreier Verfahren sollte keine gutachterliche Konsequenz haben.
- Netzverfahren scheinen höhere Raten an chronischen Schmerzen und Dysejakulation zu haben.
- Die verfügbaren Guidelines differenzieren nicht nach Risikofaktoren und Hernienklassifikation und sind gutachterlich nur eingeschränkt anwendbar.
- Schonung von Nerven und Samenstranggebilden sollte im Operationsbericht dokumentiert sein.
- Es sollte immer über netzbasierte und netzfreie Verfahren aufgeklärt werden.
- Die aktuelle Datenlage erlaubt keine Zuordnung chronischer postoperativer Schmerzen oder Dysejakulation zu einem operativen Fehler.

B

Gutachtenfall

Unterlassene Korrektur eines Hodenhochstands bei der Leistenbruchoperation eines männlichen Säuglings

Sachverhalt

Bei einem 8 Monate alten Säugling wurde eine Leistenbruchoperation rechts vorgenommen. Es bestand gleichzeitig ein Hodenhochstand rechts. Es wurde der Leistenbruch operiert, der Hodenhochstand jedoch mit dem Verweis auf eine spätere Operation belassen.

Dies beklagten die Eltern. Der Kinderarzt hatte sie aufgeklärt, dass ein unbehandelter Hodenhochstand zu einer irreversiblen Infertilität und Störung der Hormonproduktion führen könne.

Aus dem Operationsbericht geht nicht hervor, dass der Operateur die entsprechenden Gefäße und Samenstranggebilde präpariert hat, um zu belegen, dass die Verlegung des Hodens wegen zu kurzer Gefäße nicht möglich sei.

Gutachterliche Beurteilung

Das Fachgutachten verweist darauf, dass bei unvernarbten anatomischen Verhältnissen, die bei der 1. Operation vorlagen, eine Mobilisierung der Blutgefäße und des Samenstrangs eher und leichter möglich sei. Ein Jahr später wäre dies im Narbengebiet wesentlich schwerer.

Unterlässt ein Chirurg bei einer Leistenbruchoperation eines Säuglings ohne triftigen Grund die gleichzeitige chirurgischen Korrektur des bestehenden Hodenhochstands, so ist das ein Behandlungsfehler.

B

Gutachtenfall

Hämaturie nach Netzimplantation

Sachverhalt

Anlässlich einer Rezidivoperation einer Nabenhernie im Unterbauch und gleichzeitigen Leistenhernie wird nach schwieriger, teils unübersichtlicher Präparation im Narbenbereich oberhalb der Schambeinregion ein Netz implantiert. Ein weiteres Netz wird in der rechten Leiste (Lichtenstein-OP-Technik) positioniert.

Am 1. postoperativen Tag klagt der Patient über eine Hämaturie. Da vor der Operation eine Harnblasenkatheterisierung erfolgt war, wurde dies als Ursache angenommen. Nach intensiver Flüssigkeitszufuhr wurde der Urin klar. es bestanden noch Schmerzen beim Wasserlassen. Der Patient wurde 4 Tage nach der Operation entlassen.

Da bereits am nächsten Tag wieder eine Hämaturie auftrat, stellte er sich ambulant beim Urologen vor. Dieser machte eine Zystoskopie. Der Befund lautete: Perforation der Harnblase mit Penetration eines Netzes in die Harnblase.

Gutachterliche Beurteilung

Das Gutachten sah eine mangelnde Sorgfalt bei der Abklärung der postoperativen Hämaturie.

5.8 Leber

René Fahrner, Utz Settmacher

Gemäß der Jahresstatistik der Gutachterkommissionen und Schlichtungsstellen der Bundesärztekammer sind Behandlungsfehler im Rahmen der Leberchirurgie nicht häufig vertreten. Die Leberchirurgie beinhaltet jedoch komplexe und vielschichtige Sachverhalte und Entscheidungen, die nur zu einem Teil in den präoperativen Abklärungen erfasst werden können. Dadurch sind die Indikationsstellung und die Durchführung ausgedehnter Leberteilresektionen mitunter schwierig und in gewisser Hinsicht nicht klar vorhersehbar. Es ergeben sich vermeidbare, aber auch unvermeidbare Probleme, Fehleinschätzungen und Komplikationen.

Insgesamt können Fehler sowohl präoperativ, intraoperativ aber auch postoperativ auftreten und so den Erfolg des Eingriffs negativ beeinflussen. Die Leber besitzt jedoch die einzigartige Eigenschaft, sich nach einer Operation den vorliegenden Bedürfnissen entsprechend in Größe und Funktion anzupassen. Dies ermöglicht eine Vielzahl von therapeutischen Vorgehensweisen und ausgedehnte Organteilresektionen.

Tab. 5.7 Zeitliche Darstellung möglicher Fehler im Rahmen der Leberchirurgie und deren potenzieller Folgen.

Fehlerquelle		Folgen
präoperativ	Indikationsstellung	Indikationsfehler, Fahrlässigkeit, mangelnde Sorgfalt, Übernahmeverschulden
	Indikationszeitpunkt	
	präoperative Aufklärung	
	Fehleinschätzung Leberfunktion	
	Diagnostik/Bildgebung	
	Individualkonzepte	unklar
intraoperativ	Operationstechnik	Fahrlässigkeit, mangelnde Sorgfalt
	Radikalität	
postoperativ	Überwachung	Fahrlässigkeit, mangelnde Sorgfalt
	Komplikationsmanagement	
	Leberfunktionsausfall	
	Gefäß- und Gallenwegsprobleme	

Neben den zeitlichen Aspekten (prä-, intra- bzw. postoperativ) können auftretende Fehler der auch jeweiligen spezifischen Leberstruktur zugeordnet werden (► Tab. 5.7). Dies ergibt mögliche Fehlerquellen oder Fehleinschätzungen hinsichtlich des Leberparenchyms, der Gefäße inklusive Blutungen, der Gallenwege und postoperative Infektionen. Die möglichen rechtlichen Folgen für den Behandler können von Übernahmeverschulden, Fahrlässigkeit bis zur mangelnden Sorgfalt reichen [145].

5.8.1 Fehler im präoperativen Management

Indikationsstellung

Die Indikation zu einer Leberteilresektion kann aufgrund eines primär oder sekundär malignen, aber auch benignen Lebertumors gestellt werden [43] [126]. Bevor die Indikation zu einer Leberteilresektion gestellt wird, müssen neben der Beschreibung der Pathologie Abklärungen zur allgemeinen und lokalen Operabilität erfolgt sein. Daran schließen sich die Operationsvorbereitungen an.

- Zur Klärung der allgemeinen Operabilität des Patienten reichen die Durchführung eines EKGs und das Thoraxröntgen.
- Je nach Vorliegen von Komorbidität des Patienten können zusätzlich weitergehende kardiopulmonale oder auch eine nephrologisch/diabetologische Diagnostik notwendig sein.
- Adipositas und das metabolisches Syndrom sind Faktoren der Komorbidität und relevant für die allgemeine und lokale Operabilität [80] [100].

Malignomverdacht, klinische Symptomatik im Sinne einer Kompression der Läsion auf Nachbarorgane und auch Rupturgefahr stellen Indikationen für Resektionen von Raumforderungen der Leber dar.

- Für die Beschreibung der Pathologie und zur Einschätzung der lokalen Operabilität erfolgt neben der Sonografie meist eine Schnittbildgebung, d. h. eine kontrastmittelgestützte Computertomografie (CT) mit arterieller und venöser Phase oder eine Magnetresonanztomografie (MRT).
- Diese können im Dünnschichtverfahren oder sogar als Dyna-CT durchgeführt werden. Damit erhöht sich das Auflösungsvermögen dieser Untersuchungen enorm. Wie dann detektierte kleine Läsionen gerade bei Parenchymveränderungen insbesondere bei Vorliegen eine Zirrhose zu werten sind, ist heute viel diskutiert (► Abb. 5.43). Hier kann mitunter das Vorliegen von Regeneratknötchen als diffuses Malignom missgedeutet und zu einer „falschen" Kontraindikation führen.
- Neben der Beschreibung des pathologischen Befunds werden in der Bildgebung Aussagen zur Anatomie und zur Parenchymqualität gegeben, die zur Beurteilung der Resektabilität dienen.
- Zusätzlich kann anhand der Rohdaten der erfolgten mehrphasischen kontrastmittelgestützte CT-Untersuchung eine genaue 3-dimensionale Darstellung der Leberanatomie vorgenommen werden. Es kann dadurch das räumliche Verhältnis des Tumors zu den einzelnen Lebersegmenten, Gefäßversorgung, Gallenwege dargestellt werden. Außerdem ist es möglich, verschiedene Resektionslinien virtuell vorzunehmen und so das verbleibende Lebergewebe besser abzuschätzen. Diese präoperative Planung hilft zum einen die Resektabilität, aber auch die Radikalität der Operation besser einzuschätzen. Diese Darstellung kann entweder mithilfe kommerzieller Firmen (z. B. MeVis Medical Solutions AG, Bremen, Deutschland), aber auch zunehmend mit den radiologischen Bildverarbeitungsprogrammen erfolgen (► Abb. 5.44).

Eventuell zugrunde liegende Lebererkrankungen sollten erfasst und die Leberfunktion untersucht werden.

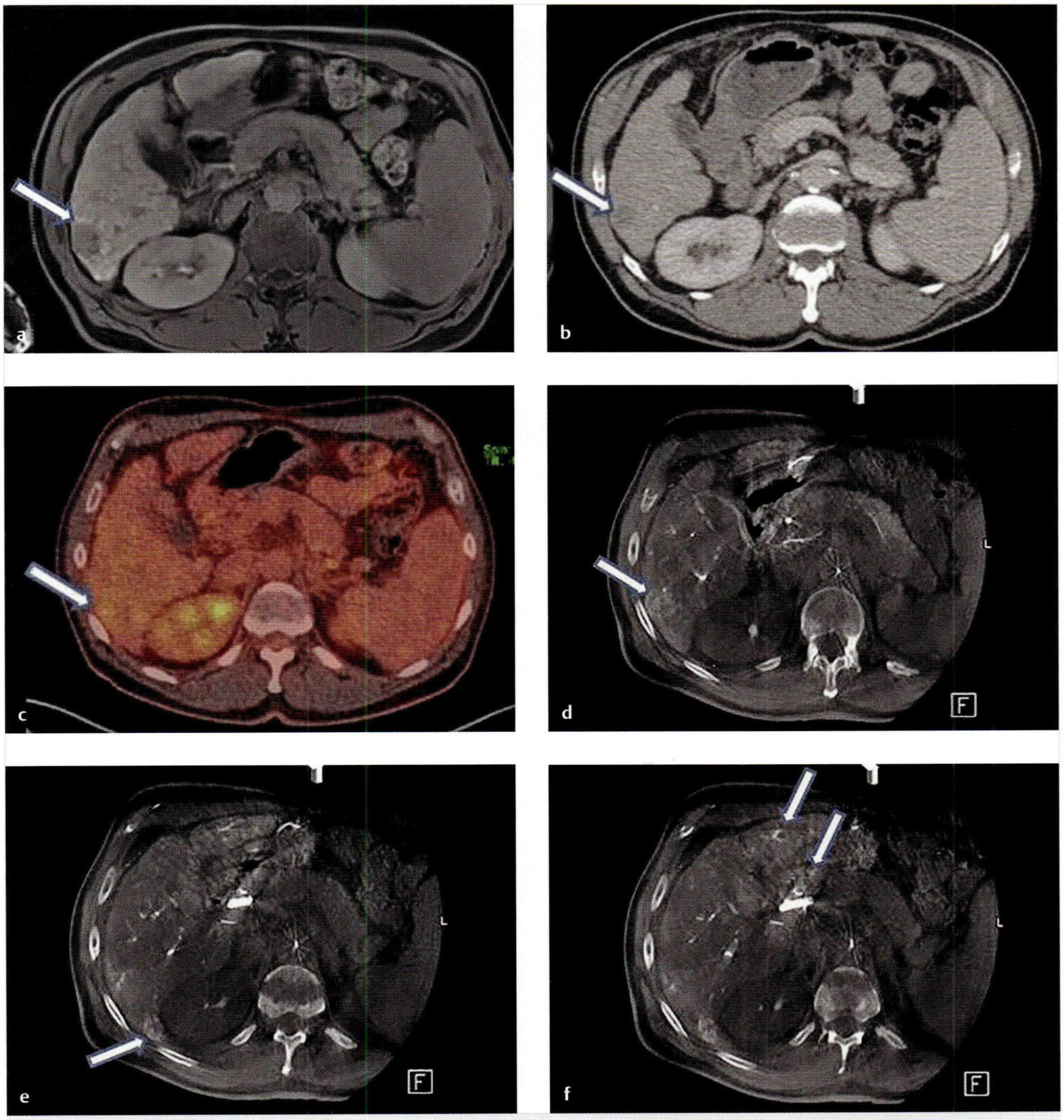

Abb. 5.43 Bildgebung bei Leberläsion. Bei einem Patienten mit einer Leberzirrhose wurde in der MRT, CT und Positronenemmissiontomografie der Verdacht auf ein solitäres hepatozelluläres Karzinom gestellt (Pfeilmarkierungen). Im Gegensatz dazu ergab in den weiterführenden Untersuchungen ein sogenanntes Dyna-CT (d–f) mehrere bilaterale Leberherde, sodass aufgrund der bestehenden Leberzirrhose und der multiplen Herde keine Leberteilresektion möglich war.

a Magnetresonanztomografie.
b Computertomografie.
c Positronenemissionstomografie.
d Dyna-CT.
e Dyna-CT.
f Dyna-CT.

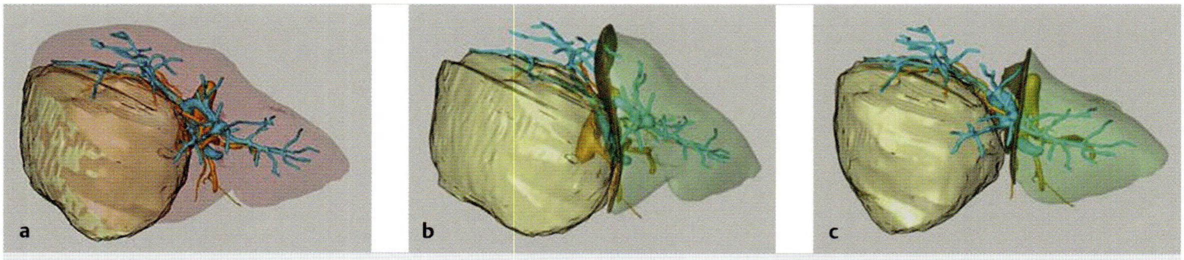

Abb. 5.44 Dreidimensionale Bildgebung. Dreidimensionale Darstellung eines großen Lebertumors in der rechten Leber in Bezug auf die Gefäßanatomie und zusätzliche Berechnung und Darstellung des Leberresektatvolumens und des verbleibenden Lebergewebes nach Hemihepatektomie bzw. nach erweiterter Hemihepatektomie.
a Darstellung in Bezug auf die Leberarterien- und Pfortaderanatomie.
b Berechnung und Darstellung des Leberresektatvolumens und des verbleibenden Lebergewebes nach Hemihepatektomie rechts (Restlebergewebe 644 ml, 27 %).
c Berechnung und Darstellung des Leberresektatvolumens und des verbleibenden Lebergewebes nach erweiterter Hemihepatektomie rechts (Restlebergewebe 379 ml, 16 %).

Zusatzinfo

Untersuchung der Leberfunktion
Hierzu stehen neben der konventionellen Labordiagnostik derzeit einige Funktionstests zur Verfügung, z. B. Indocyaningrüntest (ICG-Test) [151] und LiMAx-Test (Liver Maximum Function Capacity) [163]. Diese Tests sind aber nicht Bestandteil obligater präoperativer Abklärungsuntersuchungen und sind nicht in der routinemäßigen präoperativen Abklärung an jedem Krankenhaus möglich. Jedoch können diese Untersuchungen einen Zugewinn an Informationen über die Leberfunktion leisten und sollten gerade bei kritischen und erweiterten Resektionen zur Ergänzung mit eingesetzt werden, da die konventionellen Laborparameter nicht regelhaft die reale Leberfunktion wiederspiegeln.

Zusatzinfo

Biopsie bei Leberläsionen
Die Biopsie zur Sicherung der Dignität von Läsionen wird heute bei der Sicherheit der Schnittbildgebung und der histologischen Heterogenität von Tumoren von vielen nur noch in Ausnahmesituationen durchgeführt. Bei zystischen Leberläsionen sollte präoperativ keine Biopsie erfolgen, um bei Vorliegen einer Echinokokkose die Erreger nicht in der Bauchhöhle zu verschleppen. Hier ist eine entsprechende serologische Abklärung obligat. In Fällen mit typischer Morphologie in der Bildgebung („Zyste in Zyste“ bzw. Verkalkungen der Zystenwand etc.) und ggf. positiver Serologie wird vor einem chirurgischen Vorgehen eine präoperative Behandlung mit Mebendazol oder Albendazol erfolgen.

Cave

Ein Versäumnis in der Abklärung oder Behandlung einer Echinokokkose mit Verschleppung der Infektion in die gesamte Bauchhöhle kann als Behandlungsfehler gewertet werden.

Im Gegensatz zu malignen Befunden ist die Indikationsstellung bei soliden benignen Befunden weitaus schwieriger und häufig existieren hier keine eindeutigen Behandlungsempfehlungen.

- Mit den heutigen diagnostischen Mitteln können meist benigne von malignen Befunden unterschieden werden, jedoch bleibt ein nicht sicher auszuschließendes Restrisiko der Fehlinterpretation.
- Hier können zeitlich moderate Verlaufskontrollen hinsichtlich der Ausdehnung und Größenwachstum die diagnostische Sicherheit steigern, jedoch besteht häufig bei den betroffenen Patienten eine Tumorangst mit deutlichem Operationswunsch.
- Auch sollten verdrängende Prozesse ohne Malignitätszeichen vor Auftreten von Komplikationen reseziert werden.
- Außerdem können neben benignen Anteilen bereits auch maligne Prozesse bestehen, wie zum Beispiel das cholangiozelluläre Karzinom bei ansonsten benignem Caroli-Syndrom.

Sehr häufig sind Leberteilresektionen bei Lebermetastasen unterschiedlicher Primärtumoren indiziert. Diese können synchron und metachron zum Primärtumor auftreten. Je nach Entität des Primärtumors wird heute in unterschiedlichem Ausmaß die Indikation zur Resektion im kurativen Ansatz gestellt.

- Hier ist für die Indikationsstellung ein exaktes aktuelles bildmorphologisches „Staging“ anzustreben, da viele Befunde, insbesondere auch bei Vorliegen einer extrahepatischen Tumorlast, inklusive auch eines eventuell vorhandenen Lokalrezidivs, zunehmend aggressiv multimodal (die chirurgische multiviszerale Resektion einbeziehend) therapiert werden.
- Als prinzipielle Empfehlung kann hier zu einem Konsensbeschluss im Rahmen eines hepatobiliären „Tumorboards“ geraten werden, ohne dass dies heute bereits zwingend gefordert wird. Hier werden heute zunehmend individuelle Therapiekonzepte verabschiedet und Patienten in Studien eingebracht.

Cave

Im Rahmen der allgemeinen Operationsvorbereitung sollte neben der Labordiagnostik unbedingt die Blutgruppenbestimmung mit Bereitstellung von geeigneten Blutkonserven erfolgen. Eine unerwartete Blutung im Rahmen der Leberteilresektion ist immer möglich, sodass das Fehlen von Blutkonserven im Einzelfall tödlich verlaufen kann. Ein solches Versäumnis kann als unterlassene Sorgfaltspflicht juristisch gewertet werden.

Zusatzinfo

Indikationszeitpunkt

Das Risiko, ein hepatozelluläres Karzinom (HCC) zu entwickeln, ist bei einer chronischen viralen **Hepatitis** erhöht [174].

- Immer neue Entwicklungen in der Hepatitistherapie haben dazu geführt, dass das Überleben nach Leberteilresektion bei Hepatitis-B-assoziiertem HCC durch eine antivirale Therapie verbessert werden konnte [38] und die Leberfunktion verbessert wurde [188].
- Auch bei der Hepatitis C sollte eine Therapie erfolgen, da diese positiv mit dem Überleben und dem Tumorrezidiv verbunden ist.
- Ob eine Therapie vor oder erst nach der Leberteilresektion erfolgen soll, ist noch Gegenstand der Forschung [153] [191].

Generell konnte gezeigt werden, dass das **Übergewicht** eines Patienten mit einer erhöhten postoperativen Morbidität verbunden ist [48] [61] [88] [114].

- Auch nach Leberteilresektionen konnte ein negativer Einfluss des Übergewichts auf den postoperativen Verlauf gezeigt werden [100].
- Neben der eigentlichen Leberzellverfettung spielen hier auch das Vorliegen anderer Komorbiditäten, wie z. B. Herzkreislauferkrankungen, Lungenerkrankungen, Diabetes mellitus, aber auch technische Schwierigkeiten eine Rolle.
- Das Vorliegen einer Leberverfettung und Steatohepatitis ist bei übergewichtigen Patienten deutlich erhöht [100] und ist mit einer schlechteren Leberregeneration vergesellschaftet [23] [56] [150].
- Daneben geht auch eine Mangelernährung mit einer erhöhten postoperativen Morbidität nach Leberteilresektion einher [109], sodass ein Fasten vor einem Lebereingriff nur bedingt zu empfehlen ist.
- Inwieweit Kombinationen aus bariatrischem Eingriff und Lebereingriff sinnvoll sind, ist noch nicht abschließend geklärt [78]. Da es sich häufig um maligne Leberbefunde handelt, ist eine Diät nur begrenzt möglich, eine mögliche Gewichtsreduktion sollte jedoch vor einer Leberteilresektion angestrebt werden.

Kardiale Vorerkrankungen gehen mit einem erhöhten perioperativen Risiko einher.

- Daher gilt es diese präoperativ exakt zu beurteilen und abzuklären.
- Außerdem kommt es bei der Herzinsuffizienz zu einem venösen Rückstaus aus dem Herzen in die Lebervenen, was letztlich zu einem erhöhten zentralvenösen Druck führt und den Blutverlust erhöht und die Operabilität an der Leber massiv einschränkt. Die Reduktion des zentralvenösen Drucks ist daher ein wichtiger Faktor, der präoperativ unbedingt durch eine kardiale Rekompensation erreicht werden sollte [37].

In diesem Zusammenhang werden einige Patienten auch mit therapeutischer **Antikoagulation** behandelt. Dies erhöht das intra- und postoperative Risiko für Blutungen und sollte daher perioperativ auf entweder intravenöses Heparin oder niedermolekulares Heparin umgestellt werden. Dadurch kann im Falle einer Blutung schnell die Gerinnung optimiert und ausgeglichen werden und im Gegenzug ein thrombembolisches Ereignis effizient vermieden werden.

Nach einer neoadjuvanten **Chemotherapie** sollte eine Leberteilresektion erst 4–6 Wochen später erfolgen, da vorher die Leberregeneration eingeschränkt und das Risiko für ein postoperatives Leberversagen deutlich erhöht ist [122] [113] [192].

Ob es sich bei einer Leberteilresektion unter laufender Chemotherapie mit postoperativen Leberversagen um einen Behandlungsfehler handelt, muss dann im Einzelfall untersucht werden, wenngleich der Einfluss der Chemotherapie auf das Leberversagen nicht immer eindeutig geklärt werden kann. Letztlich kann dann nur festgestellt werden, dass von der empfohlenen und üblichen Vorgehensweise abgewichen wurde.

Präoperative Aufklärung

Die Aufklärung über die operative Vorgehensweise, mögliche Risiken und Folgen der Operation ist unabdingbar. Die bei anderen Eingriffen ebenfalls geforderten Bedingungen einer Operationsaufklärung gelten natürlich in gleichem Maße. Das bedeutet, die Aufklärung des Patienten über den geplanten Eingriff sollte bereits frühzeitig erfolgen, z. B. im Rahmen der ersten ambulanten Vorstellung, aber spätestens 24 h vor dem geplanten Operationszeitpunkt.

Zusatzinfo

Empfohlene Maßnahmen zur Fehlervermeidung

Folgende Aspekte sollten mit dem Patienten vor einer Leberresektion besprochen werden:

- Neben den chirurgischen Komplikationen der Leberteilresektion (Galleleck, Pleuraerguss, Luftembolie und Gefäßverschlüsse), sollte hingewiesen werden auf
  - das Problem der Dignität der Leberbefunde,
  - ein Rezidiv der Grunderkrankung,
  - die fehlende Möglichkeit der Resektabilität sowie auf
  - den postoperativen Leberausfall.
- Ein ebenfalls wichtiger Punkt ist die potenzielle Erweiterung des onkologischen Eingriffs im Falle von extrahepatischen Befunden, da diese im Rahmen der präoperativen Abklärung nicht immer vollständig abgebildet werden können.
- Zusätzlich muss in den Gesprächen auch klar die Erwartungshaltung des Patienten eruiert und mögliche negative Verläufe angesprochen werden.
- Ein weiterer wichtiger Punkt in der präoperativen Aufklärung ist – je nach zur Operation führendem Befund – auch die Aufklärung und das Aufzeigen einer möglichen Lebertransplantation als Alternative.
- Ebenso sollten lokale Therapiemöglichkeiten wie die Mikrowellen- oder Thermoablation, transarterielle Chemoembolisation (TACE), selektive interne Radiotherapie (SIRT) oder eine Operation vorbereitende Maßnahme wie die Pfortaderembolisation mit dem Patienten gemeinsam besprochen werden. Neben der Indikation sollten auch mögliche Vor- und Nachteile der jeweiligen Maßnahme aufgezeigt werden.

Fehleinschätzung vorbestehender Leberdysfunktion und verbleibender Restleberfunktion

Die sichere präoperative Diagnose einer Leberzirrhose ist mitunter nicht möglich.

- Laborchemische und bildgebende Untersuchungen bilden eine Leberzirrhose nicht immer adäquat ab und lassen nur über indirekte Zeichen eine mögliche zugrunde liegende Lebererkrankung diagnostizieren.
- Daher ist eine chirurgische Exploration mit der Diagnose einer Leberzirrhose und Feststellen der funktionellen Irresektabilität nicht als Behandlungsfehler zu werten, sofern die sonst üblichen Abklärungsuntersuchungen korrekt durchgeführt worden sind.

Ähnlich verhält es sich mit Leberparenchymveränderungen im Rahmen der Leberzellverfettung oder Veränderungen des Leberparenchyms nach präoperativer Chemotherapie.

- Je nach verabreichter Chemotherapie kann es zu einer entzündlich bedingten Leberzellverfettung, aber auch durch einen Verschluss der Lebersinusoide zu einer Blauverfärbung der Leber mit gestörter Leberfunktion kommen. Dies hat eine erhöhte postoperative Morbidität zur Folge, die aber nicht zwangsläufig eine erhöhte Letalität nach sich zieht [192].
- In solchen Fällen kann, sofern die Operabilität intraoperativ nicht positiv eingeschätzt wird, nach einigen Wochen ein erneuter Operationsversuch unternommen werden, da diese Leberveränderungen mit zunehmendem Abstand zur Chemotherapie rückläufig sind.

Um ein Vielfaches schwieriger ist es, die verbleibende Restleber in ihrer Funktion einzuschätzen („functional remnant liver volume"), insbesondere wenn ausgedehnte Parenchymresektionen notwendig sind oder eine präoperative Leberschädigung (Leberzirrhose, präoperative Chemotherapie, Steatosis hepatis, Leberfibrose) vorliegt.

Da es bisher keine verlässlichen Tests und keine sicheren Vorhersagewerte hinsichtlich der Restleberfunktion gibt, sollten diese Aspekte unbedingt in der Aufklärung des Patienten besprochen werden (s. o.). Eine Möglichkeit der Ultima Ratio ist, in diesen Fällen eine Lebertransplantation durchzuführen. Diese Option wird allerdings nur für wenige Patienten Realität, da einerseits die Tumorentität bzw. das primäre onkochirurgische Vorgehen eine Kontraindikation zur Lebertransplantation darstellen können und anderseits selten ein rettendes Spenderorgan rechtzeitig zur Verfügung steht.

Präoperative Diagnostik

Mitunter entspricht die endgültige Histologie nicht der präoperativen Diagnose. Gründe hierzu liegen in der eingeschränkten präoperativen bildgebenden Diagnostik (s. u.).

Eine histologische Sicherung des Befunds ist allerdings auch nicht gefordert, da aufgrund möglicher falsch-negativer Biopsieergebnisse und der möglichen Komplikationen wie Blutung, Galleleck und Verschleppung von Tumorzellen die Risiko-Nutzen-Abwägung gegen eine Biopsie spricht [145].

Das α-Fetoprotein (AFP) wird aktuell als Standard in der HCC-Diagnostik angesehen. Aber auch das AFP kann im Einzelfall falsch-negativ oder falsch-positiv sein,

- da die Sensitivität eingeschränkt ist,
- da auch nicht tumoröse Erkrankungen mit veränderten AFP-Werten einhergehen und
- da es zusätzlich so ist, dass, je differenzierter das HCC ist, desto niedriger die AFP-Werte sein können [14] [68] [120].

In der Zusammenschau ist jedoch aufgrund der Möglichkeiten der Diagnostik das Risiko für eine unnötige Operation gering. Dieses geringe Restrisiko sollte jedoch im Rahmen des Aufklärungsgesprächs mit dem Patienten besprochen werden, insbesondere dann, wenn die Befundkonstellation nicht eindeutig ist [145].

Zusatzinfo

Bildgebende Diagnostik

Die präoperative bildgebende Diagnostik von Leberherden erfolgt heute meistens mit Computertomografie (CT) oder Magnetresonanztomografie (MRT). Allerdings können, trotz Verbesserung der Aufnahmemethoden, Leberläsionen erst ab einer Größe von 1 cm detektiert und in ihrer Dignität beurteilt werden [76]. Neben dieser Einschränkung in der Sensitivität, ist auch aufgrund der eingeschränkten Spezifität eine exakte präoperative Planung nicht immer möglich [74]. Dies bedeutet, dass erst intraoperativ das genaue Ausmaß der Resektion oder die Operabilität eingeschätzt werden kann. Des Weiteren ist neben der Beurteilung der Läsionen auch die Beurteilung des eigentlichen Leberparenchyms hinsichtlich Leberzirrhose oder Lebersteatose nicht immer sicher möglich.

Aufbauend auf der Datenregistrierung von Lebergewebe, Gefäßen, Gallenwegen und Läsionen, können seit einigen Jahren mithilfe von Softwareprogrammen entsprechende 3-D-Rekonstruktionen erstellt werden [79]. Dadurch wird es auch möglich, Resektionsplanungen und Schnittführungen präoperativ zu berechnen, allerdings weiterhin mit der vorbeschriebenen diagnostischen Unsicherheit.

Zusätzliche Informationen und dadurch zunehmende Sicherheit der Operationsplanung und Durchführung kann neben CT und MRT durch die Sonografie erreicht werden. Diese kann sowohl präoperativ, auch als kontrastmittelunterstützte Untersuchung, als auch intraoperativ angewendet werden [16] [152] [190]. Allerdings ist diese Untersuchung deutlich mehr von der Erfahrung und der Durchführung des Untersuchers abhängig und kann daher auch zu Fehlinterpretationen führen.

Fallbeispiel

Bei einem 63-jährigen Patienten wird bei sonografischem Nachweis von Leberläsionen eine Biopsie durchgeführt. Hier wird die histologische Diagnose eines hepatozellulären Karzinoms (HCC) und Leberfibrose gestellt. In den weiterführenden Abklärungen mittels CT und MRT kann die Dignität der Läsionen nicht eindeutig geklärt werden, sodass aufgrund der histologischen Diagnose die Exploration erfolgt. Intraoperativ zeigen sich, neben einer manifesten kleinknotigen Leberzirrhose, in der intraoperativen Sonografie mehrere bilaterale HCC-verdächtige Leberläsionen, sodass in der vorliegenden Konstellation aus manifester Leberzirrhose und bilateralem Tumorbefall eine Resektion nicht möglich ist (► Abb. 5.45).

Zusatzinfo

Konsequenz und mögliche Vermeidung

Aufgrund der Einschränkungen in der Sensitivität und Spezifität der einzelnen bildgebenden Untersuchungsmethoden, bleibt auch in Zukunft die Kombination der einzelnen Untersuchungen unabdingbar, um die Realität der Lebermorphologie und das Ausmaß und die Dignität der Leberläsionen so exakt als möglich darzustellen.

Eine endgültige Beurteilung der Durchführbarkeit und Ausdehnung des Eingriffs bleibt der intraoperativen Untersuchung der Leber vorbehalten. Dies kann bei liberaler Indikationsstellung zur Operation einen hohen Prozentsatz an chirurgischen Explorationen zur Folge haben.

Zusatzinfo

Beurteilung von Individualkonzepten

Viele Patienten werden anhand standardisierter Therapiepläne behandelt. Daneben gibt es bei einer Reihe von Patienten sogenannte Individualkonzepte.

Zum Beispiel kann bei synchronen kolorektalen Lebermetastasen zuerst die Leberteilresektion durchgeführt werden, bevor der Primarius reseziert wird [169]. Weiter können ausgedehnte und bilaterale Metastasen in der Leber mit kombinierten Therapieverfahren in einem mehrstufigen chirurgischen Behandlungsplan und begleitender Chemotherapie erfolgreich behandelt werden [119]

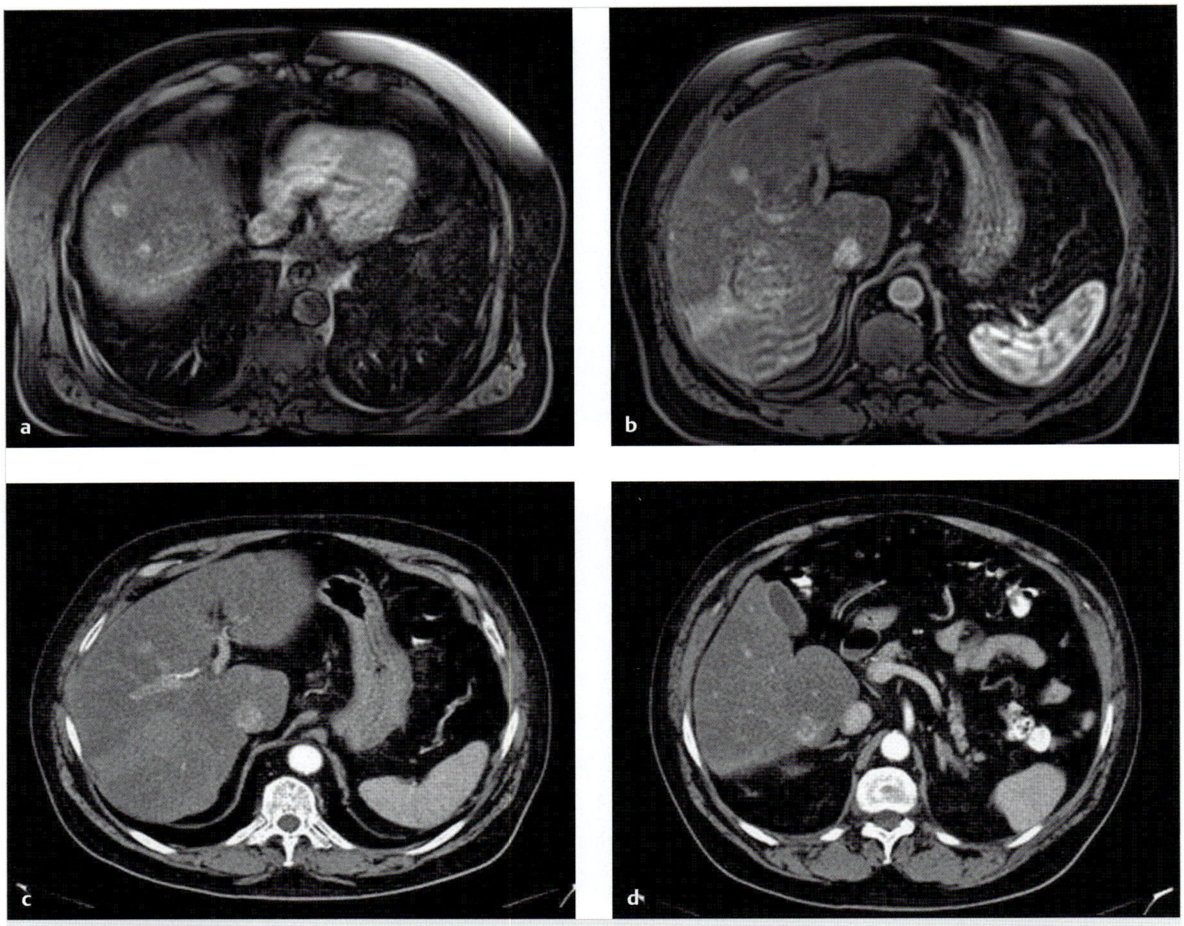

Abb. 5.45 Bildgebende Diagnostik. Repräsentative MRT- und CT-Bilder mit Darstellung von mehreren Leberrundherden bei einem 63-jährigen Patienten. Die Dignität konnte aufgrund des Kontrastmittelverhaltens nicht eindeutig geklärt werden, sodass sowohl ein hepatozellulären Karzinoms, als auch teilthrombosierte Hämangiome infrage kamen. Eine Biopsie ergab ein hepatozelluläres Karzinom, sodass die Exploration mit dem Patienten besprochen wurde. Intraoperativ zeigte sich eine manifeste kleinknotige Leberzirrhose und mehrere bilaterale Leberherde, sodass eine Resektion nicht durchgeführt werden konnte.

a Magnetresonanztomografie.
b Magnetresonanztomografie.
c Computertomografie.
d Computertomografie.

[144]. Ähnliche Möglichkeiten ergeben sich bei bekannter extrahepatischer Tumorausdehnung.

In Studien wurden erfolgversprechende Ergebnisse erzielt, wenn eine Leberteilresektion mit gleichzeitiger Peritonektomie und intraoperativer, intraperitonealer, hyperthermer Chemotherapie kombiniert wurde [34] [35] [82]. Diese Ergebnisse zeigen allerdings, dass in Rahmen von Studien das gängige Therapiekonzept verändert und der Situation angepasst werden kann.

Diese vom Standard abweichenden Konzepte sollten unbedingt vor Therapiebeginn im Rahmen eines interdisziplinären Tumorboards diskutiert und die Entscheidung dort schriftlich festgehalten werden.

Die entstehenden Probleme und Komplikationen dieser nicht dem Standard entsprechenden Behandlungskonzepte sind bisher schwer einzustufen und so erst recht nur schwierig juristisch zu beurteilen. Jedoch sollten diese Konzepte auch in Zukunft, insbesondere im Rahmen von Studien, möglich sein und nicht negative juristische Folgen haben, da nur so klinische Fortschritte in der chirurgischen Onkologie ermöglicht werden. Gerade die Unsicherheit des Erfolgs sollte vor Therapiebeginn unbedingt dem Patienten klargemacht werden und schriftlich festgehalten werden.

5.8.2 Operative Versorgung

Operationen an der Leber gehören zu denen für Fortgeschrittene in der Viszeralchirurgie. Mit einer modernen chirurgischen Technik gelingt es durch enge Abstimmung mit der Anästhesie diese Operationen blutungsarm mit relativ überschaubarer Operationsdauer durchzuführen.

Zusatzinfo

Empfohlene Maßnahmen zur Fehlervermeidung

Sowohl Operateur als auch Anästhesist müssen selbstverständlich mit den Ansprüchen an die chirurgische Technik und Narkoseführung vertraut sein.

- Um in der Parenchymphase den Blutverlust so gering wie möglich zu halten, wird in den meisten Fällen ein niedriger zentralvenöser Druck angestrebt [36]. Dadurch können Operationen auch ohne Bluttransfusionen durchgeführt werden und potenzielle Risiken (z. B. Übertragung von Infektionen, Unverträglichkeitsreaktion, Lungenfunktionsstörungen) im Rahmen der Transfusion vermieden werden [104].
- Auch kann durch die operative Technik der Gewebedissektion der Blutverlust minimiert werden [69].

Wie bei allen Operationen sind auch bei Operationen an der Leber Kenntnisse der Anatomie zwingend notwendig.

- Eventuelle vorhandene anatomische Varianten der Gefäße und der Gallenwege werden in der bildgebenden Diagnostik erfasst. Ihnen ist in der Operation Rechnung zu tragen.
- Bei der Exploration wird selbstverständlich immer die Parenchymqualität eingeschätzt und hier die definitive Entscheidung der Resektabilität getroffen.
- Empfehlenswert ist auch die intraoperative Sonografie zur endgültigen Beurteilung der Pathologie und der Lagebeziehung des Tumors zu den großen Strukturen sowie der Parenchymqualität.

Muss aufgrund der patientenspezifischen Situation die Resektion in warmer Ischämie (Pringle-Manöver) oder sogar kompletter vaskulärer Isolation und „clamping" der V. cava erfolgen, muss unbedingt die Ischämietoleranz des Organs bedacht werden. Bei vorgeschädigter Leber ist die Ischämietoleranz deutlich herabgesetzt, sodass in vielen Zentren auf das routinemäßige Abklemmen der Leberdurchblutung verzichtet wird.

Bei der Präparation der Strukturen im Lig. hepatoduodenale gilt es, den Ductus hepatocholedochus nicht komplett zu skelettieren, da sonst ischämische Nekrosen auftreten können.

Auch sind anatomische Varianten insbesondere des rechten Gallenwegssystems beginnend bereits bei der Cholezystektomie zu beachten. Bei Verkennen dieser Normvarianten kann es postoperativ zu einem Gallestau kommen und sich so der postoperative Verlauf deutlich prolongiert und kompliziert gestalten.

Genauso variantenreich ist die arterielle Versorgung des Organs.

- Nicht beachtete arterielle Varianten können häufig ebenfalls zur Minderdurchblutung der Leber und Nekrosen in der Restleber und damit zum Entstehen von Abszessen und ggf. sogar zum postoperativen Leberversagen führen.
- Vor Absetzen des speisenden Pfortaderasts sollte immer der Hauptstamm der Gegenseite (für Hemihepatektomien oder erweiterte Resektionen) dargestellt werden (hier gibt es seltene Varianten der intrahepatischen Aufzweigung).

Bei der Skelettierung der retrohepatischen V. cava inferior und der Darstellung der Lebervenen ist auch auf anatomische Varianten zu achten.

Gerade bei Operationen mit niedrigem zentralem Venendruck (ZVD) muss auf jeden Fall durch sicheres Klemmen und Übernähen das Entstehen von Luftembolien vermieden werden.

Wird die Parenchymdissektion blutungsarm durchgeführt, können Leitstrukturen in der Resektionsebene besser identifiziert und versorgt werden. Nach Abschluss der Parenchymphase kann (gerade bei atypischer Resektionsebene mitunter empfehlenswert) durch Anspritzen des Ductus cysticus mit verdünnter Lipofundinlösung eine Kontrolle auf mögliche Gallelecks an der Resektionsfläche durchgeführt werden.

5.8.3 Postoperative Behandlung

Komplikationen nach Eingriffen an der Leber stellen per se keinen Fehler in der Behandlung dar. Hier handelt es sich häufig um pathophysiologische Effekte und nicht generell um vermeidbare Fehler. Wichtig und entscheidend ist jedoch vielmehr, dass die Komplikationen zeitnah erkannt, diagnostiziert und entsprechend behandelt werden. Ansonsten kann ein Versäumnis in der Behandlung einer Komplikation als mangelnde Sorgfalt und Fahrlässigkeit gewertet werden.

Postoperative Komplikationen und Überwachung

Nach ausgedehnten Leberresektionen ist eine Überwachung des Patienten auf der Intensivstation bisher der Standard. Hier kann der Kreislauf lückenlos überwacht und pathophysiologische Veränderungen wie z. B. im Flüssigkeitshaushalt genau erfasst und entsprechend behandelt werden. Intensive Mobilisierung und physiotherapeutische Behandlung zur Vermeidung pulmonaler oder thrombembolischer Komplikationen sollen dort bereits begonnen und später auf der chirurgischen Normalstation fortgesetzt werden.

Cave

Trotzdem kann es aufgrund von häufig nach Leberteilresektionen entstehenden rechtsseitigen Pleuraergüssen aufgrund des operativen Reizes und pulmonaler Komorbiditäten zur respiratorischen Insuffizienz kommen, was dann zu einer erneuten Intubation und intensivmedizinischen Behandlung mit negativem Verlauf für den Patienten führen kann. Aus diesem Grunde sollten Pleuraergüsse frühzeitig erkannt, drainiert und mit entsprechenden prophylaktischen Maßnahmen vermieden werden.

Postoperativer Leberausfall

Ein weitaus schwerwiegenderes Problem ist der Funktionsausfall der verbliebenen Leber, entweder akut im frühen Verlauf nach Operation oder inkomplett chronisch, meist mit guter Remission als sogenanntes „Small-for-Size"-Syndrom oder „Posthepatektomieleberversagen".

- Darunter versteht man die Entwicklung einer hepatischen Enzephalopathie, Anstieg des Bilirubinwerts, Koagulopathie, therapierefraktärem Aszites und portaler Hypertension nach Lebertransplantation oder Leberresektion.
- Ursache dafür ist, dass bedingt durch das reduzierte Lebervolumen eine Hyperperfusion der Leber besteht.
- Dies führt zu Einblutungen, Scherstress, Erweiterung der Sinusoide, Parenchymnekrosen, Gallestau mit in der Folge gestörter Leberfunktion und Leberregeneration [45] [55].

Hier reicht also früh postoperativ das verbliebene funktionale Lebervolumen nicht aus, die physiologischen Prozesse aufrechtzuerhalten, sodass der Patient in ein Leberausfallkoma fällt. Mitunter entwickelt sich dieses Krankheitsbild auch im Rahmen von septischen Komplikationen protrahiert. Ursächlich kann neben dem Resektionsausmaß auch die Funktionalität der Leber sein, z. B. bei Leberzellverfettung, Leberzirrhose, Leberfibrose oder Vorschädigung der Leber nach Chemotherapie. In diesen Fällen kann es bereits bei kleineren Resektionen auch zu einem Leberversagen kommen.

Fallbeispiel

Ein Patient erhält eine segmentale Leberteilresektion, bei der eine R0-Situation für ein 4 cm großes hepatozelluläres Karzinom in einer Leberfibrose Grad 2 erreicht wird, und fällt dann im postoperativen Verlauf in ein Leberausfallkoma. Es erfolgte dann die Verlegung in eine universitäre Intensivstation zur Stabilisierung des Patienten. Trotz leberprotektiver Behandlung verschlechtert sich der Zustand des Patienten und es erfolgt die notfallmäßige Listung zur Lebertransplantation, die dann erfolgreich durchgeführt werden konnte.

Zusatzinfo

Konsequenz und mögliche Vermeidung
Die Beurteilung und Diagnostik der eigentlichen Leberfunktion des verbleibenden Lebergewebes ist bisher noch nicht routinemäßig möglich. Neuere diagnostische Verfahren (LiMAx-Test) scheinen sicher und auch sinnvoll zu sein, jedoch ist diese Technik noch in ihrer Wertigkeit umstritten und nicht überall verfügbar. Wichtig bleibt die kritische Beurteilung des Resektionsausmaßes und die Beurteilung der präoperativen Leberfunktion. Im Falle einer Risikokonstellation sollten diese Eingriffe an einem universitären Zentrum mit allen Möglichkeiten der Leberunterstützung bis hin zur Lebertransplantation durchgeführt werden.

Postoperatives Auftreten von Gefäß- und Gallenwegsproblemen

Blutung und Gefäßverschluss

Postoperative Blutungen müssen meist sofort revidiert werden.

- In der Regel treten diese Komplikationen früh postoperativ auf und werden mit Kreislaufdysregulation bis hin zum Schock, Hämoglobinwertabfall und blutiger Drainageförderung klinisch auffällig.
- Die Blutungsquellen können sowohl im Bereich der Resektionsfläche liegen, aber auch Gefäßstümpfe sein. Diese Blutungsquellen gilt es entsprechend zu explorieren und anschließend mittels Naht, thermischer Koagulation oder lokaler manueller Kompression zu verschließen (▶ Abb. 5.46a).

Gefäßverschlüsse sind selten, können aber lebensbedrohlich werden.

- Häufig handelt es sich um einen arteriellen Verschluss, der in der Folge zu einer, je nach Dauer auch irreversiblen Schädigung der kleinen Gallenwege führt.
- Die Diagnose wird bei pathologischem Labor (erhöhte Leberparameter, eingeschränkte Leberfunktion, Gerinnungsstörung, anhaltender Gallestau) und in der weiterführenden bildgebenden Diagnostik gestellt.
- Auch hier ist meist eine operative Versorgung notwendig. Dabei wird neben einer lokalen Thrombektomie des verschlossenen Gefäßes auch in einigen Fällen die Neuanlage einer Gefäßnaht notwendig. Postoperativ ist dann in der Regel eine therapeutische Antikoagulation zu empfehlen.

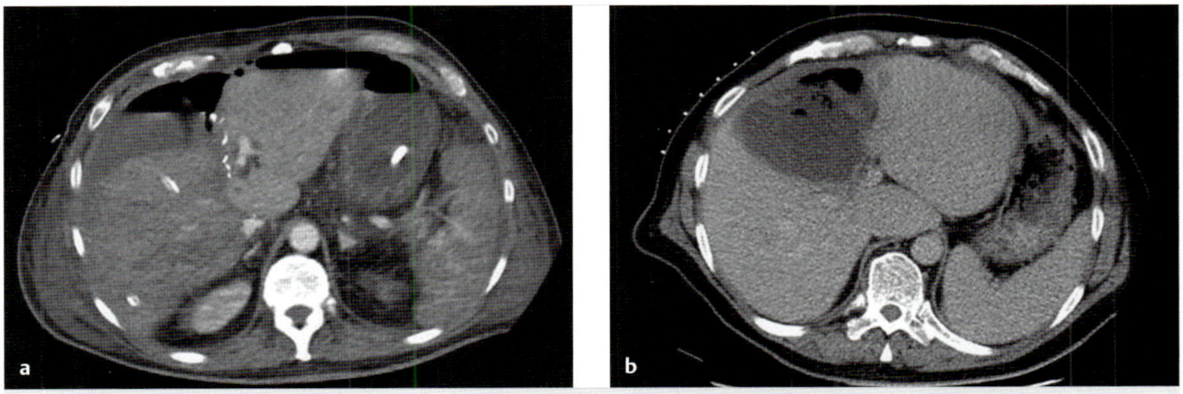

Abb. 5.46 Postoperative Komplikationen. Radiologische Fallbeispiele: Blutung und Bildung eines Bilioms.
a Im postoperativen Verlauf nach erweiterter Hemihepatektomie rechts nach multiplen kolorektalen Lebermetastasen kam es zu einem Abfall des Hämoglobinwerts mit radiologischem Nachweis eines großen Hämatoms, anliegend an die Resektionsfläche, mit teils frischen und teils bereits koagulierten Anteilen. Bei der Revisionsoperation zeigte sich eine aktive Blutung im Bereich der abgesetzen Arterie, sodass diese übernäht und die Blutung gestillt werden konnte.
b Nach atypischer Resektion einer kolorektalen Lebermetaste im Segment V wurde bei steigenden Entzündungswerten eine Schnittbildgebung durchgeführt. Hier zeigte sich ein infiziertes Biliom im Bereich der Resektionshöhle, das dann mittels radiologisch gestützter Drainage erfolgreich behandelt werden konnte.

Galleleckage

Eine Galleleckage mit Ausbildung eines Bilioms ist eine häufige postoperative Komplikation (▶ Abb. 5.46b), sie bedarf nicht zwingend einer operativen Therapie.

- Grund hierfür kann der Austritt von Galle im Bereich der Resektionsfläche an einem durchtrennten Gallengang sein oder auch – bei erweiterter Resektion – im Bereich einer zentralen Gallengangsnaht.
- Ein biliärer Verhalt kann erfolgreich mittels interventioneller Einlage einer Drainage behandelt werden.
- Folgekomplikationen aufgrund des Sekrets können Abszessbildungen und Blutungen sein. Diese können aber auch unabhängig von einer Galleleckage auftreten.

Fallbeispiel

Nach erweiterter Leberteilresektion bei kolorektaler Metastase bildete sich ein Biliom an der Resektionsfläche mit Kontakt zum Leberhilus. Initial erfolgte die CT-gestützte Punktion und Drainageneinlage des Bilioms sowie die Einlage eines Stents in den Gallengang. In den sonografischen Kontrollen folgt eine deutliche Größenabnahme und Reduktion der Fördermenge. Im weiteren Verlauf treten dann erneut Schmerzen und zunehmende blutige Förderung über die Biliomdrainage auf. Sonografisch zeigt sich nun ein großer Flüssigkeitsverhalt und Verdacht auf Hämatom, weshalb die Indikation zur notfallmäßigen operativen Revision gestellt wurde. Intraoperativ zeigte sich die Arrosion der abgesetzen rechten Leberarterie mit aktiver Blutung, die übernäht werden konnte. Nach Platzierung neuer Drainagen wurde die Operation beendet.

Zusatzinfo

Konsequenz und mögliche Vermeidung

Austritt von Blut oder Galle an der Resektionsfläche können durch eine minutiöse operative Technik und Versorgung von kleinen Gefäßen auf ein minimales Maß reduziert werden. Möglichkeiten der intraoperativen Überprüfungen der Resektionsfläche auf Gallenundichtigkeiten gibt es viele, jedoch eine absolute Sicherheit ist mit keiner Methode wissenschaftlich belegt. Trotzdem können diese Undichtigkeiten auftreten, sodass ein rasches Erkennen und im Bedarfsfall sofortige Behandlung daher wichtig ist. Daher sollten postoperativ regelmäßige sonografische Kontrollen, im Bedarfsfall auch mit Computertomografie, durchgeführt werden.

Bei Vorliegen eines Bilioms sollte eine Ableitung der Flüssigkeit nach außen mittels Drainage und eine Optimierung des internen Galleabflusses in den Darm mittels ERCP erfolgen, um so Schmerzen und mögliche Gefäßarrosionen zu vermeiden. Bei klinischem Verdacht auf eine Blutung sollte je nach Zustand des Patienten, neben der Ausschöpfung interventioneller Möglichkeiten (Angiografie, Stenting, Coiling), die Indikation zur operativen Revision großzügig gestellt werden.

Fehleinschätzung in der operativen Radikalität

Das Ziel der onkochirurgischen Therapie an der Leber ist die Heilung und Tumorfreiheit des Patienten. Trotz vielfältiger und multidisziplinärer Therapieansätze gelingt dies nicht in jedem einzelnen Fall. Dabei spielen nicht in der präoperativen und intraoperativen Diagnostik erkannte Leberherde, aber auch an der Resektionsfläche verbliebenes Tumorgewebe eine entscheidende Rolle [52] [152] [154].

Trotz Verbesserung der diagnostischen Mittel können Tumoren erst ab einer gewissen Größe detektiert werden. Hier kann, wie bereits gezeigt, die Sicherheit im Tumornachweis durch Verwendung verschiedener Untersuchungsmethoden gesteigert werden. Darüber hinaus kann eine intraoperative Ultraschalluntersuchung in der Beurteilung fraglicher Tumorherde helfen und so die Planung der Operation und die Radikalität entscheidend beeinflussen [52] [152].

Zusatzinfo

Intraoperative Bildgebung

Seit einigen Jahren finden sich auch in der Leberchirurgie Entwicklungen hinsichtlich einer zusätzlichen intraoperativen Bildgebung, neben der einfachen intraoperativen Ultraschalluntersuchung, mit der Möglichkeit einer intraoperativen Navigation [24] [51] [127]. Dabei werden präoperativ gewonnene radiologische Befunde und Informationen in die intraoperative Situation übertragen und mittels spezieller Navigationssysteme (Trackingsysteme) wird die Resektionslinie in Echtzeit in die Befunde integriert. Dies ermöglicht, die chirurgische Genauigkeit und auch mögliche Radikalität zu erhöhen, birgt allerdings durch eine vielschichtige und mehrstufige Bildanalyse bis hin zur intraoperativen Bildübertragung weitere Fehlerquellen; dessen sollte sich der behandelnde Chirurg im Klaren sein und er sollte den Patienten darüber in Kenntnis setzen [74].

Im Vergleich zu festen oder im Gewebe fixierten Organen (Gehirn, Knochen, Wirbelsäule), ist gerade die Leber während einer Operation häufig aus der präoperativen Lage mobilisiert und auch plastischen Verformungen ausgesetzt. Dies führt zu einer weiteren potenziellen Fehlerquelle der intraoperativen Navigation. Aus diesen Gründen ist eine intraoperative Navigation für die Zukunft eine vielversprechende Methode, kann jedoch aktuell noch nicht zu einem geforderten Standard in der Leberchirurgie gesetzt werden.

Bei multifokalen oder auch diffus wachsenden Tumoren reichen die bisher zur Verfügung stehenden Mittel nicht aus, die Radikalität zu beurteilen. Histologische Schnellschnittuntersuchungen können bei begrenzter Resektionsfläche eine Möglichkeit sein, die Radikalität zu beurteilen, allerdings bedeutet dies bei großer zu untersuchender Resektionsfläche eine deutliche Zunahme der Operationsdauer, bei nur geringfügig erhöhter diagnostischer Sicherheit.

Fallbeispiel

Bei einem 64-jährigen Patienten wurde bei einem hepatozellulärem Karzinom eine erweiterte Leberresektion durchgeführt. In der histologischen Beurteilung zeigte sich, dass der Tumor radikal und mit Sicherheitsabstand zur Resektionsfläche reseziert worden war. Jedoch kam es in den bildgebenden Nachkontrollen innerhalb der ersten 2 Jahre zu einem neuen Rundherd nahe der Resektionsfläche, der im weiteren Verlauf an Größe zunahm. Entsprechend wurde der Verdacht auf ein Rezidiv geäußert. Zum Zeitpunkt der erneuten Operation hatte sich die Lebermorphologie zu einer ausgeprägten Leberzirrhose entwickelt, sodass eine weitere radikale Resektion nicht möglich war.

Zusatzinfo

Konsequenz und mögliche Vermeidung

Bei der Leberteilresektion sind der Radikalität vonseiten der anatomischen Gegebenheiten und des verbleibenden funktionellen Restgewebes Grenzen gesetzt. Im Rahmen dieser Grenzen muss die Radikalität voll umfänglich ausgeschöpft werden, sodass die Wahrscheinlichkeit von Resttumorgewebe minimiert wird. Auch sollten mithilfe von intraoperativer Sonografie die Tumorausdehnung und mögliche zusätzliche Tumorherde beurteilt werden. Zusätzlich sollte auch das Resektat am Schnittrand auf mögliche Tumorinvasion hin überprüft werden und bei Unklarheit, sofern möglich, eine entsprechende Nachresektion durchgeführt werden. Aber auch dann besteht das unvermeidbare Risiko, dass sich im Bereich der Resektionsfläche ein Tumorrezidiv ausbildet. Eine intraoperative histologische Beurteilung des Resektionsrandes kann hier zwar eine mögliche höhere Sicherheit bieten, aber ein Restrisiko ist nicht auszuschließen.

Literatur

[1] Aasvang EK, Kehlet H. Postherniotomy dysejaculation: successful treatment with mesh removal and nerve transection. Hernia 2008; 12: 645–647

[2] Ahmed AR, Rickards G, Husain S et al. Trends in internal hernia incidence after laparoscopic Roux-en-Y gastric bypass. Obes Surg 2007; 17: 1563–1566

[3] Alkhaffaf B, Decadt B.15 Years of litigation following laparoscopic cholecystectomy in England. Ann Surg 2010; 251, 682–685

[4] Al-Subaie S, Al-Haddad M, Al-Yaqout W et al. A case of a colocutaneous fistula: a rare complication of mesh migration into the sigmoid colon after open tension-free hernia repair. Int J Surg Case Rep 2015; 14: 26–29

[5] Alves A, Panis Y, Lelong B et al. Randomized clinical trial of early versus delayed temporary stoma closure after proctectomie. Br J Surg 2008; 95: 693–698

[6] Amato B, Moja L, Panico S et al. Shouldice technique versus other open techniques for inguinal hernia repair. Cochrane Database Syst Rev 2012; 4: CD001543, DOI: 10.1002/14651858.CD001543.pub4

[7] Ambe PC, Sommer B, Zirngibl H. Verwechslungseingriffe in der Chirurgie. Chirurg 2015; 86: 1034–1039

[8] American Society for Gastrointestinal Endoscopy. ASGE Standards of Practice Committee. Complications of ERCP Guidelines. Gastrointestinal Endoscopy 2012; 75: 467–473

[9] Andersen JC, Bundgaard L, Elbrond H et al. Danish national guidelines for treatment of diverticular disease. Dan Med J 2012; 59: C4453

[10] Angenete E, Thornell A, Burcharth J et al. Laparoscopic lavage is feasible and safe for the treatment of perforated diverticulitis with purulent peritonitis: the first results from the randomized controlled trial DILALA. Ann Surg 2016; 263: 117–122

[11] [Anonymous; No authors listed] [A case of sigmoid-cutaneous fistula caused by a rolled-up mesh and sigmoid colon perforation after bilateral TAPP inguinal hernia repair]. Wiad Lek 2015; 68: 108–110

[12] Anthuber M, Rüth S. Chirurgie des Dünndarmes. In: Bauch J, Bruch HP, Heberer J, Jähne J, Hrsg. Behandlungsfehler und Haftpflicht in der Viszeralchirurgie. Heidelberg: Springer; 2011: 91–105

[13] AQUA – Institut für angewandte Qualitätsförderung und Forschung im Gesundheitswesen GmbH. Bundesauswertung zum Erfassungsjahr 2014. 12/1 – Cholezystektomie Qualitätsindikatoren. Göttingen: AQUA; 2015

[14] Arakaki AK, Skolnick J, McDonald JF. Marker metabolites can be therapeutic targets as well. Nature 2008; 456: 443

[15] Arend J, Schütte K, Peglow S et al. Arterielle und portalvenöse Gefäßkomplikationen nach HBP-Eingriffen. Interdisziplinäres Management. Chirurg 2015; 86, 525–532

[16] Arita J, Ono Y, Takahashi M et al. Routine preoperative liver-specific magnetic resonance imaging does not exclude the necessity of contrast-enhanced intraoperative ultrasound in hepatic resection for colorectal liver metastasis. Ann Surg 2015; 262: 1086–1091

[17] Asperger W et al. Zum Stand der laparoskopischen Gallenchirurgie. Bilanz der Ostdeutschen Multizenterstudie – CESAQ-Cholezystektomie-Studie. Ostdeutsche Arbeitsgruppe Leistungserfassung & Qualitätssicherung in der Chirurgie CAQ. Vortrag, gehalten auf dem Kongress der Thüringischen Gesellschaft für Chirurgie 1999 in Eisenach. Eisenach; 1999

[18] Asperger W. Fehler bei der Laparoskopischen Cholecystektomie. Vortrag, gehalten auf dem 1. Saale-Unstrut-Symposium 2006 „Fehlermanagement in der Chirurgie"; 2006

[19] Asperger W. Arbeitsgruppe Externe Qualitätssicherung Chirurgie der Ärztekammer Sachsen-Anhalt; 2015

[20] Aziz H, Pandit V, Hugh TB et al. Age and obesity are independent predictors of bile duct injuries in patients undergoing laparoscopic cholecystectomy. World J Surg 2015; 39: 1804–1808

[21] Bassi C, Dervenis C, Butturini G et al. Postoperative pancreatic fistula: an international study group (ISGPF) definition. Surgery 2005; 138: 8–13

[22] Bauer H. Ärztliche Behandlungsfehler aus der Sicht des Arztes. In: Konrad-Adenauer-Stiftung e. V., Hrsg. Arzt und Patient. Beiträge des Symposiums 15.–18.09.2005. Freiburg: Herder; 398–413

[23] Behrns KE, Tsiotos GG, DeSouza NF et al. Hepatic steatosis as a potential risk factor for major hepatic resection. J Gastrointest Sur 1998; 2: 292–298

[24] Beller S, Eulenstein S, Lange T et al. Upgrade of an optical navigation system with a permanent electromagnetic position control: a first step towards "navigated control" for liver surgery. J Hepatobiliary Pancreat Surg 2009; 16: 165–170

[25] Belyaev O, Herzog T, Chromik A et al. Pankreaschirurgie. Der Chirurg als entscheidender Prognosefaktor. Gastroenterologe 2006; 1: 34–42

[26] Bendavid R. Dysejaculation. Postgrad Gen Surg 1992; 4: 139–141

[27] Bendavid R, Andrews DF, Gilbert AI. Testicular atrophy: incidence and relationship to the type of hernia and to multiple recurrent hernias. Probl Gen Surg 1995; 12: 225–227

[28] Bendavid R, Lou W, Grischkan D et al. A mechanism of mesh-related post-herniorrhaphy neuralgia. Hernia 2016; 20: 357–365

[29] Bischoff JM, Linderoth G, Aasvang EK et al. Dysejaculation after laparoscopic inguinal herniorrhaphy: a nationwide questionnaire study. Surg Endosc 2012; 26: 979–983

[30] Bokey L, Chapuis PH, Chan C et al. Long-term results following an anatomically-based surgical technique for resection of colon cancer: a comparison with results from complete mesocolic excision. Colorectal Dis 2016; 18: 676–683

[31] Brillantino A, Iacobellis F, Robustelli U et al. Non operative management of blant splenic trauma: a prospective evaluation of a standardized treatment protocol. Eur J Trauma Emerg Surg 2016; 42: 593–598

[32] Bruns CJ. Komplikationen in der hepatopankreatobiliären Chirurgie. Chirurg 2015; 86: 517–518

[33] Bundesärztekammer. Statistische Erhebung der Gutachterkommissionen und Schlichtungsstellen für das Statistikjahr 2008. Im Internet: http://www.bundesaerztekammer.de/fileadmin/user_upload/downloads/Gesamtstatistik_2008.pdf; Stand: 21.10.2016

[34] Cao C, Yan TD, Black D et al. A systematic review and meta-analysis of cytoreductive surgery with perioperative intraperitoneal chemotherapy for peritoneal carcinomatosis of colorectal origin. Ann Surg Oncol 2009; 16: 2152–2165

[35] Carpizo DR, Are C, Jarnagin W et al. Liver resection for metastatic colorectal cancer in patients with concurrent extrahepatic disease: results in 127 patients treated at a single center. Ann Surg Oncol 2009; 16: 2138–2146

[36] Chen H, Merchant NB, Didolkar MS. Hepatic resection using intermittent vascular inflow occlusion and low central venous pressure anesthesia improves morbidity and mortality. J Gastrointest Surg 2000; 4: 162–167

[37] Cheng ES, Hallet J, Hanna SS et al. Is central venous pressure still relevant in the contemporary era of liver resection? J Surg Res 2016; 200: 139–146, DOI: 10.1016/j.jss.2015.08.005

[38] Chong CC, Wong GL, Wong VW et al. Antiviral therapy improves post-hepatectomy survival in patients with hepatitis B virus-related hepatocellular carcinoma: a prospective-retrospective study. Aliment Pharmacol Therapeut 2015; 41: 199–208

[39] Christou N, Sampalis JS, Liberman M et al. Surgery decreases long-term mortality, morbidity and health care use in morbidly obese patients. Ann Surg 2004; 240: 416–424

[40] Chromik AM, Sülberg D, Belyaev O et al. Anastomosentechniken am Pankreas. Chirurg 2011; 82: 14–25

[41] Dahlke MH, Loss M, Schlitt HJ. Gallefisteln und biliäre Stauung nach hepatopankreatobiliären Eingriffen. Chirurg 2015; 86: 547–551

[42] Debus ES, Diener H, Larena-Avellaneda A. Akute intestinale Ischämie. Chirurg 2009; 80: 375–387

[43] de Jong MC, Pulitano C, Ribero D et al. Rates and patterns of recurrence following curative intent surgery for colorectal liver metastasis: an international multi-institutional analysis of 1669 patients. Ann Surg 2009; 250: 440–448

5

[44] Dekker SWA, Hugh TB. Laparosopic bile duct injury: understanding the psychology and heuristics of the error. ANZ J Surg 2008; 78: 1109–1114

[45] Demetris AJ, Kelly DM, Eghtesad B et al. Pathophysiologic observations and histopathologic recognition of the portal hyperperfusion or small-for-size syndrome. Am J Surg Pathol 2006; 30: 986–993

[46] de Reuver PR, Dijkgraaf MGW, Gevers SKM et al. Poor agreement among expert witnesses in bile duct injury malpractice litigation. Ann Surg 2008; 248: 815–820

[47] Diamond T, Mole DJ. Anatomical orientation and crosschecking – the key to safer laparoscopic cholecystectomy. Br J Surg 2005; 92: 663–664

[48] Dindo D, Muller MK, Weber M et al. Obesity in general elective surgery. Lancet 2003; 361: 2032–2035

[49] Dittmar Y, Rauchfuss F, Settmacher U. Management von Komplikationen bei endoskopischen Interventionen im oberen Gastrointestinaltrakt. Chirurg 2015; 86: 1007–1013

[50] Ducic I, Dellon AL. Testicular pain after inguinal hernia repair: an approach to resection of the genital branch of genitofemoral nerve. J Am Coll Surg 2004: 198: 181–184

[51] Dumpuri P, Clements LW, Dawant BM et al. Model-updated image-guided liver surgery: preliminary results using surface characterization. Progr Biophys Mol Biol 2010; 103: 197–207

[52] Ellsmere J, Kane R, Grinbaum R et al. Intraoperative ultrasonography during planned liver resections: why are we still performing it? Surg Endosc 2007; 21: 1280–1283

[53] Enns R, Lee S. Preventing post-ERCP pancreatitis. Gastrointestinal Endoscopy 2013; 78: 851–853

[54] Escalona A, Devaud N, Pérez G et al. Antecolic versus retrocolic alimentary limb in laparoscopic Roux-en-Y gastric bypass: a comparative study. Surg Obes Relat Dis 2007; 3: 423–427

[55] Eshkenazy R, Dreznik Y, Lahat E et al. Small for size liver remnant following resection: prevention and management. Hepatobil Surg Nutrit 2014; 3: 303–312

[56] Fahrner R, Patsenker E, de Gottardi A et al. Elevated liver regeneration in response to pharmacological reduction of elevated portal venous pressure by terlipressin after partial hepatectomy. Transplantation 2014; 97: 892–900

[57] Fakhry SM, Watts DD, Luchette FA. Current diagnostic approaches lack sensitivity in the diagnosis of perforated blunt small bowel injury: analysis from 275,557 trauma admissions from the EAST multi-institutional HVI trial. J Trauma 2003; 54: 295–306

[58] Felix EL, Harbertson N, Vartanian S. Laparoscopic hernioplasty: significant complications. Surg Endosc 1999; 13: 328–331

[59] Fellmer PT, Fellmer J, Jonas S. Arzthaftung bei Gallengangsverletzungen nach laparoskopischer Cholezystektomie. Chirurg 2011; 82: 68–73

[60] Fischer JE. Is damage to the common bile duct during laparoscopic cholecystectomy an inherent risk of the operation? Am J Surg 2009; 197: 829–832

[61] Fischer JP, Basta MN, Mirzabeigi MN et al. A risk model and cost analysis of incisional hernia after elective, abdominal surgery based upon 12,373 cases: the case for targeted prophylactic intervention. Ann Surg 2016; 263: 1010–1017; DOI: 10.1097/SLA.0000000000001394

[62] Fitzgibbons jr. RJ, Camps J, Cornet DA et al. Laparoscopic inguinal herniorrhaphy. Results of a multicenter trial. Ann Surg 1995: 221: 3–13

[63] Fitzgibbons jr. RJ, Ramanan B, Arya S et al. Long-term results of a randomized controlled trial of a nonoperative strategy (watchful waiting) for men with minimally symptomatic inguinal hernias. Ann Surg 2013: 258: 508–515

[64] Gagner M, Boza C. Laparoscopic duodenal switch for morbid obesity. Expert Rev Med Devices 2006; 3: 105–112

[65] Gagner M, Buchwald JN. Comparison of laparoscopic sleeve gastrectomy leak rates in four staple-line reinforcement options: a systematic review. Surg Obes Relat Dis 2014; 10: 713–723, DOI: 10.1016/j.soard.2014.01.016

[66] Gastinger I, Marusch F, Steinert R et al. Protective defunctioning stoma in low anterior resection for rectal carcinoma. Br J Surg 2005; 92: 1137–1142

[67] Genthner A, Eickhoff A, Kähler G. Perforationen nach endoskopischen Eingriffen im Gastrointestinaltrakt. Gastroenterologe 2014; 9: 213–221

[68] Gonzalez SA. Novel biomarkers for hepatocellular carcinoma surveillance: has the future arrived? Hepatobiliary Surg Nutrit 2014; 3: 410–414

[69] Gurusamy KS, Pamecha V, Sharma D et al. Techniques for liver parenchymal transection in liver resection. Cochrane Database Syst Rev 2009; CD006880, DOI: 10.1002/14651858.CD006880.pub2

[70] Gutt CN, Encke J, Köninger J et al. Acute cholecystitis early versus delayed cholecystectomy. A multicenter randomized trial (ACDC Study, NCT 00 447 304). Ann Surg 2013; 258: 385–393

[71] Haltmeier T, Groebli Y. Small bowel lesion due to spiral tacks after laparoscopic intraperitoneal onlay mesh repair for incisional hernia. Int J Surg Case Rep 2013; 4: 283–285

[72] Hamilton P, Murphy J, Bendavid R. Color Doppler ultrasound in the assessment of ischaemic orchitis after inguinal herniorrhaphy. Probl Gen Surg 1995; 12: 229–232

[73] Haninec P, Horak L, Kaiser R. Obturator nerve injury in laparoscopic inguinal hernia mesh repair. Hernia 2013; 17: 801–804

[74] Hansen C, Heckel F, Ojdanic D et al. Genauigkeit und Fehlerquellen im Operationssaal am Beispiel der Leberchirurgie. In: Niederlag W, Hrsg. Der digitale Operationssaal. 1. Aufl. Dresden: de Gruyter; 2012:

[75] Haschenz I. Die Lebensqualität nach Gallengangsverletzungen bei laparoskopischer Cholezystektomie: Untersuchung anhand von 52 Patienten des Universitätsklinikums Hamburg-Eppendorf [Dissertation]. Hamburg; 2011

[76] Hata S, Imamura H, Aoki T et al. Value of visual inspection, bimanual palpation, and intraoperative ultrasonography during hepatic resection for liver metastases of colorectal carcinoma. World J Surg 2011; 35: 2779–2787

[77] Heald RJ, Beets G, Carvalho C. Report from a consensus meeting: response to chemoradiotherapy in rectal cancer – predictor of cure and a crucial new choice for the patient: on behalf of the Champalimaud 2014 Faculty for 'Rectal cancer: when NOT to operate'. Colorectal Dis 2014; 16: 334–337

[78] Heimbach JK, Watt KD, Poterucha JJ et al. Combined liver transplantation and gastric sleeve resection for patients with medically complicated obesity and end-stage liver disease. Am J Transplant 2013; 13: 363–368

[79] Hogemann D, Stamm G, Shin H et al. [Individual planning of liver surgery interventions with a virtual model of the liver and its associated structures]. Radiologe 2000; 40: 267–273

[80] Hoppe S, von Loeffelholz C, Lock JF et al. Nonalcoholic steatohepatits and liver steatosis modify partial hepatectomy recovery. J Investig Surg 2015; 28: 24–31

[81] Husain S, Ahmed AR, Johnson J et al. Small-bowel obstruction after laparoscopic Roux-en-Y gastric bypass: etiology, diagnosis, and management. Arch Surg 2007; 142: 988–993

[82] Iesalnieks I, Kullmann F, Dahlke M et al. [Surgical management of patients with peritoneal carcinomatosis of gastrointestinal origin]. Zeitschr Gastroenterol 2006; 44: 1237–1245

[83] Jacob DA, Hackl JA, Bittner R et al. Perioperative outcome of unilateral versus bilateral inguinal hernia repairs in TAPP technique: analysis of 15,176 cases from the Herniamed Registry. Surg Endosc 2015; 29: 3733-3740, DOI: 10.1007/s00 464-015-4146-5

[84] Jiang ZP, Wang DY, Lai DM et al. Variations of urinary bladder and the urogenital fatty fascial compartment with different filling of the bladder are notable factors relevant to hernia repair-related bladder injury. Am Surg 2013; 79: 167–174

[85] Judd S, Antaki F. Infectious complications of endoscopic retrograde cholangiopancreatography (ERCP). Techniques in Gastrointestinal Endoscopy 2014; 16: 183–186

[86] Kapoor VK. Medico-legal aspects of bile duct injury. J Min Access Surg 2016; 12: 1–3

[87] Khurana RN, Baudendistel TE, Morgan EF et al. Postoperative rhabdomyolysis following laparoscopic gastric bypass in the morbidly obese. Arch Surg 2004; 139: 73–76

[88] Kim J, Bae BN, Jung HS et al. Risk factors of a pulmonary thromboembolism after colorectal surgery. Ann Coloproctol 2015; 31: 187–191

[89] Kluge J, Marusch F, Koch A et al. Bedeutung der Laparoskopie beim Abdominaltrauma. Perspektiven der Chirurgie im 21. Jahrhundert. Volume 2000 of the series Deutsche Gesellschaft für Chirurgie pp 816

[90] Koch A, Lorenz R, Meyer F et al. Leistenhernienreparation – Wo wird wie operiert? [Hernia repair at the groin – who undergoes which surgical intervention?]. Zentralbl Chir 2013: 138: 410–417

[91] Koch M, Garden OJ, Padbury R et al. Bile leakage after hepatobiliary and pancreatic surgery: a definition and grading of severity by the International Study Group of Liver Surgery. Surgery 2011; 149: 680–688

[92] Kostrzewska M, Baniukiewicz A, Wróblewski E et al. Complications of endoscopic retrograde cholangiopancreatography (ERCP) and their risk factors. Advances in medical Sciences 2011; 56: 6–12

[93] Kremer K, Hrsg. Chirurgische Operationslehre. Band 6. Stuttgart: Thieme; 1992

[94] Kremer K, Hrsg. Chirurgische Operationslehre. Band 7. Stuttgart: Thieme; 1995

[95] Kube R, Lippert H, Gastinger I et al. Wie sicher ist die laparoskopische Cholezystektomie. Zentralbl Chirurgie 2009; 134; 155–158

[96] Kumbhari V, Khashab MA. Perforation due to ERCP. Techniques in Gastrointestinal Endoscopy 2014; 16: 187–194

[97] Lagandre S, Arnalsteen L, Vallet B et al. Predictive Factors for Rhabdomyolysis after Bariatric Surgery. Obes Surg 2006; 6: 1365–1370

[98] Lammert F, Neubrand MW, Bittner R et al. S 3-Leitlinie der Deutschen Gesellschaft für Verdauungs- und Stoffwechselkrankheiten und der Deutschen Gesellschaft für Viszeralchirurgie zur Diagnostik und Behandlung von Gallensteinen. Zentralbl Gastroenterol 2007; 45: 971–1001

[99] Lange JF, Meyer VM, Voropai DA et al. The role of surgical expertise with regard to chronic postoperative inguinal pain (CPIP) after Lichtenstein correction of inguinal hernia: a systematic review. Hernia 2016; 20: 349–356

[100] Langella S, Russolillo N, Forchino F et al. Impact of obesity on postoperative outcome of hepatic resection for colorectal metastases. Surgery 2015; 158: 1521–1529

[101] Lillimoe KD. To err is human, but should we expect more from a surgeon? Ann Surg 2003; 237, 470–471

[102] Ludwig K, Köckerling F, Hohenberger W et al. Die chirurgische Therapie der Cholecysto-/Choledocholithiasis. Chirurg 2001; 72: 1171–1178

[103] Luther B. Akute viszerale Ischämie. Gefäßchirurgie 2006; 11: 167–72

[104] Lutz JT, Valentin-Gamazo C, Gorlinger K et al. Blood-transfusion requirements and blood salvage in donors undergoing right hepatectomy for living related liver transplantation. Anesthesia Analgesia 2003; 96: 351–355

[105] McKinley SK, Brunt LM, Schwaitzberg SD. Prevention of bile duct injury: the case for incorporating educational theories of expertise. Surg Endosc 2014; 28: 3 385–3 391

[106] Madea B, Preuß J. Medical malpractice as reflected by the forensic evaluation of 4 450 autopsies. Forensic Sci Int 2009: 190: 58–66

[107] Malik A, Bell CM, Stukel TA et al. Recurrence of inguinal hernias repaired in a large hernia surgical specialty hospital and general hospitals in Ontario, Canada. Can J Surg 2016; 59: 19–25

[108] Mantke R. Gallenblase und Gallenwege. In: Mantke R, Lippert H, Hrsg. Komplikationen in der Chirurgie. Stuttgart: Thieme; 2016:

[109] Masuda T, Shirabe K, Yoshiya S et al. Nutrition support and infections associated with hepatic resection and liver transplantation in patients with chronic liver disease. J Parenteral Enteral Nutrit 2013; 37: 318–326

[110] Medizinischer Dienst des Spitzenverbandes Bund der Krankenkassen e. V. (MDS), Hrsg. Medizinischer Dienst der Krankenversicherung (MDK). Behandlungsfehler-Begutachtung der MDK-Gemeinschaft. Jahresstatistik 2015. Essen; 2016

[111] Mensink GBM, Schienkiewitz A, Haftenberger M et al. Übergewicht und Adipositas in Deutschland. Ergebnisse der Studie zur Gesundheit Erwachsener in Deutschland (DGES 1). Bundesgesundheitsbl 2013; 56: 786–794

[112] Meyer HJ, Sauer P. Postoperative Probleme nach Magenresektion oder Gastrektomie und Pankreasresektion. Gastroenterologe 2009; 4: 437–445

[113] Mitry E, Fields AL, Bleiberg H et al. Adjuvant chemotherapy after potentially curative resection of metastases from colorectal cancer: a pooled analysis of two randomized trials. J Clin Oncol 2008; 26: 4 906–4 911

[114] Moghadamyeghaneh Z, Hanna MH, Carmichael JC et al. Wound disruption following colorectal operations. World J Surg 2015; 39: 2999–3 007

[115] Moreiro J, Ruiz O, Perez G et al. Parathyroid hormone and bone marker levels in patients with morbid obesity before and after biliopancreatic diversion. Obes Surg 2007; 17: 348–354

[116] Moßhammer D, Eissler M. Welche Fehler machen Hausärzte? Gesundheitswesen 2014; 76: 297–302

[117] Müller MK, Guber J, Wildi S et al. Three-year follow-up study of retrocolic versus antecolic laparoscopic Roux-en-Y gastric bypass. Obes Surg 2007; 17: 889–893

[118] Nelson LG, Gonzalez R, Haines K et al. Spectrum and treatment of small bowel obstruction after Roux-en-Y gastric bypass. Surg Obes Relat Dis 2006; 2: 377–383

[119] Neumann UP, Seehofer D, Neuhaus P. The surgical treatment of hepatic metastases in colorectal carcinoma. Dtsch Ärztebl Int 2010; 107: 335–342

[120] Nicholson JK, Lindon JC. Systems biology: metabonomics. Nature 2008; 455: 1054–1056

[121] Nielsen LB, Wille-Jorgensen P. National and international guidelines for rectal cancer. Colorectal Dis 2014; 16: 854–865

[122] Nordlinger B, Sorbye H, Glimelius B et al. Perioperative chemotherapy with FOLFOX4 and surgery versus surgery alone for resectable liver metastases from colorectal cancer (EORTC Intergroup trial 40 983): a randomised controlled trial. Lancet 2008; 371: 1007–1016

[123] Panovski M, Sazdovska IR, Fildisevski I et al. Colovaginal anastomosis: a totally unacceptable surgical error. Int J Surg Case Rep 2015; 7C: 66–69

[124] Parikh M, Issa R, McCrillis A et al. Surgical strategies that may decrease leak after laparoscopic sleeve gastrectomy: a systematic review and meta-analysis of 9 991 cases. Ann Surg 2013; 257: 231–237

[125] Paroz A, Calmes JM, Giusti V et al. Internal hernia after laparoscopic Roux-en-Y gastric bypass for morbid obesity: a continuous challenge in bariatric surgery. Obes Surg 2006; 16: 1482–1487

[126] Peng BG, He Q, Li JP et al. Adjuvant transcatheter arterial chemoembolization improves efficacy of hepatectomy for patients with hepatocellular carcinoma and portal vein tumor thrombus. Am J Surg 2009; 198: 313–318

[127] Peterhans M, vom Berg A, Dagon B et al. A navigation system for open liver surgery: design, workflow and first clinical applications. Int J Med Robotics Comput Assist Surg 2011; 7: 7–16

[128] Pichlmaier H et al. Behandlungsfehler bei der laparoskopischen Cholezystektomie. Rheinisches Ärztebl 07/1999

[129] Pieper D, Eikermann M, Mathes T et al. Mindestmengen auf dem Prüfstand. Chirurg 2014; 85: 121–124

[130] Püschmann H, Haferkamp G, Scheppokat KD et al. Vollständigkeit und Qualität der ärztlichen Dokumentation in Krankenakten. Dtsch Ärztebl 2006; 103: A121–126

[131] Quebbemann BB, Dallal RM. The orientation of the antecolic Roux limb markedly affects the incidence of internal hernias after laparoscopic gastric bypass. Obes Surg 2005; 15: 766–770

[132] Rabenstein T, Schulz HJ. Komplikationen nach ERCP. Gastroenterologe 2014; 9: 222–236

[133] Ramshaw B, Shuler F, Jones H et al. Laparoscopic inguinal hernia repair: lessons learned after 1224 consecutive cases. Surg Endosc 2001; 15: 50–54
[134] Reibetanz J, Germer CT. Das abdominelle Kompartmentsyndrom. Med Klin Intensivmed Notfallmed 2013; 108: 634–634
[135] Reinpold WM, Nehls J, Eggert A. Nerve management and chronic pain after open inguinal hernia repair: a prospective two phase study. Ann Surg 2011; 254: 163–168
[136] Reinpold W, Schroeder AD, Schroeder M et al. Retroperitoneal anatomy of the iliohypogastric, ilioinguinal, genitofemoral, and lateral femoral cutaneous nerve: consequences for prevention and treatment of chronic inguinodynia. Hernia 2015; 19: 539–548
[137] Rose J, Parina RP, Faiz O et al. Long-term outcomes after initial presentation of diverticulitis. Ann Surg 2015; 262: 1046–1053
[138] Rosen A, Halevy A. Anatomical basis for nerve injury during laparoscopic hernia repair. Surg Laparosc Endosc 1997; 7: 469–471
[139] Runkel N, Jurcovan O. Die spezifischen Komplikationsrisiken der minimal-invasiven Chirurgie. Chirurg 2015; 86: 1097–1104
[140] Rystedt J, Lindell G, Montgomery A. Bile duct injuries associated with 55 134 Cholecystectomies: treatment and outcome from a national perspective. World J Surg 2016; 40: 73–80
[141] Sailer R, Wienke A. Haftungsrisiko bei Operationen. Unvermeidbare Komplikationen oder vermeidbarer Behandlungsfehler? Chirurg 2014; 85: 1098–1102
[142] Sarno G, Al-Sarira AA, Ghaneh P et al. Cholecystectomy-related bile duct and vasculobiliary injuries. Br J Surg 2012; 99: 1129–1136
[143] Schauer PR, Bhatt DL, Kashyap SR. Bariatric surgery versus intensive medical therapy for diabetes. N Engl J Med 2014; 371: 682, DOI: 10.1056/NEJMc1 407393
[144] Schnitzbauer AA, Lang SA, Goessmann H et al. Right portal vein ligation combined with in situ splitting induces rapid left lateral liver lobe hypertrophy enabling 2-staged extended right hepatic resection in small-for-size settings. Ann Surg 2012; 255: 405–414
[145] Schrem H, Bektas H, Klempnauer J. Leberchirurgie. In: Bauch J, Bruch HP, Heberer J, Jähne J, Hrsg. Behandlungsfehler und Haftpflicht in der Viszeralchirurgie. Heidelberg: Springer; 2011: 149–160
[146] Schrewe M. Iatrogene Gallengangsverletzungen bei Cholezystektomie – Behandlungsfehler oder eingriffstypische Komplikation? BDC Mitteilungen 03/2010
[147] Schröder W, Hölscher AH, Gutschow C et al. Komplikationsmanagement bei Duodenalstumpfinsuffizienz. In: Jähne J., Königsrainer A., Schröder W et al. Was gibt es Neues in der Chirurgie? ecomed-Storck GmbH; 2015: 34–35
[148] Schultz JK, Yaqub S, Wallon C et al. Laparoscopic lavage vs primary resection for acute perforated diverticulitis: the SCANDIV randomized clinical trial. JAMA 2015; 314: 1364–1375
[149] Schumpelick V, Kasperk R, Stumpf M. Operationsatlas Chirurgie. 4. Aufl. Stuttgart: Thieme; 2013
[150] Selzner M, Clavien PA. Failure of regeneration of the steatotic rat liver: disruption at two different levels in the regeneration pathway. Hepatol 2000; 31: 35–42
[151] Seyama Y, Kokudo N. Assessment of liver function for safe hepatic resection. Hepatolog Res 2009; 39: 107–116
[152] Shah AJ, Callaway M, Thomas MG et al. Contrast-enhanced intraoperative ultrasound improves detection of liver metastases during surgery for primary colorectal cancer. HPB 2010; 12: 181–187
[153] Shindoh J, Hasegawa K, Matsuyama Y et al. Low hepatitis C viral load predicts better long-term outcomes in patients undergoing resection of hepatocellular carcinoma irrespective of serologic eradication of hepatitis C virus. J Clin Oncol 2013; 31: 766–773
[154] Sietses C, Meijerink MR, Meijer S et al. The impact of intraoperative ultrasonography on the surgical treatment of patients with colorectal liver metastases. Surg Endoscop 2010; 24: 1917–1922
[155] Simons MP, de Lange D, Beets GL et al. [The 'Inguinal Hernia' guideline of the Association of Surgeons of the Netherlands] [Article in Dutch]. Ned Tijdschr Geneeskd 2003; 147: 2111–2117
[156] Simons MP, Aufenacker T, Bay-Nielsen M et al. European Hernia Society guidelines on the treatment of inguinal hernia in adult patients. Hernia 2009; 13: 343–403
[157] Smeds S, Lofstrom L, Eriksson O. Influence of nerve identification and the resection of nerves 'at risk' on postoperative pain in open inguinal hernia repair. Hernia 2010; 14: 265–270
[158] Spelsberg FW, Nusser F, Hüttl TK et al. Aktuelle Therapie der Cholezysto- und Choledocholithiasis – Umfrageergebnisse mit Analyse von 16615 Eingriffen in Bayern. Zentralbl Chirurgie 2009; 134: 120–126
[159] Srikanth MS, Keskey T, Fox SR et al. Computed tomography patterns in small bowel obstruction after open distal gastric bypass. Obes Surg 2004; 14: 811–822
[160] Staib L, Aschoff AJ, Henne-Bruns D, Abdominaltrauma – Verletzungsorientiertes Management. Chirurg 2004; 75: 447–467
[161] Stapfer M, Selby RR, Stain SC et al. Management of duodenal perforation after endoscopic retrograde cholangiopancreatography and sphincterotomy. Ann Surg 2000; 232: 191–198
[162] Stich R, Bauer KH, Hrsg. Fehler und Gefahren bei chirurgischen Operationen. Band 2. Jena: Fischer; 1958
[163] Stockmann M, Lock JF, Malinowski M et al. How to define initial poor graft function after liver transplantation? – a new functional definition by the LiMAx test. Transplant Int 2010; 23: 1023–1032
[164] Strasberg SM. Biliary injury in laparoscopic surgery. J Am Coll Surg 2005; 201: 598–603
[165] Stroh Annals
[166] Stroh C, Hohmann U, Remmler K et al. Rhabdomyolysis after biliopancreatic diversion with duodenal switch. Obes Surg 2005; 15: 1347–1351
[167] Stroh C, Meyer F, Lippert H et al. Die Beriberi, eine seltene, aber schwerwiegende nutritive Komplikation nach bariatrischen Eingriffen: Inzidenz, Symptomatologie, Therapie und Prävention. Viszeralmedizin 2010; 26: 41–46
[168] Stroh C, Benedix F, Meyer F et al. Nutrient deficiencies after bariatric surgery – systematic literature review and suggestions for diagnostics and treatment. Zentralbl Chir 2015; 140: 407–416, DOI: 10.1055/s-0032-1328594
[169] Tanaka K, Murakami T, Matsuo K et al. Preliminary results of 'liver-first' reverse management for advanced and aggressive synchronous colorectal liver metastases: a propensity-matched analysis. Digestive Surg 2015; 32: 16–22
[170] Thiede A et al. Stellungnahme zur versehentlichen Resektion des Ductus hepatocholedochus. Zentralbl Chirurgie 2016; 141; 243–247
[171] Törnquist B, Strömberg C, Akre O et al. Selective intraoperative cholangiography and risk of bile duct injury during cholecystectomy. Br J Surg 2015; 102: 952–958
[172] Törnquist B et al. Severity of acute cholecystitis and risk of iatrogenic bile duct injury during cholecystectomy. A population-based case-control study. World J Surg 2016; 40: 1060–1067
[173] Troidl H. Kommentar zur Arbeit: Way et al. 2003. Minimal Invasive Chirurgie 2003; 12: 186–187
[174] Tsukuma H, Hiyama T, Tanaka S et al. Risk factors for hepatocellular carcinoma among patients with chronic liver disease. N Engl J Med 1993; 328: 1797–1801
[175] Uzzaman MM et al. Consenting practice for laparoscopic cholecystectomy – are we doing enough to warn patients about their operation? Int J Surg 2011; 9: 643e–647e
[176] Vashist YK, Yekebas EF, Gebauer F et al. Management of the difficult duodenal stump in penetrating duodenal ulcer disease: a comparative analysis of duodenojejunostomy with "classical" stump closure (Nissen-Bsteh). Langenbecks Arch Surg 2012; 397: 1743–1749
[177] Vennix S, Musters GD, Mulder IM et al. Laparoscopic peritoneal lavage or sigmoidectomy for perforated diverticulitis with purulent peritonitis: a multicentre, parallel-group, randomised, open-label trial. Lancet 2015; 386: 1269–1277
[178] Verhagen T, Loos MJ, Scheltinga MR et al. Surgery for chronic inguinodynia following routine herniorrhaphy: beneficial effects on dysejaculation. Hernia 2016; 20: 63–68
[179] Viste A, Horn A, Øvrebø K et al. Bile duct injuries following laparoscopic cholecystectomy. Scand J Surg 2015; 104: 233–237

[180] Vowinkel T, Senninger N. Retroperitoneales Emphysem nach endoskopischer retrograder Cholangiopankreatikographie. Chirurg 2015; 86: 462–467

[181] Way LW, Stewart L, Gantert W et al. Causes and prevention of laparoscopic bile duct injuries: analysis of 252 cases from a human factors and cognitive psychology perspective. Ann Surg 2003; 237: 460–469

[182] Weltrich H, Filting W. Fehlerhafte Darmresektion. Vermeidbare Radikaloperation ohne feingeweblichen Karzinomnachweis. In: Ärztekammer Nordrhein, Hrsg. Gutachtliche Entscheidungen. Aus der Arbeit der Gutachterkommission für ärztliche Behandlungsfehler bei der Ärztekammer Nordrhein – veröffentlicht im Rheinischen Ärzteblatt in der Zeit von Mai 2000 bis November 2015. 6. Aufl. Düsseldorf: AEKNO; 2015: 62–63. Im Internet: https://www.aekno.de/downloads/aekno/gak-entscheidungen-2000-2015.pdf; Stand: 28.10.2016

[183] Wente MN, Bassi C, Dervenis C et al. Delayed gastric emptying (DGE) after pancreatic surgery: a suggested definition by the International Study Group of Pancreatic Surgery (ISGPS). Surgery 2007; 142: 761–768

[184] Wente MN, Veit AJ, Bassi C et al. Postpancreatectomy hemorrhage (PPH) – an International Study Group of Pancreatic Surgery (ISGPS) definition. Surgery 2007; 142: 20–25

[185] West NP, Hohenberger W, Weber K et al. Complete mesocolic excision with central vascular ligation produces an oncologically superior specimen compared with standard surgery for carcinoma of the colon. J Clin Oncol 2010; 28: 272–278

[186] Windsor JA, Pong J. Laparoscopic biliary injury: more than a learning curve problem. ANZ J Surg 1998; 68: 186–189

[187] Xue TM, Tao LD, Zhang J et al. Mesh erosion causes small bowel obstruction: a rare complication of laparoscopic inguinal hernia repair: case description and review of literature. Hepatogastroenterol 2015; 62: 55–58

[188] Yu LH, Li N, Cheng SQ. The role of antiviral therapy for HBV-related hepatocellular carcinoma. Int J Hepatol 2011; 2011: ID 416459, DOI:10.4061/2011/416459

[189] Zafar SN, Obirieze A, Adesibikan B et al. Optimal time for early laparoscopic cholecystectomy for acute cholecystitis. JAMA Surg 2015; 150: 129–136

[190] Zhang XY, Luo Y, Wen TF et al. Contrast-enhanced ultrasound: improving the preoperative staging of hepatocellular carcinoma and guiding individual treatment. World J Gastroenterol 2014; 20: 12628–12636

[191] Zhou Y, Si X, Wu L et al. Influence of viral hepatitis status on prognosis in patients undergoing hepatic resection for hepatocellular carcinoma: a meta-analysis of observational studies. World J Surg Oncol 2011; 9: 108

[192] Zorzi D, Laurent A, Pawlik TM et al. Chemotherapy-associated hepatotoxicity and surgery for colorectal liver metastases. Br J Surg 2007; 94: 274–286

Kapitel 6

Proktologie

6 Proktologie

Paweł Mroczkowski

In memoriam Jacek Kalinowski, 1969–2016

Das anatomisch doch kleine Feld der Proktologie birgt ein hohes Potenzial an Komplikationen und Fehlern. Allerdings ist auch hier die Grenze zwischen einer Komplikation und einem Fehler recht problematisch. So kommt neben der chirurgischen Aktivität auch der Aufklärung und der präoperativen Diagnostik eine besondere Bedeutung zu.

6.1 Proktologische Indikationsstellung

Die Proktologie verlangt eine besonders sorgfältige Indikationsstellung, da eine Falschabwägung zwischen Risiken und Erfolgschancen verheerende Konsequenzen, sowohl für den Patienten wie auch für den Chirurgen, haben kann.

Eine besondere Herausforderung ist mit der Bestimmung der präoperativen Funktion sowie mit der korrekten Einschätzung der postoperativen Beeinflussung dieser Funktion verbunden.

- Es gibt kaum objektive, reproduzierbare und zuverlässige Bestimmungsmethoden.
- Die anale Manometrie liefert keine besseren Ergebnisse als eine rektale digitale Untersuchung [4]. Somit ist die Zuverlässigkeit dieser Einschätzung sehr von der Erfahrung des Untersuchers abhängig.

Ferner ist eine subtile und genaue Anamneseerhebung von enormer Bedeutung. Die proktologische Anamnese bedarf eines besonders hohen Einfühlungsvermögens.

- Die Patienten schämen sich ihres Leidens und möchten die Probleme häufig nicht in aller Ausführlichkeit schildern. Oft liegt ein langer Leidensweg hinter ihnen.
- Wichtig ist auch die Gewährleistung einer entsprechenden Umgebung, die es dem Patienten erleichtert, über seine, ihm peinlichen Beschwerden zu berichten.

> **Cave**
>
> Eine proktologische Indikationsstellung ohne genaue und gezielte Anamneseerhebung ist als ein eindeutiger Fehler anzusehen.

Die verschiedenen Scores (Wexner-Score, LARS-Score [Low-Anterior-Resection-Syndrome] etc.) sind ein Versuch, die Beschwerden korrekt einzustufen, ermöglichen eine Verlaufskontrolle, lassen jedoch einen relativ großen Spielraum innerhalb einer Gruppe zu und bilden nicht präzise den individuellen Leidensdruck des Patienten ab.

Oft ist es ratsam, den Patienten zur Führung eines Beschwerdetagebuchs über einen längeren Zeitraum (mindestens 1 Monat) zu motivieren.

- Diese Methode erlaubt eine bessere Objektivbarkeit der Problematik, sowohl für den Arzt wie auch für den Patienten selbst.
- Es ist wichtig, mit dieser Erhebung nicht nur ein genaues Bild der Beschwerden (Inkontinenz für festen/flüssigen Stuhl, Gas, Urgence, manuelle Hilfe bei der Defäkation, Vorlagen, Schmerzen, Brennen, Juckreiz, Schmieren etc.), sondern auch der Begleitumstände (Stress, Ernährung, Trinkmenge, Medikamenteneinnahme etc.) zu gewinnen.

Eine der wichtigsten Aufgaben eines operativ tätigen Proktologen ist die genaue Unterscheidung zwischen Symptomen, die konservativ kontrollierbar sind und denjenigen, die mit einer proktologischen Operation behoben werden können.

- Enorm wichtig ist auch das Erkennen der Situationen, in denen es weder eine konservative noch eine operative Therapiemöglichkeit gibt. Hier muss der Patient u. U. entweder seine Beschwerden akzeptieren oder sich für eine radikale Lösung außerhalb der Proktologie entscheiden, wie z. B. der Anlage eines künstlichen Darmausgangs. Ein entsprechend umfangreiches Aufklärungsgespräch mit klarer Benennung von Gefahren, Wahrscheinlichkeiten, Unklarheiten und Alternativen ist zwingend erforderlich.
- Die fehlende Vergütung der „sprechenden Medizin" in der deutschen Version des DRG-Systems kann nicht als Exkulpation bei einem derartigen Fehler gesehen werden.

In manchen Fällen, die man als Proktologe identifizieren sollte, ist eine psychiatrische bzw. psychosomatische Begleitung sinnvoll, da es sich bei den proktologischen Symptomen um die Somatisierung einer psychischen Problematik handelt.

- Es muss darauf geachtet werden, dass die Notwendigkeit einer solchen Vorstellung mit dem Patienten sehr sanft und sehr einfühlsam besprochen wird, weil es dabei leicht zu einer Verletzung und Stigmatisierung kommen kann.
- Auf der anderen Seite ist es ein klarer Fehler, einen Patienten zu operieren, bei dem man eine psychosomatische Komponente vermutet und diese nicht abgeklärt hat.

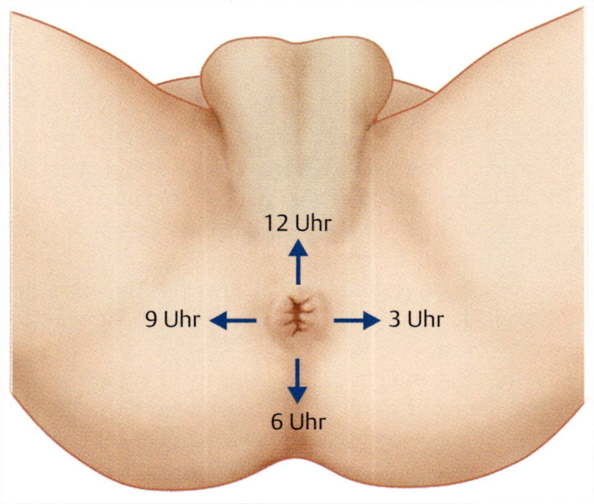

Abb. 6.1 Zirkumferenzielle Lokalisation. Orientierung und zirkuläre Befundbeschreibung in Steinschnittlage.

Neben einer genauen Anamneseerhebung gehören folgende Elemente zur proktologischen Untersuchung, die bei jedem neuen Patienten bzw. bei Patienten ohne erhoffte Besserung infolge der Therapie durchzuführen sind:

- Inspektion der Analregion
- Pressversuch
- rektale digitale Untersuchung (RDU) mit Kneifversuch
- vollständige Rektoskopie
- Proktoskopie

Bei Kontrolluntersuchungen bekannter Patienten unter Therapie kann auf einzelne Maßnahmen verzichtet werden (z. B. keine regelmäßige Wiederholung einer vollständigen Rektoskopie bei kurzfristigen Verlaufskontrollen eines Fissurleidens), aber eine unvollständige Primäruntersuchung ist als Fehler zu werten.

Zusatzinfo

Befunddokumentation

Hinzuweisen ist auch auf eine korrekte Dokumentation bzw. Beschreibung des erhobenen Befunds.

Die proktologische Untersuchung kann in Steinschnittlage, Seitenlage oder Knie-Ellenbogen-Lage durchgeführt werden, für die Befunddokumentation bezüglich der zirkumferenziellen Lokalisation werden die Bezeichnungen verwendet, als wäre der Patient in einer Steinschnittlage positioniert (▶ Abb. 6.1).

Für die Höhenangabe muss das Ende des starren Rektoskops an der Untergrenze des Befunds platziert und die Höhe dann genau am Analrand (der Finger der anderen Hand lässt sich auf dem Rektoskop nicht weiter nach oben schieben) abgelesen werden. Auch diese Binsenweisheit kann bei adipösen oder immobilisierten Patienten zu großen Schwierigkeiten führen. Als Fehler ist übrigens auch die fehlende Verifizierung mittels starrer Rektoskopie eines flexibel erhobenen Befunds zu werten, wenn die Höhe dieses Befunds einen Einfluss auf die operative Strategie hat. Ein flexibles Instrument ist wesentlich mehr anfällig für Fehler bei der Bestimmung der Befundhöhe als ein starres Instrument.

6.2 Proktologische Krankheitsbilder

6.2.1 Blutung

Eine peranale Blutung gehört zu den häufigsten Ursachen einer proktologischen Vorstellung.

- Es ist zwar eine Binsenweisheit, aber es muss wiederholt werden, dass eine faktische oder potenzielle sichtbare Blutungsquelle im Anal- bzw. Rektumbereich eine höher gelegene Blutungsursache nicht ausschließt. Somit ist auch das Unterlassen einer Koloskopie auch bei „frischen Blutauflagerungen" und rektoskopisch festgestellten Hämorrhoiden, Fissuren etc. ein klarer Fehler.
- Bei anamnestisch unklarem Blutungscharakter sollte im Rahmen der endoskopischen Sitzung auch eine Ösophagogastroduodenoskopie (ÖGD) durchgeführt werden.
- Als eindeutiger Fehler ist auch eine unterlassene histologische Sicherung der gesichteten Anomalien zu werten.

6.2.2 Hämorrhoiden

Hämorrhoidaloperationen gehören zu häufigsten und am meisten verbreiteten Eingriffen in der Viszeralchirurgie. Schätzungsweise werden in Deutschland jährlich ca. 50 000 Hämorrhoidenoperationen durchgeführt [1]. Die offene Hämorrhoidektomie nach Milligan-Morgan und die Stapler-Hämorrhoidopexie sind dabei die häufigsten Prozeduren.

Zu den folgenreichsten Fehlern der offenen Hämorrhoidektomie gehört eine zu aggressive Exzision des Anoderms, sodass die verbleibenden Streifen nicht ausreichend breit (ca. 1,5 cm) sind (▶ Abb. 6.2).

Die wegen geringerer postoperativer Schmerzentwicklung und postulierter technischer Einfachheit oft bevorzugte Operation nach Longo birgt jedoch ein eigenes Fehlerpotenzial. Eine fehlerhafte Durchführung dieses Eingriffs kann innerhalb weniger Minuten zu lebenslänglichen irreparablen Schaden führen. Die erste und wichtigste Fehlerquelle liegt in der Tabaksbeutelnaht.

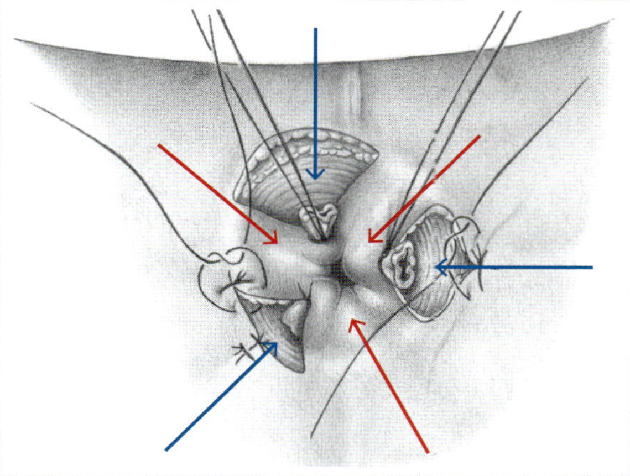

Abb. 6.2 Exzision des Anoderms. Nicht ausreichend breite verbleibende Anodermstreifen (rote Pfeile) führen zur Analstenose. Die Sphinktermuskulatur (blaue Pfeile) muss intakt bleiben. (aus: Schumpelick et al., Operationsatlas Chirurgie, 2013 [3])

Zusatzinfo

Empfohlene Maßnahmen zur Fehlervermeidung

- Die Tabaksbeutelnaht muss zuerst auf korrekter Höhe angelegt werden – ca. 4 cm oberhalb der Linea dentata.
- Diese Höhe muss auf der gesamten Zirkumferenz (360°) gleich bleiben.
- Es ist wichtig, dass das verwendete Anoskop bei seiner Replatzierung nicht gedreht, sondern herausgezogen und wieder neu eingeführt wird.
- Die Naht muss komplett, ohne jegliche Brücken, zu liegen kommen. Es ist darauf zu achten, dass nur Mukosa von der Naht erfasst wird (▶ Abb. 6.3).
    - Um dies zu überprüfen, führt der Operateur seinen Finger ein, während er mit der anderen Hand an der Naht zieht – diese muss vollständig, zirkulär, ohne jegliche Muskelanteile anliegen.
    - Bei Zweifeln empfiehlt es sich, eine neue Naht anzulegen – der Schaden ist sonst irreparabel.
    - Bei Einführen des Staplergeräts muss die Naht unter Spannung bleiben, gleichzeitig muss das Gerät jedoch ohne Gewaltanwendung nach oben gleiten. Die Ziffer „4“ auf dem Schaft muss im Analkanal ohne Gewalt verschwinden.
    - Nachdem das Staplergerät geschlossen und bevor es abgefeuert wurde, ist bei weiblichen Patienten eine digitale vaginale Untersuchung zwingend erforderlich, um ein Miterfassen der Vaginalwand sicher auszuschließen (▶ Abb. 6.4). Ein Unterlassen dieser Maßnahme ist als Fehler zu bewerten.
- Das Staplergerät darf nur dann ausgelöst werden, wenn der Operateur von der korrekten Durchführung aller o. g. Schritte überzeugt ist und dies überprüft hat. Nach dem Auslösen des Geräts gibt es keinen Weg zurück.
    - Eine zu tief angelegte Naht führt zu dauerhaften Schmerzsyndromen und Stenosen.
    - Miterfasste Sphinktermuskulatur führt zur Inkontinenz
    - Miterfasste Vaginalwand führt zur Fistelung.
- Essenziell ist auch eine akribische Blutstillung nach Entfernung des Staplergeräts.
    - Es empfiehlt sich, jede kleinste Nachblutung mit Umstechungen zu versorgen.
    - Verwendung der Thermokoagulation in der Nähe der Metallklammern ist aufgrund der Verbrennungsgefahr obsolet.
    - Bei einer Reoperation ist die Blutstillung schon nach wenigen Stunden aufgrund des Ödems wesentlich komplizierter, sodass die Notwendigkeit einer Reoperation primär ausgeschlossen werden sollte.

Bei allen Techniken einer Hämorrhoidaloperation empfiehlt es sich, die Präparate histologisch untersuchen zu lassen. Wird im Präparat kein Muskelgewebe beschrieben, ist es leichter, den Beweis zu führen, dass keine Sphinkteranteile reseziert wurden.

Unklar ist die erforderliche Form der Darmvorbereitung vor der Operation. Es gibt keine wissenschaftlichen Nachweise zur Reduktion der Komplikationsrate durch entsprechende Darmvorbereitung, andererseits ist es nicht schädlich, wenn durch Vorbereitung das operierte Gebiet prolongiert etwas geschönt wird.

6.2.3 Analkarzinom

Die Diagnostik und Behandlungsschemata eines Analkarzinoms sind nicht Gegenstand dieses Buches. Es gibt jedoch 3 relevante Fehlerbereiche:

- Nichterkennen einer potenziell verdächtigen Läsion
- primäre chirurgische Behandlung
- zu frühe Verifizierung des Therapieerfolgs

Unerkanntes Karzinom

Die makroskopische Unterscheidung zwischen einer benignen und einer malignen Läsion ist manchmal schwierig und kann nicht verlangt werden. Es ist jedoch ein eindeutiger Fehler, eine unklare oder potenziell verdächtige Läsion nicht zu erkennen und einer histologischen Verifikation zuzuführen (▶ Abb. 6.5, ▶ Abb. 6.6).

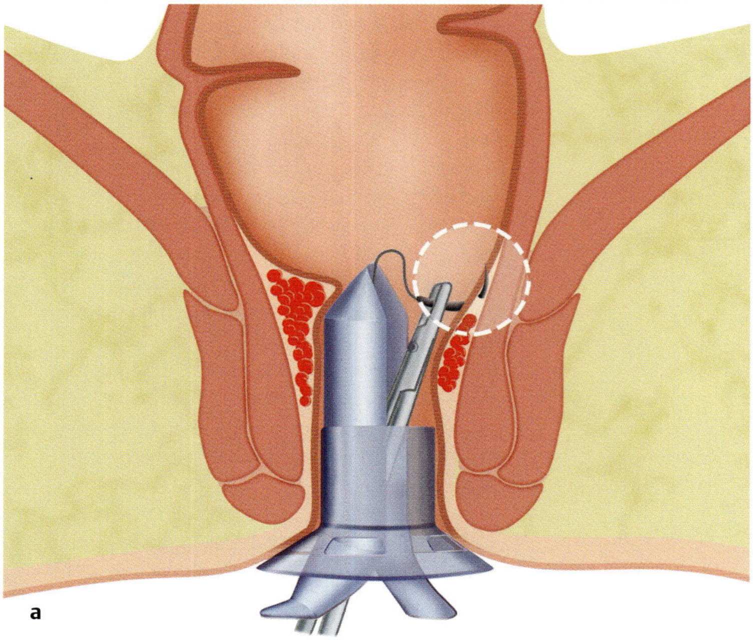

a

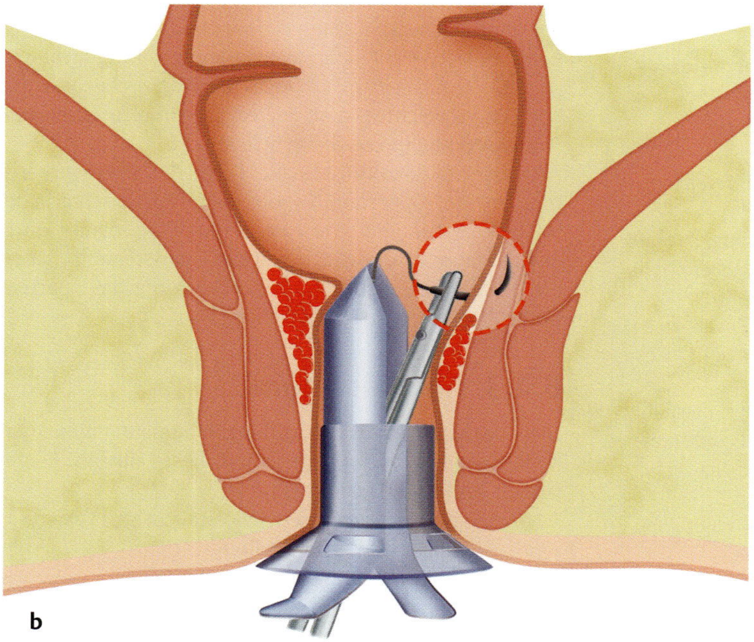

b

Abb. 6.3 Nadelführung.

a Korrekte Nadelführung: Nur Mukosa wird von der Naht erfasst.

b Nicht korrekte Nadelführung: Die Nadel erfasst die tiefer liegende Muskulatur.

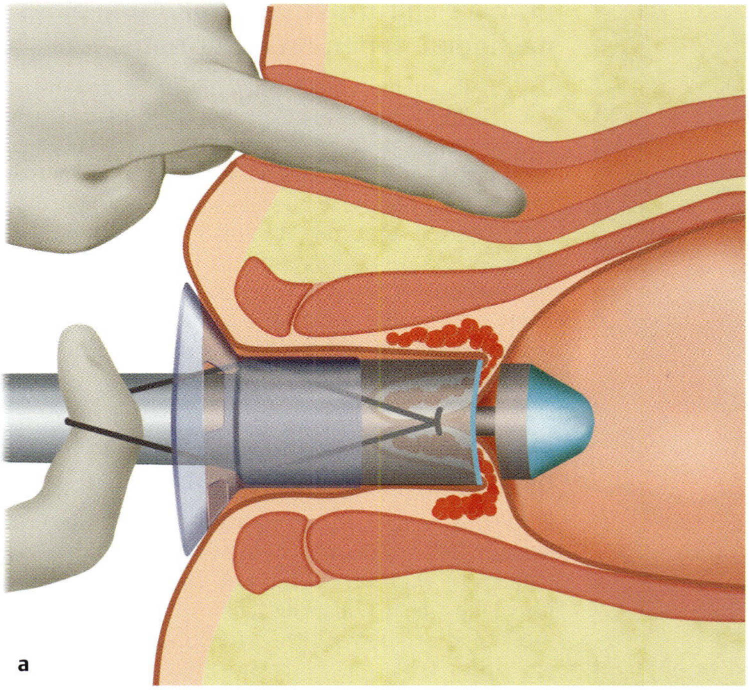

a

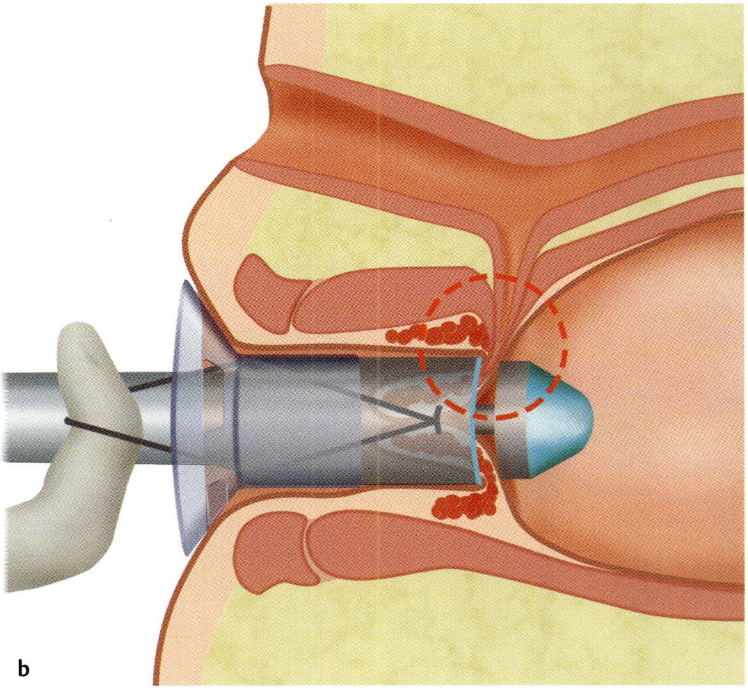

b

Abb. 6.4 Vaginalwand mit erfasst?

a Der Operateur überprüft, ob die Scheidenwand in die Staplerlinie eingezogen ist: Das ist hier nicht der Fall, die Vaginalwand wird nicht mit erfasst.

b Gefahr bei Unterlassen der digitalen vaginalen Untersuchung: Die Scheidenwand ist eingezogen.

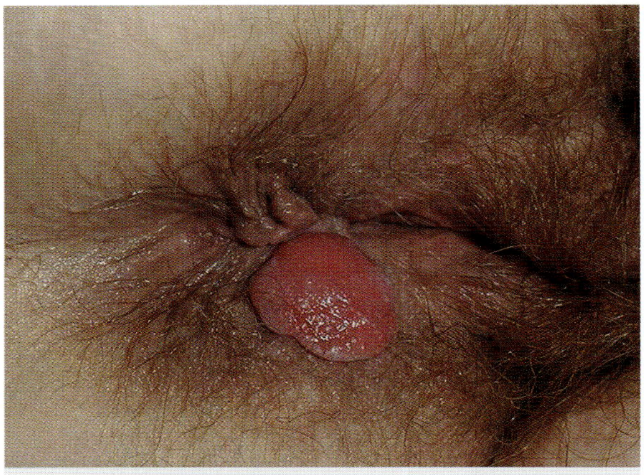

Abb. 6.5 Perianales Basalzellkarzinom (Basaliom). (aus: Wolff u. Kaminski 2012 [6])

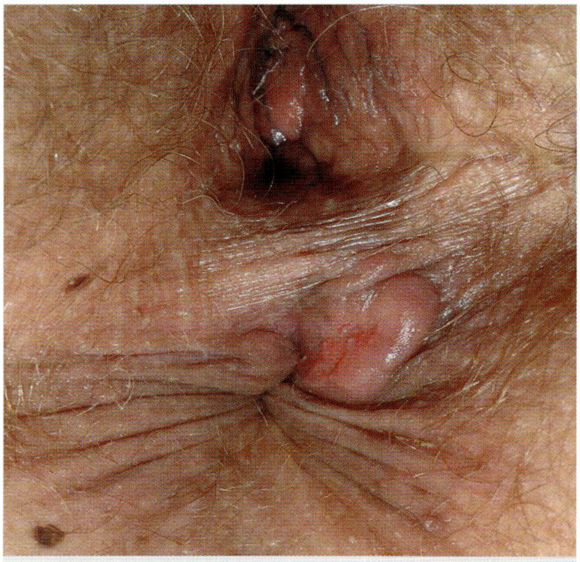

Abb. 6.6 Analkarzinom. 78-jährige Patientin, Analkarzinom pT 1. (aus: Wolff u. Kaminski 2012 [6])

Cave

Besonders dramatisch sind Verläufe, bei denen ohne histologische Sicherung entzündungs- und/oder infektionshemmende Salben verschrieben werden. Da auch ein Karzinom in der Regel ein entzündliches und/oder infiziertes Begleitareal aufweist, kommt es zuerst zu einer Besserung und die Diagnostik wird erst auf den Zeitpunkt erneuter Progredienz verschleppt.

Primäre chirurgische Behandlung eines nachgewiesenen Analkarzinoms

Das Analkarzinom wird primär mit einer kombinierten Radiochemotherapie behandelt. Die chirurgische Behandlung ist nur bei therapierefraktären Verläufen indiziert, in der Regel ist in solchen Fällen eine Rektumamputation, ggf. mit einer plastischen Deckung, erforderlich.

Eine gewisse Grauzone betrifft kleinste Befunde, die im Rahmen der Primärdiagnostik als Exzisionsbiopsie vollständig entfernt werden. Hier scheint eine engmaschige klinische Kontrolle inklusive adäquater Bildgebung ausreichend und eine Radiatio könnte in dieser Situation als Overtreatment eingestuft werden.

Zu frühe Bestimmung des Ansprechens nach initialer Radiochemotherapie

Zur Verifizierung des Therapieerfolgs wird oft eine Probeexzision (PE) aus dem Narbenbereich vorgenommen. Allerdings ist ein Karznomnachweis in dieser Probe innerhalb der ersten 6 Monate nach der Behandlung nicht aussagekräftig und beweist keine Therapieresistenz. Es wäre ein grober Fehler, in dieser Situation einen therapierefraktären Verlauf zu deklarieren und den Patienten einer chirurgischen Radikaloperation zu unterziehen. Aus diesem Grunde sollte die erste PE-Entnahme nicht früher als 6 Monate nach Abschluss der Radiotherapie vorgenommen werden.

Im Falle eines Tumornachweises bestehen 2 grundsätzliche Optionen, die mit dem Patienten und dem betreuenden Strahlentherapeuten zu diskutieren sind:

- eine Boostnachbestrahlung und
- eine radikale chirurgische Versorgung.

Cave

Die verfrühte histologische Bestimmung des Ansprechens muss von einer Verzögerung bei einem klinischen Progress unterschieden werden. Sollte die Tumormasse sich nach Radiochemotherapie vergrößern, anstatt zu schrumpfen, ist eine radikale chirurgische Operation indiziert und sollte nicht verzögert werden. Bei der 6-Monats-Grenze geht es um eine histologische Verifizierung der Remission, nicht um die Beurteilung eines klinischen Progresses.

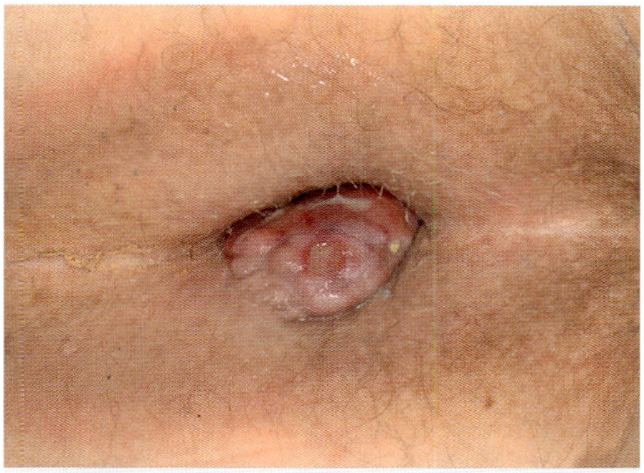

Abb. 6.7 **Analmelanom.** (mit freundlicher Genehmigung von Frau PD Dr. med. D. Göppner; Universitätsklinik für Dermatologie, Magdeburg)

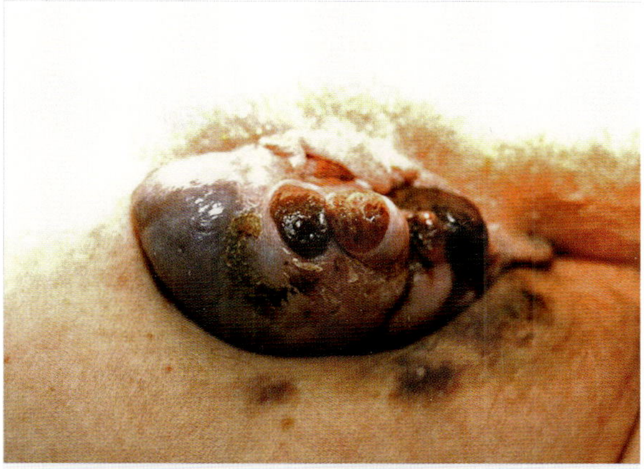

Abb. 6.8 **Analkanalmelanom.** Melanom des Analkanals mit Analprolaps und perianalen Satellitenherden. (aus: Wolff u. Kaminski 2007 [5])

6.2.4 Analmelanom

Auch das anale Melanom kann bei seiner multiplen Erscheinungsformen (▶ Abb. 6.7, ▶ Abb. 6.8) eine diagnostische Herausforderung bedeuten und eine korrekte Blickdiagnose kann nicht immer verlangt werden. Jedoch, ähnlich wie beim Karzinom, ist eine unterlassene histologische Klärung als klarer Fehler einzustufen.

> **Cave**
>
> Ein Melanom kann leider auch als perianale Venenthrombose oder thombosierte Hämorrhoide fehldiagnostiziert werden. Aus diesem Grunde ist es bei einer operativen Behandlung ratsam, das vermeintliche Thrombusmaterial histologisch verifizieren zu lassen und bei einer konservativen Behandlung jeden über 2 Wochen persistierenden Befund operativ anzugehen.

Die Therapieführung eines Melanoms obliegt der Dermatologie. Für die Operationsplanung, ähnlich wie bei einem Analkarzinom, muss der inguinale Lympabfluss mitberücksichtigt werden.

Aufgrund des Ausbreitungsmusters erfordert ein Analmelanom nicht zwingend eine Rektumamputation und diese a priori standardmäßig zu planen, wäre ein Fehler. Es kann jedoch vorkommen, dass aufgrund des erforderlichen tumorfreien Resektionsabstands ein derart eingeengter Anus verbleibt, dass eine Aufhebung der Kontinuität technisch erforderlich ist.

6.2.5 Fistel und Abszess

Das klassische Konzept interpretiert das Fistelleiden als eine Infektion der Proktodäaldrüse, die dann durch eine extraanatomische Abflussbildung das klinische Bild einer Fistel verursacht.

Prinzipiell ist die Behandlung eines Fistelleidens einfach und umfasst eine vollständige Resektion und Rekonstruktion des betroffenen Areals. Diese einfache Strategie bereitet jedoch im pararektalen Raum erhebliche Probleme, da die Fistelsanierung in der Regel mit einer Verletzung bzw. Funktionseinschränkung des Sphinkterapparats einhergeht. Wenn dieses Risiko so immanent ist, wann handelt es sich um einen Fehler und wann um eine in der Aufklärung vorgesehene Komplikation?

- Eine fehlende Quantifizierung des individuellen Inkontinenzrisikos (abhängig von der Studie auf bis zu 60 % geschätzt [2]) ist zweifelsohne ein Fehler. Dieses Risiko ist auch im Aufklärungsgespräch zu thematisieren und zu dokumentieren.
- Auch eine fehlende Bildgebung (MRT Becken), um einen komplizierten, verzweigten anatomischen Verlauf darzustellen, ist ein Fehler.

Wenn die Diagnostik (Bildgebung, präoperative Bestimmung der Kontinenzleistung) sowie die Aufklärung korrekt durchgeführt wurden, handelt es sich in der Regel eher um eine Komplikation als um einen Fehler.

Zusatzinfo

Bestimmung der Kontinenzleistung

- Bei der Bestimmung der Kontinenzleistung ist die Analmanometrie mit ihrer extremen Variabilität der Ergebnisse und erheblichen Messfehlerpotenzial keine geeignete Methode. Ihre Rolle beschränkt sich auf die Verlaufskontrolle bei Studienpatienten, die im Langzeitverlauf unter standardisierten Bedingungen von demselben Untersucher evaluiert werden.
- In der klinischen Praxis muss der Operateur sich selbst vor der Indikationsstellung durch die eigenhändige RDU und eine sehr genaue Anamneseerhebung ein Bild von der Kontinenzsituation machen.
- Diese erhobene Leistung muss mit der geplanten Art der Operation, insbesondere mit dem Umfang der Sphinkterdurchtrennung, zusammengestellt werden.
- In jedem Fall ist postoperativ eine mindestens vorübergehende Minderung der Kontinenz zu erwarten, deren Ausprägung proportional zu der Länge der Durchtrennung ist.
- Wenn ein korrekt aufgeklärter Patient dieses Risiko akzeptiert, reduziert sich das Fehlerrisiko erheblich.

Bekantlich handelt es sich bei Abszess und Fistel um 2 Formen derselben Erkrankung, um

- eine akute (Abszess) und
- eine chronische (Fistel).

In manchen Kliniken wird bis heute die Meinung vertreten, man solle bei einer Abszessoperation gleich die zugrunde liegende Fistel suchen und drainieren. Hier ist das Fehlerpotenzial enorm, da es in dem entzündet veränderten Gewebe sehr schnell zur Bildung einer Via falsa kommt, somit wird de facto keine Fistel entdeckt/identifiziert, sondern eine iatrogene Fistel kreiert.

Deswegen empfiehlt es sich, bei dem bereits narkotisierten Patienten zuerst eine Rektoskopie durchzuführen.

- Ist in dieser Untersuchung eine klare Fistelöffnung mit eitriger Absonderung identifizierbar, ist eine gleichzeitige Seton-Versorgung zur Verbesserung der Abflussverhältnisse sinnvoll.
- Ist jedoch keine eindeutige Öffnung sichtbar, handelt es sich um einen Fehler, diese auf dem Abszessboden zu identifizieren zu versuchen.

Zu bemerken ist auch eine relativ hohe Rate (30–40 %) beschwerde- bzw. fistelfreier Patienten im Langzeitverlauf nach einer perianalen Abszess-Spaltung.

6.2.6 Rektumtrauma

Rektumtraumata gehören zu seltenen Krankheitsbildern, sind jedoch mit einem hohen Fehlerpotenzial verbunden, wenn sie übersehen werden. Die häufigsten Traumata entstehen bei Fremdkörpereinführung in erotischer Intention sowie bei Beckenquetschungen bei Verkehrs- und Arbeitsunfällen.

Der Verdacht auf ein Trauma ergibt sich aus einer peranalen Blutung bei entsprechender Begleitkonstellation.

- Hier ist immer zuerst eine RDU, danach eine Rektoskopie indiziert, ein Unterlassen dieser Prozeduren bedeutet einen Fehler.
- Bei diagnostischen Unsicherheiten ist eine radiologische Darstellung nach Kontrastmittelauffüllung des Rektums klinisch hilfreich und forensisch relevant. Bei der Untersuchung ist auf die korrekte Platzierung des blockierenden Ballons zu achten, um eine zufällige Abdeckung der Läsion durch den Ballon und somit ein falsch-negatives Ergebnis auszuschließen.
- Eine nicht durchgeführte RDU bei einem polytraumatisierten Patienten ist ebenfalls eindeutig als ein Fehler zu werten.

Die Erfolgschancen einer alleinigen primären Rektumnaht sind eher skeptisch zu bewerten, sodass eine Stomaanlage in der Regel indiziert ist. Bei zerfetztem Rektum ist ein nicht angelegtes Stoma als Fehler zu werten.

6.2.7 Stomaproblematik

Es handelt sich um einen klaren Fehler, bei elektiven Prozeduren einen Anus praeter an einer nicht präoperativ markierten Stelle anzulegen. Diese Markierung erfolgt in der Regel durch eine erfahrene Stomaschwester. Die Position sollte dem Patienten den höchstmöglichen Tragekomfort und gute Wechselbedingungen ermöglichen. Der Patient muss gut erkennen können, ob der Beutel gewechselt werden muss, und muss diesen Wechsel problemlos durchführen können. Der Beutel darf auch nicht durch die Kleidung alteriert und dadurch ggf. undicht werden.

Es ist weiterhin ein Fehler, ein primär nicht durchblutetes oder nicht passierbares Stoma anzulegen – hier ist eine digitale Kontrolle der Durchgängigkeit erforderlich. Hingegen sind aber die Probleme mit einer zu engen oder zu breiten Stomapforte eher als eine Komplikation zu bewerten, es sei denn, diese waren schon intraoperativ bemerkbar.

Cave

Die intraoperative Beurteilung der Stomadurchblutung kann bei katecholaminpflichtigen Patienten zur Fehlentscheidung für eine Nachresektion führen. Eine Verbesserung der Durchblutung ist nach Reduzierung der

Katecholamingabe zu erwarten, dies betrifft jedoch kein nekrotisches Gewebe.

Zu bedenken ist auch, dass ein endständiges oder vorgeschaltetes Stoma zu Verschiebungen des Wasser- und Elektrolytenhaushalts führt. Fehlende Laborkontrollen können u. U. zu einer dauerhaften Dialysepflichtigkeit führen (vor allem bei Dünndarmstomata).

Eine weitere Fehlerquelle ist mit Stomarückverlagerungen verbunden.

- Es ist ein Fehler, bei der Rückverlagerung eines doppelläufigen protektiven Stomas nicht präoperativ die Verhältnisse an der durch das Stoma geschützten Anastomose zu überprüfen.
- Bei klinischen Zweifeln sollte die Anastomose mit einem Kontrasteinlauf radiologisch dargestellt werden.
- Weiter muss bei stattgehabten Rektumresektionen vor der Rückverlagerung des protektiven Stomas die Sphinkterfunktion beurteilt werden. Ggf. ist hier zuerst ein Beckenbodentraining, Biofeedback etc. zur Konditionierung erforderlich. Bei einer Sphinkterinsuffizienz produziert die Stomarückverlagerung einen stuhlinkontinenten Patienten.

Vor einer Wiederherstellung der Kontinuität (Hartmann-II-Operation) muss auch der Stumpf endoskopisch und ggf. radiologisch beurteilt werden, um die korrekte OP-Strategie festzulegen (z. B. Wiederherstellung der Kontinuität und Reanastomosierung, aber ein protektives Ileostoma).

- Bei entzündlich verändertem Stumpf muss dieser vor der Reanastomosierung in der Regel gekürzt werden.
- Hier ist jedoch zwischen einer lokalen Entzündung und einer Diversionskolitis zu unterscheiden – bei der letzteren Form ist eine Stumpfkürzung nicht indiziert und sinnlos, umso mehr jedoch ein protektives Ileostoma zu erwägen.

Literatur

[1] Kersting S, Herold A, Jung KP et al. Komplikationsmanagement bei Hämorrhoidenoperationen. Chirurg 2015; 86: 726–733

[2] Ommer A, Wenger FA, Rolfs T et al. Continence disorders after anal surgery – a relevant problem? Int J Colorectal Dis 2008; 23: 1023–1031

[3] Schumpelick V, Kasperk R, Stumpf M. Operationsatlas Chirurgie. 4. Aufl. Stuttgart: Thieme; 2013: 391

[4] Soh JS, Lee HJ, Jung KW et al. The diagnostic value of a digital rectal examination compared with high-resolution anorectal manometry in patients with chronic constipation and fecal incontinence. Am J Gastroenterol 2015; 110: 1197–1204

[5] Wolff M, Kaminski M. Präkanzerosen und Tumoren in der Proktologie. Allgemein- u. Viszeralchirurgie up2date 2007; 4: 289–305, DOI: 10.1055/s-2007-965758

[6] Wolff M, Kaminski M. Tumoren und Präkanzerosen im Analbereich. Allgemein- u. Viszeralchirurgie up2date 2012; 6: 211–228, DOI: 10.1055/s-0031-1298631

Kapitel 7

Fehler (und Probleme) bei der perioperativen Behandlung von dementen und sehr alten Patienten

7 Fehler (und Probleme) bei der perioperativen Behandlung von dementen und sehr alten Patienten

Günter Weiß

Aufgrund der demografischen und medizinischen Entwicklung werden an einem immer älter werdenden Patientengut zunehmend größere und kompliziertere Operationen durchgeführt. Nach Angaben des Statistischen Bundesamts liegt der Anteil an sehr alten Menschen (> 80 Jahre) in Deutschland bei 5,4 %. Der Anteil an Krankenhausaufnahmen in dieser Altersgruppe liegt bei 15,2 %. Bei den Aufnahmen auf die Intensivstation haben sehr alte Patienten in Europa einen Anteil von bis zu 20 % [10].

Multimorbidität, prä- und postoperative kognitive Beeinträchtigungen, ein schlechter Ernährungszustand mit der Neigung zu Infektionen sowie Wundheilungsstörungen beeinflussen den postoperativen Verlauf bei diesen Patienten erheblich. Häufig finden sich bei Aufnahme z. T. erhebliche Einschränkungen der kognitiven Leistung, der Vigilanz bzw. stark ausgeprägte Mobilitätseinschränkungen. Hier besteht neben der Multimorbidität ein großes Potenzial zur Entwicklung postoperativer Komplikationen.

Als unabhängige Letalitätsfaktoren gelten ein hohes Lebensalter, ein hoher ASA-Score (ASA = American Society of Anesthesiologists) und ein niedriger präoperativer Serumalbuminwert (< 3 g/l) als Ausdruck einer Mangelernährung. Zusätzlich hierzu steigern Notfalleingriffe deutlich (Faktor 5) das Morbiditäts- und Letalitätsrisiko bei alten Patienten. Untersuchungen zeigen, dass pro Lebensjahr bei Patienten über 70 Jahre das mittlere Letalitätsrisiko um 9 % steigt [12]. Diese Erkenntnisse sollten bei alten Patienten in Zukunft insbesondere bei der OP-Indikation und der perioperativen Betreuung stärker berücksichtigt werden.

Zusatzinfo

Indikationsstellung bei sehr alten und dementen Patienten

Ein operativer elektiver Eingriff ist auch in der Allgemeinchirurgie bei sehr alten Patienten (> 80 Jahre) generell keine Kontraindikation. Stark berücksichtigt werden sollten hier bei der Indikationsstellung und Auswahl des Operationsverfahrens nicht nur das Alter, sondern mehr die individuelle Disposition und das biologische Alter, der Ernährungszustand und das ASA-Risiko.

Unter diesen Patienten befinden sich immer häufiger Patienten mit lebensbeeinträchtigenden Erkrankungen wie mentalen Störungen (Verwirrtheit, Demenz, Depression) und präoperativer Immobilisation.

Auch die Patienten mit kognitiven Störungen wie Demenz oder Patienten mit schweren neurologischen Beeinträchtigungen bis hin zum Wachkoma haben ein Recht auf notwendige operative Versorgung.

Schon bei der Indikationsstellung und Operations- und Anästhesieplanung müssen die speziellen perioperativen Probleme der o. g. Patienten besonders berücksichtigt werden.

- Bei der Indikationsstellung sollte die Frage nach der erreichbaren Lebensqualität und die Frage nach Leidensminderung eine entscheidende Rolle spielen.
- Auch auf schwerwiegende Komplikationen muss eindeutig hingewiesen und aufgeklärt werden.
- Gegebenenfalls sind Vorsorgevollmacht und Patientenverfügung postoperativ ein sehr wichtiges Instrument zur Steuerung des Therapiezieles und zur Umsetzung des Patientenwillens. In der Praxis haben viel zu wenige Patienten und ihre Angehörigen eine entsprechende Vorsorge getroffen. Insbesondere trifft das oft auf Patienten mit einer Tumorerkrankung und komplizierten lebensverlängernden operativen Eingriffen zu.
- Bei Operationen an Patienten mit schweren neurologischen Beeinträchtigungen, insbesondere bei dementen Patienten ohne Einwilligungsfähigkeit, müssen mit dem Betreuer und der Familie die Indikation, die Operation und die Operationsfolgen in Abhängigkeit des mutmaßlichen Willens des Patienten besprochen werden.

7.1 Pflegefehler

Schon im normalen Leben besteht häufig bei alten und nicht selten auch chronisch kranken Menschen eine unterschiedlich ausgeprägte Pflegebedürftigkeit bzw. eine deutlich eingeschränkte Mobilität. In den Krankenhäusern stellt das einen hohen Anspruch an die perioperative Pflege. Narkose und Operation führen bei diesen Patienten zu weiteren bzw. zusätzlichen Einschränkungen in der Mobilität, bei der kognitiven Leistung und auch der Vigilanz.

Zusammen mit einer oft bestehenden Multimorbidität steigt die postoperative Komplikationsrate deutlich an. Aus diesen Gründen werden an die Pflege sehr alter und bewusstseinsgestörter Patienten sehr hohe Anforderungen gestellt.

> **Zusatzinfo**
>
> **Juristische Problematik**
>
> Durch den MDK wurden im Jahr 2014 im stationären Bereich 9 457 Behandlungsfehlervorwürfe registriert. Der Anteil der Patienten aus der Allgemein- und Viszeralchirurgie betrug 11 %. Von den Behandlungsfehlervorwürfen wurden insgesamt 27,5 % als fehlerhaft bestätigt. Der Anteil an Vorwürfen auf Pflegefehler lag insgesamt zwar nur bei 8 %, hier gab es jedoch bei 55 % eine Bestätigung der Behandlungsfehler [7]. Bei den Behandlungsfehlern liegen meist schwerste Verstöße gegen fachliche Standards vor und es entstehen hohe Kosten und patientenseitige Beeinträchtigungen bzw. Belastungen [7].

7.1.1 Definition Pflegefehler

Ein Pflegefehler ist ein vorsätzlicher oder fahrlässiger Verstoß gegen die pflegerische Sorgfaltspflicht im Rahmen professioneller Pflege. Der Verstoß kann sich auf die fehlerhafte Durchführung einer pflegerischen Maßnahme wie auch auf das Unterlassen einer notwendigen Maßnahme beziehen. Fehlerhaft bedeutet dabei: nicht dem aktuellen Kenntnisstand von Wissenschaft und Technik entsprechend oder mangelhaft in Bezug auf Sorgfalt, Fachkenntnis und Geschicklichkeit [18].

Die Tätigkeiten in der Pflege werden nach aktuellen Pflegestandards durchgeführt, die den Maßstab bei der Beurteilung von Pflegefehlern bilden. Die WHO definiert diese Standards als erreichbares und professionell abgestimmtes Leistungsniveau.

Die häufigsten Pflegefehler betreffen
- eine unzureichende Dekubitusprophylaxe (s. Kap. 7.2) und Sturzprophylaxe,
- eine unzureichende Ernährung der Patienten (s. Kap. 7.3),
- Probleme bei der Fixation von Patienten,
- Verabreichung von Medikamenten,
- unzureichender Einfluss auf die mentale Alteration (Schlafstörungen etc.),
- Fehler bei der Bedienung und Kontrolle medizinisch-technischer Geräte,
- mangelnde Mobilisation mit erhöhtem Thromboserisiko.

Die erstgenannten 3 Pflegefehler sind die juristisch eindeutig am häufigsten beklagten Probleme.

> **Zusatzinfo**
>
> **Allgemeine Maßnahmen zur Fehlervermeidung**
>
> Bei sehr alten Patienten, insbesondere bei Patienten mit vorbestehender Immobilisation und neurologisch-psychiatrischen Erkrankungen, sind unter Kenntnis der spezifischen Risiken und Gefahren von der Krankenhausaufnahme an besondere pflegerische Maßnahmen indiziert.
>
> Neben der Dekubitusproblematik müssen individuelle Probleme der Patienten schon bei Aufnahme erkannt werden und insbesondere vermehrt Maßnahmen zur Sturzprophylaxe, zur Sicherung einer Ernährungs- und Flüssigkeitstherapie bzw. Medikamenteneinnahme angeordnet oder durchgeführt werden.
>
> Bei nicht kooperativen Patienten sollten mit dem Betreuer oder den Angehörigen frühzeitig eventuelle Maßnahmen zur Sedierung oder Fixation besprochen und gleichzeitig im Krankenblatt dokumentiert werden (s. Kap. 7.4). Dieses Vorgehen ruft Verständnis bei den betreuenden Angehörigen hervor und schützt häufig bei späteren Auseinandersetzungen.

7.2 Dekubitus

Der Dekubitus ist eine häufige postoperative Komplikation, die insbesondere bei älteren und kritisch Kranken auftreten kann und dann eine erhebliche pflegerische und therapeutische Problematik darstellt. Die Behandlung ist oft aufwendig, langwierig und verbraucht hohe ökonomische Resourcen.

Immer häufiger beschäftigen sich die Rechtssprechung und die MDK-Begutachtungen mit diesem Problem. Der Dekubitus wird in der gesundheitspolitischen Diskussion als Qualitätsindikator für die pflegerische und medizinische Versorgung insbesondere von alten und von kritisch Kranken gesehen. Expertenschätzungen gehen von einer Prävalenz in deutschen Krankenhäusern von ca. 10 % aus. Auf Intensivstationen schwanken die Angaben zwischen 20 % und 35 % [13].

> **Zusatzinfo**
>
> **Dekubitus**
>
> Ein Dekubitus ist Folge einer ischämischen Nekrose der Haut und der darunterliegenden Gewebe aufgrund anhaltender Druckbelastung. Eine gefährliche Druckeinwirkung ist gegeben, wenn Arteriolen und Venolen mehr als 2 Stunden an der gleichen Stelle mit einem Druck komprimiert werden, der den mittleren Kapillardruck (20–40 mmHg) übersteigt [1]. Als Riskopatienten sind häufig sehr alte Patienten und Patienten mit der Notwendigkeit

7

zur längeren oder fortlaufenden Immobilisation betroffen (anamnestisch, postoperativ, Vigilanzstörungen).

Klinisch wird der Dekubitus in 4 Stadien eingeteilt (► Tab. 7.1). Die typischen Lokalisationsstellen [1] sind:

- Hinterkopf
- Schulterblätter
- Dornfortsätze der Wirbelsäule
- Trochanter major
- Os sacrum
- Tuber ossis ischii
- Fibulaköpfchen
- Ellenbogen
- Knöchel und Ferse

Tab. 7.1 Einteilung des Dekubitus.

Stadium	Symptom/Defekt
Stadium I	Hautrötung nicht wegdrückbar (Fingertest), Haut intakt
Stadium II	Hautdefekt bis Subkutangewebe
Stadium III	Hautdefekt bis Muskulatur/Sehnen/Faszien
Stadium IV	Hautdefekt bis zum Knochen

Zusatzinfo

Juristische Problematik

Trotz erheblicher Dekubitusprävalenz in den Krankenhäusern, insbesondere auch in den chirurgischen Fachabteilungen, gab es in den letzten Jahren anhand der Aussagen der ärztlichen Gutachterkommissionen verhältnismäßig wenige Vorwürfe zur Dekubitusprophylaxe und -therapie [14]. Die Ärztekammer Nordrhein berichtet von einem Anteil an Begutachtungsverfahren zum Thema Dekubitusprophylaxe von 0,5 % (1999–2003) bis 1,2 % (2003–2007).

Bei den Begutachtungsverfahren wurden aber 30 % als Behandlungsfehler anerkannt! Damit gehört der Dekubitus zu den 10 Diagnosen mit der höchsten Rate an bestätigten Behandlungsfehlern. Beim MDK liegen die Pflegefehler (hauptsächlich Dekubitus) an 7. Stelle der Behandlungsanlässe, mit einer Bestätigungsquote von 36 % [11].

Bei der rechtlichen Betrachtung eines Dekubitus- oder Lagerungsschadens geht das Gericht häufig von einem voll beherrschbaren Risiko aus. Man unterstellt die Abwendung der Gefahren durch sachgerechte Organisation, Koordination, Entwicklung und Überwachung von Standards. Abweichungen von diesen Standards erfordern eine sorgfältige Dokumentation zur eventuellen Entlastung einer Fehler- oder Verschuldensvermutung [4].

Haftung

Die Verantwortung dafür, dass der Patient im Rahmen der Behandlung keinen Dekubitus entwickelt, liegt primär beim Arzt, auch wenn das Pflegepersonal für die Umsetzung der Maßnahmen zeichnet.

- Wird eine Dekubitusprophylaxe trotz eines erkennbar hohen Risikos unterlassen, so haftet der Arzt für die eingetretenen Folgen [14].
- Bei pflegerischen Bedenken gegenüber ärztlichen Anordnungen muss die ärztliche Entscheidung befolgt werden.
- Dokumentiert die Pflege die abweichende Meinung, ist sie haftungsfrei [3].

7.2.1 Behandlungsfehler und Probleme

Die Kenntnis der häufigen Fehler bei der Behandlung insbesondere von älteren und in der Mobilität eingeschränkten Patienten lässt eine Kontrolle und eventuelle Veränderung der praktischen Umsetzung bei den eigenen Patienten zu.

Die häufigsten genannten Fehler bei den Begutachtungen von Behandlungsfehlern durch Ärztekammern und den MDK sind im Folgenden aufgelistet. Fehlende Risikoeinschätzungen, unzureichende Prophylaxemaßnahmen und fehlende Verlaufsdokumentationen führen in der Rangliste.

Zusatzinfo

Häufige Fehler bei der Dekubitusprophylaxe und Therapie (u. a. aus [14])

- fehlende Risikoeinschätzung
- Verkennung des Befunds
- fehlende Ausgangsdokumentation
- fehlende oder unzureichende Dekubitusprophylaxe
- fehlende kontinuierliche Dokumentation des Verlaufsbefunds
- fehlende Dokumentation der Maßnahmen zur Prophylaxe bzw. Therapie eines Dekubitus (Lagerungsplan)
- fehlende Dokumentation von klinischen Situationen, die eine Lagerung bzw. adäquate Dekubitusprophylaxe verhindern (Abweichung vom Standard)
- Fehlen des Wundabstrichs und der ärztlichen Mitbetreuung
- fehlende Beschreibung und Dokumentation des Entlassungsbefunds

Bei der Prüfung durch den MDK stehen folgende Fragen im Mittelpunkt der Auswertung:

- War die Bewegungsfähigkeit eingeschränkt?
- Liegt ein Dekubitusrisiko vor?

- Wurde das individuelle Dekubitusrisiko erfasst?
- Wurde eine erforderliche Dekubitusprophylaxe durchgeführt?

Beispiel

Als Beispiel für die Häufigkeit und Bedeutung von Behandlungsfehlern bei der Dekubitusprophylaxe kann die Auswertung der Ärztekammer Nordrhein für die Jahre 2000–2013 dienen. Bei den zwischen 2000 und 2013 festgestellten 18 Behandlungsfehlern traten 10-mal zweitgradige, 5-mal drittgradige und 4-mal viertgradige Dekubitalgeschwüre mit teilweise langen Heilungsverläufen auf.

Insgesamt musste bei 4 Patienten eine Hauttransplantation durchgeführt werden. In einem Verfahren wurde eine Haftung auch für den Tod des Patienten bestätigt. Der Patient war an den Folgen eines septischen Multiorganversagens auf dem Boden eines ausgedehnten sakralen Dekubitalulkus mit fistelnder Abszedierung bis zum Hüftgelenk verstorben.

Aufgrund der Behandlungsunterlagen des betreuenden Hausarztes konnte die zum Tode führende Zustandsverschlechterung eindeutig auf den Dekubitus zurückgeführt werden [14].

7.2.2 Risiko und Prophylaxemaßnahmen

Die häufigen und gutachterlich anerkannten Pflege- und Behandlungsfehler können durch die konsequente Anwendung der Expertenstandards überwiegend vermieden werden.

Das schon bei Krankenhausaufnahme bei sehr alten und dementen Patienten oft sehr hohe Dekubitusrisiko resultiert u. a. aus

- der häufig bestehenden Mangelernährung,
- einer bestehenden eingeschränkten Mobilität,
- einer möglichen Inkontinenz sowie
- der oft vorbestehenden Multimorbidität.

Zusätzlich treten im postoperativen Verlauf häufig Komplikationen auf, die ein zusätzliches Risiko für die Entstehung eines Dekubitus bedeuten. Zu den wichtigen Faktoren, die z. T. über eine längere Liegedauer eine weitere Dekubitusgefahr darstellen, gehören

- postoperative Katabolie,
- kardiopulmonale Probleme und
- eine notwendige Intensivtherapie.

Cave

Bei elektiven Eingriffen ist nach Möglichkeit eine präoperative Behandlung von vorbestehenden Begleiterkrankungen mit einem hohen Risiko für eine Dekubitusentstehung (z. B. Mangelernährung, Herzinsuffizienz) notwendig.

Bei der Aufnahmeuntersuchung muss das individuelle Dekubitusrisiko eingeschätzt werden und ggf. sehr frühzeitig mit einer Dekubitusprophylaxe begonnen werden (Aufnahmescreening). Ein bestehender Dekubitus wird mit seiner Lokalisation und Ausprägung beschrieben und mit einem Foto für die Verlaufsbeobachtung und für eine eventuelle notwendige Entlastung dokumentiert und ggf. behandelt.

Die Dekubitusprophylaxe erfolgt heute nach Expertenstandards [3] [11]. In der Praxis werden die Begutachtung des Patienten, die Risikoeinschätzung, die Umsetzung der Prophylaxe und Therapie sowie die Dokumentation durch das Pflegepersonal vorgenommen. Da das Haftungsrisiko beim Arzt liegt (s. o.), müssen die Pflegemaßnahmen überwacht werden.

- Der Arzt muss die Diagnose erkennen, Prophylaxe und Therapiemaßnahmen schriftlich anordnen oder die pflegerischen Maßnahmen tragen können.
- Durch den Arzt erfolgt eine regelmäßige Kontrolle und insbesondere bei Versagen der Prophylaxemaßnahmen eine Anordnung zur Veränderung der Prophylaxe bzw. Therapie.
- In der Allgemeinchirurgie sind Risikoeinschätzungen alle 48 h bzw. bei Änderungen der Patientenkonditionen indiziert [2].

Zusatzinfo

Maßnahmen zur Dekubitusprophylaxe und -therapie

Neben allgemeinen Basismaßnahmen, wie Behandlung der Grunderkrankung, Ausschaltung von Risikofaktoren, optimale hygienische Versorgung und Hautpflege, regelmäßige Druckentlastung gefährdeter Stellen und nach Möglichkeit maximale Mobilisation des Patienten, gibt es stadiengerechte Dekubitusprophylaxemaßnahmen, die sich in den Expertenstandards wiederfinden. In der ▶ Tab. 7.2 sind die wesentlichen speziellen Empfehlungen aufgelistet.

Täglich werden in den Krankenunterlagen in Lagerungsplänen das Dekubitusrisiko und getroffene Prophylaxemaßnahmen dokumentiert. Die Prophylaxe- und Therapiemaßnahmen müssen sich stets nach dem individuellen Risikostatus bzw. dem Dekubitusstadium richten.

Teilweise werden Lagerungsintervalle von 2 h (Intensivtherapie) für erforderlich gehalten (Landgericht Kiel Az.80 199/13). Nicht immer sind gebotene Prophylaxe- bzw. Therapiemaßnahmen, insbesondere spezielle Lagerungsmethoden unter Intensivtherapie, umsetzbar. Erlaubt die klinische Situation diese sonst notwendigen Maßnahmen nicht, muss in den Krankenunterlagen der Grund für die Unterlassung dokumentiert werden. Im Verlauf muss ständig die Situation überprüft werden.

Tab. 7.2 Maßnahmen zur Dekubitusprophylaxe und -therapie.

Stufe		Maßnahme
1	Aufnahmescreening	körperliche Untersuchung
1	Risikoerfassung	Bewertung Risikofaktoren z. B. Braden-Skala [4], Norton-Skala
2	Risikobegrenzung	Verminderung oder Ausschalten von Risikofaktoren Hautpflege, optimale hygienische Versorgung, Inkontinenzbehandlung, Ernährungs- und Flüssigkeitstherapie
2	Bewegungsförderungsplan (Lagerungsplan)	Makro- und Mikrolagerung Stimulation zur Eigenbewegung und Mobilisation
3	Patientenlagerung	Wechsellagerung (Rücken-, Seitenlagerung) Lagerung über Betteinstellung (Schräglagerung, z. B. 30 -Winkel) Polster- und Freilagerungsmaßnahmen
3	Druckminderung	druckverteilend: • großzellige dynamische Matratzen • viskoelastische Schaumstoffmatratzen druckentlastend: • Wechseldruckmatratzen • Luftstrommatratzen • Spezialbetten (z. B. Totalcare-Betten, Glaskugelbetten)
4	Therapie	Prinzipien: Wundreinigung, Nekrosektomie, lokale bzw. systemische Infektionsbehandlung, Anregung der Granulation, Förderung der Epithelisierung; ab Grad III/IV häufig plastisch-chirurgische Versorgung notwendig (Hauttransplantate/ Lappenplastik)

Fazit ist:

- Auch wenn nicht jeder Dekubitus zu verhindern ist, müssen im Patienteninteresse alle möglichen Prophylaxe- und Therapiemöglichkeiten genutzt werden.
- Die Dekubitusprophylaxe und -therapie erfordert eine gute Kooperation zwischen der Pflege und der ärztlichen Betreuung. Der Arzt trägt die Verantwortung, die Pflege setzt die Prophylaxe um.
- Der Arzt kontrolliert und muss auch im Behandlungsverlauf umgehend über eine Befundverschlechterung informiert werden, damit er die erforderlichen Maßnahmen zeitnah und zielgerichtet anordnen kann.
- Individuelle Risikoeinschätzung, Anwendung der Expertenstandards zur Dekubitusprophylaxe und lückenlose Dokumentation der durchgeführten Maßnahmen und der Zustände, die bestimmte Maßnahmen nicht zulassen, sichert den Behandlungserfolg und bietet wenig gutachterliche Angriffsfläche.

7.3 Unzureichende Ernährung

7.3.1 Bedeutung und Folgen unzureichender Ernährung

Im hohen Alter und auch bei Patienten mit Tumorerkrankungen findet sich regelmäßig präoperativ eine Mangelernährung. Auch bei dementen Patienten findet sich eine mit dem Schweregrad zunehmende Mangelernährung [15]. Demente Patienten zeigen immer wieder eine ablehnende Haltung zur Ernährung. Der präoperative Ernährungszustand spielt gerade bei dieser Patientengruppe eine sehr große Rolle für die Häufigkeit postoperativer Komplikationen, für die Krankenhausverweildauer und vor allem für die Letalität [12] [15] [16].

Aufgrund der Bedeutung des Ernährungszustands wird seit Jahren von den Ernährungsgesellschaften die verbindliche Umsetzung eines Screenings des Ernährungszustands bei Klinikaufnahme in den Leitlinien gefordert [12].

Cave

Die Folgen einer Mangelernährung sind vielfältig und beeinflussen signifikant das Operationsergebnis:
- Beeinträchtigung des Immunsystems mit Infektionsanfälligkeit
- Wundheilungsstörungen/Dekubitus
- vermehrt allgemeine postoperative Komplikationen
- längere Krankenhausverweildauer
- höhere postoperative Komplikationsrate
- höhere Mortalität
- Flüssigkeitsdefizit mit eingeschränkter Kreislaufkompensation
- Elektrolytstörungen
- Niereninsuffizienz

Während Lebensalter und ein hoher ASA-Score unbeeinflussbare Risikofaktoren für eine Operation darstellen, ist bei alten Menschen nach Multivarianzanalysen eine Unterernährung ein durchaus beeinflussbarer Risikofaktor bei über 70-jährigen Patienten [12]. Bei sehr alten und auch dementen Patienten ist neben der Mangelernährung oft auch eine schwerere Störung des Flüssigkeitshaushalts zu beobachten. Dehydratation und ein vermindertes Durstgefühl prädisponieren bei diesen Patienten zur Hyperosmolarität. Die Fähigkeit zur Harnkonzentration ist ebenso oft gestört und führt zu einem möglichen überdurchschnittlich hohen Wasserverlust und schlechter perioperativer Kreislaufkompensation.

Verwertbare Zahlen über die Häufigkeit von gutachterlich zu beurteilenden Behandlungsfehlern bei der Durchführung der klinischen Ernährung sind nicht bekannt. Gegenüber der hohen medizinischen Bedeutung von Fehlern bei der Ernährung operativer Patienten sind Behandlungsvorwürfe in diesem Bereich wahrscheinlich relativ selten.

Aus klinischer Sicht sind schwerpunktmäßig Fehler häufig bei der Risikoevaluierung, der zeitlichen Terminierung und im spezifischen Ernährungsmanagement zu erwarten.

Zusatzinfo

Häufige Fehler bei der Ernährung alter und dementer Patienten
- Nichterkennen und Therapieren einer Mangelernährung perioperativ (fehlende Risikoevaluierung)
- zu später postoperativer Beginn der Ernährungstherapie
- Kalorienangebot zu gering/zu hoch
- Flüssigkeitsangebot zu hoch bzw. zu gering
- falscher Ernährungsweg
- fehlende Kontrolle der Nahrungs- bzw. Medikamentenzufuhr
- fehlende Zufuhr von Vitaminen und Spurenelementen insbesondere bei parenteraler Ernährung
- mögliche technische Komplikationen von Sonden etc.

7.3.2 Schwerpunkte bei der Ernährung sehr alter und dementer Patienten

Auch für die Ernährungstherapie gibt es Expertenstandards, deren Umsetzung ein suffizientes Ernährungsmanagement erfordern. Die Ernährungstherapie muss in das medizinische Gesamtkonzept der Behandlung eingebunden werden [16] [17].

Angesichts der Bedeutung der Ernährungs- und Flüssigkeitstherapie sollten frühzeitig Defizite erkannt und wenn möglich beseitigt werden. Wichtig sind ein Screening bzw. eine Risikoevaluierung schon bei der Indikationsstellung und Aufklärung der Patienten, spätestens bei stationärer Aufnahme zur Operation. Das Screening kann ein schweres metabolisches Risiko bei den Patienten aufdecken (s. u.). Bei einer nachweisbaren Mangelernährung sollte versucht werden, sie ambulant bzw. präoperativ zu beeinflussen. Die S 3-Leitlinie der DGEM empfiehlt, Patienten mit schwerem metabolischem Risiko vor der Operation zusätzlich zu ernähren, selbst wenn die Operation verschoben werden muss [17].

Zusatzinfo

Die häufigsten diagnostischen Kriterien für eine Mangelernährung

Diagnostik einer Mangelernährung:
- Anamnese Gewichtsverlust in letzten 3 Monaten (> 10 %)
- Ernährungszustand/Kachexie
- niedriger Body-Mass-Index* (BMI) (< 18,5 kg/m²)
- Gewichtsverlust in letzten 6 Monaten* (> 10–15 %)
- niedriges Serumeiweiß* (Serumalbumin < 30 g/l)
- NRS 2002 > 3* (NRS = Nutritional Risk Screening)
- pathologische Elektrolytwerte
- pathologische Retentionswerte
- anthropometrische Untersuchungen
- Stickstoffbilanz

* Die mit Sternchen markierten Werte definieren ein schweres metabolisches Risiko.

Zusatzinfo

Prä- und postoperative Maßnahmen

Präoperative Maßnahmen

Bei elektiven Eingriffen und diagnostizierter Mangelernährung sollte bereits präoperativ eine Ernährungstherapie ambulant stattfinden.

- Bei stationärer präoperativer Ernährung sollte diese über mindestens 3–5 Tage erfolgen.

Um die Ernährungs- und Flüssigkeitsverluste präoperativ zu reduzieren, ist in der Anästhesie seit Jahren die Nüchternheitsphase verkürzt worden.

- Bis 6 h präoperativ kann Nahrung in Form einer kleinen Mahlzeit aufgenommen werden.
- Bis 2 h vor Operation können in kleinen Mengen klare Flüssigkeiten getrunken werden.
- Notwendige Medikamente können mit einem Schluck Wasser bis kurz vor der Operation eingenommen werden.

Postoperative Maßnahmen

Postoperativ sollte heute in der Allgemeinchirurgie nach unkomplizierter Operation die orale Nahrungszufuhr nicht unterbrochen werden. Der Beginn einer oralen Ernährung richtet sich meist nach der individuellen Toleranz und der Art der Operation.

- Auch nach kolorektalen Eingriffen soll die orale Nahrungszufuhr innerhalb von wenigen Stunden postoperativ begonnen werden [16] [17].
- Gerade bei alten und mangelernährten Patienten ist dieser möglichst frühzeitige Beginn der oralen Ernährung sehr wichtig.

Sehr häufig gibt es Probleme bei alten und auch dementen Patienten mit dem Nahrungsaufbau, weil dieser verweigert wird bzw. zu wenig Abnahme erfolgt. Hier hat sich, wie auch bei analgosedierten Patienten, die frühe enterale Ernährung über eine Magensonde bewährt.

- Eine künstliche (parenterale) Ernährung ist indiziert bei Patienten, die nicht in der Lage sein werden, sich nach ca. 7 Tagen postoperativ ausreichend zu ernähren.
- Die Indikation besteht ebenfalls für Patienten, die für mehr als 10 Tage nicht in der Lage sind, mehr als 60–75 % der empfohlenen Energiemenge oral aufzunehmen. Diese Patienten sollten ohne Verzögerung enteral bzw. parenteral ernährt werden [16] [17].
- Wissenschaftliche Ergebnisse sprechen dafür, eine frühzeitige parenterale Supplementierung bei mangelernährten Patienten und solchen mit voraussichtlich längerem Intensivaufenthalt spätestens ab Tag 4 zu beginnen [16] [17].

Das Ziel für eine ausreichende Kalorienzufuhr sollte zwischen 20–25 kcal/kgKG/d postoperativ liegen.

- Die postoperative Ernährung kann oral, enteral oder parenteral erfolgen.
- Die orale bzw. enterale Ernährung ist immer nach Möglichkeit zu bevorzugen.
- Der Nahrungsaufbau sollte über wenige Tage unter klinischer und laborchemischer Überwachung aufgebaut werden.

Neben den Nährstoffen müssen ausreichend Flüssigkeit und insbesondere bei parenteraler Ernährung essenzielle Vitamine und Spurenelemente (Tagesbedarf) substituiert werden.

- In den handelsüblichen Präparaten zur Substitution bei parenteraler Ernährung fehlt oft Vitamin K. Nach längerer parenteraler Ernährung (> 7 Tage) ohne Vitamin-K-Zufuhr kommt es zum Mangel an Vitamin-K-abhängigen Gerinnungsfaktoren (Laborwertkontrolle). Klinisch ist diese Situation nicht selten.
- Auch das Fehlen an anderen Vitaminen kann langfristig zu schweren neurologischen bzw. Stoffwechselerkrankungen führen.

Während der stationären Behandlung müssen neben dem Ernährungszustand regelmäßig Menge und Einnahme der Nahrung und der Medikamente kontrolliert werden. Gerade bei sehr alten und dementen Patienten ist besonders auf Normalstationen die Überwachung aufgrund der niedrigeren Compliance notwendig.

Während gutachterliche Fragen seltener die Ernährungstherapie als solche betreffen, sind Komplikationen mit Nahrungssonden bzw. Kathetern eher gerichtlich relevant. Die korrekte Anlage, Lagekontrolle und Verlaufsbeobachtung möglicher Komplikationen (Fehllagen, Druckulzera, Blutungen, Infektionen) gehört deshalb zum klinischen Alltag.

Die Einbindung der klinischen Ernährung als Behandlungskonzept in der Allgemeinchirurgie sollte z.B als „enhanced recovery after surgery“ (ERAS) zu hoher Sicherheit und zur Verbesserung der Rehabilitation nach chirurgischen Eingriffen, verbunden mit einer Verminderung der Komplikationsrate, einer Verkürzung der Krankenhausverweildauer und einer Verminderung der Kosten, führen können [17].

Die Mangelernährung kann heute in der Allgemein- und Viszeralchirurgie aufgrund des höheren Resourcenverbrauchs bei der DRG-Abrechnung als Nebendiagnose kodiert werden. Erforderlich dafür sind mindestens die Gewichtsmessung und die Einstufung in einen evaluierten Score. Für die Ermittlung des Ernährungsrisikos kann die Nutritional Risk Screening NRS 2002 benutzt werden [5].

7.4 Demenz und Delir

Neben der hohen Zahl an sehr alten Patienten in der operativen Medizin nehmen aufgrund der demografischen Entwicklung auch Patienten mit kognitiver Dysfunktion stetig zu. Einen hohen Anteil haben Patienten mit unterschiedlich ausgeprägter Demenz.

Operation und Narkose führen zusätzlich insbesondere bei alten Patienten zu einer postoperativen kognitiven Dysfunktion (POCD) bzw. verstärken die vorbestehenden Defizite. Bei sehr alten Patienten besteht ein signifikant erhöhtes Risiko, an einer Demenz zu erkranken. Nach 1 Woche beträgt die postoperative Inzidenz der POCD bei älteren Patienten 25,8 % und noch nach 3 Monaten kann diese bei 9,9 % nachgewiesen werden [8].

> **Cave**
>
> Bei dementen Patienten kann sich die Schwere der Erkrankung postoperativ deutlich steigern. Nicht wenige müssen postoperativ in Pflegeheimen untergebracht werden. Aus diesen Gründen muss es bei diesen Patienten individuelle Operationsindikationen geben, die bei elektiven Eingriffen insbesondere die Frage nach der postoperativen Lebensqualität beinhalten.

Ein weiteres erhebliches Problem ist sowohl in der Chirurgie als auch in konservativen Fachrichtungen die Entwicklung eines Delirs. Postoperativ entwickelt sich bei älteren chirurgischen Patienten (> 65 Jahre) in etwa 30–40 % der Fälle ein Delir. Patienten mit einer Demenz zeigen höhere Raten.

Sehr häufig bleibt ein Delir unerkannt. Die Unterscheidung zwischen Delir und Symptomen einer Demenz ist nicht leicht (▶ Tab. 7.3). Pathophysiologisch stellt das Delir eine multifaktoriell ausgelöste Störung des oxydativen Hirnstoffwechsels mit Auswirkung auf die Neurotransmission dar. Für die Auslösung bei chirurgischen Patienten gibt es eine Vielzahl an auslösenden patienteneigenen und krankheitsspezifischen Ursachen.

> **Zusatzinfo**
>
> **Risikofaktoren für die Entwicklung eines Delirs**
> - Alter (> 65 Jahre),
> - Erkrankungen des ZNS (Demenz, Morbus Parkinson, Depressionen),
> - Medikamente (anticholinerge Medikamente, Psychopharmaka, multimedikamentöse Therapie),
> - Trauma/Operation,
> - Anästhesie, intraoperative Komplikationen,
> - Alkoholerkrankung,
> - Störungen der Elektrolyte (insbesondere Natrium),
> - respiratorische Insuffizienz,
> - Deprivatisierung, Schlafentzug,
> - Mangelernährung, Flüssigkeitsmangel,
> - Komorbidität,
> - Infektionen, postoperative Komplikationen.

Viele der aufgeführten Auslöser lassen sich im stationären Verlauf beeinflussen. Wichtige Folgen eines Delirs sind

- eine erhöhte Komplikationsrate,
- verlängerter Krankenhausaufenthalt und
- erhöhte Mortalität.

Im postoperativen Verlauf treten bei diesen Patienten einige möglicherweise gutachterlich relevante Probleme auf. Wichtig im postoperativen Verlauf ist bei Auftreten deliranter Symptome ein Ausschluss einer postoperativen Komplikation bzw. Infektion.

> **Cave**
>
> Das Delir zeigt sich häufig als Früh- und Warnsymptom für postoperative Infektionen und Komplikationen. Eine Infektionsdiagnostik bzw. ein Herdausschluss ist in diesen Fällen notwendig.
>
> Das postoperative Delir führt häufig bei Nichterkennung und -therapie zur Selbstgefährdung des Patienten.

Tab. 7.3 Unterschiede Delir und Demenz (nach [9]).

	Delir	Demenz
Beginn	akut	langsam über Stunden bis Tage
Verlauf	fluktuierend über Stunden	chronischer Verlauf
Dauer	Tage bis Wochen	mehr als 6 Monate
Aufmerksamkeit	beeinträchtigt, sehr ablenkbar	unbeeinträchtigt, außer bei starker Ausprägung
Orientierung	üblicherweise beeinträchtigt	häufig beeinträchtigt
Gedächtnis	gestört, vor allem Kurzzeitgedächtnis	vor allem Langzeitgedächtnis
Wahrnehmung	Störungen üblich	unüblich
Sprache	inkohärent	Wortfindungsstörungen
Schlaf-Wach-Rhythmus	immer unterbrochen	häufig unterbrochen bei schwerer Demenz

Bei einem großen Teil der deliranten Patienten finden sich keine relevanten beeinflussbaren akuten Störungen (postoperatives Delir).

Das postoperative Delir, auch oft Durchgangssyndrom genannt, führt häufig bei Nichterkennung und -therapie zur Selbstgefährdung des Patienten durch Sturz aus dem Bett und Ziehen von wichtigen Drainagen oder Zugängen.

- Aus diesem Grund sind ein Delirscreening und eine frühe Therapie (u. a. medikamentös) oft unerlässlich.
- Dem erhöhten Sturzrisiko muss entgegengewirkt werden. Die frühe Erkennung einer erhöhten Sturzgefahr erfordert in der Praxis die Dokumentation (!) und Einleitung der erforderlichen Maßnahmen.

Kommt es zu einem Sturz im Krankenhaus, ist unbedingt ein **Sturzprotokoll** auszufüllen. Die Beurteilung dieser Fälle erfolgt auch hier unter Beachtung von Expertenstandards (z. B. [6]).

Nicht selten kommt es in diesen Situationen zur Notwendigkeit einer Sedierung und oft zur mechanischen Fixierung.

Zusatzinfo

Maßnahmen der Sedierung und mechanischen Fixierung

Eine Fixierung eines Patienten (medikamentös und/oder mechanisch) erfüllt ohne gerichtliche Genehmigung den Straftatbestand einer Freiheitzentziehung § 239 StGB.

- Voraussetzung für eine gemäß § 34 StGB gerechtfertigte Freiheitsentziehung ist die Feststellung (zu Beweiszwecken → Dokumentation!!) einer gegenwärtigen, nicht abwendbaren Gefahr für Leib, Leben, Freiheit, Eigentum oder anderes Rechtsgut des Betroffenen.
- In den entsprechenden Situationen sind die Patienten nicht einwilligungsfähig, sodass im Notfall von einem mutmaßlichen Willen des Patienten für diese Maßnahmen ausgegangen werden muss (rechtfertigender Notstand).

Eine gerichtliche Genehmigungspflicht besteht, wenn diese Maßnahmen über einen längeren Zeitraum oder regelmäßig angewandt werden (§ 1906 Abs. 4 BGB).

- Nach einen Urteil des Bundesverfassungsgerichts reicht die Genehmigung durch einen Bevollmächtigten im Rahmen einer Vorsorgevollmacht nicht aus (BVerfG Az. 2 BvR 1967/12 2015).
- Eine eindeutige gesetzliche Definition für den Begriff „längerer Zeitraum" gibt es nicht. Ein längerer Zeitraum wird in der Intensivtherapie bei 1–3 Tagen angenommen.
- Ein Urteil des Oberlandesgerichts Bamberg (OLG BVamberg 4 U 72/11) toleriert bei medizinischer Notwendigkeit in der Intensivtherapie einen Zeitraum, ohne gerichtliche Anordnung, von bis zu 3 Tagen.

Im Behandlungsablauf müssen bei einer notwendigen Anwendung freiheitsentziehender Maßnahmen die Notwendigkeit (fehlende Alternativen, Gefährdung des Patienten) und die Art und Weise der Anwendung dokumentiert werden (Fixierungsprotokoll).

Im Notfall kann und muss die Pflege entsprechende Maßnahmen anwenden, bei unverzüglicher schriftlicher Genehmigung durch den Arzt, der sich von der Notwendigkeit und Verhältnismäßigkeit überzeugen muss.

Bei der Durchführung von Fixiermaßnahmen muss eine regelmäßige Überwachung der Patienten erfolgen und auf mögliche Selbstgefährdung geachtet werden (Strangulationen, Übersteigen und Sturz über Bettgitter etc.).

In der Regel existieren Dienstanweisungen in den Kliniken, die die Verfahrensweise lokal regeln. Im Verlauf müssen regelmäßig Überprüfungen zur Notwendigkeit mit entsprechender Dokumentation erfolgen.

Die medikamentöse Therapie erfolgt mit

- Neuroleptika (z. B. Haloperidol),
- Clomethiazol,
- Benzodiazepinen und
- Alpha-2-Rezeptoragonisten (Clonidin, Dexmedetomidin).

Oft ist eine Kombination der Medikamente notwendig.

Zur Prävention, Behandlung und Betreuung eines postoperativen Delirs und auch für demente chirurgische Patienten existiert eine Reihe an wirksamen Behandlungshinweisen, die Einfluss auf den Behandlungserfolg haben können (siehe Zusatzinfo).

Zusatzinfo

Spezielle Maßnahmen bei sehr alten und dementen Patienten

- Aufnahmescreening, Erkennen von Risikofaktoren
- kritische Indikationsstellung zur Operation
- „schonende Narkose"
- Vermeidung intra- und postoperativer Komplikationen
- adäquate Schmerztherapie
- Vermeidung anticholinerger und delirogener Medikation
- Versuch der „Privatisierung" des Krankenhausaufenthalts
- „aktivierende" Pflege, frühe Mobilisierung
- Vermeidung von Mangelernährung
- Vermeidung von Hypoxämie
- Schlafförderung, Einhaltung Tag- und Nachtrhythmus
- Anwendung geriatrischer Pflegekonzepte
- postoperatives Delirscreening und Therapie
- früher Kontakt zum Sozialdienst

Auch wenn zur Anwendung freiheitsentziehender Maßnahmen eine gerichtliche Anordnung vorliegen muss, kann dringend empfohlen werden, bei sehr alten und dementen Patienten die o. g. Komplikationsmöglichkeiten (Kap. 7.1, Kap. 7.2, Kap. 7.3, Kap. 7.4) mit dem Patienten oder der Familie bzw. dem Betreuer zu besprechen. Aus unseren praktischen Erfahrungen heraus ist die präoperative Anfertigung eines Patiententestaments und insbesondere einer Vorsorgevollmacht bei diesem Patientengut nachdrücklich anzuraten. Bei auftretenden Komplikationen mit gestörter Bewusstseinslage (Patient kann Therapie nicht bestimmen) steht so schnell und unbürokratisch ein juristisch akzeptierter Patientenvertreter zur Aufklärung und Einwilligung in eventuell notwendige aufklärungspflichtige Maßnahmen zur Verfügung (u. a. Therapiezieländerung etc.).

Literatur

[1] Arbeitsgemeinschaft der Wissenschaftlichen Medizinischen Fachgesellschaften (AWMF), Hrsg. Dekubitus-Prophylaxe und Therapie. Leitlinienregister Nr. 036/005. AWMF: 1999

[2] Ayello E, Braden B. How and why to do pressure ulcer risk assessment. Adv Skin Wound Care 2002; 15: 125–133

[3] Balzer K, Dassen T, Feuchtinger J et al. Expertenarbeitsgruppe „Dekubitusprophylaxe". In: Deutsches Netzwerk für Qualitätsentwicklung in der Pflege (DNQP), Hrsg. Expertenstandard Dekubitusprophylaxe in der Pflege – 1. Aktualisierung 2010. Schriftenreihe des Deutschen Netzwerks für Qualitätsentwicklung in der Pflege. Osnabrück: DNQP; 2010: 17–18

[4] Bauer R, Wüller M. Dekubitus: Auf die Dokumentation kommt es an. Westf Ärztebl 2011; 12: 45–46

[5] Deutsche Krankenhausgesellschaft (DKG), GKV-Spitzenverband, Verband der privaten Krankenversicherung (PKV), Institut für das Entgeltsystem im Krankenhaus (InEK GmbH), Hrsg. Deutsche Kodierrichtlinien. Allgemeine und Spezielle Kodierrichtlinien für die Verschlüsselung von Krankheiten und Prozeduren. Version 2015. Im Internet: http://www.dkgev.de/media/file/18 048.Deutsche_Kodierrichtlinien_Version_2015_Endversion.pdf; Stand: 04.11.2016

[6] Deutsches Netzwerk für Qualitätsentwicklung in der Pflege, Hrsg. Expertenstandard Sturzprophylaxe in der Pflege – 1. Aktualisierung 2013. Schriftenreihe des Deutschen Netzwerks für Qualitätsentwicklung in der Pflege. Osnabrück: 2013

[7] Grotz M, Kowalski I, Richter K et al. Medizinischer Dienst des Spitzenverbandes Bund der Krankenkassen e. V. (MDS), Hrsg. Medizinischer Dienst der Krankenversicherung (MDK). Behandlungsfehler-Begutachtung der MDK-Gemeinschaft. Jahresstatistik 2015. Essen; 2016

[8] Haseneder R, Kochs E, Jungwirth. Postoperative kognitive Dysfunktion. Anaesthesist 2012; 61: 437–443

[9] Krauseneck T, Graz Ch, Krähenmann O et al. Psychiatrische Erkrankungen auf der Intensivstation – Teil II – Psychiatrische Notfälle. Anästhesiol Intensivmed Notfallmed Schmerzther 2007; 42: 10–13

[10] Lenneke E, Haas M, Karakus A et al. Trends in hospital and intensive care admissions in the Netherlands attributable to the very elderly in an ageing population. Crit Care 2015; 19: 353

[11] MDS Medizinischer Dienst des Spitzenverbandes Bund der Krankenkassen e. V., MDK Bayern, Hrsg. Behandlungsfehler-Begutachtung der MDK-Gemeinschaft. Jahresstatistik 2011. Essen/München: MDS/ MDK Bayern; 2013

[12] McNicol L, Story DA, Leslie K et al. Postoperative complications and mortality in older patients having non-cardiac surgery at three Melbourne teaching hospitals. Med J Australia 2007; 186: 447–451

[13] Robert-Koch-Institut, Hrsg. Gesundheitsberichterstattung des Bundes. Robert-Koch-Institut in Zusammenarbeit mit dem Statistischen Bundesamt. Heft 12. Dekubitus. Dezember 2002, geänderte Auflage Februar 2003. Berlin: RKI; 2003. Im Internet: http://www.rki.de/DE/Content/Gesundheitsmonitoring/Gesundheitsberichterstattung/GBEDownloadsT/dekubitus.pdf?__blob=publicationFile; Stand: 04.11.2016

[14] Weber B, Castrup HJ. Gutachtliche Entscheidungen. Aus der Arbeit der Gutachterkommission für ärztliche Behandlungsfehler bei der Ärztekammer Nordrhein – veröffentlicht im Rheinischen Ärzteblatt. 5. Aufl. Düsseldorf: AEKNO; 2013

[15] Volkert D, Chourdakis M, Faxen-Irwing G et al. ESPEN guidelines on nutrition in dementia. Clin Nutr 2015; 34: 1052–1073

[16] Weimann A, Braga M, Harsanyi L et al.: ESPEN Guidelines on enteral nutrition: surgery including organ transplantation. Clin Nutr 2006; 25: 224–244

[17] Weimann A, Breitenstein S, Breuer JP et al. Klinische Ernährung in der Chirurgie. Guideline of the German Society for Nutritional Medicine (DGEM) in Cooperation with the GESKES, the AKE, the DGCH, the DGAI and the DGAV. Akt Ernährungsmed 2013; 38: e155–e197

[18] PflegeWiKi. http://www.pflegewiki.de/wiki/pflegefehler; Stand: 04.11.2016

7

Kapitel 8

Infektionen und Wundbehandlung

8

8 Infektionen und Wundbehandlung

8.1 Gefäßchirurgie und Wundheilung

Zuhir Halloul, Anja Rappe

8.1.1 Gefäßkomplikationen

Gefäßkomplikationen bei interventionellen, d. h. katheterassoziierten Eingriffen treten in der Häufigkeit und Schwere gegenüber operativen Verfahren in geringerem Maße auf.

Mehrere Betrachtungsweisen können erfolgen: Wir unterscheiden

- zwischen Minor- und Majorkomplikationen (Letztere bedingen einen operativen Eingriff oder eine längere Krankenhausverweildauer),
- bezüglich des Zeitpunkts des Auftretens die Früh- oder Spätkomplikationen,
- nach dem Ort des Auftretens oder der Behandlung sowie systemische Komplikationen.

Prädisponierende Faktoren umfassen Eigenschaften der Patienten, Medikamente wie z. B. Blutgerinnungshemmer oder Immunsuppressiva, die angewandte Untersuchungstechnik einschließlich der verwendeten Materialien oder die Erfahrung und das Können des Untersuchers.

Ein sicheres Erkennen und die Einleitung einer adäquaten interventionellen oder operativen Therapie sind von jedem interventionell tätigen Arzt zu fordern.

Zusatzinfo

Eigenschaften eines Pseudoaneurysmas

Beim Pseudoaneurysma liegt eine Verletzung der Tunica intima und Tunica media der Gefäßwand vor. Die Tunica adventitia als Außenwand ist noch intakt. Dabei kommt es durch den erhöhten arteriellen Druck auf die geschwächte Wand zu einer Aussackung der noch intakten Adventitia, sodass diese sich meist kugelförmig und pulsierend auf Nachbarorgane und -strukturen ausdehnt. Ursächlich für die Entstehung sind häufig iatrogene Traumen im Rahmen von Gefäßpunktionen als Zugangsweg z. B. für eine Herzkatheteruntersuchung. Diese sind meistens in der A. femoralis communis zu finden [4] [59].

Ein Interventionsbedarf besteht wegen der Gefahr der Ruptur und des Verblutens. Bei asymptomatischen Befunden kann eine konservative Kompressionstherapie durchgeführt werden. Liegt jedoch eine Symptomatik vor, so ist eine zügige chirurgische Sanierung zu empfehlen [36].

Zeichen für ein symptomatisches Pseudoaneurysma können sein:

- Schmerzen, Druckgefühl,
- Kompression von Nachbargeweben (Nerven: Verlust der Sensibilität und Motorik im Bein; Venen: Phlebothrombose; Haut: Ulzerationen, Nekrosen).
- Größe, die sich konservativ nicht komprimieren lässt,
- Ruptur und Blutung.

Ein Patient beklagt eine Schwellung und Blutung in der rechten Leiste nach vorheriger Punktion einer Arterie im Rahmen einer Herzkatheteruntersuchung, die wenige Tage vorher stattfand. Bei deutlicher Zunahme sowie Verschlechterung des Allgemeinzustands sucht er das zuvor behandelnde Krankenhaus auf.

Steckbrief

Vorwürfe des Patienten

Der Patient wirft der behandelnden Klinik mehrere grobe Behandlungsfehler vor: insbesondere die Einleitung der konservativen Therapie, die fehlende Beachtung der Blutungs- und Ischämiezeichen sowie den Umgang mit der Infektsituation und den daraus bedingten Sepsiszeichen.

Außerdem beklagt er eine mangelnde Kommunikation zwischen ihm und seiner Ehefrau mit den behandelnden Ärzten.

Aktenlage

Bei dem Patienten war 1 Woche vorher eine Herzkatheteruntersuchung über die Leistenschlagader durchgeführt worden. In den darauffolgenden Tagen kommt es zu einer Schwellung im Punktionsbereich, begleitet von einer allgemeinen Abgeschlagenheit und Vigilanzstörung, sodass eine Konsultation im Krankenhaus erfolgt. Hier wird ein „asymptomatisches Pseudoaneurysma" diagnostiziert und ein Druckverband auf eine hühnereigroße Schwellung für mehrere Tage angelegt.

Im Folgenden verschlechterte sich der allgemeine Gesundheitszustand, der Patient bekam einen Dekubitus und ein bläulich-livide kaltes Bein auf der Seite mit dem Druckverband. Nach Konsultation bei den Gefäßchirurgen ist eine Notfallindikation zur Operation gestellt worden. Intraoperativ wurde ein jauchiger Bluterguss entlastet und ein infiziertes Pseudoaneurysma der A. femoralis superficialis sichtbar, das mittels Venenpatchplastik verschlossen wurde. Nach Besserung des Allgemeinzustands und der Infektsituation kam es zu einer Blutung aus den Nahtanteilen des Patches, die operativ durch größere Venenpatche versorgt wurden. Zusätzlich ist die Wunde nochmals debridiert worden und mit einer Vakuumversiegelung zur Ausheilung gebracht worden. Bei erneuter

Ischämiesymptomatik und lokalen Rezidivpseudoaneurysmen mit Verschluss der Leistenschlagadern war die Implantation eines Interponats notwendig.

Zwischen den Operationen wurde der Patient mehrfach auf der Intensivstation betreut, mit verschiedenen Antibiotika behandelt, ein Magen-Darm-Infekt kam noch hinzu.

Nach insgesamt 3 Monaten mit einer teilweisen Mobilisation und abgeheilter Wunde wurde der Patient nach Hause entlassen.

Folgen für den Patienten

- 3-monatiger Krankenhausaufenthalt mit mehrfachen Operationen und Aufenthalt auf der Intensivstation
- ausgedehnte Narbenbildung mit teilweiser Bewegungseinschränkung
- Angst bei rezidivierenden Blutungen und Ischämien vor dem Verlust des Beines und vor dem Tod

Folgen für den Arzt oder das Krankenhaus

- Forderung von Schmerzensgeld
- Klage wegen fehlerhafter Diagnostik und nicht zeitnaher adäquater Therapie

Infiziertes Pseudoaneurysma nach Punktion der A. femoralis bei einer Herzkatheteruntersuchung

Durch die zunehmend häufigere Durchführung von Herzkatheteruntersuchungen steigt auch die Komplikationsrate im Bereich der Zugangswege [14] [32]. Die Kenntnis über die einzelnen Komplikationen sowie deren Management ist obligat für die durchführenden Ärzte, sollte aber auch bei anderen Fachrichtungen vorhanden sein. Eine initiale und frühzeitige Diagnose kann eine konservative Therapie positiv begünstigen und weitere Komplikationen und ausgedehnte Operationen vermeiden [68] [71].

Sachverhalt

Indikation

Bei jeder Schwellung nach einer arteriellen Punktion sollte an ein Pseudoaneurysma gedacht werden, die entsprechende Diagnostik veranlasst und eine zeitgerechte Therapie konservativ oder bei bestehender Symptomatik operativ eingeleitet werden. Sind zusätzlich Infektionszeichen vorhanden, sollte eine chirurgische Therapie immer großzügig durchgeführt werden. Eine entsprechende medikamentöse Therapie und ein Kreislaufmonitoring sind obligat.

Präoperative Diagnostik

Entscheidend sind die Anamnese und die erste klinische Untersuchung. Zu beachten sind der Grad der Schwellung, der Hautzustand und Zeichen, die auf eine Kompression oder Ruptur hindeuten.

Anschließend sollte eine Bildgebung mittels einer Duplexsonografie oder einer Computertomografie mit Kontrastmittel erfolgen.

Laborchemisch sollte eine Kontrolle des Hämoglobinwerts, der Infektzeichen und der Gerinnung bei Aufnahme durchgeführt werden.

Cave

Bei der Aufnahmeuntersuchung ist der Lokalbefund in der rechten Leiste als „hühnereigroß“ beschrieben worden. Eine Aussage zum Aussehen der Umgebungshaut fehlt.

Der Hinweis der Ehefrau, dass der Patient zunehmend schläfrig und neurologisch nicht allzeit orientiert war, wurde ignoriert.

Eine Kontrolle der Vitalparameter wurde nicht täglich durchgeführt.

Die deutlich erhöhten laborchemischen Entzündungszeichen wurden weder dokumentiert noch erfolgte eine Einleitung der Therapie. Damit fand auch eine Fokussuche nicht statt.

Der deutlich erhöhte Blutzuckerwert mit 24 mmol/l bei sonst Vorliegen des Normwerts < 7 mmol/l unter Therapie fand keine Beachtung.

Aufklärung

Hier sind zu erläutern: Blutung, Infektion, Wundheilungsstörung mit anschließenden Wundrevisionsoperationen, sekundäre Wundbehandlung mittels Vakuumversiegelung, Gefäßresektion, Implantation von Fremdmaterial oder körpereigenem Venenmaterial, Beinschwellung nach Venenentnahme, tiefe Beinvenenthrombose, Gabe von Antikoagulantien, periphere arterielle Embolien, Nervenläsion mit Taubheitsgefühl, Gehstreckenreduktion, Folgeeingriffe, Transfusion von Blutbestandteilen oder Gerinnungsfaktoren, Lungenembolie, Pneumonie, intensivmedizinische Behandlung.

Operationen

1. Operation:
   - Notfallindikation
   - Intubationsnarkose
   - Fotodokumentation einer Hautnekrose
   - Längshautschnitt in der rechten Leiste
   - Entlastung von jauchig riechendem Bluterguss, der die Gefäße umgab

8

- Venenpatchplastik, von der V. saphena magna der gleichen Seite entnommen, auf eine Verletzung der Vorderwand der A. femoralis superficialis
- Spülung
- Bei Bluttrockenheit Einlage einer Drainage und Verschluss der OP-Wunde

2. Operation:
   - Revisions-OP: Indikation bei Nachblutung aus der Wunde und Hautnekrosen
   - Intubationsnarkose
   - Beschreibung von drittgradigen Hautnekrosen im Bereich der rechten Leiste
   - Entfernung der Hautnekrosen
   - Blutung aus dem Venenpatch, die übernäht wurde
   - Einbringen eines hämostatischen, mit Antibiotika getränkten Kollagenvlieses
   - teilweiser Wundverschluss mit Naht, oberflächliche Haut wird durch die Anlage einer Vakuumpumpe verschlossen
3. Operation:
   - Revisions-OP: Notfallindikation bei Verschluss der Leistenschlagadern
   - Intubationsnarkose
   - Beschreibung einer ausgedehnten Nekrose der Gefäßvorderwand
   - Resektion der nekrotischen Gefäßwand und Ersatz durch Anteile der V. saphena magna
   - Abschlussangiografiekontrolle: Verschluss der Unterschenkelarterien
   - Thrombektomie der Unterschenkelarterien mit abschließend freiem Fluss
   - Wunddebridement der rechten Leiste und plastische Deckung mit einem Verschiebelappen
4. Operation;
   - Revisions-OP: Notfallindikation bei Nachblutung aus der Wunde
   - Intubationsnarkose
   - Beschreibung einer kleinen Blutung aus der Anschluss-Stelle der Vene mit frischem Koagel
   - Entfernung des Koagels und Übernähung der Blutung
   - Wundverschluss
5. Operation:
   - Revisions-OP: Notfallindikation bei Nachblutung aus der Wunde
   - Intubationsnarkose
   - Beschreibung eines erneuten Pseudoaneurysmas
   - vollständige Entfernung des Interponats
   - Ersatz durch ein Teilstück der V. saphena magna, vom rechten Unterschenkel entnommen
   - Abschlussangiografiekontrolle mit regelrechtem Fluss
   - Hautverschluss

8

Mikrobiologischer Befund

Leistenabstrich rechts aus der Tiefe: *Staphylococcus aureus.*

Zeitlicher nichtoperativer Verlauf

- **vor stationärer Aufnahme:** Der Patient konsultierte nach Leistenpunktion und jetzt deutlicher Schwellung den Hausarzt. Dieser empfahl strenge Bettruhe und eine Kühlung. Dieses führte zu keinem Erfolg, sodass – bei Wesensänderung des Patienten und deutlicher Blutung im Bereich der rechten Leiste – die Ehefrau den Notarzt rief, der eine Vorstellung im Krankenhaus veranlasste.
- **Notfallaufnahme:** Als Lokalbefund ist eine hühnereigroße Schwellung in der rechten Leiste mit Blutung beschrieben. Die Diagnose eines Pseudoaneurysmas wurde gestellt. Der hinzugerufene Gefäßchirurg empfahl die Antikoagulation zu ändern. ASS wurde pausiert und eine vorbestehende Heparinisierung weitergeführt. Es erfolgte die Anlage eines Druckverbands in der rechten Leiste. Eine Duplexsonografie-Kontrolle in 48 h wurde vereinbart. Bei Aufnahme ist diese Untersuchung nicht durchgeführt worden (es war ein Samstag).
- **nach den diversen Operationen:** Der Patient wird nach der initialen Sanierung des infizierten Pseudoaneurysmas und Blutung auf die Intensivstation verlegt. Entsprechend dem mikrobiologischen Abstrich und positiven Blutkulturen ist die Antibiotikabehandlung optimiert worden. Eine Weiterbehandlung auf der Normalstation gestaltete sich bei verzögerter Mobilisation schwierig. Durch die weiteren Notfalloperationen wurde der Patient mehrfach auf der Intensivstation und auf der Normalstation betreut. Als zusätzliche Komplikation hatte der Patient einen Magen-Darm-Infekt und einen Dekubitus am Gesäß durch die Bettruhe erlitten.
- Der Gesamtaufenthalt betrug 3 Monate.

Zusatzinfo

Empfohlene Maßnahmen nach Leistenpunktion

Merke:

- Jede Punktion einer Arterie muss unter streng aseptischen Bedingungen erfolgen!
- Eine Verletzung der Hinterwand kann zu schweren Blutungen oder Verschluss des Gefäßes bei Anwendung eines Verschluss-Systems führen.
- Ein Verschluss-System nach Punktion ist keine Garantie für einen komplikationslosen Verlauf, wenn eine unsachgemäße Punktionstechnik oder unsterile Punktion durchgeführt wird [38].

Die Nachkontrolle nach Punktion muss klinisch und auskultatorisch erfolgen. Empfehlenswert ist eine Duplexsonografie, die ein Pseudoaneurysma oder eine AV-Fistel ausschließt. Dieser Befund muss dokumentiert werden.

Tritt auch im Verlauf eine Schwellung im Punktionsgebiet auf, so sind die Sonografie zeitnah zu wiederholen und entsprechende Maßnahmen je nach Befund einzuleiten.

Bei einer begleitenden Antikoagulation ist besondere Vorsicht angebracht.

Der Patient muss über die Risiken dieser Maßnahme gut aufgeklärt sein und in der Klinik einen Ansprechpartner für eventuelle Risiken vorfinden.

Weiteres Vorgehen, Therapie

Nach der Entlassung aus der stationären Behandlung ist auch weiterhin ein Augenmerk auf Blutungszeichen oder Infektzeichen zu richten. Eine unverzügliche Wiedervorstellung in der Klinik ist dann dringend zu empfehlen. Die Wunde muss in regelmäßigen Abständen kontrolliert werden und das Nahtmaterial der Hautnaht nach 12 Tagen entfernt werden.

(Anmerkung: In der Folge kam es nach 1 Jahr zum Verschluss des Interponats mit Ausbildung einer Nekrose der Großzehe. Die Wiedereröffnung nahm einen ähnlich dramatischen Verlauf mit mehreren Operationen bei Infektion und Blutung. Hinzugekommen war eine Wundinfektion mit multiresistenten Erregern. Abschließend konnte aber die Extremität erhalten werden. Die nekrotische Zehe ist mittels Grenzzonenamputation entfernt worden.)

Kritische Feststellungen

- Bei Wiederaufnahme des Patienten erfolgte nur eine unvollständige Auswertung aller erhobenen Befunde. Die Laborparameter wurden übersehen. Versäumt wurde auch eine weitere Kontrolle der klinischen und paraklinischen Infektzeichen. Es erfolgte keine Fokussuche.
- Unter dem Aspekt der bestehenden Antikoagulation ist ein konservatives Vorgehen nachzuvollziehen.
- Die sonografische Kontrolle erst nach 48 h, also nach dem Wochenende, durchzuführen, ist eine nicht zulässige Verzögerung.
- Die zunehmende Hilfsbedürftigkeit des Patienten ist in den Pflegeunterlagen dokumentiert, aber ohne Konsequenz für das weitere ärztliche Handeln. Auch Hinweise der Ehefrau, die ihn im Verlauf am besten beschreiben kann, über die Wesensveränderung des Patienten werden ignoriert.

Zusatzinfo

Allgemeine juristische Wertung

Die Kontrolle einer arteriellen Punktionsstelle muss unmittelbar nach der Punktion und während des stationären Aufenthalts erfolgen. Auch nach einem zeitlichen Intervall und Hinweis auf eine Komplikation muss eine ausführliche Begutachtung erfolgen und müssen entsprechende diagnostische Schritte eingeleitet werden.

Fehlt einem hausärztlichen Kollegen die nötige Expertise, so hat er Sorge zu tragen, dass der Patient unverzüglich an einen Arzt mit Fachexpertise überwiesen wird. Dieser muss nach gültigen Leitlinien oder Standards eine fachlich richtige Diagnose stellen. Die dazu zur Verfügung stehenden Mittel müssen angewendet werden.

Eine Sonografie oder Computertomografie außerhalb der Routinearbeitszeit zu unterlassen, ist bei vorliegender Konstellation fahrlässig.

Werden Untersuchungen durch den behandelnden Arzt veranlasst, so muss er die Ergebnisse auswerten und entsprechende therapeutische Maßnahmen durchführen.

Die Kommunikation zwischen Patient, Pflegepersonal und Ärzten muss fachgerecht durchgeführt werden.

Gutachterliche Feststellung

- Verschiedene Hinweise auf eine Komplikation nach der Leistenpunktion sind dokumentiert:
  - pulsatile Schwellung der punktierten Leiste
  - zu Hause: Blutung aus dem Stichkanal
  - Hautnekrose an der Punktionsstelle
  - therapeutische Dosierung der Antikoagulantien
  - Nachweis von *Staphylococcus aureus* aus der Tiefe des Wundgrunds, als Hinweis auf unsteriles Arbeiten bei der 1. Punktion
  - Vigilanzveränderungen und beginnende Organdysfunktionen bei septischem Geschehen.
- Die Erkennung und adäquate Behandlung von entzündlichen Erkrankungen gehört fachlich unabhängig zu den medizinischen und ärztlichen Basiskompetenzen [61]. Die dafür zur Verfügung stehenden diagnostischen Verfahren (Bildgebung, Laborchemie) wurden nur unzureichend angewendet und ausgewertet, sodass ein festgelegter Behandlungspfad nicht ärztlich erarbeitet wurde. Komplizierend kommt die Zusammenarbeit von mehreren Fachdisziplinen hinzu, ohne dass ein Gesamtkonzept vorlag.
- Der Patient hat sich nach seinem Kenntnisstand richtig verhalten.
- Die Komplikationen, die bei mehrfachen gefäßchirurgischen Revisionsoperationen auftreten, wären auch bei primär richtigem Handeln in ihrer Ausprägung und dem zeitlichen Rahmen nicht vermeidbar gewesen.

8.1.2 Periphere arterielle Verschlusskrankheit

Zusatzinfo

Grunderkrankung PAVK

Bei der peripheren arteriellen Verschlusskrankheit (PAVK) handelt es sich um eine chronische Durchblutungsstörung der Arterien in den Extremitäten. Ursächlich dafür ist zu 95 % die Arteriosklerose, seltener können Entzündungen, Systemerkrankungen oder Fehlbildungen Auslöser sein.

Die Risikofaktoren der Arteriosklerose sind der Bluthochdruck, eine Fettstoffwechselstörung, ein Diabetes mellitus und das Rauchen.

Der Verlauf ist chronisch und nicht reversibel. Ziel der Behandlung ist die Verzögerung der Arteriosklerose.

Die Krankheit kann in 4 Stadien eingeteilt werden:

- Stadium I: asymptomatisch
- Stadium II: Claudicatio intermittens = belastungsabhängige Schmerzen. Unterteilung in:
  - IIa: Gehstrecke über 200 m
  - IIb: Gehstrecke unter 200 m
- Stadium III: Ruheschmerzen
- Stadium IV: Ulzerationen und Nekrosen [52].

Bei einer klinisch manifesten PAVK und ausgeschöpfter Basistherapie muss eine invasive Therapie mittels Operation oder endovaskulärer Intervention erfolgen. Wird dieses unterlassen, droht dem Patienten als Konsequenz der Verlust der Extremität [35] [53].

Die Versorgung von Patienten mit chronischen Wunden ist nicht standardisiert festgelegt. Die Zuweisung ist bundesweit nicht einheitlich geregelt. So können Patienten über den Hausarzt, einen Chirurgen, einen Diabetologen, einen Dermatologen usw. betreut werden. Häufig wird die Grunderkrankung nicht oder zu spät erkannt, da die betreuenden Ärzte spezifisch nur ihr Fachgebiet betrachten und andere Erkrankungen nicht als ursächlich sehen. Die Etablierung von interdisziplinären Wundzentren ist schwierig und nicht häufig, da eine niedrige Akzeptanz seitens administrativer Gremien und eine schlechte Vergütung dieses Konzept erschweren.

Konservativ-dermatologische Behandlung einer PAVK

Eine langjährig bestehende Arteriosklerose kann bei weiterhin bestehenden und nicht erkannten Risikofaktoren zu Verengungen oder Verschlüssen der Beinarterien führen. Beim Erreichen einer kritischen Ischämie entstehen Ulzerationen, die trotz optimaler Wundversorgung ohne Heilungstendenz sind. Durch die Perfusionsstörung bedingt, können Infektionen sich leichter entwickeln und fortschreiten. Die natürliche Abwehrlage ist gestört und die Extremität ist von der Amputation bedroht [16].

Steckbrief

Vorwürfe des Patienten

Der Patient beklagt seit mehreren Monaten eine Ulzeration am inneren rechten Unterschenkel. Trotz langwieriger dermatologischer Behandlung hatten die Tiefe und die Größe des Ulkus um das 3-Fache zugenommen. Eine invasive Diagnostik bei erniedrigtem Knöchel-Arm-Index wurde mit der Begründung einer schlechten Nierenfunktion unterlassen.

Erst nach deutlicher Größenzunahme der Ulzeration und bevorstehender Amputation des Beins wurden eine Diagnostik und Therapie eingeleitet. Hier ist die Diagnose einer PAVK im Stadium IV mit Verschluss der A. femoralis superficialis und Verengungen der A. poplitea gestellt worden.

Aktenlage

Die primäre Behandlung ist in einer Klinik für Dermatologie mit topischen und systemischen Medikamenten über mehrere Wochen durchgeführt worden. Konsiliarisch erfolgte bei nicht heilendem Primarius die Vorstellung in der Abteilung für Angiologie, die einen erniedrigten Knöchel-Arm-Index feststellte und eine Empfehlung zur Durchführung einer invasiven Diagnostik mit simultaner Vorstellung in der Abteilung für Gefäßchirurgie gab. Diese Empfehlung ist aber nicht umgesetzt worden. Als Begründung für die fehlende invasive Diagnostik ist eine chronische Niereninsuffizienz herangezogen und eine Kontrastmittelgabe deshalb abgelehnt worden. Stattdessen wurde die dermatologische Basisbehandlung fortgesetzt mit der Folge, dass es zu einer deutlichen Zunahme von lokalen Schmerzen kam. Zudem traten wiederholt generalisierte Entzündungen bei Besiedlung mit *Pseudomonas aeruginosa* und koagulasenegativen Staphylokokken auf, die eine Gabe von Antibiotika und kolloiden Lösungen nach sich zogen. Bei bestehender Herzinsuffizienz führte dieses zu kardialen Dekompensationen und Ödemen, was die Wundheilung störte, sodass die Ulzeration erneut zunahm. Daraufhin wurde der Patient den Gefäßchirurgen vorgestellt, eine invasive Diagnostik ohne Kompromitierung der bisherigen Niereninsuffizienz durchgeführt und die Indikation zur Implantation eines femoropoplitealen Bypasses gestellt, der dann implantiert wurde.

Nach erfolgter Bypassimplantation kam es dann zu einer Abheilung der Ulzerationen ohne weitere Infektereignisse.

Folgen für den Patienten

- Für den Patienten ist die Lebensqualität erheblich gemindert und eine Problematik mit Schmerzen, Geruchsbelästigung durch die Wunde unter gleichzeitiger Reduktion der alltäglichen Belastbarkeit entstanden. Einer Erwerbstätigkeit konnte er damit nicht nachgehen.
- Auch die Angst, das Bein zu verlieren, beschäftigte den Patienten.

Folgen für den Arzt, das Krankenhaus oder die Gesellschaft

Eine Teilnahme des Patienten am Arbeitsmarkt und sozialen Leben ist nicht möglich mit der Folge einer Isolation des Patienten und Gefahr einer Depression. Durch die fehlende Erwerbsfähigkeit entsteht dem Patienten und seiner Familie ein finanzielles Defizit und eine Finanzierung aus der Renten- und Sozialversicherung droht. Bei Verzögerung von Therapien und daraus resultierender Amputation mit Behinderung kann der Patient den Arzt wegen Unterlassung persönlich haftbar machen und Entschädigung fordern.

Sachverhalt

Bei persistierenden, nicht heilenden Wunden an den peripheren Extremitäten mit Zeichen einer kritischen Ischämie muss eine gefäßmedizinische Diagnostik und Therapie innerhalb von 4 Wochen eingeleitet werden.

Mikrobiologischer Befund

Pseudomonas aeruginosa, Providencia rettgeri, Staphylococcus aureus, Streptococcus dysgalactiae ssp.*equisimilis.*

Präoperative Diagnostik

Eine Voraussetzung ist eine gründliche gefäßmedizinische Anamnese mit Abklärung der Klinik und Risikofaktoren. Die Entwicklung der Wunde (▶ Abb. 8.1) und das Stadium stellen ebenfalls einen wichtigen Baustein dar.

Eine klinische Untersuchung mit Erhebung eines Pulsstatus ist obligat. Danach sind bildgebende Verfahren anzuwenden. Als nichtinvasives, gut durchzuführendes Verfahren eignet sich die farbkodierte Doppler- und Duplexsonografie. Nachfolgend können auch Schnittbildverfahren als MR- und CT-Angiografie angeschlossen werden.

Der empfohlene Goldstandard bleibt weiterhin die Angiografie. Diese ist aber ein invasives Verfahren, sodass die Komplikationsrate der Indikation gegenüber abzuwägen ist.

Im vorliegenden Fall ist die Angiografie in digitaler Subtraktionstechnik durchgeführt worden (▶ Abb. 8.2).

Diagnose: PAVK im Stadium IV nach Fontaine vom Oberschenkel-Typ rechts.

Indikation

Es besteht entsprechend der TASC II D-Klassifikation [58] (▶ Abb. 8.3) (TASC = Transatlantic Intersociety Consensus) eine Indikation für die Anlage eines femoropoplitealen P3-Bypasses rechts. Wenn geeignetes Venenmaterial vorhanden ist, sollte als Goldstandard bei Wunden mit oder ohne Infektion ein Venenbypass angelegt werden [15]. Alternativ kann bei fehlendem Venenmaterial ein Kunststoffbypass mit der Einschränkung einer höheren Infektionsrate und einer geringeren Offenheitsrate implantiert werden. Die Offenheitsrate eines P3-Venenbypasses gegenüber der eines Kunststoffbypasses ist in 5 Jahren 50 % [34] [58] vs. 30–40 % [2].

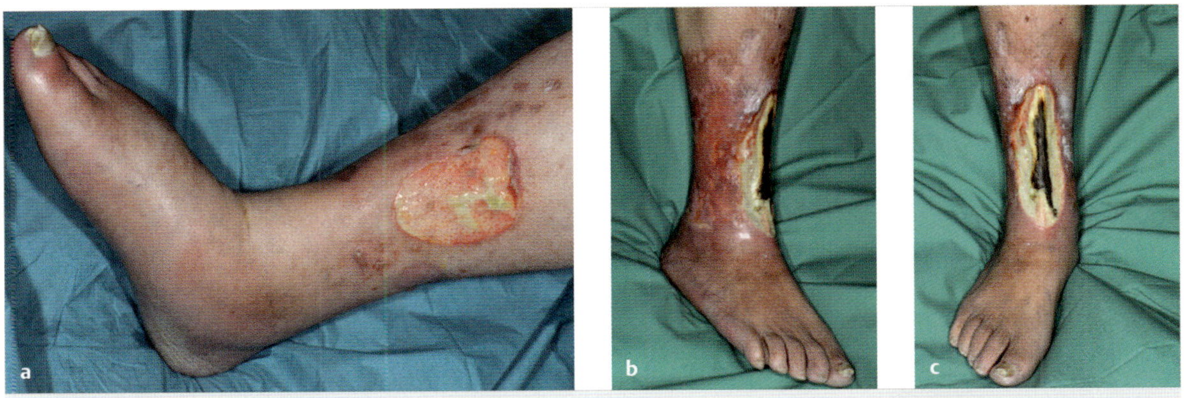

Abb. 8.1 Ausgangsbefunde bei Vorstellung in den Fachabteilungen:
a Initialer Aufnahmebefund in der Dermatologie,
b Befund bei der Vorstellung in der Gefäßchirurgie 5 Monate später,
c gleicher Befund.

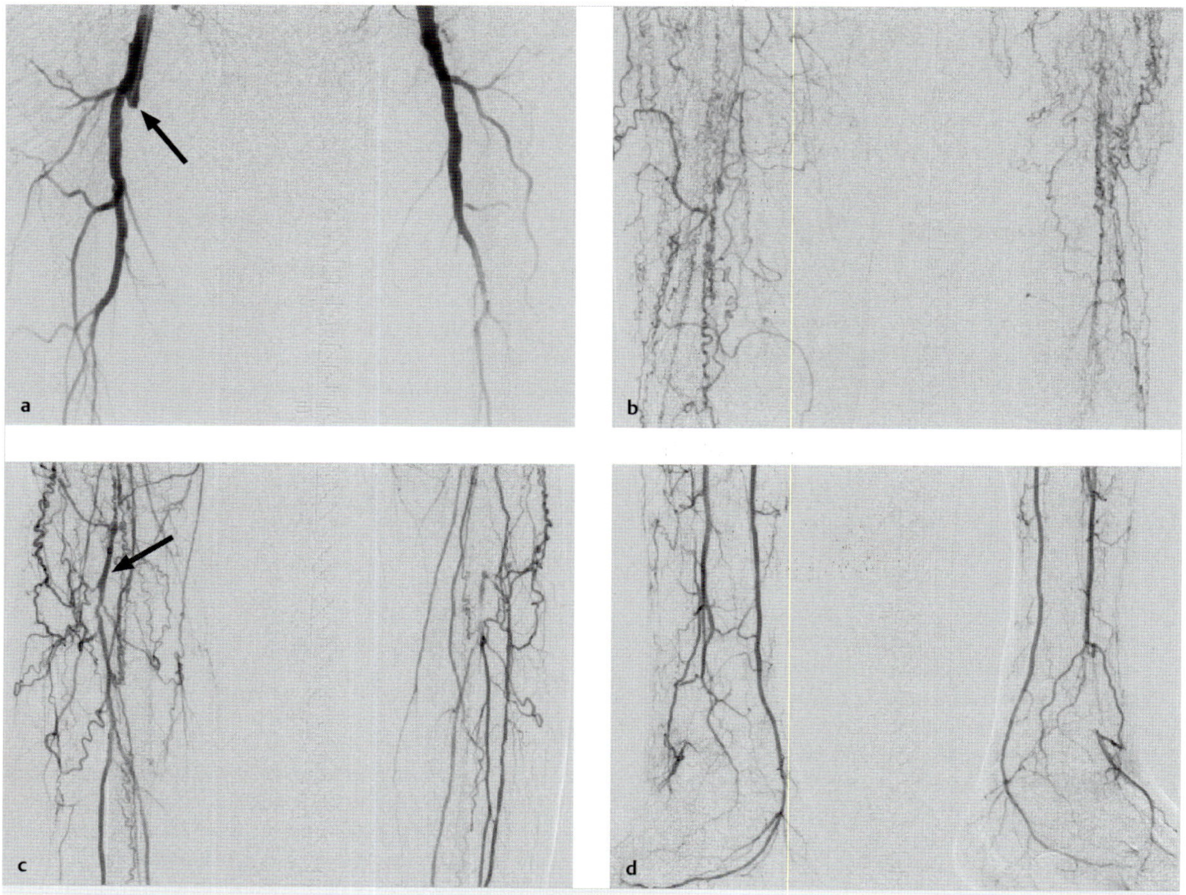

Abb. 8.2 Intraarterielle digitale Subtraktionsangiografie der Beine:
a Kein Nachweis einer hämodynamisch relevanten Stenose im Bereich des Beckens. Unveränderte Darstellung der A.-femoralis-superficialis-Verschlüsse beidseits (Pfeil zeigt auf den Stumpf der A. femoralis superficialis rechts).
b ... mit Wiederauffüllung der distalen P3-Segmente über Kollateralen,
c im Bereich des linken Unterschenkels unveränderte Darstellung der Aa. tibialis anterior mit distalem Verschluss und posterior mit proximaler Stenose sowie der A. fibularis mit Stenosen des Truncus tibiofibularis (Pfeil zeigt auf die Wiederauffüllung P3-Segment rechts),
d im Bereich der rechten Unterschenkel Verschluss der A. tibialis anterior.

Aufklärung und Planung der Operation

Die Operation muss nach erfolgter Bildgebung und vorliegender Nekrose als dringlich geplant und durchgeführt werden. Trotzdem ist durch den Operateur eine ausführliche Aufklärung des Patienten über bestehende Risiken des Eingriffs und Folgeschäden durchzuführen. Insbesondere muss eine Erläuterung der folgenden Risiken erfolgen:

- allgemeine Operationsrisiken:
  - schwere Blutungen mit Bluttransfusion und Infektionsrisiko (z. B. mit Hepatitis, AIDS)
  - Allergie/Unverträglichkeit
  - Wundinfektion
  - Blutgerinnsel in den Bein- und Beckenvenen (Venenthrombose) mit Lungenembolie
  - Haut-/Gewebe-/Nervenschäden durch die notwendige Lagerung
  - Narbenwucherungen (Keloide) oder ein Narbenbruch
- spezifische Eingriffsrisiken:
  - erneuter Verschluss des Bypasses (Vene oder Kunststoffprothese) und angrenzender Gefäßabschnitte; Folge kann eine erneute Minderdurchblutung oder die völlige Unterbrechung der Beindurchblutung sein, mit (Teil-) Amputation des Beines
  - massive Infektionen, die zu schweren Blutungen aus den Nahtstellen des Bypasses führen; Gefahr einer allgemeinen Blutvergiftung (Sepsis); der Bypass muss u. U. entfernt werden, im Extremfall mit Amputation
  - Verletzungen von Nerven

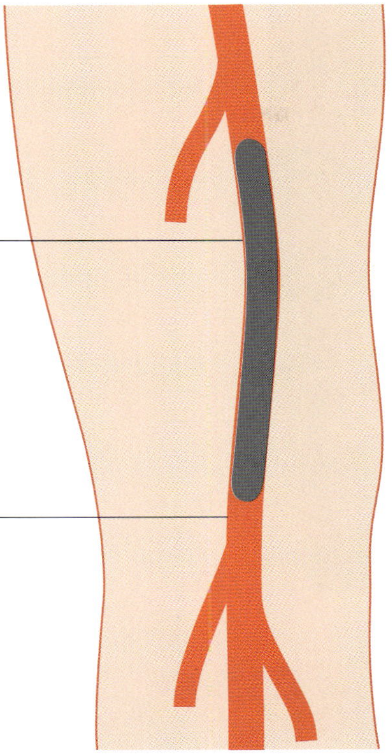

Abb. 8.3 Schematische Darstellung der TASC II-D-Läsion.

- Schädigung der Lymphgefäße mit vorübergehender, manchmal auch bleibender Schwellneigung des betroffenen Beines
- Nachblutungen sowie größere Blutergüsse
- allmähliche Erweiterung der Schlagader an den Nahtstellen; größere Erweiterungen müssen durch einen erneuten Eingriff beseitigt werden
- Röntgenkontrastmittel kann die Nierenfunktion verschlechtern oder eine Schilddrüsenüberfunktion auslösen
- Nachblutungen, Infektionen oder überschießende Narbenbildung im Bereich der Entnahmestelle der Vene, die als Bypass entnommen wird.

Operation

- Intubationsnarkose
- Rückenlagerung
- Desobliteration des Poplitealsegments 3 und Revaskularisation durch Implantation eines femoropoplitealen infragenualen Prothesenbypasses mittels 6 mm messender beringter PTFE-Prothese rechts
- OP-Zeit: 145 min

Zusatzinfo

Implantation eines femoropoplitealen Bypasses

Bei der Durchführung sind zu beachten:

Rückenlagerung und Lagerungshilfen unter den Knien und Fersen; zusätzlich werden Saugunterlagen verwendet, die Flüssigkeiten binden, um Verbrennungsschäden zu vermeiden.

Das Bein muss zirkulär desinfizierend abgewaschen werden und eine jodhaltige Folie zur Minderung von Kontamination mit restlichen Hautkeimen kann aufgeklebt werden.

Die Präparation am Unterschenkel muss subtil erfolgen, da die V. saphena magna und der N. tibialis im Zugangsgebiet verlaufen. Bei Verletzung wäre ein Hackenfuß die Folge. Die umliegende Muskulatur muss geschont werden.

Vor Abklemmung der Gefäße sollte eine therapeutische Antikoagulation (z. B. Heparin) intravenös appliziert werden.

Eine Lupenbrille für den Operateur bei der Präparation und späteren Anastomosenanlage ist zu empfehlen.
Vor der Anastomosierung müssen Intimaläsionen fixiert werden, um ein distales „Aufrollen" zu vermeiden. Als Nahtmaterial sind nicht resorbierbare monofile Fäden zu verwenden.

Die chirurgische Assistenz muss dem Operateur durch Aussaugen und Spülungen des OP-Gebiets eine klare Sicht verschaffen. Wichtig ist auch der Fadenzug, der **immer** in Stichrichtung durchzuführen ist.

Die Hautnaht erfolgt ohne Verschluss der Faszie, da eine reguläre postoperative Schwellung ein Kompartmentsyndrom provoziert.

Postoperativer Verlauf

Am 5. postoperativen Tag kam es zu einer Wundheilungsstörung in der rechten Leiste mit Nahtdehiszenz und Lymphfistelsekretion. Hier liegt die proximale Anastomose des Prothesenbypasses. Zusätzlich war das gesamte Bein bei beginnender kardialer Dekompensation noch geschwollen. Die Anwendung von lokal antiseptischen Verbänden in Verbindung mit intravenösen Antibiotika brachte keine Verbesserung. Als Folge musste die Wunde in der Leiste eröffnet werden und eine Unterdrucktherapie (VAC) wurde für mehrere Wochen begonnen. Zur Entlassung war die Wunde granuliert und mit Kollagenfüllern versorgt.

Anzeichen für eine Bypassinfektion oder Bypassverschluss bestanden zu keiner Zeit.

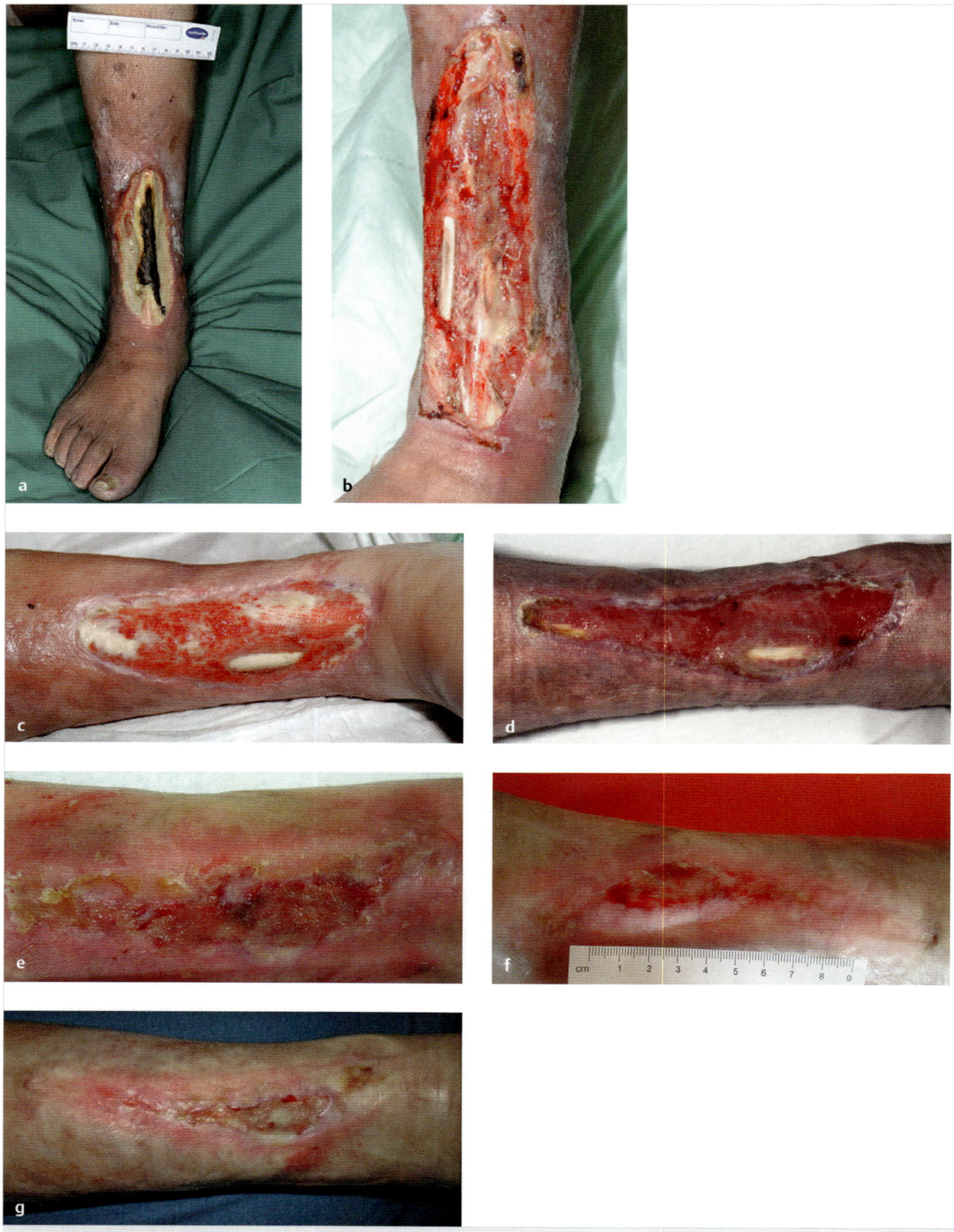

Abb. 8.4 Wundheilung. Verlauf der Wundkonditionierung vor und nach Bypassimplantation:

a Vor der Bypassimplantation: infizierte Nekroseplatte.

b Verlauf binnen 2 Monaten nach der Bypassimplantation: Rückgang von Fibrinbelägen, …

c … Bildung von Granulationsgewebe und …

d … Beginn der Epithelialisierung, auch der freiliegenden Sehne.

e Verlauf der Wundheilung: nach 9 Monaten.

f Verlauf der Wundheilung: nach 10 Monaten.

g Verlauf der Wundheilung: nach 11 Monaten.

Weiteres Vorgehen, Therapie

Entscheidend für das Gelingen der Bypassimplantation ist die abheilende Wunde am Unterschenkel (► Abb. 8.4). Die Nekrose wurde chirurgisch debridiert und bei Fibrinbelägen und einer freiliegenden Sehne eine hydroaktive Therapie mit bakterienbindenden Auflagen angeschlossen. Bei guter Granulation ist der Patient in die Rehabilitation entlassen worden. Lokaler Wundverband erfolgte mittels Hydrofiber und Polyurethan-Schaumverband.

Zusatzinfo

Das IRA-Schema nach Vollmar – Grundprinzip der Gefäßchirurgie

Bei jeder vorliegenden Wunde ist in der Gefäßchirurgie ein festgelegtes Stufenschema [76] anzuwenden, um eine sachgerechte medizinische Behandlung zu gewährleisten (► Abb. 8.5).

1. Stufe: I – Infektion

- Die adäquate Behandlung einer Infektion, die bestimmt ist von der Quantität und der Virulenz von bakteriellen Erregern, der Resistenz des Organismus und örtlichem Gewebeverhältnis, stellt den initialen Schritt dar.
- Dazu ist nach Detektion des bakteriellen Erregers eine resistenzgerechte Antibiotikatherapie (leichte Form: oral; schwere Form: intravenös) einzuleiten.
- Zusätzlich sind lokal antiseptische Verbände mit begleitenden stadiengerechten Wundverbänden anzulegen.
- Die Ausschaltung von Störfaktoren ist obligat.

2. Stufe: R – Revaskularisation

- Nach Infektionsbeherrschung folgt die Wiederherstellung einer ausreichenden Gewebsdurchblutung.
- Zwei grundlegende Techniken der Revaskularisation [77] werden unterschieden:

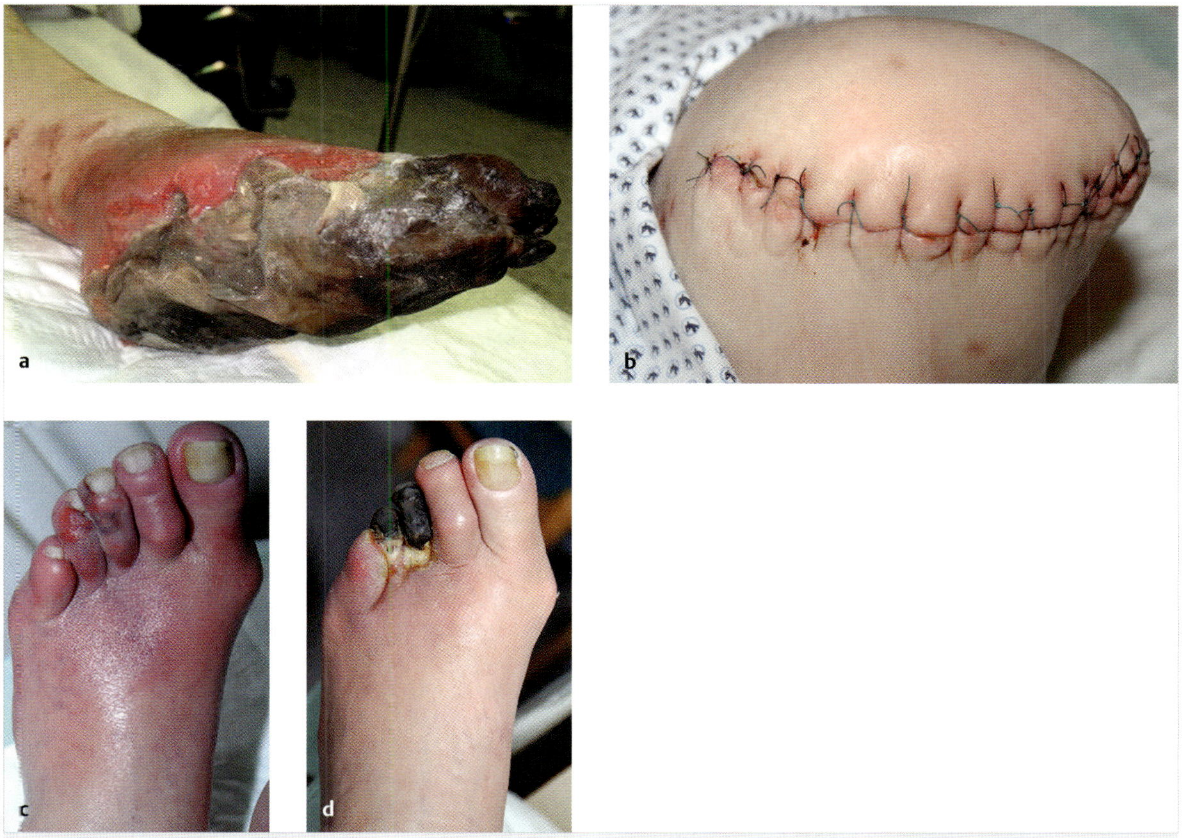

Abb. 8.5 IRA-Schema. Beispiele.
a Notfallsituation Sepsis: Revaskularisation bei Gefahr der septischen Streuung nicht möglich.
b Oberschenkelamputation bei aufgestiegenen Kompartmentabszessen.
c Kritische Ischämie: nach Revaskularisation und Infektionsbehandlung Rekonvaleszenz des Vorfußes mit Ausnahme der 3. und 4. Zehe, ...
d ... die sich demarkiert haben. Ohne Revaskularisation wäre die Amputationshöhe im Bereich des Oberschenkels gewesen (→ Vermeidung einer Major-Amputation).

 - Bei den offenen chirurgischen Verfahren können eine Gefäßdesobliteration erfolgen, eine Patchplastik vorgenommen, ein Interponat bzw. ein Bypass implantiert werden.
 - Ein noch neueres Verfahren stellt die endovaskuläre Therapie dar. Mittels Angioplastie kann eine Aufdehnung der Stenose erfolgen. Gegebenenfalls ist die Implantation eines Stents zur Stabilisierung nötig.
- Das offene und das endovaskuläre Verfahren können miteinander kombiniert werden.
- Können weder ein offenes noch ein endovaskuläres Verfahren angewendet werden, besteht die Option der medikamentösen intravenösen Behandlung mittels Prostaglandinen, um Kollateralbildungen und die lokale Gewebsperfusion zu verbessern [20].

3. Stufe: A – Amputation
- Die Amputation sollte erst nach ausreichender Karenzzeit zwischen Revaskularisation und Demarkierung der trophisch gestörten Wunde erfolgen. Damit werden Folgeamputationen („Salami-Technik") bei erneuter Nekrosebildung oder ein größerer Verlust von sich erholendem Gewebe vermieden.
- Als Ultima Ratio ist die Amputation nur bei Sepsis oder Trauma mit Lebensbedrohung als Initialschritt anzuwenden („life before limb") [7].

Kritische Feststellungen

Die Prävalenz der PAVK ist den westlichen Ländern über die letzten Jahre stetig angestiegen. Ursachen dafür sind die Lebensweise mit einem erhöhten Risiko für Arteriosklerose und deren Folgen und eine älter werdende Bevölkerung.

Zunehmend sind alle 4 Stadien, insbesondere das Stadium IV nach Fontaine mit der kritischen Extremitätenischämie, und die Häufigkeit von Minor-Amputationen (▶ Tab. 8.1) [55].

Mit diesem Wissen müssen Patienten, die an dieser Erkrankung leiden, unverzüglich einer Diagnostik und Therapie unterzogen werden. Eine alleinige supportiv-lokale Therapie ist, wenn nicht dem Patientenwunsch entsprechend, obsolet.

Tab. 8.1 Häufigkeit von PAVK Stadium IV und Amputation.

Jahr	2005	2007	2009
Patienten, n (%)	116 861 (29,1)	134 271 (31,2)	154 413 (31,9)
Major-Amputation, n (%)	16 955 (14,5)	16 322 (12,2)	15 512 (10,0)
Minor-Amputation, n (%)	18 873 (16,1)	20 870 (15,5)	23 859 (15,5)

- Im hier dargestellten Fall ist eine Vorstellung in der Angiologie zwar erfolgt und die Diagnose einer kritischen Ischämie mit Indikation für invasivere diagnostische Verfahren gestellt worden, diese wurden aber aufgrund einer kompensierten Niereninsuffizienz nicht durchgeführt.
- Alternative Verfahren oder nochmalige Vorstellung bei einem Angiologen oder Gefäßchirurgen wurden versäumt. Der Patient und seine Angehörigen hatten ein monatelanges Leiden. Die Grunderkrankung schritt unaufgehalten fort [12] [27].
- Die Möglichkeiten der Revaskularisation waren zum Zeitpunkt der Vorstellung begrenzt. Endovaskuläre Verfahren waren bei langstreckigem Verschluss der Arterie nicht mehr möglich. Einzig eine ausgedehnte Operation konnte die Extremität noch erhalten. Eine zusätzliche Mehrbelastung für den ohnehin durch Infektion und Katabolie geschwächten Organismus war die Folge. Bei fortgeschrittener Herzinsuffizienz hätte die Operation auch tödlich für den Patienten enden können.
- Eine Arbeitstätigkeit mit o. g. Befunden war nicht möglich. Entsprechend dem Sozialgesetzbuch (SGB IX) stünde dem Patienten eine Zusprechung einer Erwerbsminderung (GdB) von 80 % zu, nach abgeschlossener Behandlung in Höhe von 20 %. Diese Antragsverfahren sind langwierig und mindern den derzeitigen oder späteren Verdienstausfall nicht [10].

Gutachterliche Feststellung

- Die Kenntnis über auslösende Erkrankungen von Wunden war Voraussetzung bei der Behandlung. An erster Stelle stand die Ursachenbeseitigung mit begleitender supportiver Therapie. Der Patient sollte niemals in eine akute lebens- oder extremitätenbedrohende Situation gebracht werden.
- Wichtig ist eine interdisziplinäre Zusammenarbeit, die hier nur unzureichend erfolgte.
- Eine zielführende Diagnostik wurde dem Patienten verwehrt und nach Alternativen nicht gesucht. Eine farbkodierte Duplexsonografie oder Angiografie mit CO_2 anstatt mit nichtionischem jodhaltigen Kontrastmittel wurde unterlassen.
- Die supportive Therapie und das Wundmanagement waren sachgerecht, aber nicht erfolgreich.
- Kritisch ist die Anlage eines Prothesenbypasses zu werten, da bei fortgeschrittener bakteriell kolonisierter Wunde eine erhöhte Bypassinfektionsrate mit Explantation und Amputation als Komplikation auftreten kann. Bei fehlendem Venenmaterial kann ein Kunststoffbypass als Alternative aber verwendet werden.
- Die Wundheilungsstörung in der Leiste war als erwartbare Komplikation zu werten mit der Folge eines verlängerten Krankenhausaufenthalts. Eine Erwähnung im ärztlichen Aufklärungsgespräch zur Operation war erfolgt.
- Präparationsfehler oder mangelhafte Assistenz waren nicht nachweisbar.
- Die Indikation zur peripheren Bypassimplantation nach dem IRA-Schema hatte bestanden.

8.2 Wunden

Olof Jannasch

8.2.1 Infektion nach Bissverletzung

Wundexploration und Wunddebridement

Einer der wichtigsten Punkte für eine erfolgreiche Wundbehandlung ist die sorgfältige Wundinspektion.

Oft kommen Patienten mit stark verschmutzten Wunden oder bereits mit einem großen Verband zur Erstvorstellung und berichten von großen oder tiefen Wunden mit starken Blutungen. Nach Entfernen des Verbands ist jedoch lediglich eine schmutzige oder blutverschmierte Fläche ohne aktive Blutung zu sehen. Wenn man das getrocknete Blut entfernen will oder das Ausmaß der darunterliegenden Wunde bestimmen möchte, wird der Patient unruhig und äußert Schmerzen. Andererseits stellen sich Patienten mit kleinen Wunden vor, die über Funktionsausfälle oder Sensibilitätsverluste berichten. Neben der reinen Inspektion spielt daher auch die Funktionskontrolle eine entscheidende Rolle für die weitere Therapie.

Eine gründliche Wundinspektion und Funktionskontrolle ist nur unter einer adäquaten Schmerzstillung möglich. Diese kann lokal als Vereisung oder Lokalanästhesie oder systemisch als orale oder intravenöse Medikation durchgeführt werden. In manchen Fällen ist eine Regionalanästhesie oder sogar eine Kurznarkose notwendig. Aktive Blutungen können ebenfalls die Sicht erschweren. Findet sich nach der Entfernung des Verbands eine stärkere Blutung, sollte zunächst ein neuer Druckverband angelegt werden. Erst wenn alle Materialien zur Blutstillung bereitstehen, kann der Verband wieder entfernt werden. War bei der ersten Sichtung eine pulsierende Blutung sichtbar oder bestehen Hinweise für eine Ischämie in der Peripherie, sollte die Wundinspektion im OP-Saal erfolgen.

Nachdem so die Voraussetzungen geschaffen sind, erfolgt die Wundinspektion oder besser -exploration unter sterilen Bedingungen. Beurteilt werden (▶ Abb. 8.6):

- Wundrand (z. B. gerade und glatt, zerfasert, gequetscht, nekrotisch)
- Wundumgebung (z. B. unauffällig, gequetscht, mazeriert, unterblutet, gerötet)
- Wundhöhle (z. B. oberflächlich, tief, Taschenbildungen, freiliegende Sehnen, Gefäße, Nerven)
- Begleitverletzungen (z. B. blutende Gefäße, Knochenfragmente, Blutung aus der Tiefe, Deformationen von Extremitäten)
- Fremdkörper
- bei postoperativen Wunden: Vorliegen von Hämatom, Serom, Wunddehiszenz, Wundrand- oder Weichteilnekrosen, Wundinfektion

Die Beurteilung von Wunden nach diesen Kriterien ermöglicht, in Zusammenhang mit der Anamnese der Wundentstehung, Aussagen zur Dringlichkeit der Versorgung, dem Infektionsrisiko, den Versorgungsmöglichkeiten und -notwendigkeiten sowie zur Prognose. Auch die Festlegung der Nachsorge wird erheblich vom primären Zustand der Wunde beeinflusst.

In diesem Zusammenhang kommt der Wunddokumentation eine wichtige Rolle zu. Zum einen wird der primäre Wundzustand dokumentiert, dem möglicherweise eine juristische Bedeutung zukommt, zum anderen ist bei wechselnden Behandlern oder bei langen Verläufen nur so ein objektive Verlaufskontrolle möglich.

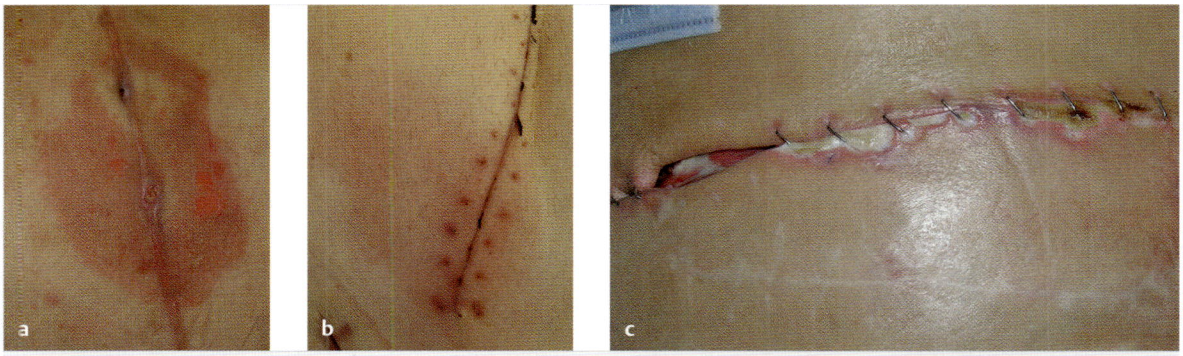

Abb. 8.6 Wunden.
a Hautmazeration.
b Hautrötung bei infiziertem Hämatom.
c Wunddehiszenz und Wundrandnekrose.

Bissverletzung eines Berufsfußballers mit primärem Wundverschluss und folgender Infektion

Durch die hohe Dynamik bei Ballsportarten kommt es gelegentlich zu menschlichen Bissverletzungen. Diese zeichnen sich durch ein besonders hohes Infektionsrisiko aus. Dem erstbehandelnden Arzt obliegt daher eine sorgfältige Inspektion der Wunde und Entscheidung hinsichtlich der weiteren Therapie.

Ein primärer Wundverschluss ist in jedem Fall kritisch zu sehen und bedarf einer sehr sorgfältigen und engmaschigen Nachkontrolle. Im Falle von Infektionszeichen hat eine sofortige Öffnung der Wunde zu erfolgen, mit adäquatem Debridement und antiseptischer Wundbehandlung. Eine antibiotische Behandlung ist zu erwägen, bleibt im Allgemeinen jedoch den Fällen mit systemischer Ausbreitung der Infektion vorbehalten.

Steckbrief

Vorwürfe des Patienten

Die Erstversorgung der Wunde in der Mannschaftskabine mit komplettem Wundverschluss sei grob fehlerhaft gewesen. Weiterhin sei im Verlauf eine antibiotische Behandlung unterblieben. Die Bursektomie sei zu spät erfolgt. Die Naht der Quadrizepssehne hätte nicht bei gleichzeitig vorliegender Kniegelenksinfektion durchgeführt werden dürfen.

Aktenlage

Die Erstbehandlung erfolgte als Notfallversorgung kurzzeitig nach dem Unfall. Klinisch stellte sich die Wunde als Bissverletzung dar, ohne weitere Begleitverletzungen. Die Wunde wurde nach adäquater Desinfektion primär vernäht. Dem Patienten wurde dringend empfohlen, sich am gleichen Tag zur weiteren Diagnostik und Behandlung im Krankenhaus vorzustellen.

Der Patient stellte sich noch am gleichen Tag im Krankenhaus vor. Eine Röntgenuntersuchung erfolgte zum Ausschluss von verbliebenen röntgendichten Fremdkörpern (dem am Unfall beteiligten Gegenspieler fehlte ein Teil der Zahnkrone). Vom behandelnden Arzt wurden eine antibiotische Therapie sowie die Bursektomie unter Eröffnung der frisch vernähten Wunde empfohlen. Der Patient lehnte dieses Vorgehen ab und ließ sich lediglich gegen Tetanus impfen.

Am Folgetag stellte sich der Spieler in der Praxis des Mannschaftsarztes vor. Neben der klinischen Untersuchung erfolgte die Veranlassung einer Kernspintomografie. Hierbei wurde eine Bandruptur ausgeschlossen. Anschließend wurde der Patient an mehreren Tagen in der Praxis klinisch nachkontrolliert.

Für den 10. Tag nach dem Unfallereignis ist eine Wundrevision mit Naht der Quadrizepssehne dokumentiert.

Einige Tage später wurde der Patient aufgrund einer Infektion stationär aufgenommen. Es schlossen sich mehrere operative Wunddebridements einschließlich einer Bursektomie an. Die stationäre Behandlung konnte erst nach 6 Wochen beendet werden.

Im weiteren Verlauf ist ein bleibendes Bewegungsdefizit vermerkt, das letztlich zur Berufsunfähigkeit als Profifußballer führte.

Folgen für den Patienten

- mindestens 3-monatige regelmäßige ärztliche Behandlungen aufgrund einer Kniegelenksverletzung
- aufgrund eines dauerhaften Knieschadens Berufsunfähigkeit als Profifußballer

Folgen für den Arzt oder das Krankenhaus

- Schmerzensgeldforderung (75 000 Euro einmalig, Schmerzensgeldrente 200 Euro monatl.)
- Klage wegen Verdienstausfall (1 333 064 Euro), Anwaltskosten (12 546 Euro)
- Klage wegen grob fehlerhafter Behandlung

Sachverhalt

Zugrunde liegende Verletzung

Der Kläger war Berufsfußballer. Während eines Spieles erlitt er eine Bissverletzung. Diese resultierte aus einem heftigen Zweikampf, bei dem die Schneidezähne des Gegners eine Wunde am rechten Knie des Klägers verursachten.

Erstversorgung

Der Mannschaftsarzt des Fußballvereins eilte sofort nach dem Unfall auf das Spielfeld und übernahm dann die Erstversorgung in der Mannschaftskabine. Nach Desinfektion und sparsamer Wundrandausschneidung wurde die Wunde primär vernäht. Anschließend schickte er den Spieler zur weiteren Diagnostik und Behandlung ins Krankenhaus.

Nachversorgung im Krankenhaus

Die Vorstellung im Krankenhaus erfolgte am Unfalltag. Die Naht wurde als reizfrei beschrieben, Sensibilität und Motorik waren nicht beeinträchtigt. In einer Röntgenaufnahme des Knies in 2 Ebenen konnten röntgendichte Fremdkörper ausgeschlossen werden.

Vom behandelnden Arzt wurden eine antibiotische Therapie sowie die Bursektomie unter Eröffnung der frisch vernähten Wunde empfohlen. Der Patient lehnte dieses Vorgehen ab und ließ sich lediglich gegen Tetanus impfen.

Cave

Bisswunden

Die Erstversorgung von Bisswunden stellt besonders hohe Anforderungen an die Nachsorge. Aufgrund des hohen Infektionsrisikos werden Bisswunden in der Regel offen behandelt. Ausnahmen bestehen in kosmetisch (Gesicht) und funktionell (Hand) sehr anspruchsvollen Körperregionen. Obsolet ist ein primärer Verschluss, wenn der Biss mehr als 8 h zurückliegt. Bei leichten Bissverletzungen kann im Einzelfall der primäre Wundverschluss jedoch auch bis zu 24 h nach dem Unfallereignis erfolgen.

Alternativ zur vollständig offenen Behandlung kann die Wunde zunächst offen gelassen, antiseptisch behandelt und nach kurzer Wundkonditionierung und Ausbleiben von Infektionszeichen verzögert primär oder sekundär verschlossen werden.

Die häufigsten Bissverletzungen erfolgen durch Hunde, gefolgt von Katzen und Menschen. Da es sich bei einer großen Zahl der Fälle um Bagatellverletzungen handelt, liegen keine verlässlichen Zahlen über die Häufigkeit von Bissverletzungen in Deutschland vor.

Im Bereich von Gelenken besteht immer die Möglichkeit einer Mitverletzung von Sehnen, Knochen und Schleimbeuteln, da diese teilweise direkt unter der Haut liegen. Der Ausschluss einer solchen Verletzung ist nur durch eine differenzierte Diagnostik möglich. Diese ist in der Regel im Rahmen einer Erstversorgung außerhalb eines Krankenhauses oder einer Arztpraxis nicht möglich.

Die Diagnostik bei Bissverletzungen im Gelenkbereich (▶ Abb. 8.7) sollte die klinische Funktionsüberprüfung der Beweglichkeit und Stabilität sowie der Durchblutung und Motorik der Extremität umfassen. Zum Ausschluss knöcherner Verletzungen wird ein Röntgen in 2 Ebenen empfohlen. Zur Erhebung des Lokalbefunds gehört die sorgfältige Wundexploration (s. o.).

Bursaverletzungen

Die beiden mit Abstand am häufigsten von Verletzungen betroffenen Schleimbeutel befinden sich am Knie (Bursa subfascialis praepatellaris) und am Ellbogen (Bursa subcutanea olecrani) (▶ Abb. 8.8). In der Regel liegt ein Anpralltrauma vor, das oft mit einer starken Verschmutzung der Wunde einhergeht. Das Infektionsrisiko bei Verletzung dieser Schleimbeutel ist so hoch, dass primär die operative Bursektomie empfohlen wird. Die Einlage einer Drainage postoperativ wird allgemein empfohlen. Eine begleitende Antibiotikatherapie sollte bei starker Verschmutzung erfolgen.

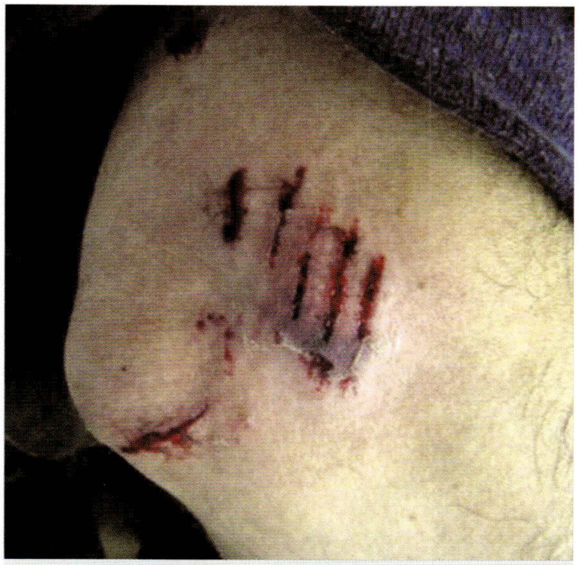

Abb. 8.7 Bissverletzung. Oberflächliche Hundebissverletzung im Bereich des Ellenbogens. (aus: Lippert, Wundatlas, 2012 [49])

Bereits kleinste Hautverletzungen können in der Folge zu einer Bursitis führen. Diese zeichnet sich durch eine teils erhebliche Schwellung, Rötung und Schmerzhaftigkeit aus. In der Regel ist die Beweglichkeit des Gelenks stark beeinträchtigt. Unbehandelt bildet sich oft ein Abszess aus, der durch die oberflächliche Lage, anhand der Fluktuationen, gut palpabel ist. Begleitend kann sich eine ausgedehnte Weichteilinfektion ausbilden (▶ Abb. 8.9).

Aufklärung

Der Patient wurde vom **erstversorgenden Arzt** aufgeklärt über:

- hohe Infektionsgefahr
- Möglichkeit tiefer liegender Begleitverletzungen
- engmaschige Nachsorge
- Notwendigkeit einer umgehenden Vorstellung im Krankenhaus zur weiteren Diagnostik und Versorgung

Der Patient wurde vom **nachversorgenden Arzt** im Krankenhaus aufgeklärt über:

- Wiedereröffnung der Wunde unter OP-Bedingungen
- Notwendigkeit einer Bursektomie, antibiotische Behandlung
- Rezidivinfektion bei ggf. unvollständiger Entfernung der Bursa
- möglicher längerfristiger Arbeitsausfall
- Tetanusimpfung

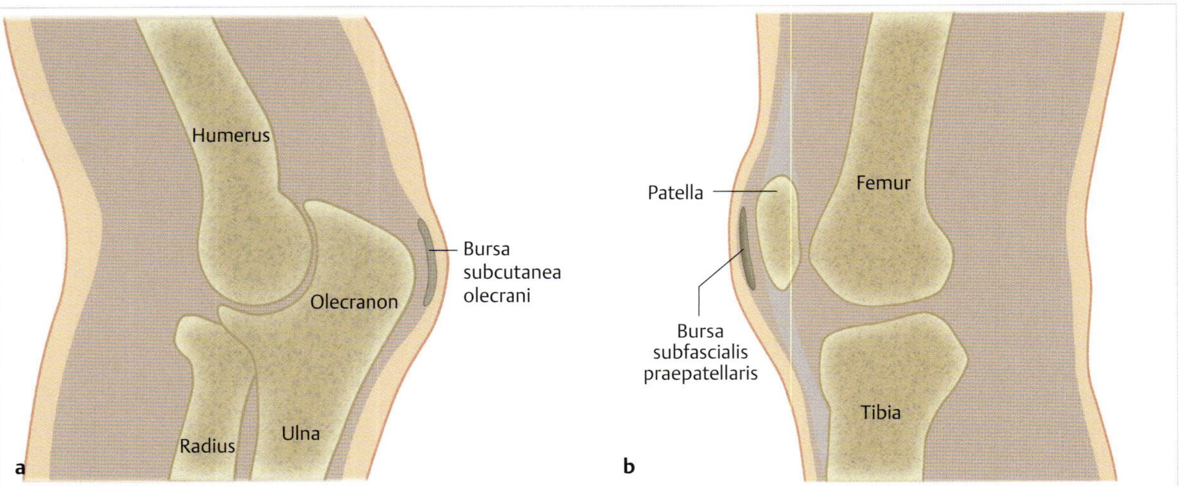

Abb. 8.8 Bursae.
a Anatomische Lage der Bursa subcutanea olecrani.
b Anatomische Lage der Bursa subfascialis praepatellaris.

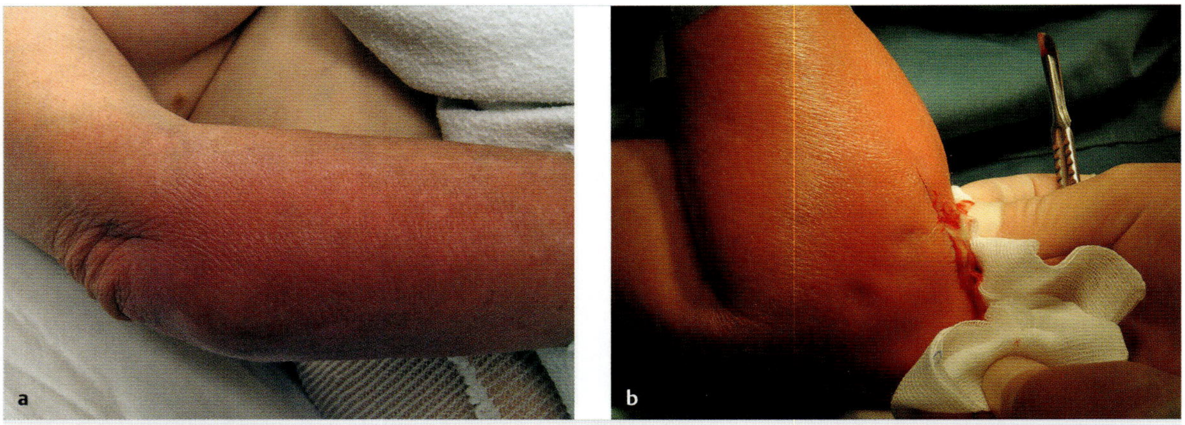

Abb. 8.9 Bursitis mit Abszess.
a Eitrige Bursitis mit Abszessbildung und Erysipel im Unterarmbereich.
b Eröffnung des Abszesses unter sterilen Operationsbedingungen.

- bei unterbleibender Behandlung Auftreten von Langzeitschäden durch Infektion, Wundheilungsstörungen und ggf. Einsteifung des Kniegelenks

Zusatzinfo

Empfohlene Aufklärung und Information des Patienten

Bei Versorgung von Wunden allgemein:
- Schmerzen, Narbenbildung (überschießende Narbenbildung, Keloid), Sensibilitätsstörungen, Infektion, lange Nachbehandlung je nach Lage, Größe und Komplikationen im Verlauf, Blutungen, Revisionen der Wunde, offene Wundbehandlung, bleibende Weichteildefekte
- an den Extremitäten: Thrombose, Embolie, Funktionseinschränkungen
- bei Gelenkbeteiligung: Gelenkinfektion, Fistelbildung, Gelenkeinsteifung

Spezifische Aufklärung je nach:
- Lokalisation der Wunde (Gelenkbereich, Extremitäten, Ohren, Augen etc.)
- Genese der Wunde (Schnittwunde, Stichwunde, Risswunde, Schusswunde, Bisswunde etc.)
- Alter der Wunde (< 6–8 h, > 8 h)
- Verschmutzung der Wunde (sauber, kontaminiert, verschmutzt oder infiziert)
- Art der Wundversorgung (Primärnaht, sekundärer Wundverschluss, offene Wundbehandlung etc.)

Mikrobiologischer Befund

Mikrobiologische Abstriche von der Wunde wurden während der ersten 8 Behandlungstage nicht entnommen. Bei der primären Versorgung in der Mannschaftskabine war dies aus logistischen Gründen nachvollziehbar. Nach dem primären Wundverschluss war jedoch auch bei der Vorstellung im Krankenhaus am Unfalltag bei geschlossener Wunde die Entnahme eines mikrobiologischen Abstrichs nicht möglich.

Nach der stationären Aufnahme bei manifester Infektion zeigte sich eine Mischkultur mit Staphylococcus aureus, koagulasenegativen Staphylokokken und β-hämolysierenden Streptokokken.

Nachsorge

Am Tag nach dem Unfallereignis stellte sich der Spieler in der Praxis des Mannschaftsarztes vor. Neben der klinischen Untersuchung erfolgte die Veranlassung einer Kernspintomografie. Hierbei wurde eine Bandruptur ausgeschlossen. Anschließend wurde der Patient an mehreren Tagen in der Praxis klinisch nachkontrolliert. Die Wunde zeigte sich hierbei bis zum 8. Tag reizlos.

Aufgrund einer Sekretion wurde die Wunde wiedereröffnet. Für den 10. Tag nach dem Unfallereignis ist eine Wundrevision mit Naht der Quadrizepssehne dokumentiert.

Einige Tage später wurde der Patient aufgrund einer Infektion stationär aufgenommen. Es schlossen sich mehrere operative Wunddebridements einschließlich einer Bursektomie an. Die stationäre Behandlung konnte erst nach 6 Wochen beendet werden.

Zusatzinfo

Zeichen einer Wundkomplikation nach Primärnaht

Jede Auffälligkeit im Verlauf der Heilung einer primär verschlossenen Wunde bedarf einer Diagnostik oder Therapie. Diese kann von lokaler Kühlung bis zur operativen Revision reichen.

Die Symptome für eine Wundinfektion können einer Frühphase und einem Vollbild zugeordnet werden:

- Frühphase: erhöhte Hautsensibilität, zunehmende Schmerzen, glänzende Haut oder Haut- und Wundverfärbungen, ausbleibende Heilungstendenz, beginnende Sekretion oder Geruchsbildung
- Vollbild: Rötung, Überwärmung, Schmerz, Schwellung, Funktionseinschränkung, putride oder trübe Sekretion, Fieber, Schüttelfrost, Sepsis

Mikrobiologische Aspekte bei Bissverletzungen

Bissverletzungen sind stets stark infektionsgefährdet. Einerseits ist dies auf die starken Gewebsquetschungen im Rahmen der Verletzung zurückzuführen. Hierbei entstehen avitale Haut- und Weichteilareale, die der körpereigenen Immunabwehr entgehen. Andererseits werden mit dem Speichel oft hochvirulente Keime tief in das Gewebe eingebracht. Das Risiko für eine Infektion nach menschlichen Bissverletzungen wird mit über 50 % angegeben und liegt damit höher als bei Tierbissen.

Infektionen treten in der Regel sehr schnell auf (6–24 h). Dies erklärt, warum so oft eine antibiotische Behandlung nach Bissverletzungen empfohlen wird. Dies betrifft besonders Bissverletzungen mit unklarer Anamnese, starken Quetschungen, im Hand- und Gelenksbereich und bekannten Begleiterkrankungen des Immunsystems.

An speziellen Risiken besteht bei Verletzungen durch Tiere die Möglichkeit einer Tollwutinfektion und bei menschlichen Bissen der Übertragung von HIV und Hepatitis B und C. Immer sollte an die Übertragung von Clostridium tetani gedacht werden und eine entsprechende Überprüfung des Impfstatus erfolgen bzw. eine Tetanusimpfung durchgeführt werden.

Zur Minderung des Keimeintrags und der Beseitung von stark gequetschtem oder avitalem Gewebe wird primär ein chirurgisches Debridement empfohlen. Eine zusätzliche Spülung der Wunden mit physiologischer Kochsalzlösung wird empfohlen. Abschließend sollte eine antiseptische Spülung vorgenommen werden. Am besten scheint hierfür das schnell wirksame Octenidinhydrochlorid geeignet zu sein.

Das allgemeine Keimspektrum umfasst die Keime der Mundhöhle sowie der Haut. Typisch sind daher Mischinfektionen bei denen Staphylokokken und Streptokokken dominieren (▸ Tab. 8.2). Die antibiotische Behandlung sollte daher sowohl grampositive als auch gramnegative Keime erfassen. Bei besonders tiefen Verletzungen oder schweren Quetschungen sollten auch Anaerobier mit abgedeckt werden. Zusätzlich sollten die ausgewählten Antibiotika eine hohe Konzentration in Haut- und Weichteilgeweben erreichen. Primär kommen daher Amoxicillin + Clavulansäure oder Ampicillin + Sulbactam zum Einsatz. Bei Penicillinallergie können Clindamycin oder Ciprofloxacin verwendet werden. Die Therapie sollte nach Vorliegen der Erreger- und Resistenztestung überprüft werden.

Bei einer lokalen Infektion ist die antibiotische Behandlung jedoch immer nachrangig zur adäquaten lokalen chirurgischen Therapie zu sehen. Zusätzlich ist eine lokale antiseptische Behandlung zu empfehlen.

Tab. 8.2 Typisches Keimspektrum von Haut und Oropharynx (nach Häufigkeit geordnet).

Hautflora	Flora des Oropharynx
Staphylococcus aureus	Streptokokken
koagulasenegative Staphylokokken	koagulasenegative Staphylokokken
Streptokokken	Neisserien
Staphylokokken-Spezies	Moxarella catarrhalis
Propionibacterium-Spezies	Eikenella corrodens
Mikrokokken	Pneumokokken
Corynebakterium-Spezies	Haemophilus-Spezies
Anaerobier	Staphylococcus aureus
	Enterobacteriaceae

Weiteres Vorgehen, Therapie

Zunächst steht die lokale Wundbehandlung bis zum vollständigen Verschluss im Vordergrund. Anschließend ist aufgrund des beschriebenen Beugedefizits eine physiotherapeutische Beübung für das Erreichen einer bestmöglichen Mobilität des Patienten von Bedeutung.

Kritische Feststellungen

- Laut dem erstversorgenden Arzt sei die primäre Wundversorgung nur unter dem Verdacht auf eine Bisswunde erfolgt. Es bleibt jedoch der primäre Wundverschluss als kritisch zu werten. Die Folgeschäden zeigen, dass die primäre Wundinspektion tiefer liegender Verletzungen übersehen wurde. Weiterhin ist nicht klar, ob die lokale antiseptische Behandlung adäquat war. Durch den Wundverschluss wurde für den Patienten die weitere Therapie in gewissem Maße gebahnt. Möglicherweise lehnte er dadurch die empfohlene Wiedereröffnung der Wunde mit Bursektomie durch den ihm fremden Krankenhausarzt als „übertrieben" ab.
- Demgegenüber war die Aufklärung des Krankenhausarztes sehr deutlich, sodass der Patient nicht aus der eigenen Verantwortung entlassen werden kann.
- Bei der erneuten Vorstellung beim Mannschaftsarzt am Folgetag war das Zeitfenster für einen sicheren Nutzen einer Bursektomie überschritten.
- Diskrepant bleiben der in der MRT ausgeschlossene Bandschaden und die am 10. Tag erfolgte Naht der Quadrizepssehne.

8

Zusatzinfo

Allgemeine juristische Wertung

Die Frage, ob Bissverletzungen offen bleiben müssen oder vernäht werden dürfen, ist umstritten. Weiterhin wird kontrovers diskutiert, ob bei Bissverletzungen prophylaktisch ein Antibiotikum verabreicht werden soll. Aus diesen beiden Gründen kann das Erstversorgungsschema des Mannschaftsarztes nicht als fehlerhaft angesehen werden.

Die fehlenden Möglichkeiten einer weiteren Diagnostik und Therapie bei der Erstbehandlung seien durch die dringliche Empfehlung zur unverzüglichen Vorstellung im Krankenhaus adäquat ausgeglichen worden.

Die Weigerung des Patienten, sich der Empfehlung des Krankenhausarztes anzuschließen, wird als überwiegendes Eigenverschulden für den weiteren Verlauf gewertet.

Der weitere Verlauf mit zunächst unauffälligen, trockenen Wundverhältnissen gab dem behandelnden Arzt die Handlungsfreiheit, weiter an einer konservativen Therapie festzuhalten. Da die Wunde nach der Erstversorgung bis zum 8. Tag trocken war, entfällt für diesen Zeitraum die Notwendigkeit und Sinnhaftigkeit eines mikrobiologischen Abstrichs.

Gutachterliche Feststellung

- Erleidet ein Berufsfußballer auf dem Spielfeld durch den Biss eines Gegenspielers eine Kniegelenksverletzung, die infolge fehlerhafter Behandlung (Nähen einer nicht desinfizierten Wunde, fehlende Antibiose) einen dauerhaften Knieschaden verursacht und zur Berufsunfähigkeit führt, so kann dieser (grobe) Behandlungsfehler dem behandelnden Arzt nicht angelastet werden, wenn der Patient die mit einer sofortigen operativen Intervention bis hin zur Bursektomie verbundene mehrwöchige Berufsunfähigkeit und den daran anknüpfenden Entgang von Spielprämien scheut und stattdessen darauf vertraut, dass das vom behandelnden Arzt geschilderte Infektionsrisiko sich nicht verwirklichen werde.
- In der uneinsichtigen Weigerung des Patienten, dem Behandlungsvorschlag zu folgen, ist ein überwiegendes Eigenverschulden zu sehen, das einen Ersatzanspruch gegen den Arzt ausscheiden lässt.
- Fehlerhaftes Handeln des Geschädigten kann ohne Weiteres im Rahmen einer Abwägung der verschiedenen Verursachungsbeiträge nach § 254 BGB berücksichtigt werden. Bei einem groben Eigenverschulden kann die Haftung auch ganz ausgeschlossen sein.

8.2.2 Multifaktorielle Genese einer Vorfußnekrose

Zusatzinfo

Ursachen peripherer Haut- und Weichteilnekrosen

Periphere Nekrosen der unteren Extremitäten können durch arterielle oder gemischt vaskuläre Durchblutungsstörungen, Veränderungen aufgrund eines Diabetes mellitus, akute Traumata, Druckschäden, infektiöse, rheumatologische oder andere seltene Ursachen entstehen. Während akute traumatische Schäden in der Regel kausal und zeitlich gut zuzuordnen sind, bedürfen chronische Ursachen einer differenzierten Diagnostik. Dies gilt insbesondere bei Mischformen. Infektionen können primär ursächlich sein oder eine Komplikation anderer Erkrankungen darstellen.

Die häufigsten chronischen Ursachen von Nekrosen im Fußbereich sind die periphere arterielle Verschlusskrankheit, das diabetische Fußsyndrom und Druckulzerationen.

Ein fehlender Behandlungserfolg bei adäquater lokaler Therapie ist in der Regel auf eine insuffiziente Behandlung der Grunderkrankung bzw. das Übersehen einer multifaktoriellen Genese zurückzuführen.

Wunddebridement und Zehenteilamputation bei Verdacht auf diabetisches Fußsyndrom mit Superinfektion einer Zehennekrose

Die neuropathische Form des diabetischen Fußsyndroms führt bei mangelnder Fußpflege häufig zu Druckulzera im Fußbereich. Prädilektionsstellen sind die Fußsohle im Bereich des Köpfchens des Os metatarsale II, die Zehen, der Fußaußenrand und die Ferse.

Durch die fehlende oder verminderte Schmerzempfindung ist der Krankheitswert für den Patienten oft gering. Der Fuß wirkt in der Regel rosig und warm. Insbesondere eine arterielle Mitbeteiligung kann dadurch maskiert werden. Leisten- und Kniepulse sind in der Regel kräftig. Die Fußpulse können durch eine diabetische Mediasklerose fehlen bzw. nicht tastbar sein.

Oft wird das Problem längere Zeit nicht erkannt. Vielen Patienten ist die Bedeutung einer regelmäßigen Sichtkontrolle der Füße nicht begreiflich zu machen. Das Tragen zu engen Schuhwerks verschlimmert das Problem. Als Komplikation kann eine Infektion auftreten, die ein ausgedehntes Wunddebridement und ggf. eine Zehenamputation erfordert (▶ Abb. 8.10). Eine begleitende, oft sehr langwierige Wundtherapie schließt sich in der Regel an.

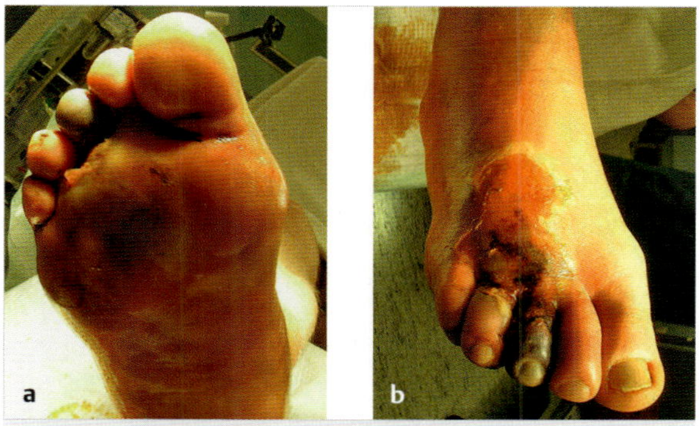

Abb. 8.10 Diabetisches Fußsyndrom.
a Diabetisches Fußsyndrom mit typischer Nekrose über dem Os metatarsale II (plantar).
b Diabetisches Fußsyndrom mit ausgedehnter Infektion und Nekrose der 3. Zehe (dorsal).

Steckbrief

Vorwürfe des Patienten

Nach der durchgeführten ersten Operation sei, trotz ausbleibender Heilung, keine weitere Diagnostik durchgeführt worden. So sei es zu einer erneuten Infektion und Nekrosenbildung gekommen, die eine weitere Amputation bedingten. Erst auf Drängen des Patienten sei im Rahmen einer erweiterten Diagnostik eine begleitende PAVK mit langstreckigem Verschluss der A. femoralis superficialis sowie hochgradige Stenosen der Unterschenkelgefäße diagnostiziert worden.

Die lange Behandlungsdauer und die Folgeeingriffe mit Verlust weiterer Teile des Fußes hätten bei einer sorgfältigen Diagnostik vermieden werden können.

Aktenlage

Der Patient wurde dem Chirurgen konsiliarisch von den Kollegen der Inneren Klinik vorgestellt. Bekannt war ein langjähriger Diabetes mellitus mit diabetischer Polyneuropathie. Die Blutzuckereinstellung sowie eine entsprechende Fußpflege waren aufgrund mangelnder Compliance des Patienten schwierig. Die notfallmäßige Vorstellung ergab sich aufgrund einer akuten Infektion des Fußes mit massiver Schwellung und Rötung sowie ausgedehnten Nekrosen. Im Bereich der Großzehe bestand eine Nekrose bis zum Metatarsophalangeal-Gelenk (MTP-Gelenk). Radiologisch zeigte sich eine knöcherne Beteiligung der Infektion. Aufgrund der Schwellung waren keine arteriellen Pulse im Fußbereich palpabel, eine Doppler-Untersuchung oder sonstige apparative Gefäßdiagnostik ist nicht dokumentiert.

Bei beginnendem septischem Krankheitsbild erfolgten notfallmäßig die Großzehenamputation sowie ein entsprechendes Wunddebridement.

Die weitere Behandlung erfolgte ambulant mit 4-wöchigen Kontrollen in einer Wundambulanz. Im Verlauf der ersten 5 Monate zeigte sich eine fehlende Heilungstendenz, mit anschließender Befundverschlechterung, Reinfektion und erneuter Nekrosenbildung. Bei erneuter Sepsis wurden eine weitere Zehenamputation und 6 Tage später eine Vorfußamputation notwendig.

Die anschließend durchgeführte Angiografie zeigte einen langstreckigem Verschluss der A. femoralis superficialis sowie hochgradige Stenosen der Unterschenkelgefäße.

Nach erfolgter Bypassoperation kam es dann unter adäquater lokaler Wundtherapie zur Ausheilung der Amputationswunde.

Folgen für den Patienten

- Verlust des Vorfußes mit Beeinträchtigung der Mobilität und Notwendigkeit einer Spezialschuhversorgung sowie einer Gehhilfe
- Minderung der Erwerbsfähigkeit und Verlust des Arbeitsplatzes

Folgen für den Arzt oder das Krankenhaus

- Klage wegen fehlerhafter bzw. unzureichender Diagnostik und unnötiger Operation mit Teilverlust des Fußes
- Schmerzensgeldforderung

Sachverhalt

Indikation

Bei einer akuten Infektion mit septischem Krankheitsbild wird bei Verdacht auf ein diabetisches Fußsyndrom die Indikation zur Großzehenamputation sowie zur Abszessentlastung und zum Wunddebridement gestellt.

Präoperative Diagnostik

Internistische Vorbefunde belegen einen langjährigen Diabetes mellitus mit unbefriedigender Blutzuckereinstellung. Neurologisch wurde eine periphere Polyneuropathie gesichert.

Klinisch besteht eine ausgedehnte Fußinfektion mit putrider Sekretion und Teilnekrose der Großzehe.

In der Röntgenbildgebung finden sich Osteolysen der Großzehenphalangen.

Laborchemisch zeigen sich deutlich erhöhte Entzündungsparameter.

Vorbestehende Befunde:
- Adipositas Grad II
- arterielle Hypertonie

Aufklärung

Zu erläutern sind: Amputation der gesamten Großzehe ggf. weiterer Weichteile oder Knochenanteile, Abszessentlastung und ggf. Drainageneinlage, folgende langwierige offene Wundbehandlung, Gefahr einer Reinfektion und weiterer Operationen, insbesondere weiterer Amputationen, Nachblutung, Gehbeeinträchtigung, Thrombose, Embolie.

Planung der Operation

Die Operationsseite ist durch den Verband markiert. Vorgehen nach Befund. Notfalleingriff.

Operation

- Rückenlagerung
- Intubationsnarkose (Spinalanästhesie wurde durch den Patienten abgelehnt)
- komplette Großzehenamputation mit Entfernung der Zehe im MTP-Gelenk und Knorpelentfernung des Köpfchens des Os metatarsale I.
- Bei putridem Verhalt 3 cm lange Gegeninzision im Fußrückenbereich, ausgiebige Spülung mit Betaisodona und Einlage einer EasyFlow-Drainage
- Anlage eines antiseptischen Verbands
- OP-Zeit 20 min

Cave

Der Operationsbericht gibt keine Auskunft über eine verstärkte oder verminderte Blutungsneigung während der Operation. Dies macht es für den Gutachter schwierig zu beurteilen, ob ein ausreichendes Debridement durchgeführt wurde bzw. ob bereits intraoperativ der Verdacht auf eine Mangeldurchblutung bestand.

Der postoperative antiseptische Verband wurde als elastischer Verband angelegt. Dies ist bei guter Gewebsdurchblutung bzw. verstärkter Blutungsneigung sinnvoll, um Nachblutungen zu verhindern. Im Falle einer gemischt diabetisch-ischämischen Genese besteht jedoch das Risiko, die Restdurchblutung weiter zu kompromitieren und eine fortschreitende Ischämie zu begünstigen. Günstiger wäre ein lockerer Watteverband als Fixierung für die antiseptisch getränkten Kompressen gewesen.

Tab. 8.3 Einteilung des diabetischen Fußsyndroms nach Wagner-Armstrong (Amputationsrate in %).

	0	1	2	3	4	5
A	prä- oder postulzerative Läsion (0 %)	oberflächliche Wunde (0 %)	Wunde bis zur Ebene von Sehne oder Kapsel (0 %)	Wunde bis zur Ebene von Knochen oder Gelenk (0 %)	Nekrose von Fußteilen (50 %)	Nekrose des gesamten Fußes (100 %)
B	mit Infektion (10 %)	mit Infektion (10 %)	mit Infektion (30 %)	mit Infektion (90 %)	mit Infektion (100 %)	mit Infektion (100 %)
C	mit Ischämie (20 %)	mit Ischämie (20 %)	mit Ischämie (30 %)	mit Ischämie (100 %)	mit Ischämie (100 %)	mit Ischämie (100 %)
D	mit Infektion und Ischämie (50 %)	mit Infektion und Ischämie (50 %)	mit Infektion und Ischämie (100 %)	mit Infektion und Ischämie (100 %)	mit Infektion und Ischämie (100 %)	mit Infektion und Ischämie (100 %)

Zusatzinfo

Differenzialdiagnostische Probleme des diabetischen Fußsyndroms

Das diabetische Ulkus ist mit einer Prävalenz von über 600 000 Fällen in Deutschland ein häufiges Problem und tritt etwa doppelt so häufig auf wie ein arterielles Ulkus. Mehr als 2 Drittel der Patienten weisen eine diabetische Polyneuropathie auf. Bei etwa der Hälfte der Patienten besteht eine begleitende periphere arterielle Verschlusskrankheit. Zur Differenzialdiagnostik des Befunds und der Therapieplanung wird die Einteilung nach Wagner-Armstrong verwendet (▶ Tab. 8.3). Die beiden Hauptrisikofaktoren – Infektion und Ischämie – bestimmen dabei entscheidend die Amputationsrate.

Das klinische Bild des diabetischen Ulkus kann in Abhängigkeit vom Infektionsbefund, Begleiterkrankungen oder einer zusätzlichen Ischämie sehr schwanken (▶ Abb. 8.11).

Zusatzinfo

Hinweis zur Fehlervermeidung

Bei der Notfallindikation und dem infektiösen Krankheitsbild ist das primäre chirurgische Vorgehen adäquat. Allerdings wird auf eine weiterführende postoperative Diagnostik der Ursache bzw. von Begleiterkrankungen auch nach längerer fehlender Wundheilung verzichtet. Insbesondere bei Patienten mit Erstbefund einer Fußinfektion sollte die orientierende gefäßchirurgische Diagnostik zum Standard gehören. Sie umfasst die ABI-Messung (ABI = Ankle-brachial-Index, Knöchel-Arm-Index) und die dopplersonografische Kontrolle der arteriellen Pulse sowie eine Duplexsonografie zur Beurteilung des venösen Gefäßstatus.

Mikrobiologischer Befund

Staphylococcus aureus ohne besondere Resistenzen.

Postoperativer Verlauf

Gut rückläufige Schwellung und Rötung im Fußbereich unter systemischer Antibiotikatherapie und lokaler antiseptischer Behandlung. Ab dem 4. postoperativen Tag zeigt sich deutlicher Abfall der Entzündungsparameter. Entfernung der Drainage erfolgt am 5. postoperativen Tag. Nach Mobilisation in Unterarmgehstützen erfolgt die Entlassung des Patienten am 8. postoperativen Tag.

Ein ambulanter Pflegedienst für die Verbandwechsel wurde organisiert. Die systemische Antibiotikatherapie wurde bei Entlassung beendet. Wiedervorstellungstermine in der Wundambulanz wurden im 4-wöchigen Rhythmus vereinbart bzw. die zügige Wiedervorstellung bei Auftreten von Komplikationen.

In den nächsten 5 Monaten erfolgt die lokale Wundbehandlung. Die Wunde ist klinisch frei von einer Infektion. Es besteht eine fehlende Heilungstendenz, Granulationsgewebe bildet sich nur vereinzelt. Der Patient kann wieder frei ohne Hilfe laufen.

Anschließend kommt es zu einer erneuten Infektion der Wunde. Zusätzlich bilden sich Nekrosen an der 2.–4. Zehenspitze aus. Erneut wird bei septischem Krankheitsbild eine Abszessentlastung, eine Amputation der 2.–4. Zehe sowie ein Wunddebridement durchgeführt. Bei persistierender Infektion und fortschreitender Nekrose im Vorfußbereich wird 6 Tage später eine Nachamputation mit erneutem Wunddebridement durchgeführt.

Zusatzinfo

Empfohlene Maßnahmen im postoperativen Verlauf

Merke: Eine fehlende Wundheilungstendenz trotz adäquater lokaler Behandlung erfordert eine erweiterte Diagnostik der zugrunde liegenden Ursache.

Die unzureichende Zuckereinstellung bei mangelnder Compliance des Patienten führte zur Vernachlässigung der Abklärung einer vaskulären Begleiterkrankung!

- Zunächst sollte **immer** eine Doppler-Untersuchung der arteriellen Gefäße erfolgen. Bei pathologischem Befund müssen eine Bestimmung des ABI und ggf. eine Angiografie bzw. MR-Angiografie erfolgen.
- Danach sind die Befunde sorgfältig zu dokumentieren und das therapeutische Prozedere festzulegen.
- Befundbesprechung mit dem Patienten über die neue Situation und eine weitere Therapie zur Vermeidung weiterer Schäden hat zu erfolgen.
- Therapievorschläge zur Schadensminderung im Sinne physiotherapeutischer Beübung sind zu machen.
- Information der Haftpflichtversicherung wird getätigt.

Weiteres Vorgehen, Therapie

In der sich anschließenden Angiografie stellten sich ein langstreckiger Verschluss der A. femoralis superficialis sowie hochgradige Stenosen der Unterschenkelgefäße dar. Nach Sanierung der Infektion erfolgten die Anlage eines femoropoplitealen Bypasses sowie eine perkutane transluminale Angioplastie (PTA) der A. fibularis und A. tibialis anterior. Begleitend erfolgte eine medikamentöse Thrombozytenaggregationshemmung mit Plavix und ASS.

Der Patient konnte 8 Tage später entlassen werden. Unter adäquater lokaler Wundtherapie war der Vorfußdefekt nach 7 Wochen verschlossen. Eine Fußpflege wurde begleitend dauerhaft durchgeführt.

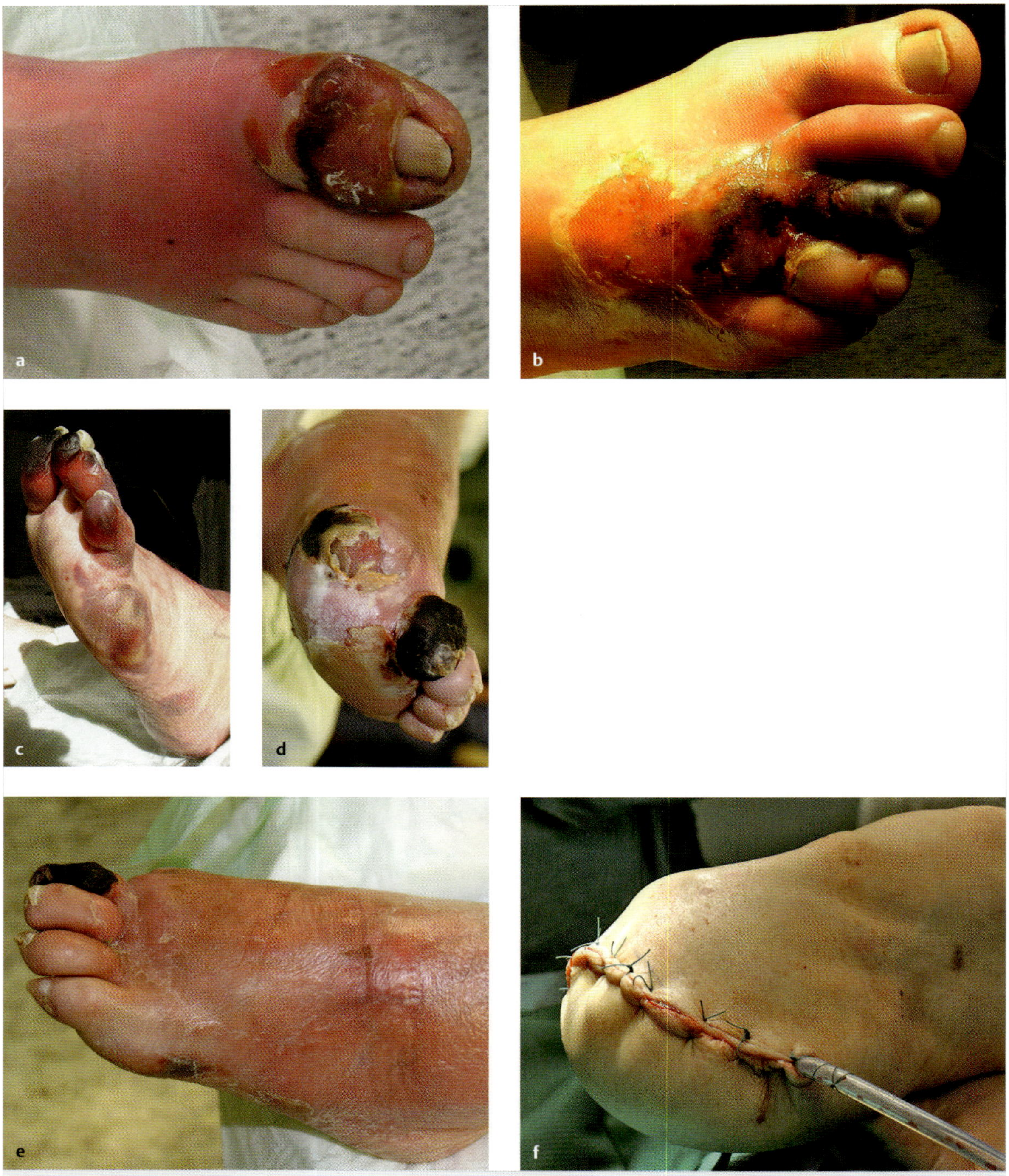

Abb. 8.11 Diabetisches Fußsyndrom.
a Zeheninfektion mit oberflächlichen Nekrosen und Schwellung bei diabetischem Fußsyndrom, begleitende Vorfußphlegmone.
b Zeheninfektion mit fortschreitender Nekrose der 3. Zehe bei diabetischem Fußsyndrom.
c Zehen- und Vorfußnekrosen bei septischer Thrombembolie und begleitendem entgleistem Diabetes mellitus.
d Zehen- und Vorfußnekrosen bei diabetischem Fußsyndrom mit Ischämie.
e Fußphlegmone (derselbe Patient wie in ► Abb. 8.11d).
f Zustand nach Unterschenkelamputation bei septischem Vollbild (derselbe Patient wie in ► Abb. 8.11d).

Kurze Strecken in der Wohnung konnte der Patient ohne Hilfe gehen. Für Wege außer Haus benötigte er eine Gehhilfe.

Zusatzinfo

Therapeutische Optionen zur Revaskularisation bei PAVK

Die Therapie erfolgt stadien- und befundabhängig durch den Gefäßchirurgen oder Radiologen.

- medikamentöse Therapie
- Angioplastie (interventionell oder offen)
- Stenteinlage
- Thrombendarteriektomie (TEA) mit Patchplastik
- Bypassoperation

Kritische Feststellungen

- Im Verlauf der Erstbehandlung wurde keine Gefäßdiagnostik dokumentiert.
- Es erfolgt ein elastischer Verband ohne Abklärung einer arteriellen Durchblutungsstörung.
- Trotz fehlender Heilungstendenz erfolgt keine weiterführende Diagnostik.

Zusatzinfo

Allgemeine juristische Wertung

Eine generelle invasive Diagnostik zum Ausschluss einer PAVK bei Ulzerationen oder Infektionen im Fußbereich ist nicht einzufordern.

Ein klinischer Pulsstatus und bei pathologischen Befunden eine nicht invasive Doppler-Untersuchung mit Messung des ABI sind zu fordern.

Elastische Verbände der Extremitäten bei Ulzerationen sollten bei nicht geklärtem Gefäßstatus vermieden werden.

Die Definition einer chronischen Wunde in zeitlicher Hinsicht ist nicht einheitlich. Jedoch sollte eine trotz adäquater lokaler Therapie fehlende Heilungstendenz spätestens nach 3 Monaten zu einer erweiterten Diagnostik führen.

Gutachterliche Feststellung

- Die operative Erstbehandlung wurde adäquat durchgeführt. Die OP-Aufklärung enthält die entscheidenden Punkte hinsichtlich weiterer Komplikationen oder Folgeschäden.
- Im OP-Bericht wurde versäumt, auf die Durchblutungssituation einzugehen.
- Ein elastischer Verband kann bei bestehender PAVK zur Befundverschlechterung führen. Inwieweit die 2-tägige elastische Wicklung des Fußes und distalen Unterschenkels zu weiteren Problemen geführt hat, ist nicht sicher nachweisbar.
- Entsprechend des IRA-Schemas (Infektionskontrolle – Revaskularisation – Amputation) hätte jedoch nach dem Eingriff eine Gefäßdiagnostik erfolgen müssen.
- Auch im Rahmen der Nachbehandlung wurde zu lange mit einer ergänzenden Diagnostik gewartet. Bei adäquater Abklärung hätten die Folgeschäden wahrscheinlich vermieden werden können und die Behandlungsdauer verkürzt werden.

8.2.3 Postoperativer Platzbauch

Zusatzinfo

Einteilung und Ursachen eines Platzbauches

Ein Platzbauch bedeutet das Auseinanderweichen der Bauchwandschichten nach einem operativen Eingriff. Dies kann auf die Haut, das subkutane Fettgewebe und die Muskulatur begrenzt sein (inkompletter Platzbauch) oder alle Wandschichten betreffen, inklusive der Bauchwandfaszie (kompletter Platzbauch) (▶ Abb. 8.12).

Die Ursachen sind vielfältig:

- Wundkomplikationen (z. B. Hämatom, Serom, Haut- oder Weichteilnekrosen, Infektion)
- technische Fehler (z. B. zu dünnes Nahtmaterial, ungenügendes Fassen der Faszie bei der Naht, Thermokoagulationsschäden)
- patienteneigene Faktoren (z. B. Gerinnungsstörungen, Eiweißmangel, Mangelernährung, Bindegewebserkrankungen)
- perioperative Faktoren (z. B. fehlende Antibiotikaprophylaxe, Bluttransfusionen, lange Operationsdauer)
- Medikamente (z. B. Antikoagulanzien, Immunsuppressiva)

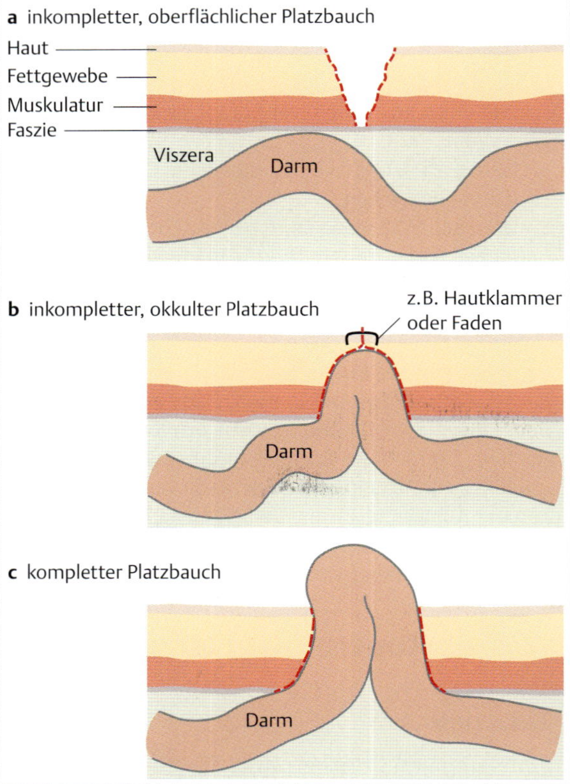

Abb. 8.12 Klinische Formen des offenen Abdomens.
a Inkompletter, oberflächlicher Platzbauch.
b Inkompletter, okkulter Platzbauch.
c Kompletter Platzbauch.

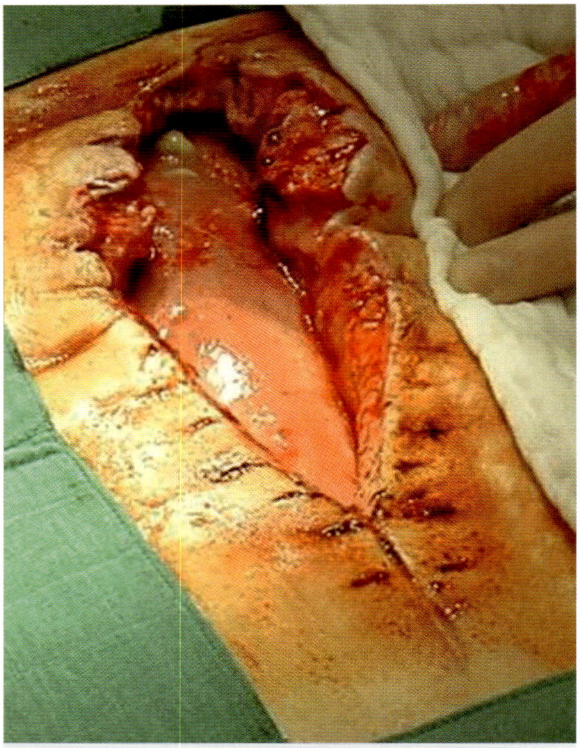

Abb. 8.13 Postoperativer Platzbauch. Darm und Bauchwand lassen sich gut voneinander lösen, kranial sind Fibrinauflagerungen zu sehen.

8

Durchführung einer Darmadhäsiolyse im Rahmen einer Dünndarmperforation mit postoperativem Platzbauch als Komplikation

Adhäsiolysen am Darm sind oft im Rahmen von Laparotomien bei Z. n. abdominalen Voroperationen notwendig. Das Ausmaß von Verwachsungen oder Adhäsionen hängt von verschiedenen Faktoren ab. Besonders ausgeprägte Verwachsungen finden sich nach diffuser Peritonitis, intraabdominalen Blutungen und ausgedehnten Voroperationen. Auch das zurückliegende Zeitintervall nach Voroperationen spielt eine wichtige Rolle hinsichtlich des Ausmaßes, aber auch der Beschaffenheit von Adhäsionen.

Innerhalb der ersten 7 postoperativen Tage bestehen meist nur fibrinöse Verklebungen, die sich stumpf und ohne größere Probleme lösen lassen (▶ Abb. 8.13). Ab der 2. postoperativen Woche werden die Verklebungen durch die Bildung von Kollagenbrücken zunehmend fester. Bei der Adhäsiolyse kommt es dann bereits zu Verletzungen, z. B. der anhängenden Darmserosa (▶ Abb. 8.14). Zwischen der 2. postoperativen Woche und dem 3. postoperativen Monat gehen Adhäsiolysen in der Regel mit diffusen Blutungen der entsprechenden Wundflächen einher, was durch die gute Vaskularisation des frischen Narben- bzw. Granulationsgewebes bedingt ist. Erst ab dem 4. postoperativen Monat kommt es zur schrittweisen Rückbildung der Gefäße des Narbengewebes sowie der Menge der Verwachsungen. Dies begründet, warum Reeingriffe in der Regel frühestens ein halbes Jahr nach dem Ersteingriff empfohlen werden.

Je nach Ausmaß der Verwachsungen und des zurückliegenden Intervalls zur Voroperation können bei erneuten Laparotomien multiple Schädigungen der Darmwand mit folgender Fistelbildung und Peritonitis resultieren. Intraabdominale Infektionen sind eine der häufigsten Ursachen eines kompletten Platzbauches (▶ Abb. 8.15). Die adäquate Therapie besteht in der Sanierung des Infektionsfokus und einem stabilen Bauchdeckenverschluss, soweit dies möglich ist.

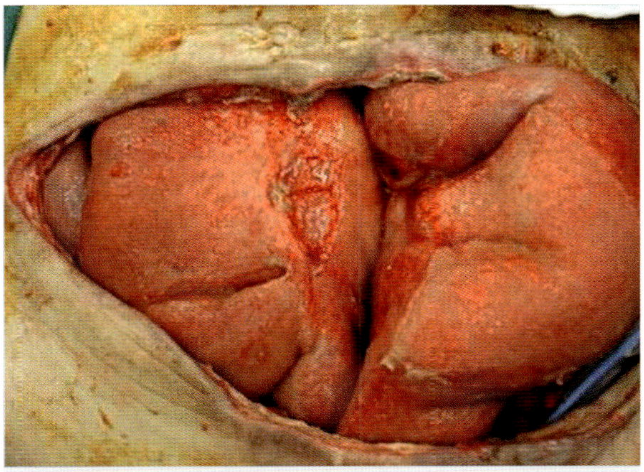

Abb. 8.14 Darmserosaverletzung. Serosaeinriss nach Adhäsiolyse bei Relaparotomie.

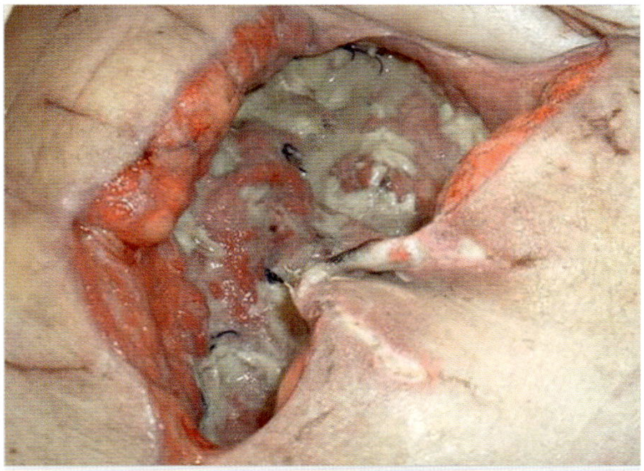

Abb. 8.15 Peritonitis. Diffuse eitrige Peritonitis als Ursache eines postoperativen offenen Abdomens.

Steckbrief

Vorwürfe des Patienten

Bei der ersten Operation sei eine Verletzung des Darms verursacht worden.

Bei der Wiederaufnahme des Patienten aufgrund der nässenden Wunde habe der Arzt diese nicht sorgfältig untersucht. So sei die eigentliche Ursache verkannt worden und der Patient habe erneut eine Bauchfellentzündung erlitten und musste auf der Intensivstation behandelt werden. Außerdem sei es möglich, dass sich deshalb weitere Folgeschäden entwickeln.

Aktenlage

Die Erstoperation erfolgte als Notfalleingriff aufgrund einer Dünndarmperforation. Bei dem Patienten besteht ein Verwachsungsbauch bei Z. n. Magenperforation aufgrund eines peptischen Ulkus vor 4 Jahren. Begleitend bestehen eine Mangelernährung und ein bekannter Alkoholabusus. Intraoperativ findet sich ein Dünndarmulkus mit einem Durchmesser von 4 cm ca. 40 cm hinter dem Treitz'schen Band. Der Dünndarm muss aufwendig adhäsiolysiert werden. Aufgrund der Verwachsungen besteht nur eine lokale Peritonitis. Das Ulkus wird mittels Dünndarmsegmentresektion entfernt und eine Seit-zu-Seit-Anastomose angelegt. Der postoperative Verlauf ist unauffällig, der Patient wird am 7. postoperativen Tag entlassen.

Die Wiederaufnahme erfolgt 2 Tage später aufgrund einer reichlichen serösen Sekretion im unteren Wundbereich. Der Patient hat seit 2 Tagen keinen Stuhlgang, Übelkeit und Erbrechen bestehen nicht. Vom Dienstarzt wird ein trockener Kompressenverband angeordnet, eine Wunddokumentation ist nicht angelegt.

Zwei Tage später entleert sich über die Wunde grünliches Sekret. Bei der klinischen Kontrolle findet sich ein kompletter Platzbauch mit V. a. Dünndarmperforation.

In der notfallmäßigen Reoperation zeigt sich ein entzündlicher Konglomerattumor mit einer kleinen Dünndarmperforation ca. 50 cm distal der in der Erstoperation angelegten Anastomose. Es besteht eine diffuse Peritonitis. Nach Übernähung der kleinen Perforationsstelle und Abdomenlavage erfolgt aufgrund eines septischen Krankheitsbilds eine 6-tägige intensivmedizinische Behandlung. Bei ausgeprägtem Eiweißmangel fördern die eingelegten Drainagen reichlich seröses Sekret. Zusätzlich müssen beidseits Pleuraergüsse drainiert werden. Nach weiteren 12 Tagen auf der normalchirurgischen Station wird der Patient, bei Vollkost und auf Station mobil, nach Hause entlassen.

Folgen für den Patienten

- 3-wöchiger Krankenhausaufenthalt, davon 6 Tage ITS-Behandlung
- persistierende Stuhlgangsprobleme und Bauchschmerzen
- Angst vor Folgeproblemen (Verwachsungen, Stuhlverhalt, bleibende Bauchschmerzen, Hernienbildung)

Folgen für den Arzt oder das Krankenhaus

- Schmerzensgeldforderung
- Klage wegen fehlerhafter Diagnostik und Behandlung

Sachverhalt

Indikation

Bei jeder sezernierenden postoperativen Wundheilungsstörung nach abdominalen Operationen sollte ein Teil des Nahtmaterials entfernt werden, um eine aussagekräftige Beurteilung der Wunde zu ermöglichen. Hierbei ist immer zu prüfen, ob die Fasziennaht intakt ist. Liegt ein kompletter Platzbauch vor, sollte am gleichen Tag die Relaparotomie durchgeführt werden, um eine tiefer liegende Infektion auszuschließen und einen stabilen Faszienverschluss zu erreichen.

Präoperative Diagnostik

Bei postoperativen Wundheilungsstörungen ist die klinische Untersuchung entscheidend.

In speziellen Fällen kann eine Sonografie oder eine CT des Abdomens erfolgen.

Vorbestehende Befunde: Eiweißmangel, Alkoholabusus, Mangelernährung mit BMI von ≦ 17 kg/qm, Darmperforation mit lokaler Peritonitis bei Erstoperation, Z. n. ausgedehnter Adhäsiolyse.

Cave

Für die Untersuchung des Patienten bei Wiederaufnahme ist keine exakte Wundbeschreibung dokumentiert. Am einfachsten und effektivsten ist eine Fotodokumentation mit angelegtem Maßband, welches das Datum der Dokumentation sowie ein Zentimetermaß zur Dokumentation der Wundgröße enthält. Für die Zuordnung des Bildes zu einem Patienten kann auf dem Maßband ein Patientenkleber fixiert sein. Der zeitliche Aufwand für eine solche grundlegende Dokumentation beträgt ca. 30 s.

Von pflegerischer Seite ist eine reichliche Sekretion in den Wundverband dokumentiert. Ärztlicherseits ist die Wundkontrolle erst am 2. Behandlungstag nach Änderung der Qualität des Wundsekrets vermerkt.

- Hier gibt es eine Diskrepanz zwischen der pflegerischen und der ärztlichen Dokumentation.
- Eine zeitnahe Kommunikation hinsichtlich auffälliger Befunde ist Voraussetzung für eine angemessene Diagnostik und optimale Therapie.
- Aus juristischer Sicht gilt weiter: „Was nicht dokumentiert ist, ist nicht durchgeführt worden!".
- Zumindest bringt eine lückenhafte Dokumentation das behandelnde Team später in Schwierigkeiten, den Behandlungsverlauf lückenlos und schlüssig nachzuvollziehen.

Trotz eines Albuminwertes von 15,8 mg/dl ist in der Patientenkurve keine Albuminsubstitution oder eiweißreiche Kost angeordnet.

- Ein deutlich erniedrigter Albuminwert ist als Risikofaktor für postoperative Wundheilungsstörungen gesichert.
- Unklar ist weiterhin die optimale Behandlung des Albuminmangels. Solange der Patient jedoch orale Kost abnehmen kann und kein Kurzdarmsyndrom vorliegt, sollte eine eiweißreiche orale Kost bevorzugt werden. Bei großen Eiweißverlusten, z. B. beim offenen Abdomen, kann jedoch auch eine parenterale Albuminsubstitution notwendig sein.

Aufklärung

Zu erläutern sind: Peritonitis und Sepsis, intensivmedizinische Behandlung, Organverletzung, Darmresektion, Anus-praeter-Anlage, Eingriffserweiterung, postoperative Darmatonie, Ileus, Reoperation, Darmfisteln, Anastomoseninsuffizienz, Platzbauch, Wundheilungsstörung, offene Wundbehandlung, Infektion, Kurzdarmsyndrom, Diarrhö, Narbenhernie, Verwachsungsbauch; Blutung, Transfusion, Nerven-/Gefäßverletzung, Thrombose, Embolie, Pneumonie.

Planung der Operation

- Zugang über alte Medianlaparotomie
- mikrobiologischer Abstrich
- Identifikation der Darmperforation
- Verschluss oder Resektion der Perforationsstelle
- Lavage
- Bauchwandverschluss

Operation

- Rückenlagerung
- Intubationsnarkose
- Eröffnung der kompletten Medianlaparotomienarbe, Lösung der Verklebungen, Annähen von Umlegungstüchern, Entnahme eines mikrobiologischen Abstrichs
- Darstellung eines Dünndarmkonglomerats und – nach Lösung der Verwachsungen – einer 4 mm großen Dünndarmperforation
- Übernähung der Perforation, Kontrolle der alten Anastomose, die unauffällig ist
- Durchmustern des kompletten Darms, ausgiebige Lavage
- Einlage von 3 Softdrainagen (je 24 Charr).
- Verschluss der Faszie mit einer PDS-Schlinge (PDS = Polydioxanon) und intermittierenden Einzelknopfnähten mit PDS Stärke 2
- Spülung und Desinfektion der Bauchdecke und Hautverschluss mit durchgreifenden Rückstichnähten
- OP-Zeit 80 min

Zusatzinfo

Empfohlene Maßnahmen zur Fehlervermeidung

Bei abdominalen Revisionen aufgrund eines Platzbauches sollte immer die gesamte Wunde eröffnet werden und anschließend eine sorgfältige Inspektion des Abdomens erfolgen.

- Eröffnung der kompletten Wundlänge
- Durchmusterung des Darms bzw. Operationsgebiets
- Kontrolle aller Nahtverbindungen
- bei Infektion ausgiebige Lavage und ausreichende Drainage
- stabiler Bauchdeckenverschluss

Mikrobiologischer Befund

Im Abstrich von intraabdominal: Enterococcus faecalis, Proteus mirabilis (ohne besondere Resistenzen)

Postoperativer Verlauf

Erstoperation

Der Patient steht bereits am 1. postoperativen Tag auf und geht zum Rauchen. Problemloser Kostaufbau, der über 3 Tage bis zur Vollkost gesteigert wird. Am 2. postoperativen Tag erfolgt erster Stuhlgang. Die Schmerzmedikation kann ab dem 3. postoperativen Tag auf Bedarfsmedikation umgesetzt werden.

In der Laborkontrolle gut rückläufige Entzündungsparameter, auffällig ist ein niedriger Albuminwert. Die Drainagen fördern zusammen am 1. postoperativen Tag ca. 700 ml seröses Sekret. Die Menge ist rückläufig. Die Drainagen werden am 5. bzw. 6. postoperativen Tag entfernt.

Die Wunde ist bei Entlassung trocken.

Wiederaufnahme des Patienten

Die Vorstellung in der Notaufnahme erfolgt mit Sekretion aus dem unteren Teil der Wunde. Der Patient gibt Appetitlosigkeit und Mattigkeit an. Die Entzündungswerte sind etwas höher als bei Entlassung.

Der Patient wird stationär aufgenommen, die Wunde wird trocken verbunden. Es erfolgt eine zusätzliche parenterale Flüssigkeitsgabe.

Am 2. Tag nach stationärer Aufnahme zeigt sich eine grünliche Sekretion über die Wunde. Der Allgemeinzustand des Patienten hat sich deutlich verschlechtert. Bei der Wundkontrolle findet sich eine komplette Fasziendehiszenz. Die Indikation zur Notfalloperation wird gestellt.

Zweitoperation

Der Patient wird unter dem klinischen Bild einer Sepsis, aufgrund der vorliegenden diffusen Peritonitis, postoperativ auf die Intensivstation aufgenommen. Aufgrund hypotoner Kreislaufverhältnisse erfolgt eine entsprechende Flüssigkeitssubstitution und Katecholamintherapie. Nach Beendigung der Katecholamingabe kann der Patient am 6. postoperativen Tag auf die Normalstation verlegt werden. Danach erfolgt die schrittweise Mobilisation des Patienten und der langsame Kostaufbau. Die Wunde zeigt sich unauffällig. Aufgrund extrem niedriger Albuminwerte erfolgen eine entsprechende Substitution sowie eine hochkalorische und eiweißreiche Zusatzkost.

Erst 12 Tage später kann der Patient nach Hause entlassen werden.

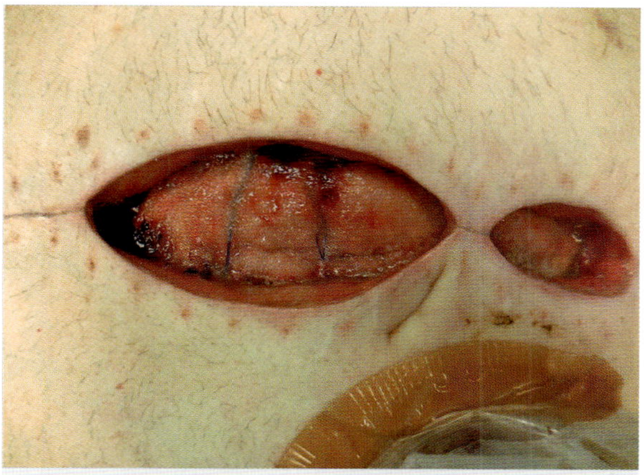

Abb. 8.16 Fasziendehiszenz. Sichtbare Fasziendehiszenz mit gelockerter PDS-Schlinge (blauer Faden).

> **Zusatzinfo**
>
> **Empfohlene Maßnahmen bei postoperativen Wundkomplikationen**
>
> Merke: Jede Wundkomplikation nach Laparotomie bedarf einer sorgfältigen klinischen und ggf. weiterführenden Diagnostik.
>
> **In jedem Fall muss eine Fasziendehiszenz ausgeschlossen werden!**
>
> **Bei Fasziendehiszenz muss nach einer tiefer liegenden Ursache geforscht werden** (► Abb. 8.16, ► Abb. 8.17).
>
> - ausreichende Eröffnung der Wunde zur klinischen Beurteilung
> - Kontrolle der Faszie bzw. der Fasziennaht
> - bei komplettem Platzbauch immer Revision im OP-Saal
> - Dokumentation des Schadensausmaßes.
> - Befundbesprechung mit dem Patienten über die vermutete Läsion
> - Therapievorschläge zur Schadensminderung
> - Information der Haftpflichtversicherung

Weiteres Vorgehen, Therapie

Nach Entlassung soll der Patient das Heben schwerer Gegenstände (> 8 kg) für die nächsten 3 Monate vermeiden (Hernienprophylaxe). Eine Wiedervorstellung in der Klinikambulanz für den 22. postoperativen Tag, zur Entfernung des Nahtmaterials und zur Wundkontrolle, wurden vereinbart.

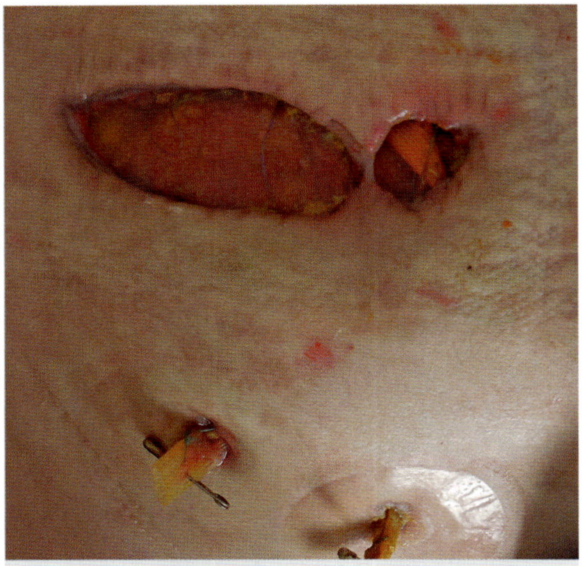

Abb. 8.17 Fasziendehiszenz. Sichtbare Fasziendehiszenz mit stuhliger Sekretion bei begleitender Dünndarmfistel.

Zusatzinfo

Allgemeine juristische Wertung

Eine Reihe von Risikofaktoren für das Auftreten postoperativer Wundkomplikationen bzw. eines Platzbauches sind dokumentiert. Hierzu zählen:

- Notfalleingriff
- Peritonitis
- Mangelernährung
- Albuminmangel
- Nikotinabusus

Das Vorhandensein mehrere Risikofaktoren erhöht das Risiko eines Platzbauches deutlich. Diese Patienten bedürfen daher einer sorgfältigen Nachkontrolle.

Jede postoperative Wunde sollte anhand eines standardisierten Erfassungsbogens dokumentiert werden. Die jeweilige Beurteilung sollte durch ein entsprechendes Kürzel oder eine Unterschrift einer Pflegekraft oder einem Arzt zuzuordnen sein. Die Erstbeurteilung mit Festlegung der Therapie hat ärztlicherseits zu erfolgen.

8

Kritische Feststellungen

- Bei Wiederaufnahme des Patienten erfolgte keine sorgfältige Wundkontrolle bzw. es wurde keine dokumentiert.
- Trotz der pflegerischen Dokumentation einer „reichlichen“ Wundsekretion, erfolgte am Tag nach der Patientenaufnahme keine ärztliche Wundkontrolle bzw. es wurde diese nicht dokumentiert.
- Erst nach weiterer Allgemeinzustandverschlechterung und Qualitätsänderung des Wundsekrets erfolgte eine adäquate ärztliche Untersuchung und Behandlung (mit Dokumentation).

Gutachterliche Feststellung

- Zur Erstoperation und dem entsprechenden Krankenhausaufenthalt sind keine Mängel anzumerken. Eine Verletzung des Darms im Rahmen einer ausgedehnten Adhäsiolyse kann auftreten und ist als schicksalhaft zu werten. Der Zeitpunkt der Darmperforation kann frühzeitig (intraoperativ bis 3. postoperativer Tag) oder spät (ab 4. postoperativer Tag) erfolgen. Eine entsprechende Aufklärung ist erfolgt.
- Für die Wiederaufnahme des Patienten muss eine mangelhafte Dokumentation bzw. Diagnostik festgestellt werden. Wahrscheinlich hätte die Fasziendehiszenz bereits bei Aufnahme festgestellt werden können. Ob zu diesem Zeitpunkt bereits eine gedeckte oder freie Perforation vorlag, ist nicht sicher nachzuweisen.
- Möglicherweise hätte durch eine frühzeitige sorgfältige Diagnostik die Ausprägung des septischen Krankheitsbilds verringert werden und so die intensivmedizinische und gesamte Behandlungsdauer verkürzt werden können.
- Da die Faszie beim Revisionseingriff komplett verschlossen werden konnte, besteht kein höheres Risiko für die Entwicklung einer Narbenhernie im Vergleich zu einer Operation am Aufnahmetag (2 Tage früher).
- Die anschließende postoperative Behandlung erfolgte adäquat.

8.3 Nosokomiale Infektionen

Axel Kramer

8.3.1 Haftungsrechtlich relevante Infektionen nach Injektionen, Punktionen und chirurgischen Eingriffen durch Fehler in der Aseptik und Antiseptik – und Strategien zu ihrer Vermeidung

Wie viel Hygiene ist in medizinischen Einrichtungen erforderlich?

Zusatzinfo

Wie viel Hygiene ist in medizinischen Einrichtungen erforderlich?
So viel, dass keine Infektionen übertragen werden, der Genesungsprozess gefördert wird, die Mitarbeiter sich wohl fühlen und die Umwelt durch den Betrieb so wenig wie möglich belastet wird.

Das Auftreten von nosokomialen Infektionen (NI) wird bestimmt durch

- den Erregerwandel und die zunehmende Ausbreitung multiresistenter Erreger (MRE),
- neue diagnostische und therapeutische Verfahren, neue Medizinprodukte (MP) mit oftmals zunächst unbekannten hygienischen Risiken,
- wachsende Anzahl immungeschwächter Patienten,
- nicht ausreichendes Personal zur Umsetzung und Überwachung der Infektionsprävention,
- aber auch durch Unkenntnis und menschliches Fehlverhalten bei der Durchsetzung antiinfektiöser Maßnahmen.

Zusätzlich zur ethischen Dimension des Leids, verlängerter Krankheitsdauer und erhöhter Letalität haben NI neben rechtlichen Konsequenzen massive Auswirkungen auf die Behandlungskosten, die in Deutschland gemäß Begründung zum Infektionsschutzgesetz (IfSG) 2,5–3 Mrd. Euro betragen und nach Kalkulation der DAK allein für MRSA 0,6 Mrd. Euro/Jahr.

Cave

Da ein großer Anteil der nosokomialen Infektionen durch Einhaltung von Hygieneregeln verhindert werden kann, muss von allen Verantwortungsträgern das Mögliche unternommen werden, um das Qualitätsmanagement der Krankenhaushygiene auszugestalten und durchzusetzen.

Dabei geht es in erster Linie um die Realisierung der Primärprävention mit den Eckpfeilern der Struktur- und Prozessqualität, die durch die Sekundärprävention die notwendige Komplettierung erfahren muss. Die Tertiärprävention beinhaltet das Eindämmen von bereits aufgetretenen NI und sollte bei gut umgesetzter Primär- und Sekundärprävention nicht zum Tragen kommen müssen.

Da die Ergebnisqualität immer von der Qualität des Behandlungsprozesses bestimmt wird und dieser von den Strukturen abhängig ist, sind die Planung, Steuerung und Messung von Struktur- und Prozessqualität anhand ausgewählter Indikatoren, die eine vorwärts gerichtete Qualitätssicherung befördern sollen, für die Wirksamkeit der Krankenhaushygiene essenziell.

Zusatzinfo

Zur Vermeidbarkeit von Fehlern und zum Umgang mit Fehlern
Wer niemals einen Fehler eingestanden, ist ein eitler Egoist.

Dein Leben lang lernst Du Neues, erklärt sich Dir, was Du nicht verstanden angenommen vermutet abgelehnt, überwindest verdrängst Du begangene, machst neue Fehler, entledigst Dich unnötigen Ballasts.

Weise ist, wer sich nicht täuschen lässt, dass die Neider über ihn herfallen, sobald ihm ein Fehler unterlaufen, um ihm das letzte gute Haar brutal auszureißen.

Es gibt keinen Menschen ohne eine Handvoll Fehler.

Wie viel angenehmer ist es, aus den Fehlern der Anderen zu lernen, wie schmerzlich ist es, aus den eigenen Fehlern zu lernen.

Wer wegen eines Fehlers chancenlos verdammt, gehört selbst verdammt.

Der Mensch, der so viele selbstverständliche Fehler macht, ohne zu scheitern, ist genial oder verrückt.

Solange Du Dich aufrichtig bemühst, wird Dir ein Maß voll Fehler verziehen, wehe wenn das Maß überläuft.

Nachdem Gott die Welt erschaffen, stellte er überrascht fest, dass einige Felsen übrig geblieben waren. Das war nicht das erste Mal, dass selbst dem göttlichen Schöpfer ein Fehler unterlaufen war. Das macht ihn menschlich. Da die restlichen Felsbrocken gerade so für eine akzeptable Insel ausreichten, entschloss er sich mit der ihm eigenen Spontaneität, Sardinien aus der Taufe zu heben.

Willst Du keinen Fehler machen, musst Du die Füße von Dir strecken, in konzentrierter Ruhe nachdenken, eine Tasse grünen Tee trinken, noch einmal in konzentrierter Ruhe entgegengesetzt denken, Entspannungsübungen am See der Erkenntnis machen, in seinen konzentrischen Gedankenringen querdenken, aber dann unwiderruflich handeln.

Unsere moderne Zivilisation analysiert Beinahefehler, Fehler und – leider mit perversem Genuss – Katastrophen. Sie unterrichtet, standardisiert, akkreditiert, zertifiziert, supervisiert und dokumentiert in der Hoffnung, künftige Fehler zu vermeiden.

Mit dieser bescheidenen Zielsetzung soll eine Auswahl hygienischer Fehler getroffen werden, die prozessrelevant wurden.

Begeht das Leben einen Fehler, kratz den Mut zusammen. Geht das Leben zur Neige, beende Dein Werk in Würde.

Patientenschutz durch Hygiene

Patienten erfahren in Deutschland eine fachlich und technisch hervorragende Versorgung, was nicht heißt, dass es nicht noch besser geht. Ein Großteil, wenn nicht sogar der Hauptteil des Gewinns an Lebenserwartung in den letzten 100 Jahren ist auf die Vermeidung und Behandlung von Infektionskrankheiten zurückzuführen. Das zeigt zugleich die Bedeutung der Infektionsvermeidung. Wenn wir hier nachlassen oder nur unzureichend auf sich verändernde Rahmenbedingungen reagieren, wirkt sich das unmittelbar auf Lebenserwartung, Lebensqualität und Gesundheitskosten aus.

Durch die wachsende Anzahl von Eingriffen und Operationen gewinnt diese Verpflichtung noch an Bedeutung. Während die Zahl der Kliniken in Deutschland ständig sinkt, nimmt die Anzahl der Behandlungsfälle stetig zu.

- In den 1996 deutschen Krankenhäusern wurden im Jahr 2013 knapp 52 Millionen Operationen bei ca. 18 Millionen aus vollstationärer Krankenhausbehandlung entlassenen Patienten durchgeführt. Damit steht Deutschland an der europäischen Spitze.
- Gleiches gilt für die Anzahl der ambulanten Operationen. Auch hier nimmt Deutschland mit tendenziell steigender Zahl von 1 897 483 Eingriffen im europäischen Vergleich einen der vorderen Ränge ein [50].

Mit der wachsenden Anzahl an Operationen steigt zugleich die Anzahl postoperativer Wundinfektionen (Surgical Site Infections, SSI). Da bis zu 60 % der SSI verhütet werden können [48], steht zum Schutz der uns anvertrauten Patienten die Infektionsprävention im Mittelpunkt der Krankenhaushygiene. Zusätzlich müssen selbstverständlich auch die im Gesundheitswesen Tätigen vor berufsbedingten Infektionen geschützt werden.

Cave

Der Schutz vor nosokomialen Infektionen kann nur durch klare Regelung des Hygienemanagements mit fortlaufender Evaluation der Qualität der Maßnahmen der Primärprävention und der Ermittlung der Ergebnisqualität (Sekundärprävention) in Form einer prospektiven Surveillance in kontinuierlich hoher Qualität gewährleistet werden.

Prävention von Surgical Site Infections (SSI) durch Multibarrierenstrategie und SSI-Bündel

Die Prävention von SSI erfordert eine umfassende, hoch spezialisierte, ineinandergreifende Multibarrierenstrategie, deren Aktualisierung auf der Grundlage des Erkenntnisfortschritts eine fortlaufende Herausforderung für jeden Chirurgen darstellt. Nach dem Willen des Gesetzgebers sind die Krankenhäuser und vertragsärztlichen Praxen im Interesse der Patientensicherheit verpflichtet, alle Anstrengungen zu unternehmen, eine gute Hygienequalität zu erreichen.

In ► Tab. 8.5 und ► Tab. 8.6 wird ein Überblick über wichtige Maßnahmen der Multibarrierenstrategie zur Prävention von SSI gegeben [44] [47] [48] [50] [54] [60]). Bei der vorgeschlagenen Evidenz (► Tab. 8.4) der Maßnahmen ist zu berücksichtigen, dass diese im Ergebnis von Studien der fortlaufenden Veränderung unterliegt [43].

Tab. 8.4 Evidenzkategorien gemäß Kommission für Krankenhaushygiene und Infektionsprävention. KRINKO 2010.

Kategorie	Evidenz
IA	Diese Empfehlung basiert auf gut konzipierten systematischen Reviews oder einzelnen hochwertigen randomisierten kontrollierten Studien.
IB	Diese Empfehlung basiert auf klinischen oder hochwertigen epidemiologischen Studien und strengen, plausiblen und nachvollziehbaren theoretischen Ableitungen.
II	Diese Empfehlung basiert auf hinweisenden Studien/Untersuchungen und strengen, plausiblen und nachvollziehbaren theoretischen Ableitungen.
III	Maßnahmen, über deren Wirksamkeit nur unzureichende oder widersprüchliche Hinweise vorliegen, deshalb ist eine Empfehlung nicht möglich.
IV	Anforderungen, Maßnahmen und Verfahrensweisen, die durch allgemein geltende Rechtsvorschriften zu beachten sind.

Tab. 8.5 Stellenwert der Maßnahmen der Basishygiene zur Prävention von Surgical Site Infections (SSI).

Maßnahme	vorgeschlagene Evidenz*
prä-, perioperativ	
qualitätsgerechte Aufbereitung von Medizinprodukten	IA/IV
hygienische Händedesinfektion	IA
aseptische Disziplin im OP	IB
Verbot künstlicher Fingernägel und Fingerringe	IB/IV
Bettenhygiene	IB
Desinfektion patientennaher Flächen im Patientenzimmer	IB
indikationsgerechte persönliche Schutzausrüstung (PSA)	IB/IV
Hautschutz der Hände	II/IV
intraoperativ	
keine ungeschützte Lagerung von Sterilgut außerhalb der Sterilverpackung	IB
postoperativ	
Desinfektion der relevanten Flächen im OP	IB
Surveillance	IA/IV
Einbeziehung des Patienten in den Infektionsschutz	II

* Bei den aufgeführten Maßnahmen weicht die vom Autor vorgeschlagene Evidenz z. T. von der KRINKO-Empfehlung [41] zur Prävention postoperativer Wundinfektionen ab, weil sich der Wissenstand inzwischen geändert hat.

Tab. 8.6 Fachbezogene infektionspräventive Maßnahmen.

Maßnahme	vorgeschlagene Evidenz*
prä-, perioperativ	
Sanierung bestehender Infektionen vor elektiven Eingriffen	IA
präoperative Hautantiseptik	IA
keine Rasur, falls Haarentfernung erforderlich, Clipping	IA
leitliniengerechte perioperative Antibiotikaprophylaxe (PAP)	IA
Einstellung des Rauchens	IB
kurze präoperative Verweildauer	IB
chirurgische Händedesinfektion	IB
Begrenzung der Personenanzahl im OP	IB
erregerdichte OP-Abdeckung	IB
Screening des OP-Teams bei Ausbruch von Surgical Site Infections durch Staphylococcus aureus oder A-Streptokokken	IB
sterile OP-Handschuhe, steriler Kittel, Mund-Nasen-, Haarschutz	IB
Korrektur metabolischer Abweichungen bei elektiven Eingriffen	IB
Gewichtsreduktion bei elektiven Eingriffen	II
antiseptische Inzisionsfolie	II
Kombination von Darmreinigung und oraler Antibiose in der Darmchirurgie	II
Probiotika (indikationsabhängig)	IB
Screening und Dekolonisierung von Staphylococcus aureus bei besonderer Gefährdung	II
risikoadaptiertes MRSA-Screening und Dekolonisierung	II
risikoadaptiertes Screening auf vancomycinresistente Enterokokken (VRE)	III
risikoadaptiertes Screening auf 3MRGN und 4MRGN (multiresistente gramnegative Stäbchen) bei Operationen mit indizierter PAP	III
präoperative Körperreinigung	III
postoperatives Duschen	III
Hautversiegelung	III
intraoperativ	
Vermeidung akzidenteller Hypothermie	IA
laparoskopische OP-Technik	IB
strenge Indikationsstellung für Drainagen	IB
Wundretraktor	II
antiseptisches Nahtmaterial (indikationsabhängig)	IB, II oder III
antiseptische Spülung vor Wundverschluss	II
postoperativ	
aseptische Wundversorgung	IB
Rahmenbedingungen	
Qualitätsmanagement der Hygiene	IA/IV
OP-Technik und chirurgische Erfahrung	II
Einführung eines SSI-Bundles	IB
Fehleranalyse	II

* Bei den aufgeführten Maßnahmen weicht die vom Autor vorgeschlagene Evidenz z. T. von der KRINKO-Empfehlung [41] zur Prävention postoperativer Wundinfektionen ab, weil sich der Wissenstand inzwischen geändert hat.

Die Fülle der Maßnahmen verdeutlicht die Vielschichtigkeit der Infektionsprävention, sodass es nicht überrascht, dass im Arbeitsalltag des Chirurgen Hygienemängel zu Haftungsansprüchen geführt haben. Erwartungsgemäß werden in Haftungsprozessen von den Betroffenen solche Fehler geltend gemacht, die für den medizinischen Laien als ursächlich für das Entstehen der SSI erkennbar sind bzw. bei denen ein ursächlicher Zusammenhang vermutet wurde (▶ Tab. 8.8).

Zusatzinfo

Empfehlungen für ein Maßnahmenbündel

Zur Verbesserung der Compliance der Präventionsmaßnahmen hat es sich als effektiv erwiesen, besonders wichtige Maßnahmen zu einem Maßnahmenbündel zusammenzufassen, dieses zu trainieren und die Einhaltung mittels Checkliste zu überwachen.

Folgende Maßnahmen erscheinen hierfür sinnvoll:

- risikoadaptiertes präoperatives Screening auf MRSA
- indikations-, zeit- und resistenzgerechte PAP
- standardisierte präoperative Hautantiseptik
- Normothermie
- Surveillance von SSI
- Glukosekontrolle prä- und postoperativ

Dagegen bedarf die Einführung von Medizinprodukten wie Clipper, antiseptisches Nahtmaterial und Wundretraktor keiner Compliance – außer der Entscheidung zur Einführung.

Umstrittene Maßnahmen zur Infektionsprävention

Skalpellwechsel nach Hautschnitt

Die Datenlage gestattet keine Aussage, ob bei chirurgischen Eingriffen nach dem Hautschnitt das Skalpell getauscht und zur weiteren Präparation ein sogenanntes „tiefes Messer" eingesetzt werden muss.

Gesichert ist, dass die residente Hautflora durch die präoperative Hautantiseptik nur unvollständig eliminiert wird [75]. Das betrifft insbesondere die tieferen Schichten der Haut einschließlich der Talg- und Schweißdrüsen, weil der Alkohol nicht in die Haarfollikel eindringt [73]. Damit ist die Möglichkeit gegeben, dass das Skalpell bei Durchtrennung der Haut kontaminiert wird und anhaftende Erreger in die Tiefe verschleppt werden. Allerdings war in einer prospektiven Studie kein Unterschied bezüglich der SSI-Rate zwischen dem Wechsel des Skalpells nach dem Hautschnitt (n = 309) bzw. keinem Wechsel (n = 277) nachweisbar. Nur bei einem Skalpell wurde eine Kontamination nachgewiesen [29]. Damit ist jedoch die Sicherheit der vorangegangenen Aufbereitung weit unter dem geforderten Sterility Assurance Level (SAL) von 10^{-6} für die Sterilisation gesunken.

Trotz der unklaren Datenlage wechselten 65 % der Orthopäden (n = 300) das Skalpell nach der Durchtrennung der Haut. Allerdings wird von den Autoren darauf hingewiesen, dass es unklar ist, ob ein Wechsel des Skalpells bei kontaminierten Eingriffen, z. B. offene Fraktur, erfolgen sollte, zumal die dadurch entstehenden Kosten zu vernachlässigen sind [69].

In Anbetracht der limitierten Datenlage, der geringen Kosten bei einem Wechsel und dem, wenn auch offenbar geringen Kontaminationsrisiko bei Verzicht auf den Wechsel ist dieser solange zu empfehlen, bis die Unbedenklichkeit des Verzichts überzeugend nachgewiesen worden ist.

Persönliche Hygiene und Kleiderordnung

Festlegungen in diesem Bereich führen häufig zum Widerspruch und verleiten zur Nichteinhaltung. Das Ablegen der Armbanduhr ist unerlässlich, weil unter der Auflagefläche der Desinfektionserfolg nicht gewährleistet ist.

Dieser Sachverhalt ist selbst für die viel kleinere Fläche des Fingerrings nachgewiesen. Bei Intensivpflegepersonal korrelierte die Anzahl gramnegativer Erreger und von Staphylococcus aureus mit der Anzahl getragener Ringe [72]. Beim Tragen von Ringen war auf den Händen eine erhöhte Trägerrate für Enterobacteriaceae und Nonfermenter nachweisbar [20]. Hinzu kommt die erhöhte Perforationsrate von Handschuhen beim Tragen von Ringen [57].

Unabhängig davon ist aus Gründen des Arbeitsschutzes (Verletzungsgefahr) in Bereichen, in denen eine Händedesinfektion durchgeführt wird, das Tragen von Ringen, Armbändern, Armbanduhren oder Piercings an Händen und Unterarmen untersagt [9].

Händeschütteln

Für ein Verbot des Händeschüttels gibt es weder epidemiologische Evidenz noch eine stichhaltige theoretische Rationale. Vielmehr ist dieses Verbot aus folgenden Gründen kritisch zu bewerten:

- Der Verzicht vermittelt den Eindruck der Unhöflichkeit und dient nicht dem vertrauensvollen Arzt-Patient-Verhältnis. Für viele Patienten ist die Geste des Händegebens unverzichtbar, denn in ihr liegt viel Wärme.
- Wenn die von der WHO empfohlenen 5 Indikationsgruppen zur Händedesinfektion eingehalten werden, ist das Verbot nicht begründbar. Diese 5 Gruppen sind:
  - vor Patientenkontakt
  - vor aseptischen Tätigkeiten
  - nach Kontakt mit potenziell infektiösen Materialien
  - nach Patientenkontakt
  - nach Kontakt mit der unmittelbaren Patientenumgebung
- Das Verbot kann sich kontraproduktiv auswirken, indem sich Patient und Arzt in falscher Sicherheit wägen und die Händedesinfektion vernachlässigen.

Anstatt eines Verbots des Händegebens kommt es darauf an, durch Schulung, Training, ausreichende Anzahl von Desinfektionsmittelspendern, Überwachung des Verbrauchs an Händedesinfektionsmittel, In-Prozess-Überwachung und Einbeziehung des Patienten in die Händehygiene eine hohe Compliance der Händehygiene zu erreichen.

OP-Bereichskleidung

Die OP-Bereichskleidung ist ausschließlich in der OP-Funktionseinheit zu tragen [41]. Da die Verschleppung von Bakterien durch das Anästhesieteam im Fall des Nichtwechselns der Bereichskleidung vom Aufwachraum in den aseptischen OP mittels DNA-Typisierung nachgewiesen wurde [31], ist beim Wechsel zwischen Aufwach- und OP-Raum das Anlegen eines Schutzkittels, der bei der Rückkehr in den OP abgelegt wird, zu empfehlen. Dadurch kann eine Kontamination der Bereichskleidung verhindert werden.

Rechtliche Rahmenbedingungen

Zusatzinfo

Im Zentrum der gesetzlichen Regelungen steht das Infektionsschutzgesetz (IfSG). Es verfolgt den Zweck, das Leben und die Gesundheit des Einzelnen ebenso wie der Gemeinschaft vor Infektionskrankheiten zu schützen.

Aufgrund des geradezu sprunghaften Wissenszuwachses in Bezug auf Strategien und Einzelmaßnahmen zur Prävention von NI und der globalen Ausbreitung von MRE sind die Aufgabenstellungen zur Prävention von NI deutlich komplexer geworden.

Um die dafür erforderlichen organisatorischen und personellen Voraussetzungen zu erweitern, wurde 2011 das Infektionsschutzgesetz (IfSG) novelliert [25]. Damit wurden die Rahmenbedingungen zur Umsetzung der Krankenhaushygiene entscheidend ausgestaltet. Das betrifft

- erhöhte Anforderungen an die Struktur- und Prozessqualität,
- umfassendere Planungs- und Dokumentationspflichten der Krankenhäuser,
- die sektorenübergreifende Infektionsprävention,
- verschärfte Meldepflichten und
- die Überwachung durch den öffentlichen Gesundheitsdienst.

Krankenhäuser, Vorsorge- oder Rehabilitationseinrichtungen, Einrichtungen für ambulantes Operieren, Dialyseeinrichtungen und andere Gemeinschaftseinrichtungen sowie Zahnarztpraxen, Arztpraxen und Praxen anderer Heilberufe, in denen invasive Eingriffe vorgenommen werden, sind zur Einhaltung der Infektionshygiene verpflichtet. Außerdem sind die Einrichtungen für das ambulante Operieren bei der Aufzeichnung und Bewertung bestimmter NI (Surveillance) den stationären Einrichtungen gleichgestellt.

Cave

Mit der Novellierung des IfSG wurde festgelegt, dass bei Beachtung und Umsetzung der Empfehlungen der KRINKO und der Kommission Antiinfektiva, Resistenz und Therapie (ART) die Einhaltung des aktuellen Stands der medizinischen Wissenschaft unterstellt wird.

Damit sind die Empfehlungen beider Kommissionen quasi als rechtsverbindlich anzusehen.

Die im IfSG verankerten Präventionsmaßnahmen werden konkretisiert und ergänzt durch ein System von Verordnungen, technischen Regeln, Richtlinien, Leitlinien und Qualitäts(sicherungs)vereinbarungen, die von den Bundesländern, Versicherungs-/Kostenträgern, Verbänden, Fachgesellschaften und Berufsorganisationen (z. B. Spitzenverband der Krankenkassen, Bundesärztekammer, Deutsche Krankenhausgesellschaft) verfasst bzw. vollzogen und von den Leistungserbringern umgesetzt werden. Die Einhaltung dieses komplexen Regelungsgeflechts ist der öffentlich-rechtlichen Kontrolle insbesondere durch das Gesundheitsamt unterworfen.

Hygieneplan

Gemäß IfSG müssen Krankenhäuser, Einrichtungen für ambulantes Operieren, Vorsorge- und Rehabilitationseinrichtungen, in denen eine den Krankenhäusern vergleichbare medizinische Versorgung erfolgt, Dialyseeinrichtungen und Tageskliniken innerbetriebliche Verfahrensweisen zur Infektionshygiene in Hygieneplänen festlegen.

Mit Ausnahme von Mecklenburg-Vorpommern, Rheinland-Pfalz, Sachsen, Sachsen-Anhalt und Schleswig-Holstein ist diese Anforderung in den Landeshygieneverordnungen auch auf Arzt- und Zahnarztpraxen, in denen invasive Eingriffe vorgenommen werden, erweitert worden. Dazu zählt bereits die Verabreichung einer Spritze oder das Setzen von Akupunkturnadeln [5]. Ebenso wurde der hygienerelevante Maßnahmenkatalog für ambulant operierende Einrichtungen und Dialyseeinrichtungen über die Länderhygieneverordnungen in unterschiedlichem Ausmaß erweitert.

Cave

Im Hygieneplan sind die Maßnahmen entsprechend den Besonderheiten der Einrichtung im Detail festzulegen (IfSG 2011 [25]).

Der Hygieneplan muss den Beschäftigten bei der Einstellung aktenkundig bekannt gemacht und erläutert werden. Bei Veränderungen im Aufgabenbereich und Einführung neuer Arbeitsmittel oder -verfahren ist der Hygieneplan anzupassen. Die Unterweisung in den Hygieneplan

8

muss regelmäßig – mindestens jährlich – wiederholt und dokumentiert werden (IfSG 2011 [25]).

Zusatzinfo

Für die Erstellung der Hygienepläne wird ein fundiertes Fachwissen benötigt. Hierfür ist idealerweise der hygienebeauftragte Arzt (HBA) Motor für die Umsetzung im ärztlichen Bereich.

Die Bestellung von hygienebeauftragten Ärzten (HBA) ist bundeseinheitlich für Krankenhäuser und Vorsorge- und Rehabilitationseinrichtungen festgelegt. Zusätzlich wurden in den Landeshygieneverordnungen länderspezifische Erweiterungen getroffen (▶ Tab. 8.7). Daraus ergibt sich die Konsequenz, dass länderhoheitliche Regelungen bei der Auseinandersetzung mit Kontrollbehörden gelten, während bei der Beurteilung von Schadensfällen die übergeordneten Regelungen auf Bundesebene als Basis für die Beurteilung eines rechtskonformen und sicheren Umgangs mit hygienerelevanten Tatbeständen gelten.

Bemerkenswert ist, dass in Nordrhein-Westfalen auch für Arzt- und Zahnarztpraxen sowie sonstige medizinische Einrichtungen die Bestellung festgelegt ist, was in Anbetracht von Mängelanalysen in diesem Bereich zu einer durchgreifenden Verbesserung führen dürfte [23] [30] [49] [70].

Bei der nachfolgenden Analyse von Gerichtsentscheidungen wird deutlich, dass z. B. in Einrichtungen für ambulantes Operieren gravierende Mängel zu Haftungsansprüchen geführt haben, die durch die Erarbeitung und Umsetzung von Hygieneplänen vermeidbar gewesen wären.

HBA sollen in ihrem Gebiet Facharzt und weisungsbefugt sein [42] [19]. Sie haben aufgrund ihrer fachspezifischen Expertise eine wichtige Verantwortung für den Erfolg des Gesamtkonzepts der Prävention nosokomialer Infektionen.

Hygienemängel als Ursache von Haftungsansprüchen

In der Loseblattsammlung Hygiene und Recht [65] sind 282 Urteile zu zivil- und strafrechtlichen Arztfehlern zusammengestellt, die ärztliche Behandlungsfehler, Organisationsverschulden, Aufklärungsfehler und Fehler bei der Dokumentation beinhalten. Nachfolgend werden für die Fachgebiete Chirurgie und Unfallchirurgie/Orthopädie hygienisch relevante gerichtliche Entscheidungen in tabellarischer Form einer Kurzcharakteristik unterzogen (▶ Tab. 8.8), um Schlussfolgerungen für die Vermeidung abzuleiten.

8

Tab. 8.7 Bestellung hygienebeauftragter Ärzte auf Länderebene.

Bundesland	Tagesklinik	ambulantes Operieren	Dialyse	Arzt-, Zahnarzt-praxen
Bayern	+	+	–	–
Berlin (nur bei hohem Risiko für NI)	+	+	+	–
Baden-Württemberg, Hamburg, Hessen, Mecklenburg-Vorpommern, Niedersachsen, Sachsen-Anhalt, Schleswig-Holstein, Thüringen	+	+	+	–
Brandenburg	+	–	+	–
Bremen, Rheinland-Pfalz, Saarland	+	–	–	–
Nordrhein-Westfalen	+	+	+	+
Sachsen	–	–	–	–

Tab. 8.8 Gerichtsentscheidungen zu hygienisch relevanten Fehlern.

Eingriff	zur Haftung zugrunde gelegte Fehler (die Ziffer in Klammern gibt jeweils die Nummer des Urteils in der Entscheidungssammlung von Schneider u. Bierling 2015 [65] an)
intramuskuläre Injektion	• Händewaschung statt -desinfektion und fehlerhafte Hautantiseptik (9a, 12, 27) • Delegation an nicht hinreichend qualifiziertes Personal (23) • fehlerhafte Hautantiseptik (33)
intraartikuläre Injektion	• fehlende Aufklärung über Infektionsrisiko (20a, 30) • Mängel in Händehygiene und Anwesenheit des Ehepartners im Eingriffsraum (31) • Vorbereitung von Spritzen „en bloc“ mit nachfolgender mehrstündiger Lagerung (125) • keine sterilen Handschuhe und keine sterile Kompresse für Hautantiseptik (171)
intraartikuläre Punktion	• Mängel in der Händehygiene, unsterile Zwischenlagerung von Spritzen und Kanülen (32) • Nichtbeachtung einer exogene Infektionsquelle am Ellenbogen bei Kniegelenkpunktion (40) • Unterlassen bakteriologischer Diagnostik trotz klinischer Entzündungszeichen (45a)

Tab. 8.8 Fortsetzung

Eingriff	zur Haftung zugrunde gelegte Fehler (die Ziffer in Klammern gibt jeweils die Nummer des Urteils in der Entscheidungssammlung von Schneider u. Bierling 2015 [65] an)
	• fehlende Aufklärung über Infektionsrisiko (65, 89) • Spritzenwechsel bei liegender Kanüle ohne sterile Handschuhe und verzögerte chirurgische Sanierung des nachfolgenden Empyems (95) • kein Tragen steriler Handschuhe (240)
periartikuläre Injektion	• Lagerung aufgezogener, nur mit Wattebausch abgedeckter Spritze über Nacht (3) • fehlerhafte Hautantiseptik, fehlende Schutzkleidung und Infektion zu spät erkannt (29) • unterlassene Händedesinfektion (73)
Injektion in die Fußsohle	Unterlassung der täglichen Kontrolle einer Infektion (Abszess) nach Injektion (267)
Periduralanästhesie	• Verletzung der Aseptik beim Aufziehen der Spritze und Hautantiseptik mit unsterilem Tupfer (4) • fehlende Dokumentation des Verbandswechsels, obwohl so vorgesehen im Schmerztherapieprotokoll des Krankenhauses (164)
paravertebrale Kortisoninfiltration	fehlende Aufklärung über erhöhtes Infektionsrisiko (120)
orthopädische OP	fehlende Aufklärung über erhöhtes Infektionsrisiko wegen Umbauarbeiten (7)
Oberschenkelfraktur	Verätzungswunde im Bereich des Damms durch Ansammlung des Hautantiseptikums bei gleichzeitigem Gebrauch eines Elektrokauters (152)
Meniskus-OP	Versäumnis der rechtzeitigen Wundinspektion einschließlich Wundabstrich und Antibiotikatherapie trotz klinischer Anzeichen einer SSI (22)
Osteosynthese	• postoperative Unterbringung gemeinsam mit septischem Patienten (44b) • bei Frühinfektion statt umgehender chirurgischer Revision Antibiotikatherapie (66) • Unterlassen diagnostischer und therapeutischer Maßnahmen trotz Anzeichen einer SSI (69)
offene Marknagelung	verzögerte mikrobiologische Diagnostik und nachfolgend fehlerhafte antibiotische Behandlung (51)
offene Reposition mit temporärer Arthrodese	trotz erhöhter Infektionsgefahr Delegation des täglichen Verbandwechsels an die Pflegekraft und Entlassung ohne abschließende Wundbeurteilung (58)
Magenresektion	keine Sputumdiagnostik trotz bronchopneumonischer Infiltration und Auswurf (11)
Viszeralchirurgie	fahrlässige Körperverletzung durch HBV-Infektion des Operateurs wegen Unterlassung der Kontrolluntersuchung auf Hepatitis B (104)
Mamma-OP	Wundantiseptik mit Flächendesinfektionsmittel (245)
Untersagung der Aufbereitung	nicht gewährleistete ordnungsgemäße Aufbereitung von Medizinprodukten (108; weitere Beispiele s. u.)
Wundantiseptik	Einsatz von mit einer Haushaltspresse gewonnenem Zitronensaft zur Wundantiseptik bei Wundheilungsstörung als ungewöhnliches, nicht dem medizinischen Standard entsprechendes und ungeprüftes Verfahren ohne spezielle Aufklärung und ohne wirksame Einwilligung des Patienten (215)

Grundsätzlich ist feststellbar, dass sich kein Haftungsanspruch ableiten lässt, wenn sich eine SSI bzw. eine Infektion nach Injektion/Punktion bei Einhaltung der hygienischen Rahmenbedingungen manifestiert, weil ein Teil dieser Infektionen endogen entsteht und damit als schicksalhaft anzusehen ist (z. B. Urteile [in Schneider u. Bierling 2015 [65]] 181, 195, 200, 201, 221, 235, 236, 237, 254, 257, 259, 263 und 280).

Ebenso begründet das Unterlassen eines MRSA-Screenings vor der stationären Patientenaufnahme nicht zwingend den Verstoß gegen eine Empfehlung der KRINKO, sofern sich (aus dem klägerseitigen Vorbringen) keine Hinweise auf eine besondere Risikolage durch eine außerordentliche Häufung von MRSA ergeben (Urteil 278, vgl. auch Urteil 282 in [65]).

Aufschlussreich ist das Gerichtsurteil im Fall einer SSI nach Lipomentfernung, in dem festgestellt wurde, dass selbst hygienisch fehlerhaftes Handeln, in diesem Fall kein Anlegen eines sterilen Schutzkittels, nicht automatisch mit einer Schuldzuweisung einhergeht.

- Vielmehr forderte das Gericht den Nachweis der Kausalität durch den Kläger und ordnete den Sachverhalt als „einfachen Behandlungsfehler“ ein.
- Damit muss die Beweislast, dass die Verletzung der Hygienevorschrift verantwortlich für die durch Streptokokken der Serogruppe A hervorgerufene Infektion des Patienten war, der Patient selbst führen, weil die SSI sowohl exogen übertragen worden als auch endogenen Ursprungs sein kann (Urteil 138 in [65]).

Bestehen dagegen grundsätzliche Mängel im Hygieneregime, ergibt sich eine veränderte Beurteilung. So lagen bei einer Infektion nach intraartikulärer Injektion verschiedene Missstände vor, indem

- Hygienepläne fehlten,

- mündliche Hygieneanweisungen längerfristig nicht erteilt worden waren,
- alkoholische Desinfektionsmittel umgefüllt und kontaminiert waren,
- ein Flächendesinfektionsmittel mit langer Einwirkzeit zur Hautantiseptik eingesetzt wurde,
- vor dem Aufziehen von Spritzen üblicherweise keine Händedesinfektion durchgeführt wurde und
- hygienesensible Arbeitsflächen nur 1-mal in der Woche desinfiziert wurden (Urteil 143 in [65]).

In einem orthopädischen ambulanten OP wurde in 3 tateinheitlichen Fällen eine fahrlässige Körperverletzung mit einer Freiheitsstrafe von 2 Jahren und 3 Monaten geahndet. Zudem wurde gegen den Verurteilten ein auf die Ausübung von Operationen beschränktes Berufsverbot für die Dauer von 2 Jahren angeordnet. Folgender Missstand lag diesem Urteil zugrunde: Anstelle eines etablierten Multibarrierensystems zur Prävention von SSI führten eine Reihe von Verstößen gegen das Medizinproduktegesetz sowie betrieblich-organisatorische Mängel zu einer insgesamt hygienisch inakzeptablen Situation. Dabei wurden folgende Mängel dokumentiert;

- Die OP-Wäsche wurde in einer Haushaltswaschmaschine aufbereitet.
- Es erfolgte keine validierte Aufbereitung von Mehrwegschläuchen für das Narkosegerät; auch die Häufigkeit des Schlauchwechsels war nicht definiert, wobei Einweg- und Mehrwegschläuche parallel verwendet wurden.
- Eingeschweißte Larynxmasken wiesen zum Teil intensive bräunliche Verfärbungen auf, die entweder aus über das zulässige Maß von 40 Aufbereitungen hinaus erfolgten Resterilisationen oder aus unkorrekter Aufbereitung resultierten.
- Die Schutzkleidung für das OP-Team und das OP-Abdeckmaterial wies erhebliche Materialdefekte auf.
- Die raumlufttechnische Anlage wurde seit 2008 nicht mehr betrieben. Zur Versorgung mit Frischluft diente stattdessen ein geöffnetes, mit Fliegenschutzgitter ausgerüstetes Fenster.
- Nach Öffnung der Sterilgutcontainer waren die Belüftungsfilter bräunlich verfärbt und die Container waren im Bodenbereich innen z. T. korrodiert und mit Schmutzpartikeln oder Verklebungen massiv kontaminiert.
- In den Sterilgutcontainern befand sich in überwiegendem Maß entweder mit Rost korrodiertes oder mit Blutresten kontaminiertes Instrumentarium.
- Die Pinzetten für die Elektrokoagulation waren teilweise so stark korrodiert, dass die Kunststoffummantelung auf- bzw. abgeplatzt bzw. abgeblättert war.
- Einwegmaterial in steriler industrieller Kunststoffverpackung wurde in die Sterilgutcontainer gepackt und nochmals mittels Dampf mit der Folge sterilisiert, dass sich die Kunststoffverpackung hitzebedingt aufgelöst hatte und mit der Containerinnenseite bzw. Sieboberflächen verschmolzen war.
- Instrumentarium zur Arthroskopie, das zur Aufbereitung demontiert werden müsste, tatsächlich jedoch niemals demontiert wurde, zeigte nach der Zerlegung massive bräunliche Belege.
- Darüber hinaus wurde das Arthroskop nach der OP zunächst mit Trinkwasser durchgespült, anschließend für 15 min in eine phenolhaltige Instrumentendesinfektionsmittellösung eingelegt und nach Verbringung in den OP lediglich mit Tüchern abgetupft, sodass dem Patienten Desinfektionsmittelreste unmittelbar ins Knie gespült wurden.
- Auf dem OP-Tisch befand sich eine verschmutzte Nackenrolle.
- Im OP wurde der Fußboden nach den einzelnen Operationen, außer bei sichtbarer Verschmutzung – etwa durch Blutreste –, nicht der desinfizierenden Reinigung unterzogen.
- Das OP-Personal wechselte den Mund-Nasen-Schutz nicht nach jeder Operation, sondern nur bei offensichtlich erkennbarer Durchfeuchtung und verließ am OP-Tag mehrfach den steril zu haltenden Bereich, ohne sich vollständig umzuziehen.
- Schließlich betraten Angehörige des Patienten nach der Operation den direkt an den OP angrenzenden Aufwach- und Narkoseraum ohne Schutzkleidung und sonstige hygienische Vorsorgemaßnahmen.

Diese Hygienemängel stellten nicht nur eine abstrakte Patientengefährdung dar, sondern bei 3 Patienten führten A-Streptokokken-Infektionen zu erheblicher Gesundheitsschädigung (Urteil 268 in [65]).

Nach der Indikationsstellung für eine invasive Maßnahme mit erhöhtem spezifischem Infektionsrisiko ist der Patient über mögliche Infektionsrisiken aufzuklären. Diese Aufklärung ist auch in Hinblick auf das Vorliegen der Einwilligung in den ärztlichen Eingriff erforderlich (Urteil 53 in [65]).

Demgegenüber besteht grundsätzlich keine Aufklärungspflicht über das allgemeine Risiko einer SSI, „das zu den allgemeinen Gefahren gehört, mit denen der Patient rechnet“ (Urteil 30 in [65]).

Cave

Geht eine Infektion aus einem hygienisch beherrschbaren Bereich hervor, ist der Entlastungsbeweis seitens des Behandlers bzw. der Einrichtung zu führen. In diesem Fall müssen zur Entlastung (Beweislastumkehr) alle organisatorischen und technischen Vorkehrungen gegen eine von dem Personal der Klinik oder der Arztpraxis ausgehende vermeidbare Infektionsübertragung getroffen worden sein (Urteil 154 in [65]).

In Analogie dazu wurde der Bescheid der zuständigen Behörde zur Unterlassung der Aufbereitung von Medizinprodukten (MP) mit sofortiger Wirkung als zulässig eingestuft, weil zu vermuten war, dass die ordnungsgemäße Aufbereitung nach §4 Abs. 2 Satz 3 MPBetreibV sowie gemäß der gemeinsamen Empfehlung der KRINKO am Robert Koch-Institut (RKI) und des Bundesinstituts für Arzneimittel und Medizinprodukte (BfArM) zu den Anforderungen an die Hygiene bei der Aufbereitung von MP nicht gewährleistet war (Urteil 108, 172, s. auch Urteile 191, 197, 198, 208, 214, 226, 246, 248 und 269 in [65]).

Aus vergleichbarem Grund mussten 5 für orthopädische Gelenkersatzeingriffe vorgesehene OP-Einheiten solange gesperrt werden, bis durch den Einbau von Türen für jede OP-Einheit eine Schutzdruckhaltung im OP-Bereich nachweislich erreicht sein würde (Urteil 255 in [65]).

Cave

Eine MRSA-Besiedlung gehört nicht primär zu den voll beherrschbaren Risiken, daher kommt eine Beweislastumkehr nach den Grundsätzen des voll beherrschbaren Risikos nicht in Betracht (Urteil 252 in [65]).

Raucher müssen nicht aufgeklärt werden, dass Rauchen das Risiko des Entstehens einer SSI erhöht, sofern das erhöhte Risiko nicht spezifisch mit dem vorgesehenen Eingriff assoziiert ist (Urteil 187 in [65]).

Dagegen wurde die nicht ausführlich erfolgte und nicht dokumentierte Aufklärung über das erhöhte Infektionsrisiko vor Osteotomie bei Kortisontherapie als Entschädigungsanspruch anerkannt (Urteil 204 in [65]).

Bei einer Gelenkteilresektion bei Hammerzeh forderte das Gericht wegen der begrenzten Dringlichkeit des Eingriffs und des Einsatzes eines zu dem Zeitpunkt noch nicht anerkannten Behandlungsverfahrens (Laser) eine erhöhte Aufklärungspflicht (Urteil 205 in [65]).

Bei Vasektomie einschließlich präoperativer Antiseptik handelt es sich um ein standardisiertes Verfahren, sodass die Dokumentation der Antiseptik aus medizinischen Gründen nicht erforderlich ist und hieraus ein Haftungsanspruch abgelehnt wurde (Urteil 203 in [65]).

Analog wurde bei Bursapunktion festgestellt, dass Basismaßnahmen der Infektionsprophylaxe wie das Tragen von Schutzhandschuhen, Mund-Nasen-Schutz und Hautantiseptik zur Einhaltung des medizinischen Standards gehören und nicht im Einzelnen dokumentiert werden müssen (Urteil 273 in [65]).

Grundsätzlich sind Routinemaßnahmen in der Hygiene nicht dokumentationspflichtig (Urteil 219 in [65]), wie etwa die Einhaltung hygienischer Kautelen vor einer Injektion oder Punktion (Urteil 236 in [65]). Gleiches gilt für die Dokumentation der Hautantiseptik vor einem Eingriff und das Anlegen von Schutzkleidung durch das bei der OP mitwirkende Personal (Urteil 253 in [65]).

Dokumentationspflichtig sind dagegen Merkmale einer Verschlimmerung von Beschwerden, Fieber usw., d. h. Abweichungen vom Normalverlauf, die auf eine Infektion hinweisen können, sowie die daraufhin ergriffenen Maßnahmen.

Aus der Rechtssprechung wird deutlich, dass jeder Patient einen Rechtsanspruch darauf hat, dass bei seiner Behandlung die Standards der Infektionsverhütung verantwortungsbewusst umgesetzt werden. Im Fall von Haftungsansprüchen basiert die Rechtssprechung auf dem, was der Gutachter basierend auf dem allgemein anerkannten Stand der medizinischen Erkenntnisse als sorgfältiges Verhalten des Behandlers zugrunde legt. Neben gesetzlichen Vorgaben spielen hierbei Richtlinien, Leitlinien und Empfehlungen der medizinischen Fachgesellschaften eine wachsende Rolle [66].

Cave

Krankheitserreger sind in Krankenhäusern und Arztpraxen an offensichtlichen ebenso wie an unerwarteten Lokalisationen zu finden, denn es gibt weder das sterile Krankenhaus noch den nicht mikrobiell besiedelten Patienten und Besucher. Demzufolge besteht kein Nullrisiko für NI, wohl aber eine Nulltoleranz gegenüber Hygienemängeln – mit der Konsequenz, dass evidenzbasierte Hygienemaßnahmen zur Infektionsprävention zu einer Multibarrierenstrategie zusammengeführt und umgesetzt werden müssen.

Das bedeutet, dass im Fall eines Schadenersatzprozesses der klagende Patient neben der schuldhaften Sorgfaltspflichtverletzung auch den Ursachenzusammenhang zwischen der Fehlerhaftigkeit und dem Schaden beweisen muss.

Allerdings wird ein Abweichen vom empfohlenen Hygienestandard der KRINKO seitens der Rechtsprechung immer häufiger als grob fehlerhaft gewertet; in diesem Fall muss die beklagte Gesundheitseinrichtung beweisen, dass der Gesundheitsschaden auch bei Einhaltung der gebotenen Hygieneanforderung mit an Sicherheit grenzender Wahrscheinlichkeit eingetreten wäre.

Sofern die Bestellung von HBA auf Landes- oder Bundesebene festgelegt, aber nicht realisiert ist, kann das bereits als Behandlungsfehler eingestuft werden, mit der Konsequenz, dass die Einrichtung den Kausalitätsbeweis führen muss [46].

Geht eine Infektion aus einem hygienisch beherrschbaren Bereich hervor, ist der Entlastungsbeweis seitens des Behandlers bzw. der Einrichtung zu führen. In diesem Fall müssen zur Entlastung (Beweislastumkehr) alle organisatorischen und technischen Vorkehrungen gegen eine von dem Personal der Klinik oder der Arztpraxis ausgehende vermeidbare Infektionsübertragung getroffen worden sein (Urteil 154 in [65]).

In Übereinstimmung dazu hat der BGH 1991 [6] ausdrücklich darauf hingewiesen, dass sich eine SSI „nicht als haftungsrechtlich relevanter Vorgang“ darstellt, „wenn die Keimübertragung auch bei Beachtung der gebotenen hygienischen Vorsorge nicht vermeidbar war“. „Keimübertragungen, die sich aus nicht beherrschbaren Gründen und trotz Einhaltung der gebotenen hygienischen Vorkehrungen ereignen, gehören zum entschädigungslos bleibenden Krankheitsrisiko des Patienten“.

Cave

Die Leitung der Einrichtungen, die Patientenversorgungen durchführen, ist verantwortlich für die gesetzkonforme Einhaltung der Vorschriften und Regeln der Patientenbehandlung. Diese kann auf nachfolgende Mitarbeiter delegiert werden, dennoch trägt der Vorstand/die Geschäftsführung letztlich die Verantwortung für den gesetzeskonformen Umgang bei der Behandlung von Patienten.

Sollte es zu einem Schadensfall kommen, kann die übergeordnete Leitung der Einrichtung haften, wenn ein Organisationsverschulden im Sinne einer nicht gesetzes- und regelkonformen Schulung des Personals vorliegt. Aus diesem Grund ist die gesetzeskonforme Schulung der Mitarbeiter auch unter dem Aspekt der Leitung der Einrichtungen essenziell für einen störungs- und haftungsfreien Betrieb.

Einbeziehung des Patienten in die Infektionsprävention

Selbst wenn die Gesundheitseinrichtung alle Präventionsmaßnahmen korrekt umsetzt, können der Patient und seine Angehörigen durch falsches Hygieneverhalten diese Bemühungen durchkreuzen. Deshalb ist es wichtig, auch den Selbstschutz des Patienten durch Vermittlung eines Grundwissens zum Infektionsschutz zu fördern. Daher findet die Einbeziehung des Patienten und seiner Angehörigen in den Behandlungsprozess immer stärkere Beachtung.

Gezielte Aufklärung z. B. mittels Merkblatt, digitaler Informationsmaterialien oder Patientenvideo zu hygienegerechtem Verhalten während des Aufenthalts in einer Einrichtung des Gesundheitswesens kann das persönliche Gespräch nicht ersetzen, aber vor- und nachbereiten [51].

Ein lernendes Team ist am Eindruck der Patienten bezüglich der Einhaltung der Basishygienemaßnahmen in der Betreuung durch Bewertung ausgewählter Hygieneindikatoren, z. B. mittels Fragebogen, interessiert. Durch die Möglichkeit des direkten Feedbacks zur Einhaltung der Basishygienemaßnahmen in der Betreuung wird eine zusätzliche Sicherheitsbarriere für die Infektionsprävention aufgebaut [51].

Zusatzinfo

Schlussfolgerungen

In der Krankenhaushygiene stellt das Konzept der Sicherheit ein zentrales Element des Handelns dar.

Sicherheitskultur im Sinne des Infektionsschutzes bedeutet die schöpferische Umsetzung der Krankenhaushygiene durch fachkompetente und motivierte Mitarbeiter.

Kernpunkt der infektionspräventiven Bemühungen ist die Etablierung eines umfassenden schnittstellenübergreifenden Hygienemanagements zur Gewährleistung der Patientensicherheit. Dabei kommt es darauf an, die Hygienestandards auf allen Verantwortungsebenen zu etablieren und ständig an sich verändernde Gegebenheiten anzupassen.

Im Mittelpunkt steht die Verinnerlichung des Bemühens um Sicherheit bei jedem Mitarbeiter, um auf der Grundlage klarer evidenzbasierter Regelungen nicht nur die erforderlichen Maßnahmen zu treffen, sondern auch Probleme zu erkennen und zu verändern.

Hygiene und Qualitätsmanagement sind unternehmenskritisch und Chefsache auf Krankenhausleitungsebene, Klinikebene, Abteilungsebene bis hin zur Stationsebene. Dabei muss die Selbstverpflichtung zu einem optimalen Hygienemanagement von den Verantwortlichen konsequent vorgelebt werden.

Letztendlich wird der Erfolg der Infektionsprävention durch Krankenhaushygiene maßgeblich vom Zusammenwirken der genannten Mitarbeiter mit den Hygieneexperten der Einrichtung bestimmt [45].

8.4 Fehler bei der Anlage venöser Portsysteme

Jörg Fahlke

Intravenöse Portimplantationen gehören zu den häufigsten Operationen in der Allgemeinchirurgie und der ambulanten chirurgischen Praxis. Sie werden meist in Vorbereitung auf eine systemische Langzeittherapie – wie Chemotherapie, parenterale Ernährung oder anderweitige intravenöse Medikation – implantiert. Diese Operation ist auch bei Tumorpatienten in relativ schlechtem Allgemeinzustand sicher und ambulant durchzuführen.

Portsysteme bestehen aus einer Portkammer und einem Katheterschlauch (▶ Abb. 8.18).

Venöse Zugangswege bei der Implantation sind die V. jugularis externa, V. jugularis interna, V. cephalica und V. subclavia [21]. Vor- und Nachteile in Bezug auf das jeweilige zum Zugang genutzte Gefäß sind in ▶ Tab. 8.9 angegeben.

Tab. 8.9 Zugangswege für den Portkathete-.

Gefäß	Vorteile	Nachteile
V. jugularis externa 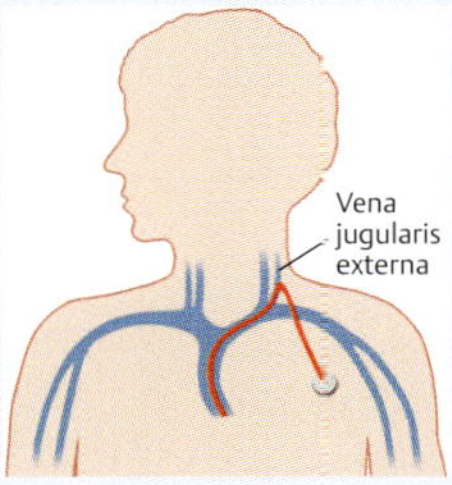	einfache Venenpräparation	• größeres Trauma • Kosmetik
V. cephalica 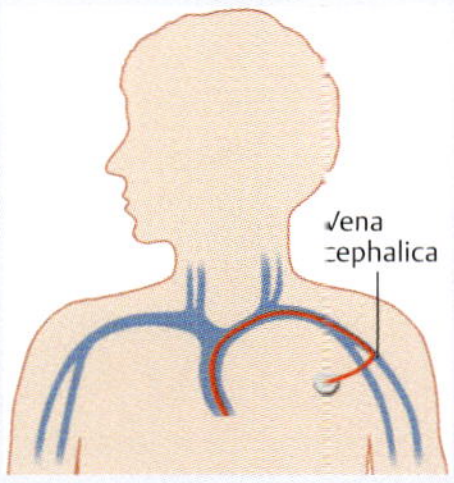	Präparation über einen Schritt	• mechanische Beeinträchtigung • Thrombosegefahr
V. subclavia 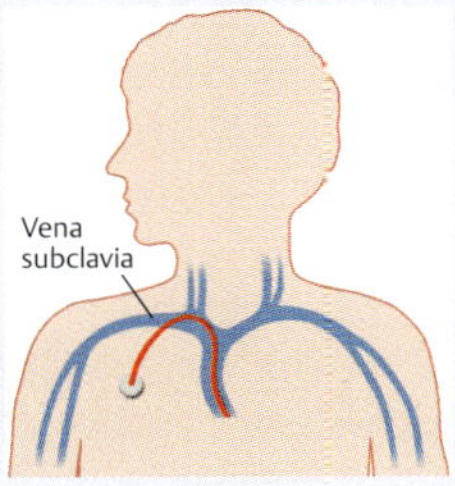	• einfacher Zugang • kurze OP-Zeit	• Gefahr: Pneumothorax • Gefahr: arterielle Punktion • Thrombosegefahr

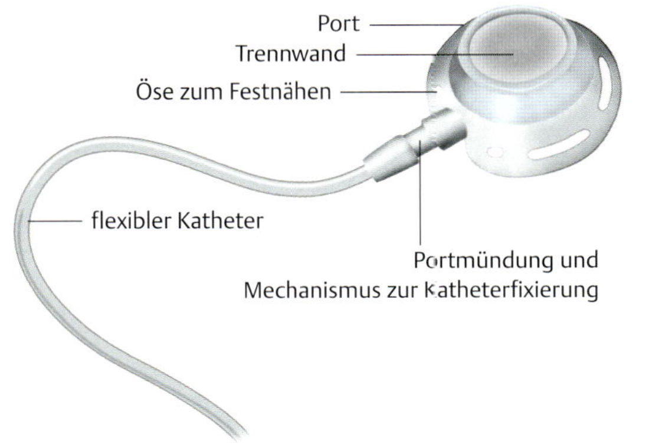

Abb. 8.18 Aufbau eines Portsystems.

Zusatzinfo

Portimplantation

Das Einbringen des Katheters als 1. Schritt der Portimplantation erfolgt entweder durch Punktion der Vene oder operativer Freilegung des venösen Gefäßes mit offener Einlage des Portkatheters.

Zunächst erfolgt in Lokalanästhesie etwa 2 Querfinger breit unterhalb der rechten oder linken Klavikula der Hautschnitt, anschließend wird die subkutane Porttasche teils scharf, teils stumpf bis auf die Faszie präpariert. Je nach Wahl des venösen Zugangswegs wird nun weiter verfahren.

- Die Implantation über die V. subclavia und V. jugularis interna erfolgt durch Punktion der Vene unter Aspiration in Seldinger-Technik.
- Die Portimplantation über die V. cephalica erfolgt in offener Technik. Hierbei wird diese freipräpariert, angeschlungen und dann eröffnet.
- Wird die V. jugularis als Zugangsweg gewählt, ist dies sowohl über eine Punktion als auch durch Venae sectio möglich.

Intraoperativ erfolgt die Kontrolle auf korrekte Lage der Portkatheterspitze in der V. cava superior unmittelbar vor der Einmündung in den rechten Vorhof durch eine Röntgendurchleuchtung (▶ Abb. 8.22) oder EKG-Kontrolle.

Die korrekte Lage des Portkatheters ist durch eine Röntgenaufnahme zu dokumentieren.

Zusatzinfo

Aufklärung über mögliche Komplikationen

Auftretende Komplikationen werden hinsichtlich des zeitlichen Verlaufs in 3 Gruppen eingeteilt: intraoperative Komplikationen, Frühkomplikationen, Spätkomplikationen [28].

Zu den intraoperativen Komplikationen zählen:

- Blutungen
- Hämatome
- arterielle Fehlpunktionen
- Pneumo-/Hämatothorax
- Perforationen durch den Führungsdraht im Bereich der Gefäße oder des Herzens
- Luftembolie
- Perikardtamponade
- Verletzung/Irritation des Plexus brachialis

Typische Frühkomplikationen sind:

- Pneumothorax (▶ Abb. 8.19)
- Dislokation des Portkatheters (▶ Abb. 8.20)
- Katheterleckage (▶ Abb. 8.21)
- Nachblutung
- Hämatom
- Thrombose

Zu den Spätkomplikationen zählen:

- Infektionen
- Thrombosen
- Verschluss des Katheters
- Katheterdislokation
- Katheterdeffekt
- Extravasate

Neben allgemein möglichen Komplikationen wie Blutung und Infektion soll auf spezielle Risiken in Abhängigkeit von der als Zugang gewählten Vene hingewiesen werden (▶ Tab. 8.9).

- Die Punktion der V. jugularis interna ist komplikationsärmer als die Punktion der V. subclavia und kann sicher und schnell durchgeführt werden.
- Die Punktion der V. subclavia ist durch ein höheres Blutungsrisiko bei Durchstechen der Vene oder Fehlpunktion der Arterie durch die hier mangelnde Kompressionsmöglichkeit der Vene bzw. der Arterie gekennzeichnet. Desweiteren sind ein Pneumothorax oder Lungenverletzungen durch Fehlpunktion leider häufiger im Vergleich zu einer Punktion der V. jugularis externa.
- Gemeinsames Leitsymptom möglicher Komplikationen ist der persistierende Schmerz, postoperativ oder neu im Verlauf nach einer Portimplantation auftretend.

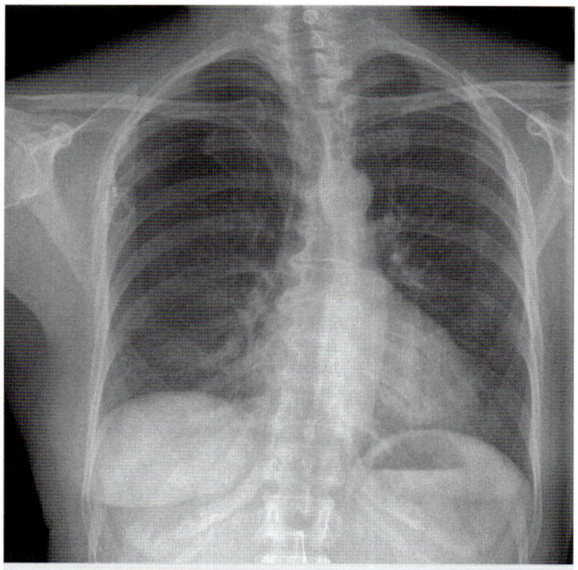

Abb. 8.19 Pneumothorax nach Portanlage.

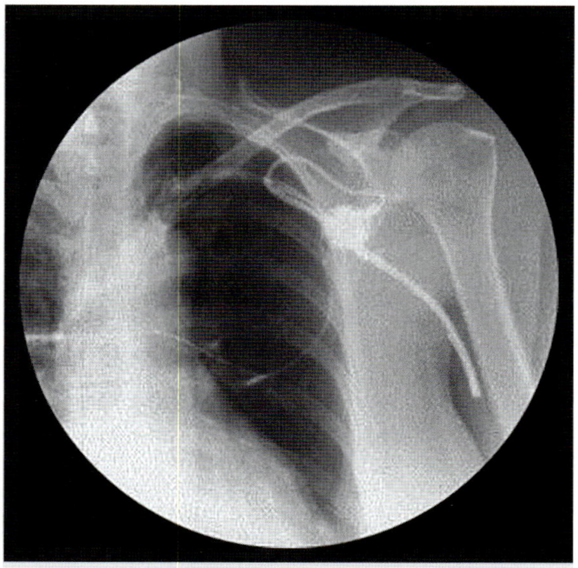

Abb. 8.20 Dislokation eines Portkatheters.

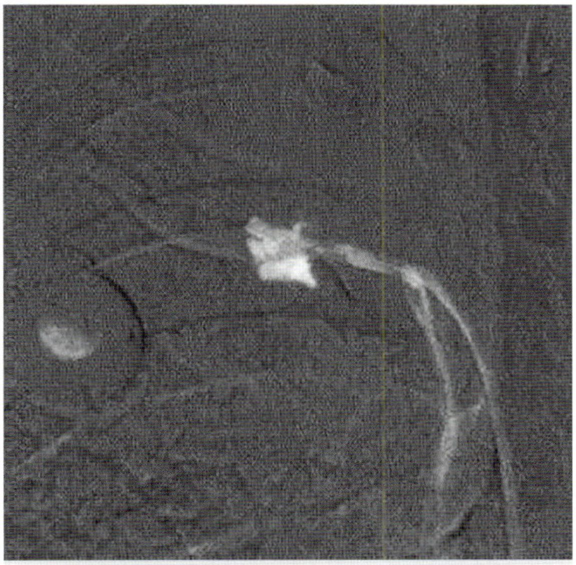

Abb. 8.21 **Defekter Portkatheter.** Katheterleckage.

8.4.1 Komplikationen nach Portanlage

Steckbrief

Vorwürfe des Patienten

Keine Aufklärung über Risiken der unterschiedlichen Zugangswege. Keine sorgfältige Lagekontrolle mittels Röntgenbild nach Anlage des Ports. Ignorieren von persistierenden Schmerzen nach Portanlage. Im Verlauf nach Portanlage neu auftretende Schmerzen werden vom behandelnden Arzt nicht mit der nötigen Sorgfalt abgeklärt, mögliche Komplikationen als Ursache der Schmerzen nicht berücksichtigt. Dies führt zu einer verzögerten Diagnose aufgetretener Komplikationen und zu einer Gefährdung des Patienten.

Aktenlage

Zu allgemeine Aufklärung ohne Bezug auf den gewählten Zugangsweg, fehlende Aufklärung über alternative Zugangswege.

Keine ärztliche Dokumentation der korrekten Lage des Portkatheters. Keine dokumentierten Wundkontrollen.

Im Pflegebericht wurden persistierende Schmerzen bzw. Dyspnoe vermerkt. Eine gezielte ärztliche Untersuchung zum Ausschluss von Komplikationen wurde nicht dokumentiert.

Folgen für den Patienten

- Erleiden von Schmerzen über einen längeren Zeitraum
- Dyspnoe mit Erstickungsangst bei einem nicht zeitnah bemerkten Pneumothorax, vitale Bedrohung durch einen sich eventuell entwickelnden Spannungspneumothorax
- Entwicklung einer Sepsis bei nicht diagnostizierter Portinfektion mit vitaler Bedrohung
- bei nicht rechtzeitig diagnostizierter Katheterthrombose Fortschreiten der Thrombose bis hin zu einer Halsveneneinflussstauung

Sachverhalt

Indikation

Häufigste Indikation für die Implantation eines venösen Portsystems ist eine notwendige systemische zytostatische Therapie, gefolgt von einer notwendigen parenteralen Ernährung.

Aufklärung

Hier sollten die typischen Komplikationen, wie Fehlpunktion einer Arterie, Blutung, Infektion und das Auftreten eines Pneumothorax, erläutert werden. Unbedingt sollte über typische Komplikationen der als Zugang gewählten Vene aufgeklärt werden. Auf alternative Zugangsvenen ist zu verweisen. Auch über im früh- oder spätpostoperativen Verlauf mögliche und nur schwer zu beeinflussende Komplikationen muss eine Aufklärung erfolgen.

Cave

Eine postinterventionelle Lagekontrolle des Portkatheters ist nicht durchgeführt worden oder wurde nicht dokumentiert.

Zusatzinfo

Zugangswege

Ein Portkatheter kann über die V. jugularis interna, die V. jugularis externa, die V. subclavia oder die V. cephalica eingeführt werden. Der Zugangsweg und die Seite sollten unter Berücksichtigung einer erfolgten oder noch geplanten Tumortherapie gewählt werden (axilläre Lymphonodektomie, geplante Bestrahlung). Unabhängig von der Punktionsstelle soll das Ende des Katheterschlauchs bis vor die Einmündung in den rechten Vorhof reichen.

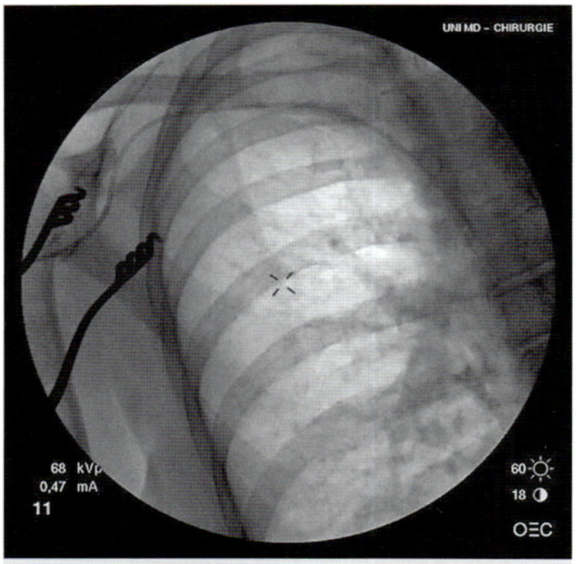

Abb. 8.22 Korrekte Lage des Portkatheters.

Zusatzinfo

Empfohlene Maßnahmen im postoperativen Verlauf

Die Lage des Katheters kann durch konventionelles Röntgen des Thorax, Durchleuchtung mittels C-Bogen oder durch die Anwendung einer EKG-Kontrolle (Alpha CAT) kontrolliert und dokumentiert werden.

Im Verlauf vor Nutzung des Portsystems sollte ein Röntgenbild die korrekte Lage dokumentieren (▶ Abb. 8.22).

Eine postoperative Wundkontrolle ist mit erhobenem Befund zu dokumentieren.

Im Verlauf neu auftretende Schmerzen im Bereich des Portsystems sind zu dokumentieren. Falls keine Diagnostik zum Ausschluss typischer, infrage kommender Komplikationen eingeleitet wird, sollten die Gründe dokumentiert werden.

Gutachtenfall

Unvollständige Portkatheterentfernung

Sachverhalt

Einer 61-jährigen Patientin wurde im Zusammenhang mit der multimodalen Therapie eines Rektumkarzinoms ein Portkathetersystem im rechten Schulterbereich implantiert. Das System wurde ca. 1 Jahr benutzt und 3 weitere Jahre noch belassen. Da es keine Indikation zur weiteren Chemotherapie gab, sollte es entfernt werden. Die Implantationsregion war sehr vernarbt. Die Freilegung gestaltete sich schwierig. Der Port und der Katheter wurden schließlich entfernt. Vier Wochen nach diesem Eingriff perforierte spontan ein kleiner Abszess an der Entnahmestelle. Es entwickelte sich eine Fistel. Da keine Heilung eintrat, wird eine große Wundrevision vorgenommen. Dabei wird ein ca. 8 cm langer Katheterrest gefunden und entfernt. Insgesamt wurde die Wunde 6-mal revidiert, bevor der Katheter gefunden wurde, davon 2-mal in Vollnarkose. Von der Portentfernung bis zur letzten Revision betrug die Behandlungszeit 6 Monate.

Gutachterliche Beurteilung

Der Gutachter stellte fest: Es gab keine Dokumentation über die Länge des Katheters, sowohl im OP-Bericht bei der Implantation als auch bei der Entfernung. Es gab keine Hinweise auf eine Kürzung des Katheters. Bei der Explantation wurde nichts über die Länge und Vollständigkeit des Katheters dokumentiert. In der gesamten Zeit von der Portentfernung bis zur letzten Revision gab es keine Röntgenkontrolle. Der lange Behandlungszeitraum sei durch fehlerhafte Behandlung verursacht.

8.5 Fehler bei Zugängen zu Bauchhöhle und Abdomen und Reeingriffe

Matthias Pross

Der Zugang zum Operationssitus bei konventionellen und laparoskopischen Operationen ist ein entscheidender Schritt zur Exposition des Operationssitus und er bleibt ein optisches Dokument der Arbeit des Chirurgen.

Zusatzinfo

Anforderungen an den Zugangsweg

Die Wahl des richtigen Zugangs wird durch eine Summe aus technischen, physiologischen und patientenbezogenen Faktoren geprägt. Der richtige Zugang gehört in die Planung der Operation und in die mentale Vorbereitung des Operateurs.

Der Zugangsweg stellt eine relative Traumatisierung auf dem Weg zum eigentlichen Operationssitus dar. Große Operationsschnitte ermöglichen eine sehr gute Exposition des operativen Zielgebiets, aber gleichzeitig wird die Invasivität, die Beeinträchtigung des Patienten und die Hospitalisierungsdauer erhöht.

Wir unterscheiden die Zugangswege in der konventionellen von den Zugangstechniken in der laparoskopischen Chirurgie.

Besondere Aufmerksamkeit und das Bewusstsein für die möglichen Gefahren müssen bei den Zugängen zur Abdominalhöhle nach vorangegangen Operationen vorhanden sein. Die möglichen Verwachsungen und intraabdominalen Vernarbungen erhöhen die Morbidität des Zugangs in der konventionellen sowie laparoskopischen Chirurgie deutlich [17] [63].

8.5.1 Konventioneller Zugang zur Bauchhöhle

Der abdominale Zugang muss schnell durchführbar sein und eine optimale Sicht auf den Situs ermöglichen. Seit Bestehen der Abdominalchirurgie werden die Diskussionen über den optimalen Zugang geführt.

Die am häufigsten durchgeführten Zugänge sind die mediane Laparotomie und die Querlaparotomie [17]. Der rechtsseitige Wechselschnitt zur konventionellen Appendektomie hat an Bedeutung verloren, da sich die laparoskopische Appendektomie durchgesetzt hat [64]. Die ▶ Abb. 8.23 zeigt eine schematische Darstellung verschiedener Zugangsarten.

Der Zugang zum Operationsgebiet und das damit verbundene Trauma für die Bauchdecke sollten mit wenigen Komplikationen assoziiert sein.

Zusatzinfo

Komplikationen des abdominalen Zugangs

- Wahl des falschen Zugangs mit insuffizienter Explorationsmöglichkeit
- Seitenverwechslung
- keine Sicht im operativen Zielgebiet
- Nichtbeachtung von Voroperationen
- Serome
- Wundinfektionen
- Hämatome
- Narbenhernien
- Fisteln

Die Schnittführung ist in die Operationsplanung einzubeziehen. Patientenspezifische Bedingungen (insbesondere Voroperationen, Tätowierungen) sind zu beachten.

Die Durchtrennung der Bauchdecke muss anatomiegerecht entsprechend den Schichten erfolgen. Die Traumati-

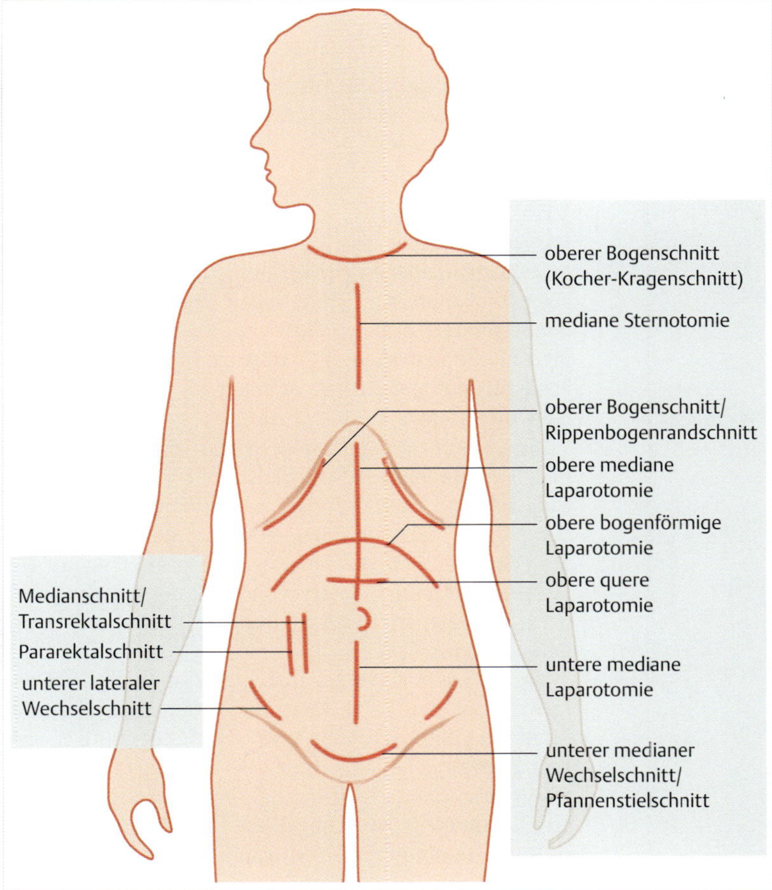

Abb. 8.23 Zugänge zur Bauchhöhle, Schilddrüse, Mediastinum. Schematische Darstellung der unterschiedlichen Schnittführungen des Zugangs zur Bauchhöhle.

sierung sollte minimal gehalten werden, damit die Entstehung von Seromen und Wundinfekten reduziert wird. Eine entsprechende Blutstillung ist obligat. Ein Schutz des Wundrandes während der Operation ist unbedingt vorzunehmen.

Komplikationen nach Abdominalchirurgie mit konventionellem Zugang

Steckbrief

Vorwürfe des Patienten

Eine Aufklärung über die Größe des operativen Zugangswegs erfolgte nicht. Die Durchtrennung der anatomischen Schichten der Bauchdecke erfolgte nicht fachgerecht, nicht nach dem aktuellen medizinischen Stand. Die Hautnarbe ist nicht ordentlich vernäht; das Tattoo ist zerstört. Der Patient erlitt eine Wundinfektion und schuldigt unzureichende Hygiene während der Operation und im postoperativen Verlauf an. Der Patient beklagt Schmerzen und Sensibilitätsstörungen im Bereich der Wunde. Es bildete sich eine Narbenhernie im postoperativen Verlauf aus.

Aktenlage

Keine Aufklärung über den abdominalen Zugang. In der OP-Aufklärung ist keinerlei Hinweis auf den operativen Zugang ersichtlich.

Im OP-Bericht ist die Schnittführung oder die Notwendigkeit einer Schnittführungserweiterung nicht nachvollziehbar.

Der Wundverschluss, sowie welche Materialien dabei verwendet wurden, ist im OP Bericht nicht dokumentiert. Die Überprüfung der hygienischen Standards wurde nirgendwo erwähnt bzw. dokumentiert.

Wundkontrollen im postoperativen Verlauf sind in den Akten nicht aufgeführt.

Folgen für den Patienten

- größere, abdominale Schnitte bei falscher OP-Planung
- Deformierung der Tätowierung
- kosmetische Beeinträchtigungen
- verlängerte Wundheilung bei Infektion
- Spätfolge: mögliche Narbenhernien

Folgen für den Arzt oder das Krankenhaus

- Schmerzensgeldklagen
- Ansehensverlust (die Operationsnarbe ist ein optisches Dokument und wird, z. B. in der Sauna oder im Schwimmbad, gezeigt)
- mögliche juristische Auseinandersetzungen

Sachverhalt

Indikation

Die Notwendigkeit, die Indikation zum operativen Eingriff muss gegeben sein. Der Zugangsweg wird der Operation angepasst.

Aufklärung

In der Operationsaufklärung muss auch der Zugangsweg dargestellt sein. Zumeist wird dieser dem Patienten kurz erzählt, aber nicht dokumentiert. Es sollte in der jeweiligen Klinik ein Standard existieren.

Die spezifische Art des Verfahrens ist darzulegen, wenn der Eingriff auch minimalinvasiv möglich gewesen wäre und dieses laparoskopische Verfahren im medizinischen Alltag in anderen Krankenhäusern, in der Literatur und/oder bei anderen Operateuren als häufiges Verfahren durchgeführt wird.

Selbstverständlich müssen allgemeine Komplikationen (wie Serome, Hämatome und Wundinfektionen) erwähnt werden. Diese Erwähnung schützt aber nicht vor möglichen Entschädigungsansprüchen, wenn eine Missachtung allgemeingültiger Standards nachgewiesen werden kann.

Ein Tattoo oder andere besondere Situationen müssen Einzug in die Aufklärung finden.

Es muss die Schnittführung postoperativ nachvollziehbar oder ein Strategiewechsel im OP-Bericht beschrieben sein.

Die Einhaltung der Sterilisationsvorschriften muss nachvollziehbar und dokumentiert (in der Operationsdokumentation) sein.

Operation

Das Operationspersonal hat die notwendigen Instrumente aufgebaut und deren Sterilität überprüft. Die möglichen Implantate sind steril vorhanden und werden mit dem Operateur abgesprochen und kontrolliert. Eine definierte Dokumentation muss durchgeführt werden (Krankenakte und/oder digital, es muss im späteren Verlauf eindeutig nachvollziehbar sein).

Die Lagerung des Patienten erfolgt so, dass eine optimale Exploration des Zielgebiets erreicht wird. Ein Lagerungsschaden muss durch die Lagerung vermieden werden [17]. Es sollte ein dokumentierter Standard im Haus bestehen, auf den der Operateur verweisen kann. Die Desinfektion und die sterile Abdeckung werden nach dem hauseigenen Standard durchgeführt (dieser muss definiert sein).

Vor der endgültigen Schnittführung ist durch den Operateur eine definierte Kontrolle (Team-Time-out oder Ähnliches) durchzuführen. Dies ist ein mehrstufiger Prozess. Er beginnt bei Aufnahme des Patienten [1]. Der Operateur (also der schnittführende Arzt) hat die medizinische Gesamtverantwortung. Diese Kontrolle muss gewisse Mindestanforderungen enthalten:

- eindeutige Identifikation des Patienten
- Festlegung des Eingriffsortes und der Prozedur
- juristisch wirksame Aufklärung über den Eingriff vorhanden
- Markierung des Eingriffsortes (bei seitenrelevanten Eingriffen)
- letzte Kontrolle durch den Operateur (Patient, OP-Personal, alle Resourcen vorhanden, Sterilität gewährleistet, mögliche Implantate verfügbar, Instrumentarium vorhanden) und den Anästhesisten
- Dokumentation dieser Punkte

Anschließend erfolgt der Schnitt. Im OP-Bericht müssen Hinweise auf die Schnittführung ersichtlich sein. Wenn ein Standard in der Klinik existiert, dann reicht ein Hinweis darauf aus. Bei Abweichungen oder Schnitterweiterungen müssen diese separat dargestellt sein.

Die Dokumentation der Beachtung der Blutstillung, der Hygiene und ein Wundschutz während der OP vermindert die Angreifbarkeit im späteren Verlauf.

Die Durchtrennung der Haut erfolgt mit dem Skalpell. Das soll thermische Schäden, die sich sehr ungünstig kosmetisch darstellen, vermeiden [17].

Die weiteren anatomischen Schichten der Bauchdecke (Unterhautfettgewebe, Faszien, Muskulatur) werden mit Diathermie durchtrennt.

Das Peritoneum dagegen sollte weder scharf, ohne Diathermie oder andere energieführende Instrumente, durchtrennt werden. Dadurch sollen thermische Schäden an den direkt unter dem Peritoneum gelegenen viszeralen Organen verhindert werden.

Der Operateur ist für die sorgfältige Anwendung der Hochfrequenzstromapplikation verantwortlich.

Zusatzinfo

Hochfrequenzstromapplikation

Es muss zwischen monopolarer und bipolarer HF-Stromanwendung unterschieden werden. Aus Gründen der Praktikabilität wird zur Durchtrennung der Schichten zwischen Haut und Peritoneum monopolarer Strom verwendet.

Hierbei wird die thermische Wirkung zur Durchtrennung des Gewebes und zur Erzielung der Blutstillung nur an der aktiven Elektrode realisiert. Dieser Effekt wird dadurch erreicht, dass die Gewebekontaktfläche der aktiven Elektrode im Vergleich zur Neutralelektrode eine sehr viel kleinere Fläche hat. Die thermische Wirkung wird an der aktiven Elektrode realisiert, der gesamte Strom fließt aber zwischen beiden Elektroden. **Daher kann der Stromfluss bei nicht weit entferntem Gewebe (also durch das Peritoneum) auch thermische Schäden verursachen.**

Das Anlegen der Neutralelektrode muss durch eingewiesenes Fachpersonal erfolgen. Falsch angebrachte Neutralelektroden können zu flächenhaften Verbrennungen führen. Es muss gewährleistet sein, dass die gesamte Fläche der Elektrode einen sicheren Kontakt zur Haut hat und dieser Kontakt nicht durch Feuchtigkeit gestört oder verändert wird.

Die Anwendung von bipolarem HF-Strom ist in der Durchführung der Laparotomie möglich, aber nicht so praktikabel im Vergleich zum monopolaren HF-Strom. Das Ergebnis der bipolaren HF-Stromanwendung resultiert aus dem Stromfluss in dem Gewebevolumen zwischen den beiden gleichgroßen Elektroden. Daher können thermische Schäden entfernt von der Lokalisation oder außerhalb dieses Gewebevolumens nicht auftreten. Dies ist ein wesentlicher Vorteil der bipolaren HF-Stromanwendung [33]. Die bipolare HF-Stromanwendung ist sicherer.

Die ▸ Abb. 8.24 und ▸ Abb. 8.25 zeigen schematisch den Stromfluss bei der monopolaren und bipolaren Anwendung.

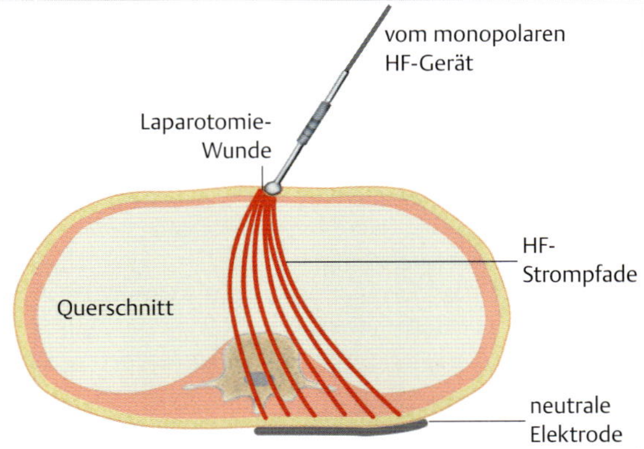

Abb. 8.24 Hochfrequenzstromapplikation. Der HF-Stromfluss zwischen aktiver und neutraler Elektrode bei monopolarer Anwendung.

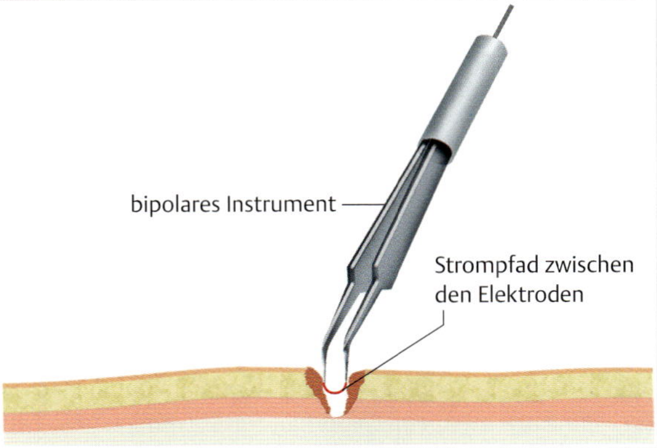

Abb. 8.25 Hochfrequenzstromapplikation. Der bipolare Stromfluss fließt nur zwischen den gleichgearteten Elektroden.

Cave

Die physikalischen Eigenschaften in der Anwendung von HF-Strom müssen dem Operateur bewusst sein.

Die Einstellungen am HF-Generator sollten immer so niedrig wie möglich sein.

Das Gerät muss den aktuellen Anforderungen entsprechen und es muss regelmäßig nachweislich überprüft sein.

Zusatzinfo

Vergleich der medianen Laparotomie mit der Querlaparotomie

Der Vergleich der medianen Laparotomie mit der Querlaparotomie wurde in zahlreichen Publikationen dargestellt. Es konnten Vorteile für die Querlaparotomie in einigen Studien dargelegt werden. Es konnte gezeigt werden, dass die mediane Laparotomie mit einem höheren Risiko eines postoperativen Platzbauches und einer Entwicklung einer Narbenhernie assoziiert war [11] [26]. Hinsichtlich signifikanter Unterschiede zur pulmonalen Funktion und zum Schmerzmittelverbrauch nach medianer oder querer Laparotomie wurden unterschiedliche Ergebnisse dargestellt [8] [67].

Im Fast-Track-Konzept in der kolorekatalen Chirurgie wird eine unilaterale Querinzision in Abhängigkeit von der Resektionsregion empfohlen [39].

Es scheint, dass die quere Laparotomie Vorteile für den Patienten im postoperativen Verlauf bringt. Daraus lässt sich aber aus meiner Sicht keine absolute Notwendigkeit für diesen Zugangsweg in jeder Situation ableiten.

Der L-förmige Zugangsweg (Mercedesstern-Schnitt) ist mit einer höheren Rate an Narbenhernien verbunden, dies haben eigene Untersuchungen gezeigt. Daher sollte dieser Schnitt komplexen Operationen im Oberbauch (Lebertransplantationen, ausgedehnte Eingriffe am hepatobiliären System) vorbehalten bleiben.

Bei einigen speziellen Zugängen gibt es neben den allgemeinen Komplikationsmöglichkeiten spezifische Probleme, die es zu vermeiden gilt. So sollte beim lumbalen Schrägschnitt die Relaxatio durch Verletzung der interkostalen Nerven vermieden werden [13] [18].

Gutachterliche Feststellung

Die Dokumentation der Aufklärung muss klar und eindeutig sein. Es muss erkennbar werden, dass der Operateur auf den Eingriff vorbereitet war und die Sicherheit für den Patienten einen hohen Stellenwert hatte. Dies kann mit einer Team-Time-out-Strategie nachgewiesen werden.

Im Operationsbericht müssen einige Hinweise auf die entsprechende Lagerung (z. B. Hausstandard), Desinfektion des Operationsgebiets und zum Zugangsweg aufzufinden sein. Wenn es sich um ungewöhnliche, abweichende Zugangswege oder Erweiterungen während der Operation handelt, dann sind diese nachweislich aufzuführen.

Die Anforderungen an die vorgeschriebenen Hygiene- und Sterilisationsvorschriften wurden eingehalten. Die eingesetzten Produkte waren steril und nach dem Medizinproduktegesetz zur sterilen Anwendung zugelassen.

Der spezielle chirurgische Zugangsweg für die Durchführung der operativen Maßnahme wurde der medizinischen Literatur und dem Fachwissen entsprechend gewählt.

Die eingetretene Komplikation (z. B. Blutung oder Serom) lässt sich nicht auf eine nicht fachgerecht durchgeführte Laparotomie zurückführen.

8.5.2 Laparoskopischer Zugang zur Bauchhöhle

Minimalinvasive Eingriffe haben für den Patienten deutliche Vorteile, die mit der Minimierung des Zugangstraumas verbunden sind [22] [40] [63]. Der Erfolg der Operation ist aber zu einem wesentlichen Teil von anderen Operationsschritten (Darmresektion, Verschluss der Bruchlücke, Resektion von Zysten u. a.) abhängig. Ein Verfahrenswechsel zur konventionellen Methode mit einem Bauchschnitt kann in einigen ausgewählten Fällen, insbesondere im Notfall, mehr Sicherheit für den Patienten bedeuten.

Laparoskopische Operationen bieten im Vergleich zur offenen Chirurgie ein vergleichbares Spektrum an möglichen Komplikationen. Jedoch ist die Häufigkeit einiger möglicher Komplikationen beim laparoskopischen Zugang geringer: Wundinfektion, Schmerzen und Bauchwandhernien [63].

Die Anlage des Pneumoperitoneums stellt den ersten wesentlichen Schritt zu diesem Operationszugang dar. Die häufigsten, teilweise auch schwerwiegenden Komplikationen in der laparoskopischen Chirurgie sind mit der Anlage des Pneumoperitoneums assoziiert [37]. Dafür ist die Fehlplatzierung der Veres-Nadel oder des ersten Trokars in der Regel die Ursache. Es werden sehr viele unterschiedliche Techniken zur Anlage des Pneumoperitoneums beschrieben.

Ein eindeutiger wissenschaftlicher Beweis, welche Technik (Anlage des Pneumoperitoneums durch Minilaparotomie oder die geschlossene Anlage mittels Veres-Nadel) besser oder sicherer wäre, konnte nicht geführt werden.

Die Anwendung ist von der Erfahrung des Operateurs, den Klinikstandards, aber auch von patientenspezifischen Bedingungen (z. B. Voroperationen, Verwachsungen) abhängig.

Anlage eines Pneumoperitoneums

Steckbrief

Vorwürfe des Patienten

Vorwürfe des Patienten könnten in Richtung der unsachgemäßen Anlage des Pneumoperitoneums gehen: Verletzung von inneren Organstrukturen beim Einbringen der Trokare, Blutungsprobleme durch die Trokare. Durchführung einer Konversion, die vorher nicht angesprochen war. Eine notwendige Bluttransfusion hätte bei sachgerechter Anlage des Pneumoperitoneums und Kontrolle bei der Entfernung der Trokare vermieden werden können.

Aktenlage

Die Durchführung der Technik zur Anlage des Pneumoperitoneums ist nicht dargestellt bzw. beschrieben. Besondere Maßnahmen zur Vermeidung von Verletzung innerer Organe durch den Trokar sind nicht erwähnt. Die Anwendung von Sicherheitstrokaren wird nicht als Standard gesehen.

In den schriftlichen Dokumenten (insbesondere im OP-Bericht) ist keine Strategie zu erkennen, die eine besondere Aufmerksamkeit in der Anlage des Pneumoperitoneums erkennen lässt.

Folgen für den Patienten

- Die als kleiner minimalinvasiver Eingriff geplante Operation endet in einer großen Laparotomie zur Revision der Verletzungen von intraabdominalen Organen oder Gefäßen.
- Die übersehene Verletzung durch eine Veres-Nadel oder einen Trokar kann zu einer Revisionsoperation oder auch zu unnötigem Blutverlust führen.
- Die Schmerzen sind wesentlich größer als bei normalem Verlauf.

Folgen für den Arzt und das Krankenhaus

- Schadenersatzklage, Schmerzensgeldansprüche
- Ansehensverlust
- schlechte Kennzahlen in der Qualitätsanalyse
- deutliche Steigerung der Kosten der Operation

Sachverhalt

Die minimalinvasive Chirurgie hat sich für viele Operationen als Standardverfahren durchgesetzt. Durch den Verzicht auf einen großen Bauchschnitt, mit einer daraus resultierenden geringeren Traumatisierung der Bauchdecke, hat der Patient wesentliche Vorteile.

Die laparoskopische, endoskopische Chirurgie stellt den Chirurgen aber vor besondere Herausforderungen. Die Lernkurve in der minimalinvasiven Chirurgie ist zumeist deutlich länger.

Das Wissen um spezifische Komplikationen bei der Anlage des Pneumoperitoneums ist unabdingbar.

Die häufigsten, teilweise auch schwerwiegenden Komplikationen in der laparoskopischen Chirurgie sind mit der Anlage des Pneumoperitoneums assoziiert [37]. Zu den möglichen Verletzungen zählen Gefäß-, Darmverletzungen und die Verletzungen parenchymatöser Organe [56]. Dieses Bewusstsein muss vorhanden sein.

Desweiteren sind die für den jeweiligen Eingriff operationsspezifischen Besonderheiten genau zu beachten.

Eine Konversion sollte im Interesse des Patienten sein und ist nach kollegialer Abstimmung mit dem höchstqualifizierten Chirurgen in der Klinik keine Niederlage, sondern ein Schritt zur Erhöhung der Sicherheit für den Patienten.

Zusatzinfo

Komplikationen bei laparoskopischer Anlage eines Pneumoperitoneums

Der operative Zugang für das Pneumoperitoneum stellt die erste Komplikationsmöglichkeit dar.

- Das blinde Einstechen mit der Veres-Nadel kann zu Gefäß- und Organverletzungen führen.
- Dies kann bei schlanken Patienten, durch die kurze Entfernung der Bauchdecke zu den großen retroperitonealen Gefäßen, besonders bedrohlich sein (► Abb. 8.26). Das Mesenterium des Darms fällt zur Seite und die retroperitoneal gelegenen großen Gefäße liegen fast direkt unter der Bauchdecke. Hier sind besondere Maßnahmen vorzunehmen (z. B. ► Abb. 8.27) und auch zu dokumentieren. Dies zeigt im Schadensfall dem späteren Gutachter, dass der Operateur die konkrete Situation bedacht und seine Schadensvermeidungsstrategie eingeleitet hat.
- Im Gegensatz dazu stoßen die geschlossene und offene Technik oft an die Grenzen bei sehr adipösen Patienten.
- In der eigenen Technik wird über eine kleine Hautinzision mittels scharfer Klemme die Faszie angehoben und unter Anheben derselben die Veres-Nadel eingestochen. Dieses Vorgehen verhindert das Wegschieben der Faszie durch den Druck der Veres-Nadel. In den eigenen Resultaten haben wir mit dieser Technik (► Abb. 8.27) im Vergleich zur offenen Anlage sowie zur Verwendung eines Kameratrokars bessere Ergebnisse.
- Die Technik des blinden Einstechens mit der Veres-Nadel wird weltweit am häufigsten eingesetzt [63]. Besondere Schritte (Anheben der Faszie vor Einstechen oder Kontrolle mittels Aspirations- und Tropfentest) sollen die Sicherheit erhöhen.
- Im Gegensatz dazu kann die offene Technik (nach Hassan) verwendet werden. Hier ist allerdings die Schnittführung etwas größer und die Luftabdichtung aufwendiger.

Ein Anlegen des Pneumoperitoneums mit einem sogenannten Kameratrokar (durchsichtige stumpfe Spitze und Verwendung einer 0-Grad-Optik) kann in besonderen Fällen sicher sein. Ein wissenschaftlicher Beleg für eine erhöhte Sicherheit einer Methode existiert nicht.

Stumpfe Trokare sollten wegen der kleineren Traumatisierung bevorzugt werden. Bei schneidenden Trokaren ist dies beim Einbringen unbedingt in das Vorgehen einzubeziehen (nicht drehen und kein ungehinderter Druck).

Es muss in den Kliniken ein geeigneter, evaluierter sicherer Standard zur Anlage des Pneumoperitoneums eingeführt sein.

In der Klinik sollte belegbar sein, dass in den intervallmäßig durchgeführten Morbiditäts- und Mortalitätskonferenzen keine auffälligen Probleme bei der Durchführung und Anlage eines Pneumoperitoneums zu vermerken sind.

Nach Voroperationen oder bei bekannten Verwachsungen ist eine besondere Vorsicht geboten.

- Die Anlage des Pneumoperitoneums sollte hier in der offenen Technik erfolgen (siehe Kap. 8.5.3).

Das Entstehen einer Hyperkapnie kann durch die Fehllage der Veres-Nadel verursacht werden.

- Das Eindringen von CO_2 in die Gewebeschichten der Bauchdecke verursacht ein Emphysem und die Ausbildung einer Hyperkapnie.
- Dies ist keine schwerwiegende Komplikation, denn sie reguliert sich zumeist selbst oder kann durch eine Steigerung des Atemminutenvolumens kompensiert werden. Allerdings muss diese Fehllage zeitnah bemerkt werden.

Eine weitere Komplikationsmöglichkeit liegt in der indirekten Schädigung durch monopolaren Strom.

- Während der Anlage des ersten Trokars kann eine Koagulation von Blutgefäßen in der Bauchdecke notwendig werden. Die unzureichende Sicht über das stromführende Instrument, Fehleinschätzung der Lage der Spitze des Instrumens sowie Weiterleitung des monopolaren Stroms können im Abdomen unterhalb des Peritoneums zu thermischen Schädens sensibler Strukturen führen.
- Typischerweise entstehen manifeste Symptome solcher thermischen Schädigungen erst nach ca. 3–6 Tagen.
- Eine Vermeidungsstrategie ist die konsequente Anwendung von bipolarem Strom in diesen Situationen.

Das Pneumoperitoneum sollte/muss mittels einer automatischen Druckbegrenzung geregelt werden.

- Ein überhöhter Druck des Pneumoperitoneums kann zu einem verminderten venösen Rückstrom mit Blutdruckabfall, Herzinsuffizienz führen, gerade bei vorgeschädigtem Patienten.
- Des Weiteren können überhöhte Drücke des Pneumoperitoneums zu Beatmungsproblemen führen.

Die Anlage des Pneumoperitoneums mit dem Einbringen des ersten Trokars birgt, wie aufgezeigt, die häufigen Gefahren und Komplikationsmöglicheiten [56]. Aber auch das Einbringen der weiteren Trokare muss größte Beachtung haben.

- Die Lokalisationen der nächsten Trokare sind von entscheidender Bedeutung für die erfolgreiche Durchführung der Operation. So muss der Operateur bedenken, dass er in der optimalen Position die Arbeitsinstrumente einbringen sollte, um ungehindert in die operative Zielregion zu gelangen.
- Die Positionen der Trokare sind bei jeder minimalinvasiven Operationsstrategie und auch Operationstechnik unterschiedlich. Diese muss der Operateur in seine Planung einbeziehen und auch im Operationsbericht kurz aufführen.
- Wenn es einen klinikbezogenen Standard gibt, kann auf diesen hingewiesen werden.
- Besondere Beachtung sollte schon beim Platzieren der Trokare die Möglichkeit der Blutung bei der Trokarentfernung finden. So ist das Risiko einer Trokarblutung im Bereich der epigastrischen Gefäße mit einzubeziehen.

Der Kontakt mit dem Narkosearzt muss ständig gewährleistet sein, um frühzeitig Komplikationen des Pneumoperitoneums festzustellen, sodass kurzfristig adäquat reagiert werden kann.

Mögliche Komplikationen des Pneumoperitoneums [40] sind:

- kardiovaskuläre Komplikation
- pulmonale Komplikation
- renale Komplikation
- subkutanes Hautemphysem
- Hyperkapnie

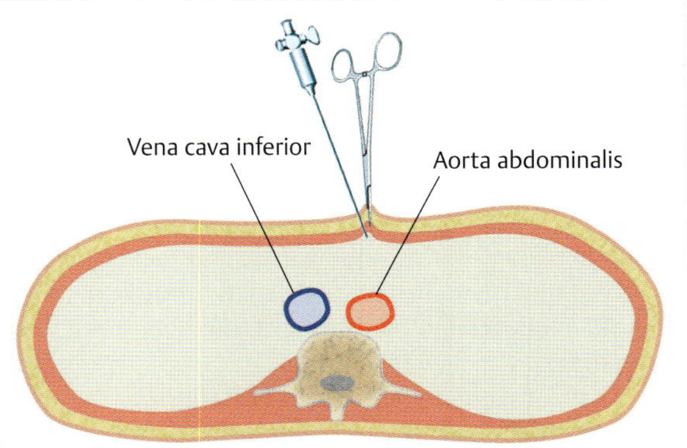

Abb. 8.26 Gefahr von Gefäßverletzungen. Schematische Darstellung des Querschnitts durch das Abdomen bei einem schlanken Patienten.

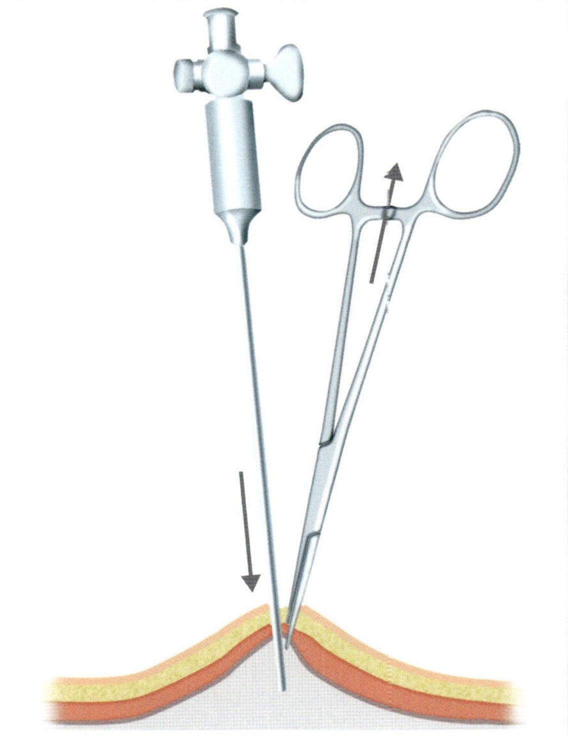

Abb. 8.27 **Einstechtechnik.** Anheben der Faszie und Einstechen der Veres-Nadel.

Steckbrief

Vorwürfe des Patienten

Der Operateur hat die Voroperationen mit den Narbensträngen nicht beachtet. Im Aufklärungsgespräch wurde die höhere Komplikationsdichte bei Revisionseingriffen nicht dargelegt. Es wurden keine ausreichenden Informationen über die Voroperationen eingeholt. Die Hygienestandards wurden nicht eingehalten.

Aktenlage

Die Anamnese ist nur oberflächlich. In der Dokumentation sind keine genauen Hinweise auf die Vorerkrankungen und Voroperationen vorhanden.

In der Aufklärung ist kein Hinweise zu finden, der die genaue Planung bzw. Beachtung des Revisionseingriffs erkennen lässt.

Folgen für den Patienten

- Aufgrund der Verwachsungen kann es zu Verletzungen des Darms oder anderer intraabdominaler Organe kommen. Dies kann zu Darmfisteln bis hin zur Anlage eines künstlichen Darmausgangs führen.
- Es sind weitere Revisionsoperationen möglich.

Folgen für den Arzt und das Krankenhaus

- Schadenersatzklage, Schmerzensgeldansprüche
- Ansehensverlust
- Bindung von Ressourcen im Verfahren

Gutachterliche Feststellung

Es ist keine eindeutige OP-Aufklärung zu finden. Die Operationsstrategie wird kaum oder unzureichend dargestellt. Eine mögliche Konversion oder OP-Erweiterung ist nicht erwähnt.

Im OP-Bericht ist keinerlei Hinweis auf die Anlage des Pneumoperitoneums zu finden, insbesondere kein Hinweis darauf, dass der Operateur eine sichere Technik zur Anlage des Pneumoperitoneums verwendet.

Der Gutachter findet keinen Eintrag über das sachgerechte Anbringen der neutralen Elektrode.

Im Narkoseprotokoll sind schon lange vor den manifesten Blutdruckproblemen des Patienten Auswirkungen auf die Herzfrequenz sowie den Blutdruck zu erkennen. Dies wurde kaum zur Kenntnis genommen bzw. es wurde nicht reagiert.

8.5.3 Zugänge bei Revisionseingriffen

Bei Revisionseingriffen ist dem Punkt „Zugang" eine besondere Aufmerksamkeit zu widmen. Die Komplexität der Verwachsungen ist nicht sicher einzuschätzen. In die Planung zur Operation sind die in Kap. 8.5.1 und Kap. 8.5.2 dargelegten Betrachtungen einzubeziehen.

Komplikationen bei Revisionseingriff

Sachverhalt

Indikation

Die absolute Notwendigkeit für den Revisionseingriff muss vorhanden sein. Andere konservative Therapieoptionen müssen nachweislich ausgeschöpft sein. Dies sollte in der Operationsaufklärung klar formuliert und schriftlich fixiert sein.

Aufklärung

In der Dokumentation der Krankengeschichte müssen die Indikation und die Notwendigkeit der Operation klar ersichtlich sein. Im Aufklärungsgespräch ist das erhöhte Risiko des Revisionseingriffs aufzuführen und mit dem Patienten zu besprechen. Neben den allgemeinen Operationsrisiken muss dieses klar dargelegt werden.

Planung der Operation

Der Gutachter muss erkennen können, dass der Aufklärende und der Operateur die Situation des Reeingriffs in die Operationsplanung und dann auch in die Operation einbezogen haben.

Im Operationsbericht muss die Beschreibung der Vermeidung von spezifischen Komplikationen beim Reeingriff eine Beachtung finden.

Operation

Revisionseingriffe haben ein deutlich größeres Komplikationsspektrum.
- Dies resultiert zumeist aus den Verwachsungen als Folge der Voroperationen. Der operative Zugang muss von diesem Wissen geprägt sein.
- Die anatomischen Schichten entsprechen nicht mehr den normalen Verhältnissen, vielmehr ist durch Narbenbildung eine Situation entstanden, die eine sehr vorsichtige langsame Präparation erfordert.

Die Entscheidung, ob der gleiche Zugangsweg oder ein anderer abdominaler Quadrant ausgewählt werden sollte, ist abzuwägen.
- Dabei sind kosmetische Aspekte wichtig, stehen aber in der Überlegung nicht unbedingt an erster Stelle.
- Vielmehr ist die sicherste Exposition des Operationssitus von entscheidender Bedeutung.

Das Auftreten von Serosaläsionen muss subtil beachtet werden und sofort durch Serosanähte behoben werden. Die Präparation muss sehr schonend erfolgen und darf in keiner Weise thermische Schäden am Dünn- oder Dickdarm verursachen.

Auch nach laparoskopischen Eingriffen können Verwachsungen existieren. Diese sind – im Vergleich zu den Adhäsionen nach konventionellen Eingriffen – deutlich weniger häufig.

Schlussfolgerung

- Der Zugang für das Anlegen des Pneumoperitoneums sollte beim Rezidiveingriff in der offenen Technik angelegt werden.
- Die Lokalisation beim Erstzugang sollte so gewählt werden, dass ein möglichst großer Abstand zu der voroperierten Region besteht.
- Die ausreichende Sicht im weiteren Vorgehen der Laparoskopie bis zur Operationsregion muss ausreichend und sicher sein.
- Ein Umstieg auf eine offene, konventionelle Strategie ist kein Versagen, sondern die Entscheidung dafür sollte immer im Interesse der Sicherheit für den Patienten getroffen werden.

Cave

Die Präparation bei ausgedehnten Adhäsionen erfolgt in Ausnahmefällen mit monopolarem HF-Strom oder mit einem Gerät, bei dem an der Gerätespitze hohe Energieumsätze auftreten. Dies kann im Intervall zu Darmverletzungen durch thermische Schäden führen (s. Kap. 8.5.1). Durch die möglichen Adhäsionen zum ventralen Peritoneum ist diese Gefahr bei Revisionseingriffen deutlicher vorhanden und noch schwerer zu kalkulieren.

Gutachterliche Feststellung

- Die Dokumentation vor der Operation ist für die gutachterliche Betrachtung ein entscheidender Punkt. Es muss klar die besondere Situation in der Aufklärung erwähnt sein. Der Operateur muss sichtlich die schwierigere Situation durch die Voroperationen in seine Betrachtung einbezogen haben.
- Die Indikation zur Rezidivoperation muss klar und dem Patienten dargelegt worden sein. Alternative Strategien müssen dargelegt sein oder existieren nicht.
- Aufgetretene Komplikation müssen bedacht, erkannt und adäquat zeitnah behandelt werden.

Gutachtenfall

Organverletzung bei diagnostischer Laparoskopie

Sachverhalt

Unter dem Verdacht auf eine intraabdominale Entzündung wurde bei der 25-jährigen Patientin eine Laparoskopie durchgeführt. Die Einführung der Veres-Nadel und der Aufbau des Pneumoperitoneums seien ohne Probleme erfolgt. Nach Einführen eines 10-mm-Trokars im Nabelbereich für die Optik kam es kurzzeitig zu einem Blutdruckabfall. Daraufhin wurden weitere Trokare eingeführt. Jetzt erfolgte eine Inspektion der Bauchhöhle. Dabei fiel ein großes retroperitoneales Hämatom auf. Eine sofortige Laparotomie wurde durchgeführt. Nach Eröffnung des Retroperitoneums fand sich eine stark blutende Arterienverletzung im Bereich der Gefäßbifurkation von Aorta und A. iliaca communis. Unter Mithilfe eines Gefäßchirurgen wurde der Defekt mit einem Patch verschlossen. Es konnte jedoch kein Puls in der Leiste festgestellt werden.

Nach einer erneuten Gefäßrevision trat keine Besserung ein. Die Ursache dafür wurde als Folge des Volumenmangelschocks gesehen. Am Folgetag war eine minimale Durchblutung des Fußes erkennbar, jedoch waren keine Pulsationen feststellbar. Die Angiografie ergab einen kompletten Verschluss beider Beckenarterien.

Jetzt erfolgte die Implantation einer Bifurkationsprothese. Danach war Pulsation an der A. femoralis feststellbar.

Es bildete sich ein muskel- und nervenschädigendes Kompartmentsyndrom an einem Bein aus, sodass eine Faszienspaltung am Unterschenkel in einer weiteren Operation erfolgen musste.

Als Folgeschaden trat eine nicht reversible N.-peroneus-Läsion mit Spitzfußstellung auf.

Gutachterliche Beurteilung

Der Schadenersatzanspruch der Patientin wurde anerkannt. Die postoperative gefäßchirurgische Kontrolle war absolut unzureichend.

Die Ischämiezeit war zu lang. Die Fasziotomie hätte bereits bei der Gefäßprothesenimplantation erfolgen müssen.

Der Spätschaden, die Peroneusläsion, wurde in vollem Umfang als Fehler anerkannt.

Literatur

[1] Aktionsbündnis Patientensicherheit. Handlungsempfehlungen. Im Internet: http://www.aps-ev.de/angebote/handlungsempfehlungen; Stand: 09.11.2016

[2] Albers M, Battistella VM, Romiti M et al. Meta-analysis of polytetrafluoroethylene bypass grafts to infrapopliteal arteries. J Vasc Surg 2003; 37: 1263–1269

[3] Anforderungen an die Hygiene bei der Aufbereitung von Medizinprodukten. Empfehlung der Kommission für Krankenhaushygiene und Infektionsprävention (KRINKO) beim Robert-Koch-Institut (RKI) und des Bundesinstitutes für Arzneimittel und Medizinprodukte (BfArM). Bundesgesundheitsbl 2012; 55: 1244–1310

[4] Badr S, Kitabata H, Torguson R et al. Incidence and correlates in the development of iatrogenic femoral pseudoaneurysm after percutaneous coronary interventions. J Interv Cardiol 2014; 27: 212–216

[5] Bales S, Baumann HG, Schnitzler N. Infektionsschutzgesetz. Kommentar und Vorschriftensammlung. 2. Aufl. Stuttgart: Kohlhammer; 2003

[6] BGH, Urteil 8.1.1991 – VI ZR 102/90

[7] Brink BE. Vascular trauma. Surg Clin North Am 1977; 57: 189–196

[8] Brown SR, Goodfellow PB. Transverse verses midline incisions for abdominal surgery. Cochrane Database Syst Rev 2005; 4: CD005199

[9] Bundesanstalt für Arbeitsschutz und Arbeitsmedizin (BAUA), Ausschuss für biologische Arbeitsstoffe (ABAS). Biologische Arbeitsstoffe im Gesundheitswesen und in der Wohlfahrtspflege (TRBA 250; Technische Regel für Biologische Arbeitsstoffe 250). GMBL 2014: 10/11: 206

[10] Bundesministerium für Justiz und für Verbraucherschutz. Sozialgesetzbuch (SGB) Neuntes Buch (IX) – Rehabilitation und Teilhabe behinderter Menschen – (Artikel 1 des Gesetzes v. 19.6.2001, BGBI. I S. 1046), § 69 Feststellung der Behinderung, Ausweise

[11] Burger JW, van't Riet M, Jeekel J. Abdominal incisions: techniques and postoperative complications. Scand J Surg 2002; 91: 315–321

[12] Chung J, Modrall JG, Ahn C et al. Multidisciplinary care improves amputation-free survival in patients with chronic critical limb ischemia. J Vasc Surg 2015; 61: 162–169

[13] Conze J, Schwab R. Prinzipien der Laparotomie. In: Siewert JR, Rothmund M, Schumpelick V, Hrsg. Praxis der Viszeralchirurgie. Gastroenterologische Chirurgie. Heidelberg: Springer; 2006: 137–140

[14] Culver DA, Chua J, Rehm SJ et al. Arterial infection and staphylococcus aureus bacteremia after transfemoral cannulation for percutaneous carotid angioplasty and stenting. J Vasc Surg 2002; 35: 576–579

[15] Deutsche Gesellschaft für Angiologie – Gesellschaft für Gefäßmedizin, Hrsg. S 3-Leitlinie zur Diagnostik, Therapie und Nachsorge der peripheren arteriellen Verschlusskrankheit (PAVK). AWMF-Register Nr. 065/003. Berlin: 2009

[16] Deutsche Gesellschaft für Wundheilung und Wundbehandlung, Hrsg. Lokaltherapie chronischer Wunden bei Patienten mit den Risiken periphere arterielle Verschlusskrankheit, Diabetes mellitus, chronische venöse Insuffizienz. AWMF-Register Nr. 091/001. Gießen: DGfW; 2012

[17] Dittmar Y, Rauchfuss F, Ardelt M et al. Abdominelle Zugänge und Bauchdeckenverschluss. Chirurg 2011; 82: 1067–1074

[18] Djedovic M, Rustempasic N, Djedovic S et al. Comparison of transperitoneal and retroperitoneal approach in aorto iliac occlusive disease. Med Arch 2013; 67: 249–251

[19] Exner M, Engelhart S, Hübner NO et al. Empfehlung zum Kapazitätsumfang für die Betreuung von Krankenhäusern und anderen medizinischen Einrichtungen durch Krankenhaushygieniker/innen. Bundesgesundheitsbl 2016; 59: 1183–1188

[20] Fagernes M, Lingaas E. Impact of finger rings on transmission of bacteria during hand contact. Infect Control Hosp Epidemiol 2009; 30: 427–432

[21] Fahlke J, Schmidt C, Wex C et al. Venöse Zugänge und Portsysteme. Allgemeine und Visceralchirurgie up2date 2008; 2: 21–39

[22] Feng B, Ling TL, Lu AG et al. Completely medial versus hybrid medial approach for laparoscopic complete mesocolic excision in right hemicolon cancer. Surg Endosc 2014; 28: 477–483

[23] Fuchs H. Behördliche Überwachung in Einrichtungen für ambulantes Operieren. Ärztebl MV 2010; 9: 331–333

[24] Gesetz zur Verhütung und Bekämpfung von Infektionskrankheiten beim Menschen (Infektionsschutzgesetz – IfSG). BGBl 2000; I Nr. 33: 1045–1077

[25] Gesetz zur Änderung des Infektionsschutzgesetzes und weiterer Gesetze vom 28. Juli 2011. BGBl 2011; I Nr. 41: 1622–1630

[26] Grantcharov TP, Rosenberg J. Vertical compared with transverse incisions in abdominal surgery. Eur J Surg 2001; 167: 260–267

[27] Gulati A, Botnaru I, Garcia LA. Critical limb ischemia and its treatments: a review. J Cardiovasc Surg (Torino) 2015; 56: 775–785

[28] Haeder L, Jähne J. Indikation, Technik und Komplikationen der Portimplantation. Chirurg 2013; 84: 572–579

[29] Hasselgren PO, Hagberg E, Malmer H et al. One instead of two knives for surgical incision. Does it increase the risk of postoperative wound infection? Arch Surg 1984; 119; 917–920

[30] Heudorf U. Zehn Jahre Infektionsschutzgesetz: Hygiene beim ambulanten Operieren in der Arztpraxis. Daten des Amtes für Gesundheit in Frankfurt am Main. Hyg Med 2011; 36: 202–209

[31] Holst D, Rudolph P, Elmenthaler T et al. Geht von der Low-Cost Intensive Care Unit eine erhöhte Infektionsgefahr aus? Hyg Med 1997; 22: 240–248

[32] Hong SC, Choi HJ, Kim YB. Pseudoaneurysm leading to necrotizing fasciitis at the femoral arterial puncture site. Arch Plast Surg 2014; 41: 81–84

[33] Hug B, Haag R. Hochfrequenzchirurgie. In: Kramme R, Hrsg. Medizintechnik. Verfahren – System – Informationsverarbeitung. Heidelberg: Springer; 2011: 565–588

[34] Hunink MG, Wong JB, Donaldson MC et al. Patency results of percutaneous and surgical revascularization for femoropopliteal arterial disease. Med Decis Making 1994; 14: 71–81

[35] Hunink MG, Wong JB, Donaldson MC et al. Revascularization for femoropopliteal disease. A decision and cost-effectiveness analysis. JAMA 1995; 274: 165–171

[36] Huseyin S, Yuksel V, Sivri N et al. Surgical management of iatrogenic femoral artery pseudoaneurysms: a 10-year experience. Hippokratia 2013; 17: 332–336

[37] Jiang X, Anderson C, Schnatz PF. The safety of direct trocar versus Veress needle for laparoscopic entry: a meta-analysis of randomized

8

clinical trials. J Laparoendosc Adv Surg Tech Part A 2012; 22: 362–370
[38] Johanning JM, Franklin DP, Elmore JR et al. Femoral artery infections associated with percutaneous arterial closure devices. J Vasc Surg 2001; 34: 983–985
[39] Kehlet H. Fast-track colorectal surgery. Lancet 2008; 371: 791–793
[40] Kockerling F, Grund S, Jacob DA. Typische intraoperative Komplikationen in der laparoskopischen Chirurgie. Chirurg 2012: 83: 633–641
[41] Kommission für Krankenhaushygiene und Infektionsprävention (KRINKO). Prävention postoperativer Infektionen im Operationsgebiet. Bundesgesundheitsbl Gesundheitsforsch Gesundheitsschutz 2007; 50: 377–393
[42] Kommission für Krankenhaushygiene und Infektionsprävention (KRINKO). Personelle und organisatorische Voraussetzungen zur Prävention nosokomialer Infektionen. Bundesgesundheitsbl Gesundheitsforsch Gesundheitsschutz 2009; 52: 951–962
[43] Kommission für Krankenhaushygiene und Infektionsprävention (KRINKO). Die Kategorien in der Richtlinie für Krankenhaushygiene und Infektionsprävention – Aktualisierung der Definitionen. Bundesgesundheitsbl Gesundheitsforsch Gesundheitsschutz 2010; 53: 754–756
[44] Kramer A, Heidecke CD. Hygienevorschriften für die Operationsabteilung. Trauma Berufskrankh 2014; 16 (Suppl. 3): 263–273
[45] Kramer A, Wygold T. Anforderungen an die Umsetzung des novellierten Infektionsschutzgesetzes in Krankenhäusern. Unterricht Pflege 2014; 4: 12–15
[46] Kramer A, Ansorg J, Bartels C et al. Hygienefachpersonal in der ambulanten und stationären Versorgung – ein bundesweiter Überblick am Beispiel des hygienebeauftragten Arztes. Rechtsdep 2015; 12: 168–173
[47] Kramer A., Harnoss JC, Heudorf U et al. Basishygiene in der Allgemein- und Viszeralchirurgie – Maßnahmen der Basishygiene zur Prävention von Surgical Site Infections (SSI). Zbl Chir 2016; 141 (05): 493–496
[48] Kramer A, Harnoss JC, Walger P et al. Hygiene in der Allgemein- und Viszeralchirurgie – Fachspezifische Maßnahmen zur Prävention von Surgical Site Infections (SSI). Zbl Chir 2016; 141 (06): 591–596
[49] Kramer A, Kohnen W, Israel S et al. Grundsätze der Hygiene bei der HNO-Endoskopie. Laryngo Rhino Otol 2015; 94: S 24–31
[50] Kramer A, Maier S, Heidecke CD et al. Prävention von SSI in der Chirurgie. In: Kramer A, Assadian O, Exner M, Hübner NO, Simon A, Hrsg. Krankenhaus- und Praxishygiene. 3. Aufl. München: Elsevier; 2016: 354–364
[51] Kramer A, Assadian O, Simon A et al. Einbeziehen des Patienten und seiner Angehörigen in die Infektionsprävention. In: Kramer A, Assadian O, Exner M, Hübner NO, Simon A, Hrsg. Krankenhaus- und Praxishygiene. 3. Aufl. München: Elsevier; 2016: 752–760
[52] Lippert H, Hrsg. Wundatlas. Kompendium der komplexen Wundbehandlung. 3. Aufl. Stuttgart: Thieme; 2012
[53] Luther BLP, Hrsg. Kompaktwissen Gefäßchirurgie. 2. Aufl. Berlin/Heidelberg: Springer; 2011
[54] Maier S, Heidecke CD, Kramer A. Prävention von Surgical Site Infections (SSI). Zbl Chir 2014c; 139: 139–144
[55] Malyar N1, Fürstenberg T, Wellmann J et al. Recent trends in morbidity and in-hospital outcomes of in-patients with peripheral arterial disease: a nationwide population-based analysis. Eur Heart J 2013; 34: 2706–2714
[56] Nickel F, Kowalewski KF, Muller-Stich BP. Risikobewusstsein und Training zur Prävention von Komplikationen in der minimal-invasiven Chirurgie. Chirurg 2015; 86: 1121–1127
[57] Nicolai P, Aldam CH, Allen PW. Increased awareness of glove perforation in major joint replacement. A prospective, randomised study of Regent Biogel Reveal gloves. J Bone Joint Surg 1997; 79: 371–373
[58] Norgren L, Hiatt WR, Dormandy JA et al. TASC II Working Group. Intersociety consensus for the management of peripheral arterial disease. Int Angiol 2007; 26: 81–157
[59] Rastan A, Peck W. Aneurysma spurium. In: Cissarek Th, Kröger K, Santosa F et al., Hrsg. Gefäßmedizin: Therapie und Praxis. 1. Aufl. Berlin: ABW Wissenschaftsverlag; 2009: 267–275
[60] Pochhammer J, Harnoss JC, Walger P et al. Vermeidung postoperativer Wundinfektionen. Allgemein- und Viszeralchirurgie up2date 2016; 10 (04): 241–257
[61] Reinhardt K, Brunkhorst FM, Bone HG et al. Leitlinie Prävention, Diagnostik, Therapie und Nachsorge der Sepsis. Jena: Deutsche Sepsis-Gesellschaft e. V. (DSG); 2009
[62] Ruffolo AJ, Romano M, Ciapponi A. Prostanoids for critical limb ischaemia. Cochrane Database Syst Rev 2010; 1: CD006544
[63] Runkel N, Jurcovan O. Die spezifischen Komplikationen der minimal-invasiven Chirurgie. Chirurg 2015; 86: 1097–1104
[64] Sahm M, Pross M, Otto R et al. Clinical health service research on the surgical therapy of acute appendicitis: comparison of outcomes based on 3 German multicenter quality sssurance studies over 21 years. Ann Surg 2015; 262: 338–346
[65] Schneider A, Bierling G, Hrsg. HuR Hygiene und Recht. Entscheidungssammlung – Richtlinien. Loseblattsammlung. Wiesbaden: mhp; 2015
[66] Schneider A. Haftungsrechtliche Aspekte bei Hygienemängeln. In: Kramer A, Assadian O, Exner M, Hübner NO, Simon A, Hrsg. Krankenhaus- und Praxishygiene. 3. Aufl. München: Elsevier; 2016; 834–839
[67] Seiler CM, Deckert A, Diener MK et al. Midline versus transverse incision in major abdominal surgery: a randomized, double-blind equivalence trial (POVATI: ISRCTN60 734 227). Ann Surg 2009; 249: 913–920
[68] Stone PA, Campbell JE, AbuRahma AF. Femoral pseudoaneurysms after percutaneous access. J Vasc Surg 2014; 60: 1359–1366
[69] Tejwani NC, Immerman I. Myths and legends in orthopaedic practice: Are we all guilty? Clin Orthop Rel Res 2008; 466: 2861–2872
[70] Thiede B, Kramer A. Evaluation of reprocessing medical devices in 14 German regional hospitals and at 27 medical practitioners' offices within the European context – consequences for European harmonization. GMS Hyg Infect Contr 2013; 8: Doc20
[71] Tisi PV, Callam MJ. Treatment for femoral pseudoaneurysms. Cochrane Database Syst Rev 2013; 11: CD004981
[72] Trick WE, Vernon MO, Hayes RA et al. Impact of ring wearing on hand contamination and comparison of hand hygiene agents in a hospital. Clin Infect Dis 2003; 36: 1383–1390
[73] Ulmer M, Patzelt A, Vergou T et al. In vitro investigation of the follicular penetration of porcine ear skin using a nanoparticle-emulsion containing the antiseptic polihexanide. Laser Phys Lett 2012; 9: 381–386
[74] Ulmer M, Patzelt A, Vergou T et al. In vivo investigation of the efficiency of a nanoparticle-emulsion containing polihexanide on the human skin. Eur J Pharm Biopharm 2013, 84: 325–329
[75] Ulmer M, Lademann J, Patzelt A et al. New strategies for preoperative skin antisepsis. Skin Pharmacol 2014; 27: 283–292
[76] Vollmar JF. Rekonstruktive Chirurgie der Arterien. Stuttgart: Thieme, 1967
[77] Wayne Causey M, Eichler C. Infrainguinal bypass for critical limb ischemia: tips and tricks. Semin Vasc Surg 2014; 27: 59–67

Sachverzeichnis

O

P

Q

R

S